中医师承学堂

思 考 经 方

——《伤寒论》六经方证病机辨治心悟

毛进军　著

中国中医药出版社

·北 京·

图书在版编目（CIP）数据

思考经方:《伤寒论》六经方证病机辨治心悟 / 毛进军著 . —北京：中国中医药出版社，2014.7（2024.6 重印）

（中医师承学堂）

ISBN 978-7-5132-1910-5

Ⅰ . ①思⋯　Ⅱ . ①毛⋯　Ⅲ . ①《伤寒论》— 研究　Ⅳ . ①　R222.29

中国版本图书馆 CIP 数据核字（2014）第 091963 号

中 国 中 医 药 出 版 社 出 版

北京经济技术开发区科创十三街 31 号院二区 8 号楼

邮政编码　100176

传真　010 64405721

北京盛通印刷股份有限公司印刷

各地新华书店经销

*

开本 710×1000　1/16　印张 27　字数 480 千字

2014 年 7 月第 1 版　2024 年 6 月第 5 次印刷

书号　ISBN 978-7-5132-1910-5

*

定价　89.00 元

网址　www.cptcm.com

我父亲常对我说：

思考是金，只有勤于独立思考，

才能获得真正的知识和智慧，才能不断进步。

——题记

序

　　我敬爱的父亲有一句名言:"多读书,还要学会勤思考,勤思考才能得智慧。"

　　他老人家经常对我说:"思考是金,只有勤于独立思考,才能获得真正的知识和智慧,才能不断进步。因为,你的智慧是你将所学的知识经过多动脑子去思考,去粗取精,去伪存真而得到的,不是不动脑筋就能轻而易举得到的,多思考才能明白道理,明白道理才能学以致用。"

　　"你读书时,一定要养成勤于思考的习惯,不要像蜻蜓点水一样,浅尝辄止,囫囵吞枣,不求甚解,看得多忘得快。读书不仅要广,重要的是要精,对所学的知识要在脑子里多想几个为什么,只有自己想明白了,融化在你脑子里了,才能成为你自己的东西。"

　　"孔子有句话叫'学而不思则罔,思而不学则殆',就是讲思考与读书要同步进行才能得到你自己的东西。特别是你学中医,一定要多读古代经典著作,经典才是中医的根本,读经典就要有自己的思考,自己的理解,不要人云亦云。而且多思考,还会加深你对知识的理解和记忆。"

　　父亲的这些话对我是非常有用的,一直贯穿于我读书和临证的过程中。

　　为什么父亲经常对我这么说呢?

　　因为,在我读书和临证的路途中,曾经有过浮躁和迷茫。

　　初入临床的时候,我踌躇满志,认为自己教科书学得也比较扎实,考试也都不错,也没少读古今医案,中医的基本理论和临床知识应当是掌握得差不多了,治病还会有多难吗?

而接诊病人后，我才发现治病是远远没有那么简单的。病人的病证和病情变化与我从教科书上及其他类似书籍中所学到的知识是不太相同的，是不能简单对号入座的。

当时我就有些着急了，感到所学的知识是缺乏思考的知识，看得多，但没有深入地理解，思路狭窄，不会变通，没有获得以不变而应万变的知识和智慧，辨证不清，以方套病，疗效不明显，每每感到有一种"书到用时方恨少，事非经过不知难"的感叹，特别有一种中医理法到用时难以理清头绪的困惑，以及还要加倍读书的紧迫感。

所以，我常常对父亲说起读书和临床的苦衷，正因为如此，父亲才经常对我进行耳提面命。

经过父亲的多次教诲，我对自己的读书方法和思维习惯进行了深刻的反思，从此对中医经典著作开始重视起来，在读书中逐渐养成了爱思考的习惯。面对病人复杂多变的病证，我能够做到勤学不辍，扎扎实实地深入思考经典理论知识，在临证中读书，在读书中反复思考，再将思考所获得的知识在临证中验证，在这个过程中我不断尝到了多思考的甜头。经过反复而深入的思考，所学知识的确记得牢，并且用得活，从而使我增强了自信，拓宽了思路，学会了变通，临床疗效也不断提升。

我在学习《伤寒论》《金匮要略》等经典著作的过程中，有时候对其中的一个条文、一句话、甚至一个字，都要进行反复思考，多方查找资料对比，力求弄明白它的涵义。

思考后，我有目的地在临床上进行验证、总结，不断地弃旧图新，力求得出一些符合临证实际的规律性的东西。

我认为，要想在临床上得心应手，首先必须要有深厚而广博的知识积累。知识的积累是你获得圆机活法智慧的前提，但要将知识上升为你的智慧，就必须对所学知识进行多思考，勤思考，多总结，去粗取精，去伪存真。在思考中，不断修正错误的认识，增加新的认识，并做到触类旁通，举一反三，变零碎为系统，变感性为理性，总结一些规律性的东西，真正学有所获，学有所悟，学有所成。

所以说，读书无止境，思考无止境，知识的积累和临证经验的总结也是无止境的。

冯世纶老师曾经说过，经方大师胡希恕先生的同事和学生曾多次请求胡希恕先生写书，以便大家学习和掌握他的学术思想，而胡希恕先生却一直说："还没有考虑好。"

这个"考虑"，就是一种思考。《广雅》说："考，问也。"《说文》说："虑，谋思也。"

考虑，实际上就是不断地对理论和知识产生疑问，提出问题，反复思考和探索，力求臻于至善。

胡希恕先生是一位很善于思考的学者，尽管他对《伤寒论》《金匮要略》等经典著作理解得已经相当深刻了，并且在应用六经方证辨治上疗效卓著，但他自己还是在不断地认真思索、考证、探求和反复验证，力臻完善。这种严谨的治学精神是难能可贵的。

《大学》说："大学之道，在明明德，在亲民，在止于至善。"

这是说大学的宗旨在于弘扬光明正大的品德，在于使人弃旧图新，在于使人达到最完善的境界，而我们现在读经典、学用经方何尝不是这样？

仲景经方学术之道，在于弘扬六经辨治大法的至理，在于使医者弃旧图新，即反复思考和实践而获得新知，在于使医者达到辨证施治的最完善的境界。

历代的名医和明医无不在临证中深入经典，在苦读的同时用心思考和体悟。

这本书起名为《思考经方》，内容都是我在临证中不断地学习和思考《伤寒》经方的心悟。我认为，读《伤寒》，用经方，思考和临证相结合是提升临床水平的关键环节。

我在临证之余，不懈研读《伤寒论》和《金匮要略》的经典理论，学习－思考－再学习－再思考，通过勤读书，勤思考，勤临证，反复体悟，不断在学习和扬弃中改善临证思维，不断地思考和纠正不足，总结经验，力求创新思维，用心思考和体悟经典经方，特别在学习、研究和应用胡希恕先生等经方医家的《伤寒》六经方证辨证学术思想方面，有自己的独特的思考和一定的临证经验。

我在学习、思考和临证中，悟出了《伤寒》六经辨治内涵就是"六经方证集合"的理念；总结了六经方证病机的具体辨治要诀为"明辨六经，顾全合证，谨守病机，方证相应，重视两本，药参神农"；提出了《伤寒》经方"六经方证病机二元辨治"的思路和方法。这些思考的结晶都非常切合临床实际。

抓住了经典的根，有了读书思考得来的临证智慧，心里有底气，胸中有定见，从而使我在临证中善于应用《伤寒》六经方证病机辨证，活用经方辨治外感和内伤杂病，以及慢性疑难病证和急重症，临床见效快，疗效好，多获病人和同道的好评。今后我还会不断地去思索，去感悟，力求达到一个尽可能完善的境界。

《伤寒》奥旨博大精深，经方义理法度严谨，自古以来开创了辨证施治的先河，活人无数，所以说，这部书就是中医的根。

后世医者无不认为《伤寒》重要，但临证时却鲜有应用经方者，所以古有"经方之难精，由来尚已"的感叹，这也说明自古就存在学《伤寒》而入门不易的问题。

胡希恕先生勤求经典，博采众长，精于思考，探索并弘扬《伤寒》六经方证辨证学术思想，使《伤寒》六经方证理法及经方之用契合临床，易学易用，功莫大焉。从这个途径来寻求中医的源头，抓中医的根，实乃"至道不繁"之法。

在读《伤寒》和临证中，我曾涉猎和研究过古今不少医家的学说和观点，广为探求《伤寒》经方临证的途径和方法，而经反复思考和应用，惟独对胡希恕先生的"六经方证辨证"理念最为认可。

因为这个《伤寒》六经方证辨证学说，既不失辨证之大法，又能使经方施治时，方与证的对应恰到好处，从而使《伤寒》六经辨证学术及经方的应用从模糊玄奥，艰涩难懂，变得清晰明白，通俗易懂，为医者学《伤寒》、用经方开辟了一条易于理解、易于掌握的实用之道。

这本书中的内容，主要就是我在学习、研究和应用《伤寒论》六经辨治学术的思考、探索、创新和经验。重点是在阐扬胡希恕先生等经方医家《伤寒》六经方证辨证学术思想的基础上，将自己学习、思考和探索的《伤寒》六经证病机辨治方法、思路和经验做了比较详尽的介绍和解析。

书中广为涉猎历代典籍，博采众长，旁征博引，对经方的历史和现状进行了比较充分的思考，以大量翔实的材料来佐证《伤寒》经方的义理，凸显六经方证病机辨治理念的辨治独到性和临床实用性。

书中信息量较大，有《伤寒论》六经提纲证等重点方证条文的思考和演绎；有重点经方方证病机的思考和解读；还有经过我反复思考和临证探索所形成的六经方证病机辨治理念。特别是有针对性地举出了我本人应用《伤寒》六经证病机辨治的大量的医案，通过对这些医案比较详尽地思考和辨析，很有助于启迪和拓宽《伤寒》六经辨证及活用经方的思路。

这本书是我在繁忙工作之余所写的，花费了不少心血，尽管在写作过程中，心身都很疲惫，但我感觉是值得的。因为，作为一名中医，为复兴《伤寒》经典经方学术，尽到了自己一分力量。

写作这本书的初衷，是感于现今经典传承的弱化，《伤寒论》六经经方使用率低下的现象；忧心于中医界相当一部分医生不重视经典学习，不会用、不善用或不用经方临证，辨证不明阴阳，甚至放弃辨证而掺杂西医思维，不伦不类而致疗效滑坡的现状。

感叹《伤寒》经方这么好，这么简便验廉而用者寥寥，几近湮没，实在可惜；感叹经典不彰，根基不固，源头不明，中医特色尽失而日渐边缘化，实在可憾。

有感于此，发心立愿，为彰显中医经典，弘扬仲景经方学术，不揣荒陋，勉图蚊负地将自己对经典经方的思考和临证心悟毫不保留地和盘托出，力求理论结合实际，实战性强，可操作性强，主要目的是想起到抛砖引玉的作用，希冀能够起到鼓舞同道重视经典，学习经典，思考《伤寒》经方，多用经方临证的信心；启迪同道以《伤寒》六经方证病机辨治的思路；顿悟医者活用《伤寒》经方的义理，以使仲景经方学术日益发扬光大，造福于世人。

要当好一名真正的中医就必须抓住中医的根，中医的根就是古经典，就是仲景经方临床术，没有根基，临证功底就不会牢固。

由于本人学识有限，加之时间仓促，书中难免有纰漏及不足之处，殷切期望读者予以指出，不吝赐教，以便本人在今后的学习、思考、研究和临床工作中进一步改进和提高。

毛进军

2013 年 12 月 09 日

目 录
contents /

第八章　半表半里少阳病　柴胡临证最常用

第九章　太阴属于里虚寒　温化寒饮是关键

第十三章 辨证重在认证全 合并夹证须识清

第十四章 六经既定证机显 选方更有针对性

第十七章 先天之本为真阳 生命之根不可伤

第十八章　后天之本是胃气　处处顾护即生机

第十九章　《伤寒》药性源《本经》　药症加减参神农

第一章 思考经方溯源头 寻根求本重传承

第一节 《伤寒》方书祖 经典须苦读

我曾写过一首诗："水龙吟·经方春回"，发表于 2012 年 9 月 3 日的《中国中医药报》上：

> 南阳活人奇书，谁人能得其中旨？
> 唐宋以降，经方运舛，法度废弛。
> 至简之道，臆说纷呈，迷离真思。
> 叹中医疗效，难遂人意，须寻根，君可知？
> 正本清源苦读，始体悟大道真谛。
> 六经思辨，方证相应，赅尽千痎。
> 探赜索隐，复兴汉术，吾侪之志。
> 喜《伤寒》春回，传承仲景，须有仁士。

从这首诗中，引出一些对于经典经方的思考。

现在的中医有几个特点：看后世方书的多，读经典著作的少；用时方的多，懂经方的少；以方（药）套病的多，会辨证的少；开大方的多，开小方的少；热衷于西医的多，笃信中医的少；普及西医的多，宣传中医的少；学风浮躁的多，潜心研究的少。

这几多几少的特点，几近湮没了中医的精华，模糊了中医的特色，制约了中医的疗效，使中医看似兴盛，实则衰落。

所以我们应当保持清醒的头脑，认真思考中医的前途，认真思考经典经方传承的重要性。我写这本书的目的，就是想与同道共同探讨一下对经典经方的思考，最重要的是通过思考，来寻找中医的根，抓住中医的根，走对中医的路。

一、张仲景立医极，著《伤寒》，功泽千秋

张仲景，名机，是东汉时代（约为公元 150～219 年间）的南阳郡涅阳县人，涅阳位于现在的河南南阳邓州市和镇平县一带。

河南出了个张仲景，河南人应当引以为自豪，河南的中医更应当在弘扬和传承仲景经方学术上有所作为。

张仲景是东汉末年著名医家，跟华佗、曹操是同一个时代。

那个时代，战乱频仍，疫灾连年，据张仲景在《伤寒杂病论·序》中记载，他的家族原有二百多人，自建安以后不到十年间，就有三分之二的人感染疫病身亡，其中死于伤寒的竟然占到十分之七。

所以他痛心疾首，立志苦读古中医书，并师从他的老乡名医张伯祖，"勤求古训，博采众方"，"留神医药，精究方术"，从医数十年，恪守医道，返璞归真，恬淡虚无，精益求精，练就了高超的医术，求医者无数。

据说，汉末建安年间，张仲景在任长沙太守时，由于疫病流行，百姓罹病者较多，张仲景看到百姓疾苦，良心所驱，心急如焚，就打破戒律，每逢农历初一、十五时便大开衙门，在大堂上为百姓诊脉治病，因此有了"坐堂医"的称谓。

由此，也可以看出当年张仲景的医风医德是何等高尚，当官不忘为民服务。

也有人说，张仲景没有当过长沙太守，但从这个传说来看，张仲景为医至诚，医术高明而求医者众多是确实的。

为将古中医经典传承下去，以在更大范围内济世救人，张仲景一边行医，一边参考《神农本草经》《汤液经法》等前代医学典籍，选取其中经临证检验而确有卓效的药方，又创制一部分经验良方，著成了《伤寒杂病论》一书。

《伤寒杂病论》包括现今我们所见到的《伤寒论》《金匮要略》两部经典的内容。由于东汉末年连年兵火战乱等原因，《伤寒杂病论》已经散佚，后经王叔和搜集整理，才得以传世。

到了北宋年间，林亿等人将《伤寒杂病论》内容分为《伤寒论》和《金匮要略》，使后人误认为是两部书。

为方便理解，书中凡是说到《伤寒》者皆泛指《伤寒杂病论》，凡是说到《伤寒论》《金匮要略》者，就具体指《伤寒论》和《金匮要略》。

张仲景《伤寒》这部书是经方辨治的法典，是治病救人的千古奇书，普适性强，活人无数，成为从事中医者的必修经典。

因为张仲景著作中所创的完美的六经辨证法则，以及他经方配伍的出神入化及疗效的神奇，因此，他被历代医家誉为"医圣"，也是中华医学史上唯一能配得上"医圣"称号的医学巨匠。

也由于张仲景在中华传统医学上的丰功伟绩和巨大影响力，成为后世所有中医的共同的导师。

张仲景这位"医圣"，可以与儒家学说创始人孔子相提并论。

如清代医家陈修园在《伤寒论浅注》中就说："医门之仲景，即儒门之孔子也。"

《说文》："圣，通也。"《尚书·洪范》敬用五事中说："五曰思……思曰睿……睿作圣。"孔颖达传曰："于事无不通谓之圣。"

这就是说，圣人是通过学习和思考，深明道义，精通事理，通达万物。"圣"可以说是人的品行才智的最高境界。

孔子被誉为孔圣人，是因为孔子一生对中华民族作出了两大贡献：

第一大贡献是"立人极"。这个"立人极"的理念是北宋著名哲学家周敦颐提出的，他在《太极图说》中说："圣人定之以中正仁义而主静，立人极焉。"

所谓"人极"，就是做人的最高标准，这个标准就是"中正仁义"，也就是说，孔子一生达到了做人的最高境界。后来的学者在学问上有可能超过孔子，但在精神境界上是难以企及孔子的。所以，孔子的精神境界就是我们做人的标杆和表率。

第二大贡献就是修订"六经"。这个六经就是儒家学说的六部经典：《诗经》《尚书》《礼记》《周易》《春秋》《乐经》，合称"诗、书、礼、乐、易、春秋"，其中的《乐经》已经遗失，就只剩下了"五经"。这"五经"连同"四书"即（《论语》《孟子》《大学》《中庸》）一起，是南宋以后儒生学子的必读经典，因为这些书中记载的内容是集历代圣贤思想智慧之大成的学问，是中华民族修身、齐家、治国、平天下必不可少的学问。

与孔子相似，张仲景呢？可以说对中华民族传统医学也作出了两项伟大的贡献：

第一大贡献是立医极。

张仲景一生苦学多思，"勤求古训，博采众方"，勤于临证，深谙古中医的大道至理，开创了六经辨治大法，遣方用药少而精准，出神入化，疗效神奇，达到了为医者的最高境界，立了医"极"，后人无超越者。

后世医者在辨证论治大法及经方应用上，如果能够将张仲景的经方学术好好传承下来，真正会在临床上应用就已经难能可贵了，要想超越张仲景的学术境界，在目前，甚至是相当长的一个时期内都基本上是不太可能的。

第二大贡献是著《伤寒杂病论》。

《伤寒杂病论》的理论核心是六经辨治法则，这个六经的"经"，不是经络的"经"，而是法则，《周礼·天官·大宰》说"'以经邦国'。《注》'经，法也。王谓之礼经常所秉以治天下者也'"。

这个六经辨治法则充分体现了中医治病的整体性和宏观性，其中蕴涵的严谨而又圆融的辨治学术，可操作性强，极为切合临床实际。

自这部经典著作问世以来，书中揭示的六经辨治大法和经方，救治了无数患者，历经一千八百年而疗效不衰，实可谓"历久弥新"，无超越者，据说东汉名医华佗见到此书后，倍感此书的重要性，感叹道："此真活人之书也！"

明代医家方有执在《伤寒论条辨》中说："昔人论医，谓前乎仲景，有法无方，后乎仲景，有方无法。方法具备，惟仲景此书。然则此书者，尽斯道体用之全，得圣人之经。"

这就是说，就是因为有了这部书才使得中医从此告别了没有规律可循、没有方法可依的经验医学，从此就有了"方法具备"的系统的辨证施治的准则，这里可以借用清代学者钱泳在《履园丛话·耆旧·西庄光禄》中的一句话来比喻张仲景暨《伤寒杂病论》，实可谓："世之言学者，以先生为圭臬云。"

我说的这些意思是中医是国宝，而张仲景《伤寒杂病论》就是国宝中的顶级，因为，中医是世界上唯一保留得最完整、最系统、流传至今仍在应用的，并且服务人数最多的民族传统医学，而这个传统医学学术之所以能得以流传而没有衰落，正是因为有了《伤寒杂病论》这部系统而科学的辨证论治的思想和方法支撑着。

张仲景不仅是医圣，而且可以称作是我们中华民族的脊梁，中华传统医学的昆仑。中华民族得以受惠于张仲景的《伤寒》经方学术，可以说是我们这个民族的共同福报。

二、《伤寒杂病论》是中医临床的根

《伤寒杂病论》这部经典著作就是中医临床的根。我们中医人无论什么时候都不能忘却这个根，不能丢弃中医经典学术。

学中医要有理性，要明白现阶段中医理论的"现代化""科学化"和"创新中医理论"等提法是不切实际的，继承都没有搞好，何谈"创新"？而现今扎扎实实地传承和普及张仲景的经方学术，澄清中医的源头，抓住古中医的根才是当务之急。

中医传统经典学术与西医现代医学的根本区别在哪里呢？

中医传统学术至今已经存在了 5000 多年，从《伤寒杂病论》开创了完整的辨治理论算起也有近 2000 年了；而西医是从 17、18 世纪才发展起来的，时间约 200 多年。

中医的根，就是自古就已经存在的系统的、成熟的中医辨治理论及有效的经方，如《伤寒杂病论》《汤液经法》等。这个根已经是精华的东西了，已经是历经几千年至今仍然行之有效的东西了，要"创新"这个理论是很难的。

如在 1800 年前，桂枝汤就能治疗"太阳病，头痛，发热，汗出，恶风"（《伤寒论》第 13 条），脉浮缓。而今天，这个桂枝汤一字不改，仍然对太阳中风证有奇效，这就是中医的根。

所以，中医传统经典学术的立足点在于传承。

西医学实际上是现代很多科学门类中最年轻的学科之一，而且从形成和发展时就没有坚实的根基，所以在发展中经历了许多次中断，一直在蒙昧中徘徊，曾经风行过放血、导泻、热敷，以及千奇百怪的药方，后来都被证实没有确实疗效，充其量相当于安慰剂。

直至当今，能被现代医学归纳并诊断的疾病，还不到实际存在的一半，而在能被诊断的疾病中，有三分之一的也治不好。西药在临床上也还一直在验证，今年推荐的一线用药，可能明年经临床验证毒副作用很大，就要降为二线用药或遭淘汰。

如胰岛素增敏剂罗格列酮曾被认为是 2 型糖尿病治疗的理想药物，具有强大而持久的降糖作用，2001 年进入中国市场后曾经风靡一时，后来西方研究表明罗格列酮与许多心脏问题的风险增加相关，因此，2010 年，欧洲药品管理局中止了罗格列酮在欧洲的使用。

说这些话的意思并不是说西医不好，西医是基于现代科学的进程而发展的，长处是显而易见的。而是说西医还需要不断地发展、创新和完善。

三、《伤寒杂病论》乃万世医门之规矩准绳

历代医家凡有成就者没有不读《伤寒》的，凡深入钻研《伤寒》并验之于临证者，无不为《伤寒》经方治病的神奇疗效所折服。

由于《伤寒》卓越的学术成就和深远的历史影响，后世医者都对之推崇备至，赞誉有加。

唐代医家孙思邈在《千金翼方·卷九》说："伤寒热病，自古有之；名贤睿哲，多所防御；至于仲景，特有神功；寻思旨趣，莫测其致。"可见孙氏对张仲景尊而敬仰之心。

金代医家成无己在《伤寒明理论·序》中说："汉张长沙感往昔之沦丧，伤横夭之莫救，撰为《伤寒论》数卷，三百九十七法，一百一十三方，为医门之规绳，治病之宗本。"

金代医家李东垣在《内外伤辨惑论》中说："易水先生云：仲景药为万世法，号群方之祖，治杂病若神。后之医家宗《内经》法，学仲景心，可以为师矣。"

元代医家朱丹溪在《局方发挥》中说："仲景诸方，实为万世医门之规矩准绳也。后之欲为方圆平直者，必于是而取则焉。"

由上述可知，金元时代的著名医家都认为张仲景的方和法，是医方之祖，是历代医家必尊的规矩准绳。

明代医家方有执《伤寒论条辨》说："《伤寒论》之书，仲景氏统道垂教之遗经，治病用药大方大法之艺祖，医系继开之要典，有生之不可一日无。"这里将《伤寒论》誉为终生必读之书。

清代医家柯琴在《伤寒论注·伤寒明理论》药方论序中说："自评古诸方，历岁浸远，难可考评。惟张仲景方一部，最为众方之祖。是以仲景本伊芳尹之法，伊芳尹本神农之经。医帙之中，特为枢要。参今法古，不越毫末，实乃大圣之所作也。"这段话将《伤寒论》誉为行医必须掌握的核心学术。

清代医家俞根初在《重订通俗伤寒论》中说："前哲徐洄溪曰：医者之学问，全在明伤寒之理，则万病皆通。"此为画龙点睛之说，一语道破了为医临证实战的理法根源。

日本江户时代的汉方医家尾台逸士超在《医余》中说："医之为术，自古有其法，仲景氏，搜罗论述，以立规矩准绳，学者变而通之，活而运之，则可制万病于掌握矣。"日本汉方医家研读《伤寒论》关键在于临证活用，如吉益东洞提出方证

相应的"方证主义"，就是对《伤寒论》变通活用的典范。

《伤寒杂病论》是历代中医必读之圣典，是中医辨证之圭臬，众方之本源，其中既有辨证之严谨法度，更有用方之圆机活法，中医欲求提升疗效，济世救人，非《伤寒》经方而莫能为之。

自古研究《伤寒杂病论》者不胜枚举，且代不乏贤，名家辈出，并纷纷著书，为《伤寒论》羽翼，从而形成了中医学术史上甚为独特而令人瞩目的伤寒学派。

汉代以后的中医大家，没有不精通《伤寒论》者，历代各大学术流派，如金元四大家及明清的温补学派、温病学派等学术思想的创立，无不受到《伤寒论》的启迪。

实践证明，不懂《伤寒论》，难以成就中医名家或明医，难以治疗沉疴大症，这可以说是中医界的共识。正如清代医家徐灵胎在《慎疾刍言》中所说："一切道术，必有本源，未有目不睹汉唐以前之书，徒记时尚之药数种，而可为医者。"

由张仲景的医学成就，我想到了康德。

俄罗斯著名的文艺理论家戈洛索夫科尔在其《陀思妥耶夫斯基与康德》一书中，曾对康德有过一段恰如其分的评价："在哲学这条道路上，一个思想家不管他是来自何方和走向何处，他都必须通过一座桥，这座桥的名字就叫康德。"

康德是18世纪德国哲学家、德国古典哲学创始人。他被认为是对现代欧洲最具影响力的思想家之一，他的思想使哲学深入到了一个新的理论维度。

康德曾有句名言："有两种东西，我对它们的思考越是深沉和持久，它们在我心灵中唤起的惊奇和敬畏就会日新月异，不断增长，这就是我头上的星空与心中的道德律。"

张仲景和他的经典著作《伤寒杂病论》何尝不是这样？

张仲景《伤寒杂病论》的学术思想使中医传统理论提升到了一个空前的理论和临床思维高度。

可以说，在中医学这条道路上，一个中医要想真正掌握好治病的本领，他必须通过一座桥，这座桥的名字就叫张仲景及他的《伤寒》经方学术。

对于《伤寒杂病论》，我们对它的思考越是深沉和持久，愈是理解得深透，就愈是在我们心灵中对张仲景产生由衷的敬仰，愈是感叹《伤寒》辨证理念的睿智博通和经方疗效的神奇。正如陈修园在《长沙方歌括》中所说："经方愈读愈有味，愈用愈神奇。凡日间临证立方，至晚间一一于经方查对，必别有神悟，则以温故知新。"

说了这么多，主要就是要强调一个道理：真正学懂中医，给人治好病，如果不明白张仲景《伤寒》的法度和经方，可以说就是没学成，没有抓住中医的根本。

第二节　经方效彰明　重在勤临证

一、《伤寒》经方"一剂知，二剂已"

《伤寒杂病论》是一部真正的临床书，其中的经方用好了，疗效不仅非常明显，而且快捷，能够达到"一剂知，二剂已"的境界。

所谓"一剂知，二剂已"，这句话出自《素问·腹中论》。"知"，是有感觉，有疗效，临床症状减轻；"已"，是临床治愈。这就是说，服一剂可感知其疗效，服二剂可去其病。正如明代医家马莳在《素问注证发微》所注云："服一剂则觉病有退意，服二剂则病自已矣。"

这句话实际上应当看做是见效快的比喻词，也应该是《伤寒杂病论》经方疗效的真实写照。这并不是说经方治病全部都是一剂见效，二剂就痊愈，而是说经方治病疗效是迅速的，一般外感病证确能达到一剂见效，二三剂就基本痊愈。

如《伤寒论》中的桂枝汤治疗太阳中风证，方后说，一服汗出病解，停后服，不必尽剂。若不汗，可再服。还不出汗，可服至二三剂。也就是说，至多服二三剂后病就痊愈了。

"一剂知，二剂已"，是历代医家经临证实践后对经方取效快捷的赞誉，但我们对这句话的理解应有实事求是的态度，要有理性，要活看，不要认为达不到"一剂知，二剂已"就否定经方的疗效，对那些慢性病、急重症、疑难病证，只要三五剂中药能够见效、好转，后续的中药都在持续地见效就是用好了经方。

疗程的长短，见效的快慢，还要依据病情的轻重、个体的差异等因素来看。多数情况下，经方见效是比较快的，但见效和治愈是两个概念。

如用经方"续命汤"类治疗中风，要想治愈，疗程是比较长的。对此，孙思邈深有体会，他在《千金要方·治病略例》中曾说："若治风病应服治风汤者，皆非三五剂可知也。自有滞风洞虚，即服十数剂，乃至百余日可瘥也。"

而想要达到"一剂知，二剂已"的这个目的，就要深入思考《伤寒杂病论》的理法，悟透张仲景的经方应用的圆机活法。

所以，我认为，《伤寒论》这么好的一本书，我们应当熟读、精读，反复思考，反复感悟，还要将全书条文背下来，背得滚瓜烂熟，至少要将有证有方的重点条文及提纲证条文熟背，印在脑海里，融化在血液里。这时，你就会感到临证时其理法了然于胸，开方时挥洒自如。

不下这个苦功夫，要想做到"一剂知，二剂已"，基本是不可能的。

经方治病起效快，我在临床上是深有体会的。

这里举几个医案来说明一下，用经方治病如果辨证准确，的确能够达到既见效快又疗效好的目的。

这里需要事先说明一下：这本书在以后的不少章节中谈到有关理论观点时，都会穿插一些我临证辨治的医案，这样写，是为了加深大家对六经方证病机辨证思路和经方治病的理解。

因为，这些医案都是用六经方证病机辨治的思路和方法来辨治的，这个思路在书中要逐步展开来谈。对于初步接触《伤寒论》的医生来说，您开始看这些医案时，可能会有诸多不明白的地方，这不要紧，先给您一个感性认识，您先有个印象，等您将全书看完了，您也就明白我的这些苦心了。

二、郑重声明：书中所举医案的药量及用法不可照抄照搬

这里要重点声明的是：对于书中所举医案的药量及用法不可照抄照搬！

我辨治的医案里，所用经方都是有方有量的，但这都是我辨证后依据方证病机等证据而用的。

对于部分峻药，如炮附子、制川乌、细辛、半夏、麻黄、桂枝、大黄、芒硝、生石膏及柴胡等药物的使用，药量有时比较大，但也都是我依据患者的证候病机和患者的体质状况而酌定的。里面也有不少是我自己的临证用方、用药经验，大家千万不可盲目照搬应用！

因为患者存在着个体差异，病情轻重不同，证候变化不同，医生个人的辨证思路不同，察色按脉问证等观察角度和认识的不同等诸种因素，切不要将您辨治的患者与我书中所举的病案对号入座，盲目照抄照搬我医案中的方药。

再者，每一位病人的具体情况差异很大，遣方用药的配比和剂量，必须辨证后具体定。用方要严格以《伤寒论》的理法为原则，用药剂量要严格以《药典》规定为参考依据。

三、医案解析

（1）咳嗽，泄泻

陈某，男，2岁半。2013年7月24日初诊。

主诉：咳嗽10余天，加重伴腹泻1周（其母代诉）。

病史：患儿平时体虚，易患感冒。10天前患感冒，出现咳嗽、打喷嚏、流鼻涕等症状，曾服用抗病毒口服液、小儿氨酚烷胺颗粒及头孢克肟干混悬剂等药物治疗，并在某医院门诊输液5天，效果不明显，咳嗽有所加重，夜间咳嗽次数增多，还出现了腹泻，每天3~4次。听人介绍来找我诊治。

刻诊：咳嗽阵作，咳时喉中有痰鸣声，打喷嚏，流涕，发热，腹泻，腹泻前常有一阵哭闹。纳差，无汗。指纹双侧浮露色红过风关。舌苔薄白水滑。腹诊：腹坦软，无压痛。听诊双肺呼吸音粗糙，无呼吸困难，无三凹征。体温37.8℃。

六经脉证解析：咳嗽，打喷嚏，流涕，发热，无汗，指纹浮露色红过风关，舌苔薄白。为太阳伤寒证。

咳嗽，喉中痰鸣声，流涕，腹泻，纳差，舌苔水滑为太阴里虚，水饮趋于下焦，上犯于上焦。

指纹浮露色红过风关，为外感风寒表证。

腹泻前哭闹的原因，是阵发性腹痛不适。

刻诊时腹部肌张力正常，无胀满感，按压时小儿没有哭闹拒绝，说明腹内没有实邪。

六经辨证：太阳太阴合病。

病机：风寒外束，内有寒饮。

治疗：小青龙汤加味：生麻黄6g，桂枝6g，干姜6g，旱半夏6g，炙甘草6g，白芍6g，五味子6g，细辛6g，茯苓10g，生白术10g。3剂。每天1剂。水煎取汁120mL。因小儿服药困难，嘱其母亲给患儿多次少量频服，可每隔2小时服1次，分6~8次服完。

上方服完1剂就明显见效，患儿的母亲感激地说，真是谢谢你开恁好的中药，吃1剂药就退烧了，咳嗽也减轻了，夜间睡觉也平稳了，比输液有效多了。共服3剂而愈。

六经方证病机辨析思路

　　该案证候收集全面后就要逐项解析，依据《伤寒论》六经的大框架来归类，很容易就可辨证为太阳太阴合病。

　　咳嗽，打喷嚏，流涕，无汗为何辨为太阳伤寒证呢？

　　《伤寒论》第35条说："太阳病，头痛，发热，身疼，腰痛，骨节疼痛，无汗而喘者，麻黄汤主之。"风寒之邪伤表，皮毛紧束，肌表郁闭，卫气津液郁聚于肌表和上焦抗邪，正邪交争较剧烈，气机郁阻，会出现头痛、发热、身疼、腰痛、骨节疼痛、无汗等症。正如经方大师胡希恕先生所说："体表水分较多，水多热亦多，就对皮肤内层产生一定的压迫，刺激神经……无处不痛。"（冯世纶主编《胡希恕讲伤寒杂病论》。后文凡是引用胡希恕先生语者，除注明者外，余皆出自此书）

　　患者不仅会无处不痛，而且因邪不外达而上逆，会出现喘或咳的症状，也如胡希恕先生所说："体表排泄废物的功能受阻，毒素不得外泄，蓄积于肺而喘。"这里的"喘"字，提示有饮、气上逆的病机，上逆则或咳喘，或打喷嚏，流涕。

　　该案证候病机为外感风寒束表，内有水饮不化而停于心下，上逆而为咳嗽痰鸣，下趋而为腹泻，正合《伤寒论》第40条方证病机："伤寒表不解，心下有水气，干呕发热而咳，或渴，或利，或噎，或小便不利，少腹满，或喘者，小青龙汤主之。"所以，主方选用小青龙汤外解表寒，内化寒饮。

　　方中加茯苓、生白术有桂枝去芍药加茯苓白术汤方义，以加强化寒饮，降逆气，除热消食止泻之力。

　　《神农本草经》（下文简称《本经》）谓茯苓："味甘平。主胸胁逆气，忧恚惊邪，恐悸，心下结痛，寒热烦满，咳逆，口焦舌干，利小便。久服安魂魄养神，不饥延年。"

　　《本经》说白术："味苦温。主风寒湿痹，死肌，痉，疸，止汗，除热，消食，作煎饵，久服轻身延年，不饥。"

　　方证病机与证候病机相应，所以疗效明显，1剂药服完疗效就很明显。

　　介绍这个医案，主要是说明中医治病并不慢。这个医案就是以《伤寒论》方证病机辨证思路来辨治的，书中后面的章节要详细地来谈这个思路，这里是先让大家熟悉一下。

第三节 《伤寒》治急证 自古就有名

一、《伤寒》经方是辨治急危重症的利器

民间流传着一句话:"中医是慢郎中。"意思是说中医治病见效慢,服中药是治疗慢性病,慢慢地调理的,治疗急重症还是要看西医。

所以,大多数人去找中医看病时常说:"你给我开点儿中药调调吧。"而在西医那里看病时常说:"你给我开点儿药治治吧。"

这一个"调"字和一个"治"字,就反映了人们对中、西医治病层次两种不同的心态。

这个"调"字,暗寓中医治病就是慢慢地调理,不指望能有多快地见效,不指望中医能治疗急症。

实际上,中医并不是慢郎中,中医治病不仅是整体地调,而且能达到快速治疗的目的。

历代中医在《伤寒论》的指导下,就一直将中医药应用于急危重症的救治中。

如《伤寒论》中的四逆汤、通脉四逆汤力驱阴寒,回阳救逆。

干姜附子汤急救残阳欲脱;白通汤迅速破阴回阳,通达上下;四逆加人参汤急救回阳,生津固脱;大承气汤急下燥实而存津液;小承气汤急通腹滞而泻热结;厚朴三物汤急通气滞而治痛闭等。这些都是中医治疗危急重症的重要而速效的经方。

当今,中医的一些有识之士也都在探索中医治疗急危重症的途径。

《中国中医药报》2010 年 5 月 12 日在《现代化背景下的中医院之路》中报道了广东省中医院于 2010 年 3 月成立了"中医经典临床应用研究基地",主要用中医经典名方和特色疗法辨治急危重症和疑难病,取得了良好的成效。

《甘肃日报》2012 年 9 月 17 日在《中医急救,大有作为》中报道,甘肃省早在"甲流"时期,就将中医运用于突发事件。当时,有超过 300 万人次服用中药抵抗甲流。除了突发事件,平时危重病人的急救中,中医也发挥着显著的作用。

甘肃省卫生厅下发的综合医院中医药工作指南中,明确要求建立中西医共同参

与卫生应急制度。在兰州大学第一医院，中医已经在ICU病房等领域大显身手，该院ICU病房已经实现了100%的中西医结合抢救。

国内一些网站报道，2011年3月9日，国家中医药管理局李可中医药学术流派传承基地在广州市南方医科大学南方医院成立，这个基地灵活运用仲景方药，成功抢救了不少急危重症病人，救治了许多疑难杂症病人，创造了一个又一个奇迹。

这些事例都是中医辨治急危重症的有益尝试和探索，致力于回归中医经典的急救之路。

由这些报道可知，中医治疗急危重症有简便易行，不需要复杂的各种检验检查，见效快，成功率高，安全稳妥，且费用低廉等优势，在救治急重危症及治疗疑难病证方面，有强大的生命力。

不过，西医基于现代科学，从微观入手，建立在分子、原子这些理论基础上，以物理、生物化学等直观、可视与可实证的方法研究人体和疾病，在急救方面的优势是尽显的。

但人是一个有机的整体，人体各系统的自我协调整合，氧化能量物质代谢及神经体液的整体调控机制还是人体生命的主导。人的病症是复杂多变的，在急救中不能只重视微观而忽视人体的整体调控机能。

而中医治病重视人身整体阴阳动态平衡的理念是符合人体生命机能内环境保持内稳态机制的，以中药扶正祛邪以助人身自我修复能力的恢复和建立是至关重要的。

所以，我认为，在急危重症的救治上，应当中西医协作，互相取长补短，既重视微观的内环境紊乱，也重视宏观的生命支持，即扶正，整体阴阳协和。这才是完整的救治，是对生命的担当和尊重。

据《中国中医药报》2013年11月18日报道，国家已经开始重视整合中西医优势，对急危重症及疑难病组织中西医进行临床协作攻关，形成中西医结合的综合诊疗方案。这说明在治疗急危重症方面，中医日益受到重视。

我在临床上，常用《伤寒》经方辨治急危重症。举个例子。

二、医案解析

（2）心悸（心律失常），胸痹（冠心病，心力衰竭），痞满

李某，男，72岁。2012年8月24日初诊。

主诉：阵发性胸腹部满闷撑胀伴心慌1月余，加重1周。

病史：患者有冠心病、房颤史，经常发作胸闷、心慌。1月前又发病，频发胸闷、心慌，胸腹部胀满。1周前症状加重，每天多次发作，端坐不能平卧，遂来我院住院治疗。经有关检查，诊为冠心病，缺血性心肌病，心力衰竭，心律失常，房颤，慢性支气管炎。

患者入院时不愿意服中药，就先行西医治疗，给予吸氧，强心，利尿，扩血管，改善心肌代谢及抗生素等治疗，心慌有所减轻，已经可以平卧，但胸腹胀满症状仍然每天发作数次，活动后加重。每次发作就感到从胸部至脐上撑胀满闷不适，异常难受，坐卧不安。无奈，患者请求服用中药。

刻诊：面色晦暗，胸腹部撑胀满闷，动辄即发作，有气塞感。发作严重时心慌，膈气频繁。发作时还泛酸至咽喉部。无头晕头痛，口干不苦，不渴，无恶心呕吐，无畏寒，汗出正常，纳差，乏力，心烦，大便两日一次，初头硬后溏，小便黄，双下肢不肿。舌质紫暗，舌体胖大边有齿痕，苔黄滑腻，脉偏数，沉弦尺不足，叁伍不调，心律绝对不整。

六经脉证解析：胸闷，心慌，纳差，乏力，大便后溏，舌体胖大边有齿痕，苔滑腻，脉沉弦尺不足，叁伍不调，心律绝对不整，为太阴病，水饮上逆。

腹部胀满闷气塞，泛酸，膈气频繁，口干，心烦，大便两日一次，大便初头硬，小便黄，舌苔黄，为阳明病，气机上逆，湿热蕴结。

舌质紫暗，脉弦，为瘀血。

六经辨证：太阴阳明合病，属厥阴。夹瘀。

方证病机：水热互结于胸腹，寒热错杂，水饮气逆（气机上逆，水饮上逆）。

治疗：半夏泻心汤合苓桂术甘汤、橘枳姜汤：旱半夏30g，干姜30g，黄连10g，黄芩30g，白人参30g，炙甘草30g，茯苓40g，桂枝30g，白术20g，陈皮60g，枳壳30g，生姜30g（切片），红枣8枚（切开）。4剂。每日1剂，水煎40分钟，取汁450mL，分3次服。

二诊：患者说，药后感到舒服，诸症都明显减轻，比输液效果好，还见效快。特别是胸腹部撑胀满闷等症状发作次数明显减少，已经没有了气塞感，膈气消失。就是咽喉部不时产生白色黏痰，不咳嗽。效不更主方，去枳橘姜汤。半夏泻心汤合苓桂术甘汤、半夏厚朴汤：旱半夏30g，干姜30g，黄连10g，黄芩30g，白人参30g，炙甘草30g，茯苓40g，桂枝30g，白术20g，厚朴30g，苏叶20g，生姜30g（切片），红枣8枚（切开）。又服4剂，病情稳定而出院。

六经方证病机辨析思路

该案为心力衰竭所致心功能受损及胃肠道淤血的症状，属于中医的心悸、胸痹和痞满的范畴。

该案患者的痞满，就是胸痹的兼夹症，但在该案中症状最为突出，最为难受不适。

这个心悸痞满，是水热互结于胸腹，临证应抓住寒热错杂，水热互结于胸腹和气机上逆的病机而治。

《伤寒论》第149条说："伤寒五六日，呕而发热者，柴胡汤证具。而以他药下之，柴胡证仍在者，复与柴胡汤。此虽已下之，不为逆，必蒸蒸而振，却发热汗出而解。若心下满而硬痛者，此为结胸也，大陷胸汤主之；但满而不痛者，此为痞，柴胡不中与之，宜半夏泻心汤。"

《金匮要略·呕吐哕下利病脉证治》说："呕而肠鸣，心下痞者，半夏泻心汤主之。"半夏泻心汤方证病机为寒饮瘀热互结。

该案患者久病必有瘀血，阳明里热与太阴水饮瘀血互结于中焦，升降失调，寒热错杂，上逆而为呕、为悸，下趋而为利（便溏），中则有痞阻。

泛酸可视为"呕"，与"呕"的病机一样，同属水饮、气机上逆。

所以主方选半夏泻心汤和胃降逆除痞。

《伤寒论》第67条说："伤寒若吐若下后，心下逆满，气上冲胸，起则头眩，脉沉紧，发汗则动经，身为振振摇者，茯苓桂枝白术甘草汤主之。"

《金匮要略·痰饮咳嗽病脉证并治》中说："心下有痰饮，胸胁支满，目眩，苓桂术甘汤主之。"

苓桂术甘汤方证病机为太阴水饮上逆。

该案水饮上逆于上焦则胸腹部满闷伴心悸。所以合苓桂术甘汤降冲逆化水饮以除满闷心悸。

《金匮要略·胸痹心痛短气病脉证并治》说："胸痹，胸中气塞，短气，茯苓杏仁甘草汤主之；橘枳姜汤亦主之。"橘枳姜汤方证病机主要抓住痞满、气滞和水饮。

橘皮即陈皮，《本经》说橘皮："味辛温。主胸中瘕热逆气，利水谷。久服去臭，下气通神。"陈皮理气去痰饮，既可温胸中痞塞和胃肠道痞满气滞，又可通阳明气滞，理气而不伤正。

陈皮用30g左右，调理气机，60g以上可泄滞气而通便；枳实入上焦降逆气；

15

生姜温中焦，散水饮，降逆止呕。三味药通滞气，降逆气，又温化水饮，用于该案，正合病机。

二诊时，患者咽喉时有不少白色黏痰，说明仍有痰饮上逆咽喉，气滞不通的病机。

《金匮要略·妇人杂病脉证并治》中说："妇人咽中如有炙脔，半夏厚朴汤主之。"《千金要方》中说："胸满，心下坚，咽中贴贴如有炙肉，吐之不出，吞之不下，半夏厚朴汤主之。"贴贴就是黏附，附着，意为痰涎结聚。

半夏厚朴汤证病机为气滞痰饮阻滞。所以合用半夏厚朴汤加强化痰饮、降逆气之力。

第四节 《伤寒》自古盛　后世乏传承

一、《伤寒论》经方学术盛于上古而衰于后世

《伤寒论》探赜钩玄，功侔造化，堪称活人之经典，但真正深入理解这部经典要旨的医生已经不多见了，现今用经方治病的医生太少了。

在清代医家黄元御的《四圣心源》中，阳湖张琦在序言中叹道："医学盛于上古，而衰于后世。……而方药至张仲景而立极。厥后皇甫谧、王叔和、孙思邈祖述而发扬之。起废痼，润枯毙，含生育物，绝疠消沴，黄岐之道，于斯为盛。

自唐以降，其道日衰，渐变古制，以矜新创。至于金元，刘完素为泻火之说，朱彦修作补阴之法，海内沿染，竞相传习。蔑视古经，倾议前哲，攻击同异，辩说是非。于是为河间之学者，与易水之学争；为丹溪之学者，与局方之学争。门户既分，歧途错出，纷纭扰乱，以至于今，而古法荡然矣。"

这段话实在是点出了人们厚今薄古，学入歧途，医道日衰的要害之处。

什么是上古？上古多认为是三古之一，指较早的古代，在我国历史分期上多指夏商周秦汉这个时期。

什么是上古中医？上古中医实际上指的就是汉代以前的中医，包括汉代。这个时期的中医就是以《内经》《伤寒论》《金匮要略》《神农本草经》及《难经》为代

表的中医学术，在临床术上就是以张仲景《伤寒论》为代表的经方学术。

上古的中医学术就是中医的根，这个时期的中医成就已经达到了巅峰，这得益于良好的传承。

二、中医学与传统文化及学术的变迁

中医学植根于中国传统文化和学术，要了解中医学术的变迁，先了解一下传统文化和学术的基本发展脉络吧。

中国传统文化和学术博大精深，宏旨远奥，具有系统性和连续性，是在中华民族几千年的发展史中，历代圣贤智者创造、传承下来的有关人的生存价值和生命意义的智慧结晶，是中华民族所独有的系统而完整的知识、文化和学术体系。

中华传统文化和学术的基本发展脉络，史学家都认为是萌芽于西周以前，形成于春秋战国时期，定型于秦汉时期。

因为春秋战国时期是我国历史上的大变革时期，也是中国文化的形成期，这个时期伴随着社会的剧变和经济的大发展，科技文化的发展也是较为迅速的，这个时期的学术思想很活跃，是中国历史上学术繁荣、学派竞出的时期，出现了"百家争鸣"的繁盛局面。

诸子百家就发端于春秋末期，到战国时则进入全盛时代，当时产生了反映各学派思想的学术著作一百多种，成就了国学的元典时代。

梁启超在《论中国学术思想变迁之大势》中将这个时代学术的盛况描述得非常生动："孔北老南，对垒互峙；九流十家，继轨并作。如春雷一声，万绿齐苗于广野；如火山炸裂，热石竞飞于天外。壮哉盛哉！"

这个时期，特别是儒家思想的形成使传统文化和学术达到了鼎盛。

儒家思想提倡中庸思想，儒家经典四书之一《中庸》提出的"致中和"的理念就是国学的核心精神，这个中和思想贯穿于整个中国文化里，我们中医治病的核心理念也是"致中和"，就是要让人体达到中和平衡的状态。

秦汉时期，因国家统一，生产发展，各民族政治经济联系加强，对外交往扩大，科技文化进一步发展，确立了中国科技文化在当时世界上领先的地位，这个时期实行的文化政策对后世的影响是非常深远的。

中医学的根基就是中华传统文化和学术，所以中医学也基本符合这个历史发展的规律，正如近代医学家谢观在《中国医学源流论·医学大纲》中所说："中国医学科分数期，自西周以前为萌芽之期，春秋战国为成熟之期，两汉之世为专门传授之期，魏晋至唐为搜葺残缺之期。此一切学术皆然，而医学亦莫能外也。"

而中医学在形成和发展过程中也是历经坎坷的。

先秦是中医学术思想理论大发展的时期，我们今天的一切中医学术思想也都成熟于这个时期。这个时期的中医学术如其他传统学术一样，也是学派众多，百家争鸣的。

而到了秦代，秦朝是我国历史上第一个统一的封建王朝，秦始皇在文化上采取了偏激的政策，他的"焚书坑儒"的政策虽然在短时期内维护了统治，巩固了统一，但这些措施对我国文化起了极大的破坏作用，再加上连年的战乱，中医的一些学派都转为师徒相授的模式。

汉代，自从汉武帝确立独尊儒术的观念后，以孔孟为正宗的儒学成了封建统治阶级的正统思想，儒学开始成为封建统治者的首要选择，并且影响到文化的各个方面。

董仲舒"罢黜百家，独尊儒术"的理念也干扰了学术的发展，当时虽然重学，但在中医学术方面，只能是师徒相授，没有了百家争鸣、学术汇通的学术繁荣景象。特别是在东汉末年，天灾人祸，天下大乱，医书散佚较多，不少流派也濒临失传。

魏晋南北朝也是一个王朝更替频繁、社会动荡不安的时代，因为是乱世，国家没有精力整理修葺历代文献资料，而民间的有志之士们却比那些官员们更有责任和担当，他们不仅积极撰修史书，而且大力搜葺残缺的学术资料，力争将学术传承下来。当时还是竹简，搜集整理非常不易，他们也坚持将文化学术记录了下来，正如《隋书·经籍志》所说："灵、献之世，天下大乱，史官失其常守。博达之士，愍其废绝，各记闻见，以备遗亡。是后群才景慕，作者甚众。"

当时的竹简，经过数百年的文化的变迁，很不易保存，即使保存下来的也有不少被虫蛀了，字迹难辨。还有的因为穿竹简的绳子断裂，竹简就会散开，后人就难以搞清楚顺序及一些字句的意思了，这就出现了常说的"错简问题"。

所以，我们今天所看到的《内经》《伤寒论》及《金匮要略》中的有些语序难以解读，很多人就质疑为错简。

唐代以前研究《伤寒》的医家很多，皇甫谧、王叔和、孙思邈等，名家辈出，并多有著述，探求《伤寒》真机。

三、唐宋以降，各家学说蜂起的利弊

而唐宋以降，古中医的精华进一步失传。

宋元开始，主流医学主张放弃古中医学，另辟蹊径，于是出现了金元四大家。

金元四大家是指中国古代金元时期的四大医学流派，即刘完素的火热说、张从正的攻邪说、李东垣的脾胃说和朱震亨的养阴说。分别代表了火热、攻邪、补土、滋阴四个不同的学派。

产生金元四大家的社会基础也是由于长期的战乱，人民生活贫苦，疾病流行等因素，这些医家们深入研究古代的医学经典，结合各自的临床经验，自成一说，来解释前人的理论，逐渐形成了不同的流派，这也算是个学术创新吧，他们也确有真才实学，也确实治好了不少病人，他们的这些真才实学，实际上也是源自于古中医学如《内经》《伤寒》等这个根的。

但他们的学说，有的理论偏颇，与古中医学相悖，有人甚至主张抛弃古中医学理论，如张子和在《儒门事亲》中就说："勿滞仲景纸上语，惑世杀人"，这是没有真正透彻理解张仲景《伤寒》学术思想的内涵。

《伤寒》中在论述攻下时的思想非常丰富、全面且有原则性，条文中多提示医者既要在阳明实证期适时而攻，分层级而攻，如调胃承气汤、小承气汤、大承气汤，又要注意不能误攻，特别强调误下会导致诸多变证，这既治病又稳妥，堪称中医大师的手法和风范。

而张子和的"攻下学说"却比较偏激，单纯强调病由邪生，治疗当以攻邪为主，认为"吐汗下三法，先攻其邪，邪去而元气自复也"（张子和《儒门事亲》），在全面、系统和完整地论述攻下理念方面是远远达不到仲景学术思想的境界的。

人之病，有正邪两方面因素，单纯攻邪，岂不更伤其正？邪盛者病属于阳热实证时可以单纯攻邪，而正虚甚者病属于阳虚寒盛时，真元已衰，还能单纯攻邪吗？在这种情况下，攻邪必伤正，元气如何自复？后人说张子和是师古而不泥古，但这个"不泥古"，不应与古中医学的治病大则相悖的吧？

近代名医陆渊雷先生对金元四大家也是颇有看法，曾一针见血地说："宋朝以后，出了刘张李朱四大名医，叫做金元四大家。刘完素（守真河间）主张'降心火，益肾水'；张从正（子和戴人）主张'汗吐下'；李杲（明之东垣）主张'养脾胃'；朱震亨（彦修丹溪）主张'滋阴降火'。从此以后，盛行朱丹溪一派医学，一味甘寒滋补，把仲景派医书束之高阁，面子上尊仲景为圣人，骨子里存了个'敬而

远之'的意思。"(《陆渊雷医书合集·唐宋以后的医学》)

自金元四大家以来，各家学说蜂拥而至，虽然大都自认是得以仲景学说的启示，但学术思想却多偏于一端，门户分立，歧途错出，纷纭扰乱，以偏治偏，以偏概全，不能普适，甚至在某种程度上误导了医者。

明清以降，是温病学派大行其道的时期，医者唯叶天士、吴鞠通是宗，其学说影响之深远，以致延续于今。

大多数医者临床辨证思维定式唯"火""热"是宗，大多数治疗都是一派寒凉，而不用仲景方，"是以伤寒，麻、桂问津乏人；温病，芩、连到处风行"，"施治伤寒，视麻、桂为蛇蝎"（祝味菊《伤寒质难》），也就是说，不敢用麻黄、桂枝、附子等药，常用黄连、黄芩等大苦大寒药，以及不痛不痒的银花、连翘、桑叶、菊花等轻清寒凉之药。

祝味菊在《伤寒质难》中对这种苦寒清法不当伤正多有警示："寒凉之药，用以疗人，得其当，则化暴为驯，不得其当，则害人伤正。有抗力，始能产生抗体，抗力不足，又复清之，则愈清愈怯，安见其生抗体耶？"

陆渊雷先生更是叹道，一些所谓的名医临诊开的方子"无非是冬桑叶、甘菊花一派清汤白水的药味"，所带的高徒"写惯了这种方子，弄得胆小如鼠。柴胡、葛根，怕它升阳不敢用；麻黄怕它发汗不敢用；桂枝太热了不敢用；黄连太寒了不敢用；至于附子、干姜，那是只配古代的北方人吃，现时代的江南人，万万吃不得。等到三年满师，自己挂牌应诊，不消说得，自然套着老师的老调，也是冬桑叶、甘菊花、淡豆豉、清水豆卷，一派千妥万稳的药方……用下去就不灵"（陆渊雷《陆氏论医集·卷三·具体的条目》）。

由此可见，后世一些中医抛却经典，不用经方，不是真正为病人医病，而是滥用寒凉，或只求稳妥敷衍，实是有悖于中医"济世救人"的古训。

四、当今中医特色的缺失

更有甚者，一些中医蔑视古经，无视古法，认为古经典已经过时，而要所谓的"理论创新"等。因而，开方治病不懂古法至理，辨证阴阳不明，六经不识，开方或头痛医头，脚痛医脚，或用药掺杂西医思维，不伦不类，或开药动辄二三十味，杂药乱投，不见章法。

一些中医院大多没有中医特色，名为中医院却实际是西医治疗为主导，而中医的方药及特色疗法点缀，可有可无。

现在有的中医院，开中药不辨证，图省事儿，应付差事。门诊上治疗感冒、咳嗽，中药就一个方子，煎好封袋，谁去看病，不论寒热，都开这样的袋装药，人手若干包。

还有一些患者反映，在某中医院的住院病区，有些病房里不论是几个患者，吃的中药也都是一个方子，一并煎煮封袋，分发给每个患者。有的吃完了，问医生要时，医生就说你先借其他人的药吧，等都吃完后再开给你，你再还给人家。

试问，这还是中医吗？这是糟蹋了中医，浪费了药材。无怪乎不少患者有病了，到专门从事中医医疗的中医院去看病，也不尽如人意，慨叹道，现在是想看中医也难遇到真中医呀。

上述种种现象，皆是中医退化的表现，这样下去，中医疗效怎能不滑坡，真是实堪忧虑。

五、学中医必须寻根溯源

学中医，愈古老愈好，因为中医是有根的。学中医必须寻根溯源，找到本源，抓住根基。

而学西医，愈现代愈好，因为西医是无根的，西医是附依于现代科学的发展而发展的，现代科学还是不完善的，还在不断地向前探索、发展和创新的。

为什么这么说呢？

中医和西医之区别就在于是否有根。而中医的特点就是有根。中医的这个根就是我们所说的精华的东西，就是《伤寒论》《金匮要略》《内经》《难经》等古经典。

如《伤寒论》《金匮要略》的理法和经方是古人探索、思考和实践的大智慧所创造，又经历代医者几千年来临证检验而疗效不衰，其理论已经臻于完美，配套成型，至今无人能够超越，只能继承、继承、再继承。

我们根本就没有任何本钱去质疑张仲景的话是否正确，因为他的六经学术思想放之万病而皆准，他的经方疗效历经千年至今而不衰。

张仲景不仅继承了古医家的精华，也有自己临证实践的大智慧，大创造。他得到的是从这个根里长出来的主干，而我们得到的只是末梢的枝叶。

我们研习经典的人，目的不是去发展它和创新它，而是要传承它，学习研究它，用好它，能抓住更多的粗枝，甚至能够探及主干。也就是说，能继承好、理解好、用好经典经方就是好中医。

而西医所依附的现代科学的所有内涵，都是从零开始被创造出来的，还是在不断地向前探索、发展和有待完善的。现代科学的生命只能是发展、发展、再发展、创新、创新、再创新，这就如堆柴火，总是后来者而居上。牛顿不会比爱因斯坦更高明，爱因斯坦也不能预见到霍金的结论。

现代科学在发展的过程中，必然会得到很多暂时性的结论，几乎所有结论都是暂时性的，公理可能不公，定理也不能定，必须靠不断发展和创新来证实这个结论是否还能适用。

现代科学在探索和发展，西医也在探索和发展。因此，西医一年不更新就基本上落伍了。如很多临床指南，如《高血压病指南》《糖尿病指南》等，国际上几乎是一年一个版本，新版本中多多少少都有对旧版本知识的更新和扬弃，所以，西医知识一年不熟悉就属于墨守成规了。

第五节 《伤寒》蕴真谛 经方须后继

一、《伤寒》自古为医者的必读之书

《伤寒》这部经典，六经辨证明晰，理法既中规中矩，又圆机活法，方药配伍严谨，独重方证相应，是应用汤液辨治的独特的临床治疗术。

从这一部经典开始，中医就步入了规范的临证途径，也就是说，对于复杂多变的疾病，从书中诸方证所体现的"辨证施治"法则入手，就有了六经统病，辨证识机，"知犯何逆，以法治之"（《伤寒论》267条）的规矩准绳。

《伤寒》是中医临床学术的根本，是中医疗效的源头。自古就一直为医者首要的必读之书，国家医师资格考试的必考用书范围。

如北宋林亿在《校定备急千金要方后序》中说："臣尝读唐令，见其制：为医者皆习张仲景《伤寒》、陈延之《小品》。"

北宋王溥撰在《唐会要·医术·卷八十二》中记载："乾元元年（758年）二月五日制：自今以后，有以医术入仕者……各试医经方术策十道、《本草》二道、《脉经》二道、《素问》十道、张仲景《伤寒论》十道。"

从《伤寒》对后世医家有如此巨大的吸引力来看，就足以证明，这部经典是经得起各个时代临证实践检验的。

然而，现今这部济苍生、安黎元、造福人类的活人之书并没有引起人们的重视，更鲜有潜心苦读经典者及用经方于临床者。

在一些中医药院校，《伤寒论》《金匮要略》的教学所占学时甚少，而且是选修课，致使相当一部分学生毕业后对经典理论不甚理解，不会用《伤寒论》六经辨治。甚至还有人认为经典理论陈旧过时，古方不能治今病。

我经常和一些中医药院校的本科在校生或毕业生聊起有关《伤寒论》《金匮要略》等经典著作的学习及经方的应用问题，不少人认为下的工夫不大，反正是选修课，学好学不好无所谓，不太重视。即使是学了，也感到难以入门，似懂非懂，不会应用。

每当听到此言，我就思索，这么好的经典临床治疗术，至今仍然作为选修课来学，这是不是中医教育的一个重大缺失？

难怪不少学生毕业后对于辨证施治仍然是一头雾水，更不用说用经方治病了。

还有一些《伤寒论》或《金匮要略》专业的研究生也感叹道，虽然是这个专业的研究生，但学后在临床上也很难把握六经辨证的方法，不知道从哪里入手来应用经方，如何灵活来开经方。

有一位中医药大学的本硕连读在校生，暑假期间来跟我临诊抄方 1 个月后，感慨颇深地说："上大学多年，还真是不知道经方可以这么应用，用了疗效还这么好，这真是使我看到了学习经方的光明前景。"

不少学生，在学校学经典实际上大多是为了应付考试，毕业后就将经典著作束之高阁了，上班后为了适应一些中医院以西医为主、中医为辅的临床状况，多是疲于恶补西医知识，热衷于西医治病，对于用中医临证，也是图省事，以方以药套病，或者依照西医的思路来开中药，这实在是本末倒置。

二、辨证论治思维的弱化和缺失

现在有些医生开方不见法度，废医存药，别说用经方了，真正用中医辨证论治的思维来开时方的也不多见了。会开"方"的不多，而能开"药"的多见。

中医的"方"，是中医治病的根本方法，一张处方，不论是经方还是时方，大多是经过历代医家长期应用并证明确有疗效的，体现了古人整体辨证思维的智慧。

中医的"方"是在简单的单味药治病的基础上逐渐完善的，各药的四气五味、升降浮沉巧妙地配合，能达到互相间协同作用和制约毒副作用的功能，是以方来协调人身整体以祛病，治病就是开方，所以古有"药有个性之特长，方有合群之妙用"之说。

方中不论药物多少，配伍原则都是严谨的，是在辨证的基础上确定的，是有法度的，中医的这个有辨证有理法的处方过程就是"开方"，而不叫"开药"。"开药"，大多数是没有法度的药物堆积。

常听中医说："我给您开个方吧"，西医就常说："我给您开点儿药吧"，西药是以理化指标定位药理成分，以这些药的有效成分来治疗人体的局部病变，治病就是开药。

现在一些中医用中药也像西医一样思维，治病也按西医生理、生化、病理指标表示中药的功效，抛弃中药鲜活的自然之性，而只看重中药的有效成分，这种所开的"药"，是被完全西化了的中药。

如开药时，见一个症加一味药，见一个病加一味。如病人头痛，就加上川芎、藁本、白芷等；头晕就加上天麻、钩藤等；失眠就加上酸枣仁、柏子仁、夜交藤、朱砂等；腰痛就加上杜仲、川断等；胸痛就加上丹参、红花等。小小的一张处方中堆满了几十味药物，药方芜杂，没有法度。因此有人调侃说，这样的方子哪儿是治病的，纯粹是卖药的。

还多见有以西医思维来开中药的，西医说要抗菌消炎治疗，就清热解毒药物堆积；西医说要改善血液循环，就活血化瘀中药罗列；西医说要治疗高血压病，就大开特开平肝潜阳、平肝息风药等。中医治病不讲理法方药，辨证施治，而也是什么"药理作用""有效成分"。

这种中、西医思路不清的处方，这样以方套病，废中医思辨而牵强附会于西医理论的治疗，实在是一种思维的懒惰，心态的浮躁，学术的退化。这样的方子能有多少疗效呢？我想，不少中医都是心知肚明的。

这些都缘于一些中医不读《伤寒论》等经典著作，不想着打牢中医的根基，造成了辨证论治思维的弱化和缺失。这也是当今中医西化、退化的因素之一。

三、《伤寒论》等经典经方后继乏人

近些年，国内从上到下都在要求重视中医，宣传中医，鼓励"读经典，做临床"，中医经典学术似乎是很红火了，但实际情况却是不容乐观的。

中医表面上是繁荣，实际上疗效滑坡，潜藏危机，中医不仅后继乏人，而且后继乏术，特别是《伤寒》经方学术，更是明白者寥寥。

后继乏人是中医人数匮乏，更重要的是缺乏真正坚守中医思维模式和中医治疗特色的中医，即所谓"铁杆中医"。

如国家中医药管理局《2009年中医基本现状调查报告》中说，全国从事中医的人数只有40.86万人，而在这40余万人中，相当一部分在临床上并没有完全依据中医经典法度来辨证施治。

后继乏术是中医经典学术的缺失，导致医术不精，中医疗效整体滑坡，人们看病首选中医的人数处于逐年下滑的趋势。

如国家中医药管理局《十省市中医医疗需求与服务调查》数据显示，农民选择看中医的比例比2000年时下降了10个百分点，慢性病就诊中医的比例从原来的67%变成现在的38.34%。这是令人忧心的。

为何时下读《伤寒》、用经方的中医寥若晨星？为何中医教学和中医临床失去了中医特色，中医疗效不好呢？

一是在于中医药院校培养学生时就本末倒置了，对临床根基《伤寒论》等经典著作的教学没有给予足够的重视。

二是进入临床后不少中医不读经典，不会用经典，不注重中医的临证思维而热衷于寻求捷径，倾向于西医的医理、药理思路来开中药，因此多见"中医的处方，西医的思路"。

三是中医院"西化"现象严重，不在中医特色的疗效优势上与西医院竞争，而是耗巨资引进各种检查仪器和大型设备，与西医院拼设备。中医业务只是作为点缀，不重视学经典、用经方，不重视中医经典的继续教育。当然，不能说这些现代化先进设备中医不能用，这肯定能作为中医的四诊延伸，为辨治作参考。因为你是中医院，拼设备，用西医，不能放弃或轻视中医的特色优势。

归根结底，就是我们的中医，不论是中医药院校还是中医院，在教学设计、管理模式、思维模式、宣传理念及运作机制上，皆忽视了中医经典著作特别是《伤寒论》《金匮要略》的真学和真用。

这不能不说是中医经典传承的伤痛。所以，当务之急就是要大力提倡读经典，传承经典，勤临床，用经方，真正掌握好仲景经方学术。

读经典，用经方，只要入了门，会有新的感受的。

一位同道说："我干了40年的临床，现在学了《伤寒论》，用了经方，看到疗效恁好，才知道以前学的都是枝节末叶，是皮毛，现在才算是真正接触到了中医的根，尝到了经方治病的甜头。"

第六节 《伤寒》须传承　学风宜端正

一、《伤寒论》经方学术的弘扬和传承

弘扬，大力宣扬之义；传承，传递，接续，承接之义。

经方的弘扬和传承就是指《伤寒论》《金匮要略》经方学术思想的大力传扬和继承。弘扬和传承仲景经方学术，是一个无负先圣，功在当代，利在后世的事业，正所谓"为天地立心，为生民立命，为往圣继绝学，为万世开太平"（北宋·张载《张载集·张子语录》）。

明代医家裴一中在《裴子言医·序》中说："学不贯今古，识不通天人，才不近仙，心不近佛者，宁耕田织布取衣食耳，断不可作医以误世！"

这句话极为中肯，我们中医人应当以此自励。对医生来说，这句话有点儿"恨铁不成钢"的意味。

这就是说要学好中医，必须潜心苦读先贤经典，学识要能做到通达贯穿天地人间的大道之理，努力研修而成娴熟的临床术，并且还要有一颗佛心，即"誓愿普救含灵之苦"的"大慈恻隐之心"，这句话也很重要，是孙思邈《千金要方·序》中所说的。

有此德才，才可谈得上行医。

而"才近仙"的要求似乎是有点儿过高了，但这句话是说明，从医者的素质必须高于其他行业，毕竟，医道是关乎人命的神圣职业，"人命关天"呐！要求能不高乎？

而要想达到"才近仙"的境界，不学经典是不行的，不掌握仲景法和仲景方是难成真中医、明白医的，更不用说成为精诚大医了。

这几年，经方界的一些有识之士，如部分《伤寒》学者、教授及有临床实力的经方医师，都在为经方的弘扬、传承与振兴付出辛勤的劳动。

一些城市也连年举办不同名目的"经方学术会议""经方研修班""经方论坛"之类的学术平台等，这的确是个好事，这使我们看到了经方复兴的曙光。

但其中，真正阐述《伤寒论》六经辨治要义的，比较纯正地应用《伤寒》经方

临证内容的也还是不多的。

我曾多次参加此类经方学术会议，但会议质量参差不齐，一些会议给我的印象好像是时方论坛，阐释《伤寒论》六经辨证而有独特观点的不多，探讨真正经方临证思维的不多，探讨比较纯正的经方临证辨治特色、经验和方法的更少见。

一些医案中用六经辨证及以经方思路解析的不多，有时医案中只有经方的影子，但夹杂了大队的时方和自拟方药。

这样一来的弊端有二：一是在经方里掺杂了大量的时方或自拟方药，失去了经方的法度；二是既然标榜是经方研修应用，为何用太多的时方或自拟方来喧宾夺主呢？如何启发参会者应用经方临证的思路呢？

你可以说这是活用经方，但却失去了经方的精髓和灵魂，就不能说是经方论坛了。这种理法不清、思路不明的经方、时方或自拟方药夹杂，只能起到误导的作用。

当然，我并不是说时方不好，大多数时方也是历代医家在经方的基础上创制而成的，时方如果真正用好了，也是一代实力派临床大家。我们学经方，绝不能排斥时方，经方、时方可以在辨证论治的前提下互补，一切以临床疗效作为判定的标准。

但既然是"经方论坛"，就应当名副其实，主要就是来论经方的辨治，致力于复兴古经典经方学术，谈比较纯正的《伤寒》六经思辨，授人以渔，给人一把打开经方宝库之门的钥匙，让人听后能够真切地感受到经典经方临证应用的启迪。

经方论坛不能名副其实的原因，我认为有两个方面：

一是主办方片面追求名人效应、轰动效应，只请一些知名教授、知名专家讲课，而这些名家可能讲课是高手，能说得头头是道，动人心弦，但用《伤寒论》六经经方临证实战并不见得是高手。据说，有些《伤寒论》《金匮要略》的研究生导师就很少应用经方或比较纯正的经方临证。

二是全国真正会用经方临证的实力派专家、教授也确实不多。

因为，《伤寒论》教材几十年一贯制，都是以经络解六经，不少教授们就一直这样教学生，教学时条分缕析，口若悬河，非常熟练，而临诊用《伤寒》时可能是一头雾水，摸不着头绪。因为如果没有对六经的实质进行真正深入认识，则难以理解教材中的六经应用，临证时用经方不知从何下手。这不是教材的错，而是有些教授对六经钻研深度、广度的不足。所以，最后很多教《伤寒》的教授舍弃经方，干脆还是用《汤头歌诀》上的时方来得顺手。

老师的经方临证就不精不熟，教出的学生就更不用说了，肯定也是很难入仲景门，所以，临证不会用六经辨证、不会用经方就是顺理成章的了。

疗效是硬道理。中医疗效的源头在于仲景经方学术。

中医经典经方学术盛于汉唐以前而衰于后世，至今仍未全面复兴，因此，现在亟待弘扬和传承。

学习经典经方，继续教育是非常重要的，这方面，香港的一些经验值得我们借鉴。

二、香港中医学经典重传承的精神值得学习

不久前，我应邀去香港讲学，有幸结识了香港的一些中医专家、教授和同道，通过与他们交谈，并走访了中医诊所，感受到香港中医有三大特色：一是继续教育，勤奋好学；二是中医经典的传承与保留中医传统；三是兼收并蓄，包容性强。这是我们内地中医应当学习和借鉴的。

首先谈谈香港中医的继续教育，勤奋好学的特色。

港人自古就有应用中医中药治疗疾病和养生的传统，所以，至今在香港看病首选中医的人很多。在港岛、九龙、新界等街头巷尾，各类中医诊所随处可见，而在这些诊所执业的多是注册中医师。

香港建立的中医药规管制度的起点较高，其中最大的特色是规定中医师必须持续进修，也就是我们内地所说的继续教育，以不断地提高中医的业务素质。

香港中医师的注册或续签注册采取的都是学分制，凡不参加持续进修的中医师，也就是说年度进修学分考核不合格者，将无法注册或续签注册。再者，香港的中医师是不允许开西药的，只能用中医中药治病。

这些严格的法规制度，对香港中医事业的发展起到了促进作用，特别是"中医师续签注册采取学分制"，逼着香港的中医去加强学习，不懈追求知识，不断进步。如果不思进取，不继续进修，技术水平就不能得到提升，这不仅不能继续注册，而且病人也不会再找你看病，你的生存就成问题。所以，香港的中医不少都是勤奋好学的。

相比之下，内地的一些中医继续教育机制，要么没有切实可行的规章制度的管束，或没有建立起来，要么即使有也是形同虚设。因此，一些中医继续学习的动力就显得不足，无须勤奋，无须继续追求知识，得过且过、不思进取者大有人在。反正中医不行，中药无效，就以西药顶着，中医水平的高低与否，与其生存发展的关系不大。

二是谈谈香港中医对经典学术不懈地学习和传承，以及普遍应用中医传统疗法的特色。

香港中医深知中医经典理论和学术对提升临床疗效的重要性，没有疗效，在香港就难以生存，所以他们对经典学术的学习和传承是坚持不懈的。

一位知名香港中医专家说："香港中医较好地继承和保留了传统的中医疗法"，事实的确如此。

据了解，对于内科病证，有不少中医喜爱用《伤寒论》中的经方辨治，也有经方、时方都用者，他们大多比较重视辨证，不会掺杂西医的思维来开中药。为提高临床水平，有的到处寻求名师求教，有的刻苦研读经典，总之，学习经典的精神是比较足的。

对于骨伤科病证如骨折，多用古老的传统小夹板固定治疗，而不是动辄手术。对于骨关节炎及伤科病证，多用手法治疗及针灸治疗等。中医传统疗法在香港得到了很好地传承和应用。

香港的传统中医得以保留，也有一定的历史渊源。1840年鸦片战争后，香港沦为英国的殖民地，英国政府曾承诺尊重中国人的传统风俗习惯，允许保留一切中国的传统习俗，中医药作为传统习俗之一，深受香港华人的信赖，因此中医能够得以生存和发展。

自香港开埠以来，虽然中医药业也曾几经波折，遭受过歧视、压制和排挤，但总体上，中医传统的汤方、针灸、按摩等治疗手段一直在香港医疗保健中起着重要的作用，为香港民众的健康作出了很大的贡献。

特别在香港回归以来，香港的中医不仅队伍日益壮大，学术也多元化发展，并积极参与国际性有关传统医药事宜，以推动传统医药的国际间交流。

三是谈谈香港中医兼收并蓄，包容性强的特色。

中医是一门实践性很强的学科，有丰富的传统理论底蕴，学术流派众多。香港中医的包容性很强，他们对中医经典理论和学术流派，从不进行无谓的争论和空谈，多认为空谈无益，只有疗效才是检验的标准。

为提高中医理论和实践能力，他们特别重视学习中医经典，对所有裨益于临床的、传承经典的、学术流派的学说和观点等都非常关注，还不断了解和寻求对于《伤寒论》六经辨证思想、胡希恕先生的六经方证辨证学说及扶阳学说等有研究的内地专家教授，热情邀请讲学，认真学习讨论，兼收并蓄，并积极地在临床上验证。

香港中医这种不懈传承学习经典，不断接受新理论、新观点，追求新知识，以提升临床疗效的精神是难能可贵的。

第二章 正本清源读《伤寒》
探赜索隐兴汉术

第一节　经方用难精　缘于思路混

一、读懂《伤寒》，会用经方，必须正本清源

当医生，主要功夫在于临证，也就是会看病，看好病。

而《伤寒论》经方治病，主要是依据证候反应，而不是依据病因病理。对此，岳美中先生说得非常明白：《伤寒论》是"言症状而不谈病理，出方药而不言药性"。

唐宋以后的医家或医者，不少是将《伤寒论》方证理论与《内经》病因理论掺杂解读，理论混淆，脉络不清，所以，很难以清晰的思路解读《伤寒》，临证不会用经方。

陆渊雷先生就说："张仲景识病的本领，神妙欲到秋毫颠，但是他所著的书，只教人对证用药，那些神妙的识病方法，简直不提，并不是守秘密，不肯教人，也没有什么怪异法术，实在是因为'梓匠轮舆，能与人规矩，不能使人巧'的缘故……

仲景书中教人凭证候用药，不佞以为是古人淘炼出来的一种方便法，因为要使人人能懂，就不得不如此，这也可以算古人的科学方法吧。所以读了仲景书，人人会做医生，人人医得好病……

唐宋以后学医的人，偏生不甘心做医匠，定要把《内经》《难经》等一起拉

过来，高谈病理，反而弄得笑话百出。"(《陆氏论医集·卷三·中医不能识病却能治病》)

这段话将张仲景教人以治病的规矩法则的苦心，以及《伤寒》经方治病的实质揭示得明明白白。

所以，要想读懂《伤寒》，会用经方，必须正本清源，搞清楚经方的源流，不掺杂医经理论，才能思路清晰，当个明白医生。

经方派和医经派是两大流派，只有将这个区分清楚，才能学好《伤寒》，用好经方。

学经典，用经方，首先要弄清经方的学术渊源，正本清源读经典对于读懂会用经典是很重要的。

《伤寒论》《金匮要略》《神农本草经》及已经失传的《汤液经法》等古经典，是经方派的代表著作。

《汤液经法》虽已经失传，但其中的部分经方已经保留在《伤寒杂病论》及《辅行诀五脏用药法要》中。

这些经典，厚重质朴又生机无限；这些经方，药味精练而效力无比。

"经方治大病"是历代医家的共识。

但这些能治大病的经典经方为什么会用者不多呢？这说明经典很难读懂，读不懂，理不明，自然就不易掌握。

二、自古"经方"与"医经"是两大学派

孙思邈在《备急千金要方》第一卷"大医精诚第二"中说："张湛曰：'夫经方之难精，由来尚矣。'"

张湛是东晋一位博学多才的学者，玄学家，养生学家，生活于约335～410年或326～418年。他撰有《养生要集》《列子注》《冲虚至德真经注》等，特别在医学方面也是博览群书，颇有造诣。

以张湛如此的博学，还发出了经方"难精"的感叹，大抵是学然后而知其难度的肺腑之言，也说明《伤寒论》等经典的难读和经方的难用是由来已久的，从汉代以来，经方理法就很不易掌握应用。

对于这个"难精"，我认为，一是《伤寒》六经辨证体系难以读懂，二是经方方证难以精准把握。所以后人学时方者多，而学经方者少，用经方者少。

实际上，经方"难精"的重要原因之一，就是不少医者对医经、经方的学术

渊源认识不明，理论上相互混淆，学说中互相掺杂，所以学习时很难理出清晰的思路，这就直接影响了经方的学习和临证应用。

关于中医流派，古代就已经区分得很清楚了。

如清代著名学者孙星衍等所辑《神农本草经》中，在"神农本草经序"有一句话："《记》曰：医不三世，不服其药。郑康成曰：慎物齐也。孔冲远引旧说云：三世者，一曰《黄帝针灸》，二曰《神农本草》，三曰《素女脉诀》。"

当代著名中医学家任应秋先生依据此说并潜心研究后，认为中国医学最古的流派为三：一曰黄帝针灸，二曰神农本草，三曰素女脉诀，并认为张仲景属于《神农本草》一派。

这是符合中医史实的。

据东汉史学家班固所编撰的《汉书·艺文志》记载，早在汉代以前，就已经存在一些医学流派了。

《汉书·艺文志》将方技分四类：一曰医经，二曰经方，三曰房中，四曰神仙，并列有"医经"七家，"经方"十一家。

所谓"方技"，在古代泛指有关医药技术和知识，《辞源》说，方技"古代指医、卜、星、相之术"，"医"冠为首。

《汉书·艺文志》说："方技者，皆生生之具，王官之一守也。太古有岐伯、俞拊，中世有扁鹊、秦和……汉兴有仓公。"这里所举的人物都是古代医学大家，用以说明方技主要是使人达到祛病延年、健康长寿的知识和技术。

"方技"中所包含的最主要的两大派别，就是"医经"学派和"经方"学派。

第二节 《内经》重医理 中医学根基

一、《黄帝内经》是医经家（学派）的理论根基

咱就简单从《汉书·艺文志》中的医学流派区分说起吧。

《汉书·艺文志》在论述"医经"家（学派）时说："医经者，原人血脉、经络、骨髓、阴阳、表里，以起百病之本，死生之分，而用并箴石汤火所施，调百药

齐和之所宜，至齐之得，犹磁石取铁，以物相使。"

这段话的含义是，医经主要就是论述人的血脉、经络、骨髓、阴阳、表里，以及疾病的根源，辨别生死，阐明针刺、砭石、草药汤剂、火灸等治疗手段的理法。认为调和百药以成合适的方剂，如同磁石吸铁那样显效。

这就是说，医经家所研究的内容是中医基础理论和临证治疗两个方面，但偏重于中医基础理论和针灸学说，这可以由《黄帝内经》中看到。

因为，"医经"七家，代表著作有：《黄帝内经》《黄帝外经》《扁鹊内经》《扁鹊外经》《白氏内经》《白氏外经》《白氏旁经》等，二百一十六卷。

迄今仅有《内经》一书传承了下来，医经家（学派）的学术体系的重要经典著作就是《内经》。

一说到《黄帝内经》，大家可能都会肃然起敬，因为这是中医的巨著之一。

关于这部书的成书年代和作者，中医界基本上都认为，它不是一个时代内，或者某一个人独立著成的，而是从战国开始，直至秦、汉的几百年间，许多医家将他们经临证实践后总结出来的经验、理论观点等逐渐汇集，不断增补而成，其中不少内容是在东汉补充完善的。

托名"黄帝"所作，是古代著书约定俗成的做法，这是因为平民的知名度不高，没有一定的权威性和影响程度，恐无人重视，才托古代大人物之名出书以扩大影响。

《淮南子·修务训》就分析托名著作的原因，说："世俗之人，多尊古而贱今，故为道者必托之于神农、黄帝而后能入说。"这种托名著书在一定程度上也确实推动了古经典的流传，是有益的。

《内经》包括《素问》和《灵枢》，博大精深。《素问》和《灵枢》保存了大量先秦古医经的思想和理论，也汇集了不同医学流派的学术文章，集中反映了秦汉以前的医学成就，是中医基本理论之祖。

这部书的形成，基本标志着中医基本理论体系的成熟，也对后世中医学的发展及各种中医学流派的形成起到了重要的启迪和指导作用。

《内经》的理论，涉及中医领域的各个方面，诸如阴阳五行学说、脏腑经络学说、病因病机学说、诊法学说、治则治法学说、运气学说、养生学说、针灸学说等。

另外，《内经》对人体的生理活动、病理变化，以及指导疾病的预防、诊断、治疗法则等，都进行了系统的论述。其重要的辨治特色是脏腑辨证理论和经络辨证理论，较详尽地阐释了中医理法方药的独特思维模式，从而形成了中医基础理论的理论根基。书中重视中医理论的阐发，而直接论述治病的方剂很少。

二、扁鹊《难经》拓展了《内经》的微言奥旨

医经派还有以一本《难经》，全称为《黄帝八十一难经》，相传为春秋战国时期名医秦越人（扁鹊）所作。

这部经典也和《内经》一样，不是一个时代内，或者某一个人独立著成的，其成书大约在秦汉之际，或是东汉时期，经过一些医家逐渐修改、增补完善，并托扁鹊之名成书而流传于后世。

《难经》以设难答疑的形式，比较详尽地阐释了脉学、经络、脏腑、疾病、腧穴、针法等81个中医基本理论难题。

《难经》不仅演绎和拓展了《内经》的微言奥旨，而且对病证脉学理论等有着独到的见解，如明确提出"伤寒有五，有中风，有伤寒，有湿温，有热病，有温病"等，并对五脏之积、五泄等病多有阐发。

《难经》对脉诊的论述尤为精当，创立了"独取寸口"和分寸关尺三部诊脉法，在脉象诊病及各类脉象的鉴别等方面，都发展了《内经》的理论，至今仍然在临床上应用。

《难经》还系统地论述了奇经八脉的循行和功能，弥补了《内经》经络学说的不足。

因此，《难经》以其独特的理论和见解，有效地指导着中医学的发展及临证实践。由于《难经》的作用重大，《四库全书提要》评价这部书说：《难经》在"历代以来，与《灵枢》《素问》并尊，绝无异论"，现在仍然被誉为中医四大经典之一。

综上所述，医经家（学派）的学术体系应当是以《黄帝内经》《难经》等经典著作为代表。

第三节 《伤寒》重医术 临床学根基

一、《伤寒杂病论》是经方家（学派）的理论根基

要弄清经方学派的理论渊源，先谈谈经方的涵义。

"经方"首出于班固《汉书》。什么叫做经方呢？

《辞海》说，经方是"古代方书的统称。后世称汉张仲景的《伤寒论》《金匮要略》等书中的方剂为经方，与宋元以后的时方相对而言"。

这种释义是基本符合经方意义的。

首先记载"经方"名称的是《汉书·艺文志·方技略》。

其中将方技分为四类："一曰医经，二曰经方，三曰房中，四曰神仙。"载有"医经七家"和"经方十一家"。

经方十一家，代表著作有：《五藏六府痹十二病方》《五藏六府疝十六病方》《五藏六府瘅十二病方》《风寒热十六病方》《泰始黄帝扁鹊俞拊方》《五藏伤中十一病方》《客疾五藏狂颠病方》《金疮疭瘈方》《妇女婴儿方》《汤液经法》《神农黄帝食禁》等，共二百七十四卷。

这些书籍因年代久远，大多已经遗失。

《汉书·艺文志》在论述经方时说："经方者，本草石之寒温，量疾病之浅深，假药味之滋，因气感之宜，辨五苦六辛，致水火之齐，以通闭解结，反之于平。及失其宜者，以热益热，以寒增寒，精气内伤，不见于外，是所独失也，故谚曰：'有病不治，常得中医。'"

这段话的基本涵义为：经方是根据草木金石药物寒热温凉的不同属性，测度病位的深浅，病情的轻重，凭借药物的性味功能，以及自然气候感应适宜的情况，分辨药石的性味不同，应用寒凉或温热的方剂，疏通郁闭，解散瘀结，使机体恢复平衡中和的状态。

如果辨证失误，治方失宜，用热药来治热证，用寒药来治寒证，虽然对机体的危害还没有外在的表现，但体内的精气已经受到损伤，阴阳已经失去中和平衡，这

是失于误治。

这段话中最后的"有病不治，常得中医"一语，是经方治病的关键所在。经方治病的目的就是"反之于平"，而要达到这个目的，关键就在于"中医"二字。

关于这句"有病不治，常得中医"，很多人并没有真正理解，没有深入参悟其中的要义，多认为这句话的意思是，有病与其让下等水平的医生乱治，还不如不治，让机体自身修复，这反而能抵得上一个中等水平医生的治病疗效。

我认为，这是一种望文生义的解读，没有反映出经方治病的意义。

试想，有了病能不去治吗？病情不重时，有时可以依赖自身机体的调节而慢慢修复。而正气虚弱之人患病，或患急危重症呢？机体处于正气虚衰，或正虚邪盛的状态，如果不靠方药因势利导来扶助正气，或扶正祛邪，或祛邪助正，能自我修复吗？

我认为，"有病不治，常得中医"这句话，实际上蕴涵着经方辨治的精髓所在。这里的"中医"不是指人，而是指一种状态，是经方治病所应当达到的一种中和平衡的状态。

这句话确切的涵义应当是，有病被庸医用药"失其宜"，误治到了"不治"的地步，也就是说，治成了"坏病"，病情已经很危重或缠绵难愈，难以治好了，这时就必须以经方来"通闭解结，反之于平"，使机体达到一种"中医"的阴阳动态平衡的状态。

经方是以草木金石药物的偏性治病的，治病的要旨就是使机体达到一个动态的阴阳中和的状态。

唐代医家孙思邈在《千金方·序例·大医习业第一》中也提到过"经方"一词，谓："凡欲为大医，必须谙素问、甲乙、黄帝针经、明堂、流注、十二经脉、三部九候、五脏六腑、表里孔穴、本草、药对、张仲景、王叔和、阮河南、范东阳、张苗、靳邵等诸部经方。"

这里所说的"经方"，已经涵盖了古中医经典如《内经》及《伤寒杂病论》中的方子。

二、"经方"所指有多种说法

中医界关于什么是经方，有多种说法，简单来谈谈。

一是指《汉书·艺文志》方技类记载的经方十一家，包括汉代以前"经方"十一家著作中所记载的方子，可惜都已经失传。

二是指唐代以前，包括唐代医著中的"经验方"。

这里包括汉代名医华佗所撰，孙思邈编集的《华佗神方》，亦名《华佗神医秘传》（原题《古代真本》），其中就收集了大量有效验的经验秘方，累计约1103方，其用药简便廉验，切于实用，可以说是一部"经验方"之大成。

还包括孙思邈的《备急千金要方》和《千金翼方》中的几千首方子，这两部书上承汉魏，下接宋元，被誉为我国古代的医学百科全书，实用价值很大。

《千金要方》约成书于唐永徽三年（652年），共30卷。书中所载的医论、医方，有孙思邈数十年来行医的临床经验总结，也有他博采群书，汇各家之长，集《内经》以后至唐代以前的医学成就之大成，是一部临床价值较高的著作。

《千金翼方》约成书于永淳二年（682年），也是30卷。书中集孙思邈晚年近三十年的临床经验，写得更加全面，以补早期著作《千金要方》的不足，故名翼方。这本书的重要价值就是比《千金要方》更为全面地搜集整理补录了仲景《伤寒杂病论》的经方。

所以这些方子被称之为经方也是理所当然的。

三是指《黄帝内经》《伤寒论》与《金匮要略》所记载的方剂。

《黄帝内经》分《灵枢》《素问》两个部分，是一部综合论述中医基本理论的经典著作。《素问》侧重于论述人体生理、病理、疾病治疗原则原理，以及人与自然等基本理论。《灵枢》则侧重于论述于人体解剖、脏腑经络、腧穴针灸等基本理论。

《灵枢》《素问》共同构建了中医治病的整体观、矛盾观、经络学、脏象学、病因病机学、养生和预防医学，以及诊断治疗原则等理论框架学说，但很少涉及疾病治疗的具体汤方。

所以，《内经》中只有汤液方剂13方，其中《素问》8方，《灵枢》5方。除汤液醪醴和豕膏为单味药物外，实际汤方只有11方。

而《伤寒论》与《金匮要略》则主要论述汤方的辨治，共记载方剂300余首。

四是特指《伤寒论》《金匮要略》中的377首方剂。

《伤寒论》全书载方115首，实际为113方，也就是115方减去不是正方的猪胆汁、土瓜根方，以及只有方名而无方药组成的禹余粮丸方。

猪胆汁和土瓜根是在《伤寒论》第223条蜜煎导中附带提到的："若土瓜根及大猪胆汁，皆可为导。"条文后提到猪胆汁方时，用了"又"字："又大猪胆一枚，泻汁，和少许法醋，以灌谷道内。"因为这不是正方，所以林亿在《伤寒论》序中说是112方，即为115方减去无方药组成的禹余粮丸方、土瓜根方、猪胆汁方。

《金匮要略》全书载方262首，其中正方182首，附方23首，附录方57首。中医界目前公认的经方，实际上主要指的是《伤寒论》《金匮要略》的方子。

三、《伤寒》方为经方当之无愧

《伤寒论》《金匮要略》的方子为经方是当之无愧的，为什么呢？

一是这些方子经得起临证考验，历经千年而疗效不衰，历代医家评价极高，都奉为方书之祖。

二是这些方剂的确符合《汉书·艺文志》所论经方的特征："本草石之寒温，量疾病之浅深，假药味之滋，因气感之宜，辨五苦六辛，致水火之齐，以通闭解结，反之于平。"

经方治病的法度就是辨证明确，无"失其宜"，"谨守病机，各司其属……疏其血气，令其调达，而致和平"（《素问·至真要大论》）。

《伤寒论》的经方学术就体现了"反之于平"，使人身处于"中医"即阴阳中和平衡状态的辨治理念。

如《伤寒论》95条："太阳病，发热汗出者，此为荣弱卫强，故使汗出，欲救邪风者，宜桂枝汤。"

人体正常时荣行脉中，卫行脉外，荣卫处于中和的状态。而患太阳中风证时，荣卫便失和而为病：风寒之邪外袭，卫气大量趋表抗邪，病邪盛，阻碍卫气的运行，此乃卫强；荣气失去了协和的对方，不能与卫气和调，就会汗出，此乃荣弱。

总之，就是荣卫失却中和了，就要用桂枝汤使机体"微似有汗"，以助卫气发表祛邪，邪风去则卫气复与荣气中和同步，达到"中医"的状态，则诸症悉除。

再如，四逆汤证的三阴虚寒，法当寒则温之；承气汤证的里实热伤津，法当热实则泻之；小柴胡汤证的三焦不利，表里阴阳不通，法当和解表里，疏利三焦；半夏泻心汤证寒热错杂成痞，法当寒温并用，和中降逆消痞，等等，都是以经方来纠正阴阳的偏盛偏衰，促进中和而愈病。

经方所治，皆是损有余而补不足，扶正祛邪，祛邪以助扶正，使机体"常得中医"，致力于"反之于平"，正如《素问·至真要大论》所谓："谨察阴阳所在而调之，以平为期。"

四、经方应分为广义经方和狭义经方

我认为经方有如此多的说法，有点儿太麻烦，应当将经方分为广义经方和狭义

经方两类。

广义的"经方"，是指汉代以前的古医家经过长期的临证实践反复证实而得来的确实有效的经验之方，包括《汉书·艺文志》所载"医经七家"和"经方十一家"中的方子。

狭义的经方主要是指《伤寒论》《金匮要略》上所记载的方子，这些方子之所以称之为"经方"，顾名思义是经得起临证考验的。

五、《伤寒》经方是足堪师法的千古名方

这些方子组方严谨，配比合理，可以说每一个经方都是经过了张仲景临证亲自验证的，否则，是很难写出如此思路缜密而又圆机活法的经方及用方法度的。

这些方子又经过历代医家或医者的亲身验证，的确是药简效宏，出神入化，不论是什么时代，不论是什么病，只要出现相应的方证，这些经方取来一字不改，照样效如桴鼓。

这些方子针对性强，久经临证考验而疗效不衰，且经得起临床重复验证，是足堪师法的千古名方，实可谓利如关羽之刀，美如曹植之文，神如赤壁之火，功如都江之堰，不愧为那个英雄辈出时代的杰作。

对于这些经方，清代医家徐大椿在《医学源流论》中给予了高度评价："圣人历代相传之经方，仲景间有随症加减之法，其治病无不精切周到，无一毫游移参错之处，实能洞见本源，审查毫末，故所投必效，如桴鼓之相应，真乃医方之经也。"

狭义的经方还应包括《汤液经法》中的方子，因为，《伤寒论》中很多方子都源于《汤液经法》。

如晋代医家皇甫谧《针灸甲乙经·皇甫序》中说："夫医道所兴，其来久矣。上古神农始尝草木而知百药。……伊芳尹以亚圣之才，撰用《神农本草》以为汤液。……仲景论广伊芳尹汤液为数十卷，用之多验。"

清代陈修园《长沙方歌括·小引》也指出："汉《艺文志》云，《汤液经》出于商伊尹，皇甫谧谓仲景论伊尹《汤液》为十数卷，可知《伤寒论》《金匮要略》诸方，除崔氏八味肾气丸、侯氏黑散外，皆伊尹之遗方也。"

据南朝梁时道教学家、医药学家陶弘景所撰《辅行诀》中记载的《汤液经法》中常用方来看，《伤寒论》中麻黄汤源自《汤液经法》中的小青龙汤；桂枝汤源自《汤液经法》中的小阳旦汤；小柴胡汤源自《汤液经法》中的大阴旦汤加芍药；白虎汤源自《汤液经法》中的小白虎汤等。

所以,《汤液经法》也是经方派的经典著作之一,《汤液经法》的方子也为经方。

经方是以《伤寒论》六经理法为指导,以方药直指病证靶点为主旨的方证相应的辨治方法,这就是经方医学。

而与经方医学相对应的就是医经医学,医经医学及其流派所创制的方子为时方,时方多是唐宋以降,特别是宋元明清的方子。

时方主要是以《内经》为宗旨,以病因病机学说、脏腑经络等辨证为辨治方法。

综上所述,经方家(派)学术体系是以《伤寒杂病论》《汤液经法》《神农本草经》等经典为代表。

第四节 《伤寒》重方证 自古有传承

一、《伤寒》的实质是不尚空谈

《伤寒杂病论》是经方家(学派)学术体系的理论基石。

我们通常所说的经方学术体系的辨治特色就是《伤寒》的六经辨证,方证病机相应,药症相应,汤液治疗。

《伤寒》与《内经》的理论立足点不同,《内经》《难经》等经典著作是着重从理论上阐释脏腑、经络辨证等中医基础理论的学说,而《伤寒》主要是从临床辨治的角度来论述中医辨治学术的学说。

陆渊雷在《陆氏论医集·卷三·〈伤寒〉〈金匮〉之内容》中对《伤寒杂病论》独特的治疗术分析得很精辟:"《伤寒》《金匮》是方书的鼻祖,怎样叫方书?就是教人用方药治病的书。……

《伤寒》《金匮》的药方虽这样多,却并不空谈病理,只说怎样的病证,怎样的脉象,应当用哪一首药方去治疗,所以《伤寒》《金匮》与《内经》,刚好成了个反比例。大概从东汉到唐朝,中国的医学,渐渐脱去推想的理论,侧重于方药治疗。"

陆渊雷在《陆氏论医集·卷一·整理中医学刍议》更加强调《伤寒》经方临证

实质就是直接治疗病证："国医之胜于西医者，在治疗，不在理论……惟经方自《伤寒论》《金匮要略》……皆仅凭证候以用药，无空泛之理论。"

实际上，《伤寒论》的最宝贵之处就在于其创立了三阴三阳六经辨治大法，这个"经"，非经络之经，而是治病的法则、大纲，正如《左传·昭公十五年》疏曰："经者，纲纪之言也。"

《伤寒论》理论大法就是三阴三阳六经辨证，而六经辨治大法的实质就是六经方证系统。

也就是说，六经辨证蕴涵于方证之中，其理法和临床融合得非常紧密，读一个个方证条文就如同在分析一个个病案，其辨证理法既中规中矩，又圆机活法，经方方药配伍严谨，照顾周全，丝丝入扣，治病不推论病因病理，独重病机相合，方证相应，药症相应，是应用汤液辨治的独特的临床治疗术。

六经方证系统辨治病证讲究直截了当，没有繁琐的辨证推理环节，辨证时以六经框架归类，只要证候病机与方证病机相合，方证相应，就可以准确地选方治疗。

正因为《伤寒论》无理论之空泛，有方证之实质，所以流传一千八百年而疗效不衰。《伤寒》经方的临床普适性极强，其神奇的疗效令从古至今的医者都叹为观止。

历代有不少医家注疏《伤寒论》，仁者见仁，智者见智。

所以，我们初学者应该多看原著条文，边读边思考，然后有选择地看一些名家注解，看这些注解时要带着思考的态度去看，以怀疑、审慎的态度来看，还要通过临床验证，看谁的注解最接近仲景方义，最切合临床实际。

疗效是硬道理，通过临证，通过思考，才能发现有的注解是不准确的，或者是臆测的，而有的注解是有益于临床的，我们可以从中去粗取精，去伪存真，将知识融入自己的脑海里。

不过，《伤寒》研究水平再高的医家，也不可能完全弄通张仲景学术的内涵和外延，只有苦读《伤寒》，勤临证，学习–思考–临证–再学习–再思考–再临证，只有反复学习，反复思考，反复实践，才能一步步接近仲景学术思想的原点。

二、《伤寒杂病论》传承的有功古医家

《伤寒杂病论》是张仲景在东汉末年的晚年之作。

由于连年的战乱，许多古医书简都散落佚失，或残缺不全，即使是成书不久的《伤寒杂病论》也是如此。

而这部经典得以流传下来，历代有几位医学大家是有很大功劳的。

（一）王叔和整理编次《伤寒论》，首功一件

一是西晋王叔和整理编次《伤寒论》。

王叔和，生活于魏晋之际的 201～280 年间，山阳郡高平人，也就是今山东省微山县两城镇人。

这位王叔和在当时就是一位声名显赫的医家，也是一位医书编纂家。他博学多才，精通经方，并对脉诊有较深入的研究。

在中医学发展史上，王叔和作出了两大重要贡献：一是整理《伤寒论》，二是著述《脉经》。

对于《伤寒论》的整理编次，是他任太医令期间完成的一件功德无量的事。

当时，他曾详细地研究了当时所流传的残缺不全的、不同版本的《伤寒论》，对这部有法又有方的著作的重要医学价值感到震惊，并感到有责任恢复这部著作的原貌，以解救庶民百姓于病痛之中。

于是，他多方搜集张仲景一些散在于其他书简中的旧论，并到各地去寻找该书的原本，但仅搜集到了《伤寒论》，而杂病部分并没有见到。于是就将所搜集到的伤寒部分整理修复成册，这就是现今流传的《伤寒论》。

此外，王叔和撰于公元 3 世纪，也就是 1700 多年以前的《脉经》，是我国现存最早的脉学专著。这本书集汉代以前医家医著之大成，如《内经》《难经》及张仲景和扁鹊脉法等内容，结合临床实际而写成，全书共分 10 卷，98 篇，分别论述三部九候、寸口脉及二十四脉脉法。

重要的是，《脉经》中也选撰了张仲景的不少经方，卷五述仲景、扁鹊脉法并分列诸经病证，如伤寒、热病、杂病、妇儿病证的脉证治疗等；卷七以伤寒、热病为主，卷八为杂病，收录了《伤寒论》的一些主要内容。

王叔和所整理的《伤寒论》存在着经方理论和医经理论混淆掺杂解读的现象，这对后人读《伤寒》用经方产生了一定程度的误导。但瑕不掩瑜，王叔和发现并整理《伤寒论》而公诸于世的功劳还是巨大的。

（二）孙思邈辑《千金方》收录《伤寒》，功德无量

二是唐代孙思邈广为搜集《伤寒论》经方并收录流传。

孙思邈在唐代曾被誉为"药王"，尽管他已经是一位对中医中药都有很深造诣

的医家，但从来没有放弃过苦读经典，并广为涉猎各种医论药方。在他行医的过程中，深感"人命至重，贵于千金"，而当时却没有多少比较系统完善的医理方药可用，便下决心在行医之余撰写一部系统的医药方书，定名为《千金要方》。

在撰写过程中，他千方百计地广为搜集当时流传的一些医家的书籍及民间秘方等，在搜集时偶然发现了张仲景的部分汤方，应用于临证后效如桴鼓，倍感振奋。但再多找一些此类方时却难以寻觅，在《千金要方》中只收录了一部分。

所以，《千金要方·卷九·伤寒上》结尾处有这么一句话："江南诸师秘仲景要方不传。"对此，有人认为，孙思邈在撰写《千金要方》时没有见到过张仲景的著作。

实际上，在《千金要方》"卷九·伤寒上""卷十·伤寒下"中引用的伤寒方有一部分就是仲景的原方，如桂枝汤、麻黄汤、桂枝加厚朴杏仁汤、大青龙汤、大承气汤、抵当汤、大陷胸汤、甘草泻心汤、生姜泻心汤、白虎汤、苓桂术甘汤、茵陈蒿汤、麻黄升麻汤等。

这就说明了孙思邈在撰写《千金要方》时虽然没有见到过《伤寒论》的全貌，但已经搜集到了《伤寒论》的部分内容，因为搜集仲景方时比较困难，因此才有"江南诸师秘仲景要方不传"的感叹。

由于孙思邈对仲景方的执著，边临证，边不懈地搜寻《伤寒》方论，到他晚年著《千金翼方》时，已经得以大量而全面地引述张仲景的《伤寒》方证了。

《千金翼方》的重要成就在于系统地研究了张仲景的《伤寒杂病论》，创立了从方、证、治三方面研究《伤寒杂病论》的方法，开以方类证的先河，为后世研究《伤寒杂病论》提供了一个非常切合临证的路径。

这充分说明孙思邈一生都在孜孜以求地搜集整理和学习研究张仲景的经方学术。这种精神是难能可贵的，实乃名副其实的精诚大医。

南宋学者叶梦得在《避暑录话》中的一段话，可以说是道出了孙思邈一生对仲景《伤寒》方的追求：

"孙真人为《千金方》两部，说者谓凡修道养生者，必以阴功协济，而后可得成仙，思邈为《千金前方》时已百余岁，固以妙尽古今方书之要，独伤寒未之尽，似未尽通仲景之言，故不敢深论。后三十年作《千金翼》，论伤寒者居半，盖始得之。其用志精审，不苟如此，今通天下言医者皆以二书为司命也。"

（三）林亿等医家整理校对《伤寒》《金匮》，成就斐然

三是北宋医家林亿整理校对了《伤寒论》《金匮要略方论》。

林亿，官朝散大夫，光禄卿直秘阁，精于医术。

嘉祐二年（1057）宋政府设立校正医书局，林亿为主要校正者之一。他先与掌禹锡、苏颂等校定《嘉祐补注神农本草》20卷，熙宁年间（1068～1077）又与高保衡、孙奇、孙兆等人共同校定和刊印《黄帝内经素问》《伤寒论》《金匮玉函经》《脉经》《千金要方》《千金翼方》等唐代以前的重要医著。

《伤寒论》经西晋王叔和搜集编次，仅见《伤寒论》传本，但杂病部分只有部分内容散见于其他文献中。

到了北宋初期，翰林学士王洙在翰林院所存的残旧书籍中发现了《伤寒杂病论》的节略本《金匮玉函要略方》三卷，上卷讲伤寒，中卷讲杂病，下卷记载方剂及妇科病的治疗，就将这个发现上报了朝廷。

林亿与高保衡等人奉朝廷之命校正《伤寒论》时，当时已经有王叔和校定的《伤寒论》单行本传世，便重点将王洙发现的《金匮玉函要略方》做了编次整理。将这本书中的上卷伤寒部分删去，将中、下卷和治疗妇人病的部分重新编排校正，并将其中方剂分别列于各个证候之下，又将各家方书散在记载的仲景治疗杂病的医方等，分类附于病证之下，题书名为《金匮要略方论》，这就是现在我们所见到的《金匮要略》。

现在通行的《伤寒论》版本有两种，一是林亿等人校正的宋本，但宋代原校本现在国内已经遗失，现存的只有明代万历二十七年，即公元1599年赵开美的复刻本，赵刻本因是按照宋本复刻的，所以基本保存了宋版《伤寒论》的原貌。

（四）成无己最早注解《伤寒论》，一大创新

另外还有宋金医家成无己的《注解伤寒论》，又称成注本，这本书撰成于1144年，是现存最早的《伤寒论》全注本。这个本子也是完全遵照王叔和的整理编次，对《伤寒论》不作任何改动，所以也可使我们得以窥探王叔和编校本的全貌。

《注解伤寒论》在明代嘉靖年间又经汪济明校勘翻印，所以又称汪校本。

成无己首创注解《伤寒论》的方法，在学术上不偏不倚，以经释论，以论证经，颇有独到见解。

虽然成无己以《内经》《难经》的理论来解释《伤寒》，造成了医经派理论与经

方派理论的掺杂，或许会对后世解读《伤寒》有误导之嫌，但他毕竟开创以注解的方法研究《伤寒论》的先河，在《伤寒》研究学术上也是一个创新。

（五）感恩这些使《伤寒》流传至今的先师们

这些卓有远见的古医家们，为给后人留下传统医学的精华，在那个动乱的时代里历尽艰辛地搜集经典旧论，并呕心沥血地用他们所处那个时代的语言来诠释整理经典，这些努力往往对经典起到了保护和延续的作用，如上面所说的王叔和整理《伤寒论》，孙思邈搜集整理收录《伤寒》方证，林亿整理校对《伤寒论》和《金匮要略方论》等。

今天，我们得以见到《伤寒论》《金匮要略》这些经典巨著，真是应当感恩这些先师们。

如果没有他们的慧眼识珠，这些经典恐怕早已湮没在历史文化的变迁中。

世界上其他国家应该也有传统医学经典吧，也有传统文化吧，但只有我们中国的传统医学流传了下来，并至今仍在造福人类，从这个事实来看，这些国家的经典传承是远远不如我们的。

感恩历史上这些大师们为我们搜集、整理、保存并传承了这些伟大的经典，使我们这个民族能够至今受惠于中医而却病延年。所以说，他们也是我们中医的脊梁，我们永远的先师。

第五节 《伤寒》溯源流 《汤液》《本经》求

一、《神农本草经》与《伤寒论》

《伤寒论》是中医的四大经典之一，读《伤寒论》，首先要弄清源头。

中医的四大经典应当是《黄帝内经》《伤寒论》《金匮要略》和《神农本草经》。

这"四大经典"是卫生部早在1955年中国中医研究院"第一届西学中班"教学计划中就确立了的主要内容。在这个计划中有一段话："学习中医，必须要系统学习"四大经典"，即《内经》《神农本草经》《伤寒论》《金匮要略》四部著作"，这就是卫生部早就认可的四大经典。

因为,《伤寒论》和《金匮要略》是《伤寒杂病论》一部书中的内容,所以,现在中医界公认的四大经典还有一部《难经》。

《内经》《神农本草经》《伤寒杂病论》(《伤寒论》《金匮要略》)和《难经》,这就是古中医学的经典,也就是中医的根。

其中,《神农本草经》的作用是巨大的。

若要学好《伤寒论》《金匮要略》,必须读懂《神农本草经》。不读懂《本经》,可以说就不明白《伤寒论》《金匮要略》的用药法度。

为什么这样讲呢?

清代医家徐大椿在《医学源流论·医学渊源论》中说的一些话,可以为我们做一精辟的解答:"然《本草》起于神农,则又在黄帝之前矣。可知医之起,起于药也。"

他在《医学源流论·本草古今论》中又说:"本草之始,昉于神农,药止三百六十品。此乃开天之圣人,与天地为一体,实能探造化之精,穷万物之理,字字精确,非若后人推测而知之者。故对症施治,其应若响。仲景诸方之药,悉本此书,药品不多,而神明变化,已无病不治矣。"

这说明历代一些医家也认识到《伤寒论》中的一些方药证治是本于《本经》的。

《本经》成书年代自古有不同的考论,有人认为成书于战国时期,也有人认为成书于秦汉时期。而现在医学史界公认结论是《本经》成书于东汉末年,约公元200年,成书年代应当早于《汤液经法》和《伤寒杂病论》。

《本经》是总结了战国时期以来医者的许多用药经验,后又经秦汉时期一些医家不断地抄录增补而成的我国早期的临床用药专著,也是中华民族传统药物的第一次系统总结,被历代医家誉为中药学的经典。

《本经》与《伤寒杂病论》《汤液经法》都有一定的渊源。

《伤寒杂病论》不仅是对疾病治疗的真实记载和规律总结,也是对药方的探索,其中所用的绝大多数药物就是《本经》所记载的。

《伤寒杂病论》中经方配伍特点、剂型的确立、毒性药物的运用及服药时间等,基本上都是依据《本经》中所记述的药物分类、四气五味及主治特色。对《本经》所载药物的具体运用上不仅有继承,而且多有创新和发挥,如对桂枝、芍药、甘草、附子、半夏、大黄、人参等药物功效的继承和拓展应用等,使之更切合临床实际。

所以，学好《神农本草经》对于理解和应用《伤寒论》《金匮要略》中经方的处方用药特点，有切实的指导作用。

宋刻《伤寒论序》中道出了《伤寒杂病论》与《本经》的渊源："夫《伤寒论》，盖祖述大圣人之意，诸家莫其伦拟，故晋皇甫谧序《甲乙针经》云：'伊尹以元圣之才，撰用《神农本草》以为汤液。汉张仲景论广《汤液》，为十数卷，用之多验。……' 是仲景本伊尹之法，伊尹本神农之经，得不谓祖述大圣人之意乎？"

由此可见，《伤寒杂病论》与《本经》是一个体系。《伤寒杂病论》千古一部活人之书，方药出神入化，这也说明了《本经》这部书的功不可没。

《本经》的最大特点就是文字简练古朴，主治简约直观，对于每一种药物的性味、功能、主治及配伍等，直接点出作用靶点，针对性很强，没有一丝的浮华和玄奥，也就是说没有废话。

由于长期忽视《本经》的宣传和学习，以至于目前不少中医根本不了解《本经》的重要作用，更不会依据《本经》上药物的性味主治功能在临证中加减运用。

六经辨治，了解方证，更要明白药症。经方加减用药，一定要在《本经》药症上加减，才能确保经方的佳效。

二、《汤液经法》与《伤寒论》

仅有中药还不行，一味中药，或杂乱无章地堆积中药是不能治病的，虽然也有单味药治病的记载，但那是单方，很难有普遍的治疗意义。治病还要依据药物的性味主治功能合理组方才行，而最为合理的组方，就是经方。

经方的代表就是《伤寒杂病论》中的方子，这里面大多为汤方。

张仲景历经临证实践，"勤求古训，博采众方"，在《伤寒杂病论》中既保留了一部分佚失古籍如《汤液经法》中的汤方之精华，也创制了一部分疗效确凿的名方。

从这里也可以看出，对中医经典的弘扬和传承是多么的重要，自古依然。

我们都知道，《伤寒杂病论》是经方学术体系的理论基石，而《汤液经法》与《伤寒杂病论》《神农本草经》一样，也是中医古代的重要经典著作。

《内经》和《难经》虽然理论比较全面，可在汤方方面说得并不多。而《汤液经法》就主要谈的是汤方组方和用方法度。

《汤液经法》书名最早见于东汉班固所撰写的目录学文献《汉书·艺文志》中，其中提到的"经方十一家"中，包括"《汤液经法》三十二卷"。这就说明《汤液经法》也是经方家（派）学术体系的代表著作之一。

　　《汤液经法》相传为伊尹所作。这位伊尹，是夏末商初人，最早擅长烹饪，后由厨艺而通治国之道，为中国历史上第一个贤能的相国和帝王的老师，曾辅佐商汤王建立商朝，被后人奉为"元圣"。

　　伊尹也是博学多才，旁通百家，不仅在思想、政治、军事、厨艺上颇有建树，更重要的是还精通医术，善用草药汤方为人治病，疗效如神。

　　北宋司马光主编的《资治通鉴》中就说伊尹："闵生民的疾苦，作汤液本草，明寒热温凉之性，酸苦辛甘咸淡之味，轻清浊重阴阳升降走十二经络表里之宜。"

　　元代医家王好古在《汤液本草·序二》中也说："神农尝百草，立九候，以正阴阳之变化，以救性命之昏札，以为万世法，既简且要。殷之伊芳尹宗之，倍于神农，得立法之要，则不害为汤液。"

　　这些论述都认为是伊尹发明了汤药，并撰写《汤液经法》流传于世。有人认为《汤液经法》是托名伊尹，但我认为也不尽然。

　　伊尹既然精通厨艺汤饮调味，进而触类旁通地依据草药的性味制作汤方治病是完全可行的。

　　《史记·殷本记》中说："伊尹名阿衡。阿衡欲干汤而无由，乃为有莘氏媵臣，负鼎俎，以滋味说汤，至于王道。"这是说，伊尹想求见商汤而苦于没有理由，于是就去给有莘氏做陪嫁的男仆，背着饭锅砧板来见商汤，借谈论烹调滋味的机会向成汤谏言，劝说他实行王道。

　　所以，以伊尹的才学，能以烹饪滋味而论及治国，也必定能以汤饮五味之理旁及草药汤方而治人。

　　不过，这部《汤液经法》中伊尹所创制的汤方，必定也是搜集并参考了上古先贤医病有效的经验方而创制的。

　　民国时期的中医文献学家杨绍伊先生曾详细考证了《汤液经法》，于1948年撰写了考证之作《伊尹汤液经》。杨先生认为《汤液经法》撰于汉代以前，是最早把阴阳五行理论应用于中医临床的中医药元典。

　　只可惜《汤液经法》原书已经失传了，淹没在了历史文化的变迁中。不过没关系，另一位圣人的出现，彻底改变了汤方在传统医学中的地位，他就是张仲景。

　　《伤寒杂病论》中收录了不少《汤液经法》中的汤方。

　　关于《汤液经法》与《伤寒杂病论》的关系，历代一些医家和学者都认为，《汤液经法》是《伤寒杂病论》经方的源头。

　　《汤液经法》流传于汉代时，张仲景一定是看到了这部书，也一定是在给人看病时广泛应用过这些方子，并为这些汤方的严谨配伍和神奇的疗效所折服，从而意识到这其中的不少汤方有解救世人病痛疾苦的重要价值，便在撰写《伤寒杂病论》时，将部分方子收录其中，并融于六经辨证的方证系统之中。

从1988年中国中医研究院中国医史文献研究所马继兴等所撰《敦煌古医籍考释·辅行诀脏腑用药法要》中的考证记载，以及杨绍伊先生的考证之作《伊尹汤液经》中，都是认为《伤寒》是由张仲景论广《汤液经法》而来。

皇甫谧在《针灸甲乙经》序言中也说："伊芳尹以亚圣之才，撰用《神农本草》以为汤液……仲景论广伊芳尹汤液为数十卷，用之多验。"

元代医家王好古《汤液本草·序一》说："殷伊芳尹用《本草》为汤液，汉仲景广《汤液》为大法，此医家之正学，虽后世之明哲有作，皆不越此。"

"论广"，"广"是将论述扩充、扩大之义。这就是说，历代至今的一些医家、学者认为张仲景所著《伤寒杂病论》，采用和拓展增益了《汤液经法》里汤方的精华。

近代著名经方临床家胡希恕先生也据此认为《汤液经法》是《伤寒杂病论》的蓝本。

再从南朝齐梁时期的道教思想家、医药家陶弘景撰写的《辅行诀脏腑用药法要》来看，书中也道出了《伤寒杂病论》与《汤液经法》的关系。

《辅行诀脏腑用药法要》中说："陶隐居云：商有圣相伊尹，撰《汤液经法》……为方亦三百六十首。……实为万代医家之规范，苍生护命之大宝也。今检录常情需用者六十首，备山中预防灾疾之用耳。检用诸药之要者，可默契经方之旨焉。"

书中在"二旦六神大小汤"方证之前还有一段话说："'隐居'曰：外感天行，经方之治，有二旦、六神、大小等汤。昔南阳张机，依此诸方，撰为《伤寒论》一部，疗治明悉，后学咸尊奉之。山林僻居，仓卒难防外感之疾，日数传变，生死往往在三五日间，岂可疏忽。若能深明此数方者，则庶无蹈险之虞也，今亦录而识之。"

这些话就说明了伊尹所撰《汤液经法》中的汤方为医家之规范，为治病疗疾的重要方，而张仲景《伤寒论》中经方也依据了《汤液经法》。

如《伤寒论》中的"桂枝汤"，源于《汤液经法》中的"小阳旦汤"。小阳旦汤方证为："治天行病，发热，自汗出而恶风，鼻鸣干呕者方。桂枝（三两），芍药（三两），生姜（二两，切），甘草（炙，二两），大枣（十二枚）。"

《伤寒论》中的"黄芩汤"源于《汤液经法》中的"小阴旦汤去生姜"。小阴旦汤方证为："治天行病，身热，汗出，头目痛，腹中痛，干呕，下利者方。黄芩（三两），芍药（三两），生姜（二两，切），甘草（二两，炙），大枣（十二枚）。"

《伤寒论》中的"黄芪建中汤"源于《汤液经法》中的"大阳旦汤"去人参。大阳旦汤方证为："治凡病自汗出不止，气息惙惙，身劳无力，恶风凉，腹中拘急，不欲饮食，皆宜此方。若脉虚大者，为更切证也。黄芪（五两），人参，桂枝，生姜（各三两），甘草（炙，二两），芍药（六两），大枣（十二枚），饴（一升）。"

《伤寒论》中的小柴胡汤源于《汤液经法》中的"大阴旦汤"去芍药。大阴旦汤方证为："治凡病头目眩，咽中干，每喜干呕，食不下，心中烦满，胸胁支痛，往来寒热方。柴胡（八两），人参，黄芩，生姜（各三两），甘草（炙，二两），芍药（四两），大枣（十二枚），半夏（一升，洗）。"

《伤寒论》中的麻黄汤源于《汤液经法》中的"小青龙汤"。小青龙汤方证为："治天行病，发热恶寒，汗不出而喘，身疼痛，脉紧者方。麻黄（三两），杏仁（半升，熬打），桂枝（二两），甘草（炙，一两半）。"

《伤寒论》中的小青龙汤源于《汤液经法》中的"大青龙汤"。大青龙汤方证为："治天行病，表不解，心下有水气，干呕，发热而喘咳不已者方。麻黄（去节），细辛，芍药，甘草（炙），桂枝（各三两），五味子（半升），半夏（半升），干姜（三两）。"

《伤寒论》中的白虎汤源于《汤液经法》中的"小白虎汤"。小白虎汤方证为："治天行热病，大汗出不止，口舌干燥，饮水数升不已，脉洪大者方。石膏（如鸡子大，绵裹），知母（六两），甘草（炙，二两），粳米（六合）。"

《伤寒论》中的竹叶石膏汤源于《汤液经法》中的"大白虎汤"加人参。大白虎汤方证为："治天行热病，心中烦热，时自汗出，口舌干燥，渴欲饮水，时呷嗽不已，久不解者方。石膏（如鸡子大一枚，打），麦门冬（半升），甘草（炙，二两），粳米（六合），半夏（半升），生姜（二两，切），竹叶（三大握）。"

由这些方证的证候论述与方药的组成可以看出，《伤寒杂病论》与《汤液经法》的确有一定的渊源。

但《伤寒论》创造了六经辨证理法，并且对这些经方方证的论述比《汤液经法》更为全面和系统，方药配伍更为严谨，是中国历史上第一部，也是最重要的一部理法方药俱备的医书。

因而，《伤寒杂病论》被后世医家称为"众方之祖"，是当之无愧的。

古经典《汤液经法》虽然失传了，但其中的重要经方却被张仲景慧眼识珠而传承下来了，并且详尽地、创造性地告知后人如何辩证地使用这些经方，如何灵活圆融地应用这些经方。

这就是张仲景对中华民族的最伟大贡献。

第三章 继承先贤解六经
方证体系最切用

第一节　传承辨方证　胡老第一功

一、胡希恕先生的学说要点

著名的《伤寒论》研究家、经方临床家胡希恕先生的伤寒功底深厚，学验俱丰，临床每遇疑难病证，或会诊时，常能力排众议，独出机杼，施用经方，寥寥几味，看之无奇，疗效非凡，常出人意料。

胡希恕先生经方水平很高，但却为人低调，不事张扬，更不在学术上随波逐流，所以，人们多认为他是一位特立独行的经方家。之所以说他特立独行，就是因为他的学说不同流俗，见解独特，独树一帜。所以当时钦佩他经方医术的人不少，而理解和认同他学说的人却不多。

胡希恕先生有句名言："辨方证是六经八纲辨证的继续，亦即辨证的尖端，中医治病有无疗效，其主要关键就是在于方证是否辨得正确。"（《胡希恕讲伤寒杂病论·论方证》）

这充分说明了应用《伤寒论》经方治病，不掺杂经络脏腑等医经派的理论，纯以独特的六经体系来思辨，最终落实在方证上的重要性。

自古以来，不少学习研究《伤寒论》者，多将《伤寒论》六经辨证理论与其他学说如《内经》《易经》等理论相互掺杂，倘若不能融会贯通，则思路不明，体系不清，导致《伤寒论》经方很难应用，所以自古就有"夫经方之难精，由来尚矣"的感叹。

胡希恕先生依据先贤有关《伤寒论》六经辨治研究的学术思想，传承辨方证的理念，创《伤寒论》"六经方证辨证"学说，提出了一个重要的学术观点："辨六经，析八纲，再辨方证，以致施行适方的治疗，此即中医辨证施治的方法体系。"(《胡希恕讲伤寒杂病论·论辨证施治的实质》)

胡希恕先生关于六经定位定性的学术观点及六经方证辨证理念的大体思路为：

关于六经的定位定性，胡希恕先生认为："太阳病，病位在表，病情属于阳；阳明病，病位在里，病情属于阳；少阳病，病位在半表半里，病情属于阳；太阴病，病位在里，病情属于阴；少阴病，病位在表，病情属于阴；厥阴病，病位在半表半里，病情属于阴。"《胡希恕讲伤寒杂病论·论六经与八纲》)

"六经是指太阳、阳明、少阳的三阳，和少阴、太阴、厥阴的三阴而言。《伤寒论》虽称之为病，其实即是证……

则所谓表、里、半表半里三者，均属病位的反应；则所谓阴、阳、寒、热、虚、实六者，均属病情的反应。不过病情势必反应于病位，而病位亦必因有病情的反应而反应，故无病情则亦无病位，无病位则亦无病情。

以是则所谓表、里、半表半里等证，同时都必伴有或阴、或阳、或寒、或热、或虚、或实的为证反应。

同理，则所谓阴、阳、寒、热、虚、实等证，同时亦都必伴有或表、或里、或半表半里的为证反应。

由于寒、热、虚、实从属于阴、阳，故无论表、里、或半表半里，均有阴阳二类不同的为证反应，三而二之为六，即病见之于证的六种基本类型，亦即所谓六经者是也。"(《胡希恕讲伤寒杂病论·论六经与八纲》)

关于表、里和半表半里的定位，胡希恕先生认为："表指体表，即由皮肤、肌肉、筋骨等所组成的机体外在躯壳，则谓为表。若病邪集中反应于此体部时，即称之为表证。

里指机体的极里面，即由食道、胃、小肠、大肠等所组成的消化管道，则谓为里，若病邪集中反应于此体部时，即称之为里证。

半表半里指表之内、里之外，即胸腹两大腔间，为诸多脏器所在之地，则为半表半里，若病邪集中反应于此体部时，即称之为半表半里证。

总之，表、里、半表半里三者，为固定的病位反应。也就是说，不论什么病，就其病位反应来说，或为表，或为里，或为半表半里，虽有时其中二者或三者同时出现，但绝不出此三者范围。

按：以上所谓病位，是指病邪所反应的病位，不是指病变所在的病位。虽然病变在里，但病邪集中反应于表位，中医称之为表证，或称之为邪在表，或病在表。反之，虽病变在表，但病邪集中反应于里位，中医即称之为里证，抑或称之为邪在里或病在里。"（《胡希恕讲伤寒杂病论·论六经与八纲》）

胡希恕先生的这些学术思想，主要是师承于清末中医经方家王祥徵先生对仲景学说的研究思想，又依据先贤的有关学术观点，通过其毕生的临床教学和临证实践而总结形成的，虽然与现在通行的、几十年一贯制的《伤寒论》教科书的解读思路完全不同，但这是经方医学的精髓所在，是独特的经方学术体系，极为切合临床实用。

为什么一些医家或医者难以认同这个独特的经方学术思想呢？

就在于这些中医专家、教授学者及中医药院校毕业的学生们头脑被《伤寒论》教科书中以脏腑经络解读《伤寒论》的理念灌输得太根深蒂固了，以至于临床上难以理清《伤寒论》六经辨证的思路，宁肯不用《伤寒论》经方也不思考一下问题出在哪里。

为什么说胡希恕先生是依据先贤学术思想，创《伤寒论》"六经方证辨证"学说呢？

举几个《伤寒论》经方研究大家的学术观点要点。

二、恽铁樵先生的学说要点

近代伤寒大家恽铁樵先生深研《伤寒论》并博采中外伤寒派医家之长，不拘于前人的一定之见，有自己的独到见解。关于三阴三阳病的定位定性，分析得也很精辟，如他在《伤寒论研究》中说：

"太阳之为病，常恶寒，恶寒乃皮毛上之事，皮毛是躯体最外层，故'太阳主一身之表'此可解者也。

阳明病为胃家实，阳明腑证发热、神昏谵语，用承气汤下之，得燥屎则热解，谵语亦除。是发热、谵语之故，由于燥屎，燥屎在肠胃，肠胃为躯体之里面，是'阳明主一身之里'亦可解也。

'少阳主半表半里'者，少阳之为病，发寒热，先寒而后热。释之者曰：病邪从里出表，至太阳则恶寒；病邪从表陷里，至阳明则恶热。少阳之外一层为太阳，内一层为阳明，故曰少阳半在表半在里，此犹之可解也。

……夫三阳既有表、有里、有半表里，则三阴当亦有地位可言。

太阴为至阴，揆之'阳在外，阴在内'之义，既云至阴，即当居最里之地位；然而厥阴为两阴交尽，既是阴之尽处，似当较太阴所处地位为更里也。少阴为一阴初生，其地位近太阳，似少阴当为三阴之表。"

这些论述由三阳病的定性定位推及三阴病的定性定位，可谓远见卓识。

三、陈逊斋先生的学说要点

关于《伤寒论》三阴三阳病证的定位定性，民国时期的金陵著名医家陈逊斋先生（1889—1948 年），也是清代医家陈修园的七世孙，曾在《伤寒论改正并注·六经概说》中有明确的释义：

"本论之六经乃病证表里虚实之代名词，非专研经脉也。

三阳三阴皆有表有里、有实有虚。三阳为实，三阴为虚。

太阳为表，阳明为里，少阳为半表半里；少阴为表，太阴为里，厥阴为半表半里。

太阳、少阴皆为表，而太阳之表为实，少阴之表为虚；阳明、太阴皆为里，而阳明之里为实，太阴之里为虚；少阳、厥阴皆为半表半里，而少阳之半表半里为实，厥阴之半表半里为虚。

太阳虚即是少阴，少阴实即是太阳；阳明虚即是太阴，太阴实即是阳明；少阳虚即是厥阴，厥阴实即是少阳。

太阳可发汗，少阴则不可汗；阳明可攻下，太阴则不可攻；少阳可清解，厥阴则不可清。

同一表病，太阳则用麻桂，少阴则用附子；同一里病，阳明则为胃实，太阴则为自利；同一半表半里病，少阳则有寒热，厥阴则有厥热。

此仲景以六经总持百病之概说也。"

这些观点将六经病证表里虚实的定位定性与治则表述得清晰明白，非常易于理解和掌握。

四、丹波元坚先生的学说要点

日本江户时代的汉医学家丹波元坚在《伤寒论述义》中，关于六经病三阴三阳病证的定位定性也是非常明确的：

"太阳病者，表热证是也。盖邪之初感，必先犯表，则正气不畅，并而为热……

少阳病者，半表半里热证是也。其来路必自太阳而不问中风伤寒矣……

阳明病者，里热实证是也。邪热陷胃、燥屎搏结，即所谓胃家实者也……

太阴病者，里寒实证是也，盖其人内有久寒，倘遇邪客，虽初得阳证，及其入里，则遂从寒化，而胃气犹有守，故能搏实者矣……

少阴病者，表里虚寒证是也。有直中焉，有传变焉，是故有专于表者，有专于里者，然至其重，则俱无不涉表里矣……

厥阴病者，里虚而寒热相错证是也。其类有二，曰上热下寒，曰寒热胜复，其热俱非有相结，而以上热下寒为之正证。"

综上所述，胡希恕先生与先贤的六经定性定位学说是一脉相承的，并且将其应用于临床，确实非常切合临床实际应用。

五、传承胡希恕先生的学术，冯世纶教授功不可没

谈到胡希恕先生的六经方证辨证学术思想，不能不说说北京的经方医家冯世纶老师。

冯老师曾师承于胡希恕先生，深得胡希恕先生的真传。长期以来，他在临证之余，一直专注于经方的研究，全面整理总结了胡希恕先生的经方研究成果，并考证了经方理论体系的形成，出版了《百年百名中医临床家·胡希恕》《胡希恕讲伤寒杂病论》《中国汤液经方·伤寒杂病论传真》《胡希恕病位类方解》等经方学术专著。

冯老师不仅致力于研究胡希恕先生独特的经方理论体系，而且为"经方师承班"学员定期讲解《伤寒论》三年，不遗余力地推广胡希恕先生方证辨证的学术思想，这是难能可贵的。

我与冯老师曾有过几次接触交谈，也听过他的讲座，冯老师给我的印象有三个特点：

一是勤学不辍。他活到老学到老，在经方的探索上不断思考，不断提出新问题，接受新知识。为提升中医的疗效，在复兴仲景经方学术的事业上呕心沥血，诚心可鉴。

二是为人谦诚。他本人在经方学术上已经造诣颇深，但从不居功自傲，对待任何求学者，都是谦虚谨慎，诲人不倦。

三是包容精神。他从不排斥其他学说和观点，对任何学术流派都是抱着包容谦逊的态度，不做无谓的争论，致力于临床上求真务实。

对于我来说，在学习和研究胡希恕先生的六经方证辨证学术思想方面，就受益于冯老师主编的著作：《百年百名中医临床家·胡希恕》《胡希恕讲伤寒杂病论》。《百年百名中医临床家·胡希恕》是我接触胡希恕先生学术思想的启蒙之书。

如果说我在研究应用《伤寒论》六经方证辨证学术上有一定成绩的话，我要真诚地感恩冯老师。

冯世纶老师曾在送给我的一本书《解读张仲景医学·经方六经类方证》的扉页上写有一句话："做一代经方传人"，这句话将是我的座右铭。

第二节　六经钤百病　理论不可混

一、六经钤百病

自古以来，就有人为《伤寒论》定了调子，说《伤寒论》论述的是外感的治法，不能治杂病，如明代医家王纶在《明医杂著》中就说："外感法仲景，内伤法东垣。热病用河间，杂病用丹溪。"这几句话实际上对不少医者产生了误导，认为《伤寒》只能是治疗外感病证，而内伤杂病等应当用金元四大家的理法方药来治疗。

还有人说，古今气候环境不同，饮食起居情志有异，古方已经过时了，不能治疗今病，如金元时期易水学派创始人张元素所著《医学启源》中张吉甫所作的"序"中说："洁古治病，不用古方，但云：古方新病，甚不相宜，反以害人。"

而撰成于元代的《金史》中据此记载，张元素认为"运气不齐，古今异轨，古方今病不相能也"，意思是说，张元素治病不用古方，因古今社会和自然环境（运气）的变化不同，古时气候环境之下发生病证所用的方子，对于现今已经不再适用了。

实际上，张元素的原意是强调因病、因时、因环境施治，反对拘泥于古方，却被后人曲解为古方不能治今病，成为后世不屑于或畏难于学古经典，或不善用或不会用经方者的金科玉律。

仲景经方，相较于医经医学繁琐的理论推演来说，最为朴实无华，有是证用是方，方证对应，病机相合，用好了治病疗效若神。

如《伤寒论》第99条说："伤寒四五日，身热恶风，颈项强，胁下满，手足温而渴者，小柴胡汤主之。"这是少阳中风证的一系列证候，因为少阳位于三阳半表半里，体现出来的症状除具备少阳证的"胁下满"之外，还有太阳表证的"身热恶风，颈项强"，也有阳明里证的"手足温而渴"等证候。三阳证都有，怎么办？不能汗，不能下，就用和法，用小柴胡汤调和枢机，疏解表里。

这就是有是证，用是方，根本不用脏腑经络辨证及气化学说等繁琐的推理演绎，就能解决问题，是何等的简洁明了。

而为什么现在用《伤寒》经方的医生那么少呢？

一是《伤寒论》言简意赅，详于方证而略于说理，轻于病因而重于证候反应，其理法暗含于条文之中，长期以来被掺杂《内经》理论来解读，就难学难懂难以理解。

二是不少医者本就功底不深，又加之受了"古方不能治今病"的影响，认为《伤寒》经方药味那么少，那么简单，能治病吗？心存疑虑。

清代医家俞根初认为，《伤寒论》是"以六经钤百病"，这是深得仲景心法的。所谓"钤"，原意是盖章，印记，引申为百病都可以见到六经的印记，也就是说百病都可以用六经来辨治。

《伤寒》六经条文证治，详尽阐明了辨治法要，不独辨治外感，而是包括了千疢百病，是一切疾病的辨证论治大法。

因为，万病不离阴阳，阴阳不外六经，六经涵盖了阴阳寒热表里虚实诸证。临床上将病证按《伤寒论》六经框架分类归纳，明晰六经病机，就可精准地选方治疗。所以说，以六经方证病机而统百病，一切疾病皆可辨治。

二、《伤寒论》六经不是《内经》经络理论

六经是从中医阴阳理论的基本法则派生出来的，是阴阳法则的细化，六经涵盖阴阳，阴阳是六经之体，六经是阴阳之用，任何疾病都不会越出这个六经阴阳的范围，所以说，六经辨证是《伤寒论》的理论核心，是人类六大疾病体系的总纲。

《伤寒论》作为经方派的理论圭臬，不同于主要阐释理论的《内经》，其最宝贵之处在于六经辨证理论和方药施治的联系非常紧密。

《左传·昭公十五年》曾说："经者，纲纪之言也"，也就是说"经"为大纲，

要领，法度。

《伤寒论》中三阴三阳六经，这个经不是指经络之经，而是人身六类病证的大纲。如果用《内经》的经络理论解读《伤寒》六经，就不能彰显六经真意，影响对六经辨证的理解。

陈逊斋《伤寒论改正并注》中就说："自王叔和引《素问》六经以解释本论，而仲景六经之真意乃悔而不彰。

六经者，太阳、阳明、少阳、太阴、少阴、厥阴也，此与《内经》之六经不同。《内经》以太阳属小肠、膀胱，阳明属大肠、胃，少阳属三焦、胆，太阴属肺、脾，少阴属心、肾，厥阴属包络、肝，是指经脉运行而言，故有手足三阴与手足三阳之区别。"

像陈逊斋先生、胡希恕先生及其老师王祥徵先生等一部分善于独立思考的医家、学者，早已经意识到将六经与《内经》的经络理论及六经气化说混同掺杂在一起，是很不利于理解和临床应用《伤寒论》六经辨证的。

而现在的《伤寒论》教科书却依然是几十年一贯制，以《内经》经络理论解读《伤寒论》，理论混淆，理法不明，使学习者思路不清，难以辨证，真正是使"仲景六经之真意乃悔而不彰"，无怪乎一些大学生或《伤寒》研究生毕业了还不会用《伤寒》六经辨证的方法临证，不会应用经方治病，甚者怀疑经方的作用。

关于《伤寒》六经学说，历代医家的观点众多，有六经气化说者，有脏腑说者，有经络说者，有以易经解说者等，不少理论观点比较艰涩，玄奥难懂，难以把握，很多医者学习没少费劲，还是一头雾水，不太贴近临床实用。

这样的理论掺杂来解读仲景学说，硬是将一部简明实用、至道不繁的临床经典，搞得无比复杂，使人们视为畏途。所以后人学时方者多，而学经方者少。

第三节　学用《伤寒论》　重在辨方证

一、方证是经方的适应证，是应用经方的证据

学习应用《伤寒论》，从六经方证辨证入手最易切入临床。

我认为，要想普及《伤寒》六经辨证和经方应用，最好的途径就是学习胡希恕先生等医家的"六经方证辨证"学说。这个学说最易切入临床。

这个学说将六经思辨步步落实在方证上，辨证识机，方证相应，药症相对，形成了一套完整而独特的六经方证辨证施治体系，明白易懂，最易切入临床。

这个学说崇尚实效而无一丝浮华，大道至简，疗效彰明，可操作性强，真正是发皇了《伤寒》经方济世救人的古义。

要明白方证，就先简单说说症、证、病。

症、证、病，是中医学独特的三个基本概念，我们应当分清其各自的涵义。

"症"，指的是疾病所表现出的每一个症状或舌脉等，是组成证候（证的外候）的单元。

如发热、恶风、恶寒、头痛、身痛、骨节疼痛、苔白或苔黄、脉浮、或脉微细等。任何疾病的发生、发展和变化，是通过若干个症状而显示出来的。

"证"，是中医学辨治疾病的核心，是通过对各种症状和体征的综合分析，所得出的疾病所处一定阶段的病因、病性和病位等的病理性概括。

如太阳中风证、太阴虚寒证、阳明腑实证等，能全面揭示疾病本质，确立病证的病机以指导选方治疗。所以，证是致病因素与机体反应两方面情况的综合体，是对疾病的本质的认识。

"病"又称疾病，是指在致病因素的作用下，机体内邪正交争，阴阳失调而发生的异常生命活动的过程，并引发一系列自稳调节紊乱的病理变化。

如太阳病、少阳病、阳明病、胸痹心悸、腹泻、痹证等。

中医辨证，辨的是"证"，而不是西医的"病"，这是中医独特的、非常细化的诊断治疗术。而《伤寒论》的六经辨证，是中医辨证中最为独特而明晰的辨证方法。

西医所谓的感冒、肺炎、慢性阻塞性肺病、冠心病、脑中风、肾病、糖尿病、胃炎、胆囊炎等，不论你病名如何，依据患者病情轻重变化及个体差异等，都会出现不同的症状表现。而按照六经理论将各类疾病一系列不同的特定症状进行辨析和搜集，最后都能用六经病证的概念去归纳。

所以，六经中每一个方证，就是一个特定的整体症状群。一旦这个"证"被确认，就可以根据方证相应的法则，选择对证的方剂，这是最直观简洁的方法。

《伤寒论》方证就是经方的适应证，是应用经方的依据。

《伤寒论》问世一千八百年来，大多数时间里，就一直处于《内经》化的解读过程中，而《伤寒论》特有的六经方证辨治的诊疗模式却没有得到应有的重视和应用。

二、《伤寒论》方证辨治是独特的诊治模式

《伤寒论》第 317 条"通脉四逆汤"方后注："病皆与方相应者，乃服之。"这句话，应当是张仲景阐释《伤寒论》六经方证辨治理念的核心。

《伤寒论》六经方证辨治理念应当是中医治病的精髓，也是中医经方理论得以流传下来并长盛不衰的重要原因。

对于这个辨治理念，我们的医家对此重视得并不多，这缘于我们长期囿于《内经》理论与《伤寒论》理论掺杂解读。

而日本历代的一些汉方医家却通过深入研究《伤寒论》，对这个独特的六经方证辨证诊治模式很有研究，认为六经方证辨证的基本内核就是"方证相对"，并一度成为日本汉方医学的主流。

重视"方证相对"理念的最有代表性的就是日本古方派的代表医家吉益东洞。

吉益东洞所处的年代为日本的元禄十五年～安永二年，即 1702～1773 年间，相当于我国清代的康熙四十二年～乾隆三十八年之间。

吉益东洞穷其一生致力于研究和复兴张仲景的《伤寒》经方学术，使医学回归正道。他认为《伤寒论》既有方又有法，但治病主要是靠如何用方，他在《类聚方·自序》中说："医之学者……方焉尔，张氏之为方也，虽复稍后于扁鹊，而其药剂之富，法术之存，盖莫古焉。而医之学也，方焉可！吾亦何求？"

吉益东洞临证重视应用古方，极为推崇张仲景随证用方，不拘病因，特别强调"方证相对"的重要辨治理念，正如其在《家塾方与方极·方极序》中所说："夫仲景之为方也有法，方证相对也，不论因也。"

吉益东洞研究《伤寒论》独具一格，打破了历代以《内经》解《伤寒》六经的桎梏，不尚空谈，重于直接面对临床，力倡还《伤寒论》临证简洁直观、直截了当的本来面目。

如他在《方机·序》中认为，张仲景的《伤寒论》《金匮要略》被"晋王叔和撰次之，增演其书，加以私说，于是篇中玉石混同，而失真面目，至千岁之后，无知仲景心事者矣。"并忧虑"其迂论臆说有害本文，愤励激发，以作书著论，以簸以扬，秕糠悉去，张氏之书得复其旧，岂不精哉。"

由此可见吉益东洞抛弃杂说，力求复兴古经典原貌，正本清源读《伤寒》的一片苦心。

陆渊雷也是一位特立独行的经方医家，很赞赏日本汉方医家吉益东洞复兴古方的独特观点及临证良好的疗效，如他在《陆氏论医集·卷一·日本人研究中医药之趋势》中说："日本学者，往昔盛行丹溪派，自吉益东洞出，提倡复古，一以仲景为宗。前乎仲景者，如《素问》《灵枢》《难经》等，仲景不取；后乎仲景者，如金元诸名家，东洞亦不取。即仲景书中伤寒、中风、六经诸名目，东洞亦以为非疾医家之言，即非仲景之言也。

东洞之师法仲景者，惟在凭证候以用药方，就药方以测证候，此种主张，在今日之中医视之，必大生訾义，以为执古方不可治今病也。然东洞之治病也，真能起死回生，出乎意料之外，名声大噪。自是日本医学，悉祖仲景而尊东洞，而丹溪之学遂微。

明治维新以后，一切效法欧美，盛行德国医学，五十年来，所谓汉医者，几乎绝迹矣。然东洞之流余裔，民间为人治病者，至于今往往而有，治病成绩，实出德医之上。"

由此可见，日本的古汉医学派应用古经方只是以"方证相对"的理念治病，疗效就比金元四大家的时方派好，甚至取效要高于西医，可见仲景经方历经千年而不衰的魅力。

不过，关于"方证相对"，不应当理解为机械地对着条文用方，更不是不辨证而仅仅依据症状的相加、相减用方。吉益东洞对"仲景书中伤寒、中风、六经诸名目"也弃之不用，只是用"方证相对"治病，这不是六经方证辨证，不符合仲景心法，有废医存方存药之弊，这是不可取的。

六经方证辨证学说，关键词就是"辨"字，应当是"辨六经方证而相对"的六经方证辨证，只有以"辨"为核心来用方，才是完全理解了仲景学术的真机。

读《伤寒论》，依据六经辨证而用经方是正确的途径，但如何辨六经而用经方，是要有一定的方法和一定的悟性的，这就需要我们潜心读《伤寒》，边读边思考。

套用一句康德的治学名言："有学问，然后有先见，有先见然后能力行"，有《伤寒》六经方证辨证的学问了，才能对病证的发生、发展和转归有一定的预见，有预见才能合理地去用方辨治。

第四节　方证要辨明　病机亦相应

一、《伤寒论》六经就是六大"方证集合"

我认为，《伤寒论》六经就是六个"方证辨治集合"，简称"方证集合"。

所谓"集合"是具有某种特定性质的事物的总体。

在六经辨证中，方证集合是涵盖了六经病中每一经的特定证候、方证病机、证候病机、辨证法则、经方药物配比组成、治疗目标及个体差异等的六经方证总体。

如太阳病方证集合，包括太阳病的一个总纲，就是《伤寒论》第 1 条所说："太阳之为病，脉浮，头项强痛而恶寒"，这句话概括了太阳病的基本特征。

两个分证，即一个是太阳中风证，即《伤寒论》第 2 条所说："太阳病，发热，汗出，恶风，脉缓者，名为中风。"

另一个就是太阳伤寒证，即《伤寒论》第 3 条所说："太阳病，或已发热，或未发热，必恶寒，体痛，呕逆，脉阴阳俱紧者，名为伤寒。"

太阳病本证的经方麻黄汤、桂枝汤、桂枝麻黄各半汤、桂枝二麻黄一汤等。

辨六经方证集合，关键在于辨六经方证病机。

学习应用《伤寒论》，应当谙熟六经方证条文，特别是要深入理解六经病提纲证，学会深入条文实质，辨六经方证病机，才能有效地针对病证靶点用方。

关于病机，经方医学和医经医学是不一样的。

经方医学和医经医学都有病机辨证的思想，但经方医学不论病因，只讲病机和证候反应。病机辨证蕴涵于条文方证之中，在六经方证辨证确立之后，再将方证所蕴含的病机与证候病机相应而选方，这样可以扩展经方的应用范围。

而医经医学是在病因病机理论的指导下进行审症求因，辨证论治。

《伤寒论》第 16 条说："太阳病三日，已发汗，若吐、若下、若温针，仍不解者，此为坏病，桂枝不中与之也。观其脉证，知犯何逆，随证治之。"对于这个"随证治之"，胡希恕先生说："此四字体现了贯穿全书的辨证论治的精髓，不可轻看。"（《胡希恕讲伤寒杂病论》）

我认为，《伤寒论》方证病机辨证的精髓就是"观其脉证，知犯何逆，随证治之"这12字的辨治思想。这个辨治思想不仅体现了《伤寒论》坏病的治则，更重要的是具有广泛的辨治意义的，是中医辨证论治的方法学的核心。

这个辨治思想也是辨六经方证病机的核心理念。观其脉证，知犯何逆的"逆"字，就是疾病的症结，也就是方证病机所在，就是要求我们做到见病知源，辨证识机，随方证病机而治。

我们唯有透彻理解"观其脉证，知犯何逆，随证治之"的深刻内涵，才能在动态中随时把握病机的变化，在治疗中做到不仅方证相应，而且方证病机与证候病机亦相合，即方证病机皆相应。

二、学用《伤寒》，要领是辨六经方证病机

清代医家陆九芝在《世补斋医书》中有句话："学医从《伤寒论》入手，始而难，既而易。从后世分类书入手，初若甚易，继则大难矣。"这可以说是学习中医的肺腑之言。

学习《伤寒论》开始的确很难，但入了门，掌握了要领，就会感到辨证和用方愈来愈明白，愈来愈顺手了。

清初医家张璐玉在《诊宗三昧》中对于学医更是有独到的见解："当知医门学问，原无深奥难明处，但得悉其要领，活法推求，便可一肩担荷。又何必搜罗百氏，博览群书，开凿寻文解义之端，愈滋多歧之惑哉！"

所以说，《伤寒》本来就没有什么深奥难明之处，只是后世医家注解时与《内经》等理论掺杂才将这本临床经典弄得玄奥难懂了，致使疗效既快又好的经方都难以应用了。

因此，要还《伤寒》明白易用的原貌，不仅要能吃苦，下一番苦工夫潜心读《伤寒》，而且还要有一个良好的入门途径，方能尽快得悉其要领。

这个要领，就是六经方证辨证及经方的运用，必须走从方证病机入手的路子，只有这样，才能真正掌握辨治方法，才能具备相当的六经辨治功力，才能充分发挥经方的效力，从而在面对千变万化的病证时能够从容应对。

学习《伤寒论》六经辨证条文，要能够进得去，出得来。如何做到进得去，出得来呢？那就要掌握辨六经方证病机。

学条文，是学条文中的理法，然后辨六经方证而悟病机，这样才能广用经方。

按照条文以方套病，这是经方应用的初级阶段，而依据证舌脉，探求经方方证

病机，深入经方方证实质活用经方，才是真正地掌握了经方的应用。

有人说，方证相应是僵化地对着条文治病，这是一种只从字面上理解的片面的认识，是没有弄明白《伤寒论》六经方证辨证理念，没有真正理解我们所说的六经方证辨证的实质。

当然，字面意义上的单纯的"方证相应"，对着条文选方，而不是辨六经方证而用方，不辨方证病机而用方，这种方法的确是无异于刻舟求剑，守株待兔，似显得单纯和僵化。这样的用方，看似简化了我们的思维，治病趋于直截，但如果遇到比较复杂的合病并病，寒热错杂，虚实夹杂之证，就有无从下手之感，反而影响了临床正确使用经方，缩小了经方的临证应用范围。

大家都知道，人的病哪有按照条文去生的呢？《伤寒》条文只是给我们示范辨治的大法，而我们还要深入条文的方证叙述去找出条文背后所蕴涵的病机所在。

这个六经方证辨治的实质就是辨六经方证，更进一步辨方证病机，再选择方证病机皆相应的经方治疗，这是一个较高层次的辨治方法，只有这样，才能做到活用和广用经方。

举两个有关方证病机辨治的医案。

三、医案解析

（3）视瞻昏渺（糖尿病眼底出血）

邢某，男，49岁。2012年8月8日初诊。

主诉：视物模糊半月余，加重3天。

病史：有糖尿病史7年，高血压病史5年，平时服用降糖药及降压药，但服用不太规范，血糖、血压都不稳定。

半月前感到眼胀，眼前如有黑影浮动，视物不清，时轻时重，去某医院检查后诊为：糖尿病视网膜病变眼底出血。对症服了一些降糖和止血的西药，效果不太好。近来症状逐渐加重，渐致视物模糊。3天前，患者感到眼前如有黑影遮住，视线部分遮挡，严重视物不清，故来求诊。

刻诊：视物不清，头懵，头不晕不痛，口干渴、不苦，欲饮冷水或温水，正常出汗，纳可，因视物不清而心烦，眠差，大便可，小便黄，舌质紫暗，舌下多处瘀斑，舌体胖大边有齿痕，舌尖红，苔黄腻，脉数，寸浮，关尺弦滑。

六经脉证解析：视物不清，头懵，舌体胖大边有齿痕，舌苔腻，脉弦，为太阴病，为太阴水饮上犯于上焦清窍。

寸浮，为上焦证。

口干渴，欲饮冷水或温水，心烦，眠差，小便黄，舌尖红，苔黄，脉滑数，为阳明津液不足之证，阳明湿热证。

脉弦滑为挺直而往来流利，应指圆滑，如珠走盘，为痰饮，湿热。

舌质紫暗，舌下多处瘀斑，为瘀血证。眼底检查结果为淤血（出血位于视网膜中心的黄斑区，视力丧失，中心区血液渗出，视物不清有暗影遮挡，周边尚有部分视力）。

六经辨证：阳明太阴合病，兼夹证：饮，瘀。

病机：水热瘀血互结上逆。

治疗：猪苓汤合泽泻汤：猪苓 30g，茯苓 30g，阿胶（烊化）30g，滑石 30g，泽泻 50g，白术 20g。4 剂。日 1 剂，水煎分 3 次服。

二诊：患者高兴地说，这个中药非常有效，服用前 4 剂就明显见效。

原方共服 10 剂而愈。

六经方证病机辨析思路

视物不清，可以视为眩，眩不仅是眩晕，还包括眼昏花，可为水饮上犯于上焦清窍所致。

视物不清中医称视瞻昏渺，相当于西医学所说的慢性球后视神经炎、中心性浆液性脉络膜视网膜病变等。视瞻昏渺是以自觉视力下降，视物昏蒙不清而眼外观无异常为主要表现的内障类眼病。

中医认为是因气血失调，精气不能上荣于目，或浊邪上犯上焦清窍所致。在该案中为饮热瘀互结内蕴，上犯于上焦清窍，是为阳明饮热即湿热夹瘀血证。

《伤寒论》第 223 条说："若脉浮，发热，渴欲饮水，小便不利者，猪苓汤主之。"《伤寒论》第 319 说："少阴病，下利六七日，咳而呕渴，心烦不得眠者，猪苓汤主之。"

由这两个条文所示，猪苓汤方证病机为水热结聚，营血俱伤。"咳而呕"，为水饮上犯，说明猪苓汤证有水饮上凌的病机。

猪苓汤有去水饮，清内热，养血止血之功，重在破水热不化而结聚，不仅治疗阳明水热瘀血结聚于下焦的病证，也同样可以依据方证病机治疗阳明水热瘀血结聚上凌于上焦的病证，因为病机相同，都可以用猪苓汤，如本案就是。这就是辨方证病机的好处，能拓宽用方思路。

本案患者久病，素有水饮瘀血互阻，久郁化热，阳明湿热伤及血络、津血，水热互结于上焦，并波及血分，有水热瘀血互结的病机。虽然没有小便不利的下焦证，但病机相同，就可以用猪苓汤来治疗。

《金匮要略·痰饮咳嗽病脉证并治》中说："心下有支饮，其人苦冒眩，泽泻汤主之。"《金匮要略·痰饮咳嗽病脉证并治》说："咳逆倚息，短气不得卧，其形如肿，谓之支饮。"支者，逆而向上也。支饮就是饮停于中，升降受阻而上逆。该案虽然没有支饮等症状，但泽泻汤证有水热上逆病机。

不要认为条文不治这个病就不能用这个方，关键是要悟透条文理法后，深入探求经方方证病机而活用经方，经方方证所提示的病机是治病的关键依据。

猪苓汤是太阴、阳明方，药仅五味，但用药精当，配伍严谨。方中多是甘寒的药，能清热利水饮，又能养血，对于湿热互结的病证，能起到清热化气，渗利水湿而不伤津，养血生津而不敛邪的良效。

特别是猪苓汤中的滑石能"益精气"，《本经》说滑石："味甘寒。主身热泄澼，女子乳难，癃闭。利小便，荡胃中积聚寒热，益精气。久服轻身耐饥，长年。"

清代医家杨时泰在《本草述钩元》中说滑石能"保真元，明耳目"。清代医家姚澜在《本草分经》中说滑石："淡，寒，滑。膀胱经本药，亦入肺。清其化源而下走膀胱，以利水，通六腑九窍精液，除上中下三焦湿热，荡热渗湿。"

可见，滑石能通六腑九窍精液，除上中下三焦湿热，上焦下焦均可治疗。

（4）流泪症（急性泪腺炎），头痛，眩晕

徐某，女，43岁。2013年5月2日初诊。

主诉：眼痛流泪伴头晕半月余。

病史：半月前，患者患感冒头痛，发热，输液治疗5天后发热已退，但头痛仍时轻时重，头昏晕不适，双侧眼痛并伴眼酸涩流泪，左眼较重。曾去某医院眼科诊为急性泪腺炎，服抗生素药及滴眼治疗效果不明显，非常痛苦，故来求治。

刻诊：头痛，头昏晕不适，双侧眼痛有烘热感并伴眼酸涩流泪，拭之又生，时轻时重，巩膜充血红赤，左眼睑不时跳动，口干不苦不渴，无咽干，心烦，无全身发热恶寒，无汗，纳可。大便溏，日1次，小便微黄。舌质淡，边有齿痕，舌苔薄微罩黄滑。脉稍数，寸浮紧，关尺弦滑。血压130/85mmHg。心率88次/分。

六经脉证解析：头痛，眼热疼痛，脉浮紧，无汗，舌苔薄白滑，为太阳伤寒证。

头昏晕不适，眼酸涩流泪，眼睑不时跳动，大便溏，舌淡，边有齿痕，舌苔白微罩黄滑，脉弦，为太阴病，寒饮上逆。

眼痛有热感，巩膜充血红赤，心烦，舌苔微黄，脉滑数，为阳明微热。

六经辨证：太阳太阴阳明合病。

病机：表邪不解，水饮内停上犯，兼夹阳明微热。

治疗：小青龙加石膏汤：麻黄2包（12g，配方免煎颗粒剂折合剂量，下同），桂枝2包（12g），干姜4包（12g），旱半夏3包（18g），炙甘草4包（12g），白芍1包（10g），五味子2包（12g），细辛4包（12g），生石膏2包（30g）。4剂，每日1剂，开水冲分2次服。

二诊：患者说疗效好，药后头痛、头昏晕减轻，双侧眼痛烘热酸涩感明显减轻，眼睛仍然流泪，但明显减少，原方继服4剂，痊愈。

六经方证病机辨析思路

急性泪腺炎通常由细菌或病毒引起，可因上呼吸道感染或各种传染病而诱发，西医治疗主要是应用抗生素，局部热敷，严重者施行局部清创术。而中医治疗此病是有优势的，那就要准确辨证。

患者因感冒发热，经治疗全身发热已退，但仍有头痛，并伴双侧眼痛及烘热感，虽为局部热感，仍可视为发热，应辨为表证未解。

眼酸涩流泪不断，为异常的水液外泄，泪水为清稀液体，可视为水饮，眼泪异常流出，且头昏晕不适，皆为水饮上逆上焦清窍所致。

眼睑不时跳动，为水饮上逆动经，水盛津血虚，胞睑筋肉失养而致。

病情屡治而疗效不好，心情郁闷，夹杂阳明郁热。

头面为上焦表位，上焦表病，可以为太阳病，也可以为少阴病，因为太阳少阴都为表证，太阳之表为阳证，少阴之表为阴证，对于这个理论，本书中后面会有比较详细的阐释。从本案病人的舌脉来辨，表证为太阳病，里证为太阴病。

该案系太阳表邪不解，太阴水饮内停上犯，太阳太阴合病为主，兼夹阳明微热，为寒热错杂之证。治之应当解表降逆去水饮，兼以清热，表里同治。六经辨清了，选方思路也就清晰了。

《金匮要略·肺痿肺痈咳嗽上气病脉证治》中说："肺胀，咳而上气，烦躁而喘，脉浮者，心下有水，小青龙加石膏汤主之。"虽然此证不是咳喘之证，但小青龙加石膏汤的方证病机与证候病机相同，都有伤寒表不解，心下有水气上逆而夹郁热。表和饮、热同病，就可用此方。心下指的是中焦胃。

所以，尽管没有咳嗽、咳痰，也一样可按方证病机相应的理念选用小青龙加石膏汤来解表降逆化饮，兼以清热除烦。

小青龙加石膏汤就是小青龙汤加一味生石膏。

《伤寒论》第40条说："伤寒表不解，心下有水气，干呕，发热而咳，或渴，或利，或噎，或小便不利，少腹满，或喘者，小青龙汤主之。"

小青龙汤方证病机为伤寒表不解，心下有水气。方证出现呕、咳、喘的证候，就说明有水饮上逆于上焦的病机。从条文看，都习惯于依据条文将小青龙汤用于治疗咳喘，这就局限了小青龙汤的治疗范围。

水饮结于心下，上逆于上焦会咳喘、干呕，也会出现流泪异常，或流清鼻涕异常，如条文中的或然证，都是水饮所致。只要有表不解和饮逆于上焦，就可以应用小青龙汤。

所以，我们学习《伤寒论》条文，要深入条文方证实质去掌握条文中所蕴涵的方证病机，方证病机相合，就是证候所表现的病机与方证所针对的病机相吻合，这样才能拓宽思路，拓宽经方的应用范围去活用经方。

该案疗效明显，在于方中诸药配伍的严谨和巧妙。小青龙汤中重点药物就是麻黄和桂枝，《本经》说麻黄："味苦温，主中风，伤寒，头痛，温疟，发表出汗，去邪热气，止咳逆上气，除寒热，破癥坚积聚。"主在发表去邪热气，降逆气。

《本经》说桂枝："味辛温。主上气咳逆，结气，喉痹，吐吸，利关节，补中益气。"主在降逆气，去结气。

二者之功均在开表散邪，发越而降逆气，与干姜、细辛、五味子、半夏等药配伍，既可透泄表邪，又能温化寒饮降逆气。

眼泪多的病机为水饮上逆，半夏、干姜、细辛、五味子是降逆去水饮的最佳配合。

方中辛温药相对较多，所以加生石膏既辛凉透表除烦热，又不使全方过于温燥。全方既透泄表邪，又能温化寒饮降逆气，所以疗效很好。

第四章 经方之秘在药量
配比亦为关键项

第一节　量系经方效　配比更重要

俗话说"经方不传之秘在于量"，"古方之妙，全在药量"。

这个"在于量"和"全在药量"，不能仅仅认为只是经方药物剂量的轻重，重要的是还应当包括经方药物之间的配比，这个配比问题有时比药量更加重要。

经方的方药组合是非常严谨的，不仅其药味的配伍有着严谨的法度，而且其药量和药量间的配比更是严丝合缝的。

用经方不仅要做到方证病机相应，而且一定要遵守经方的药量间配比，不要随便打乱，剂量应按原方规定的比例，要多全多，要少全少，不能随意为之。

一、经方药物之间的配比问题

在报刊杂志上和一些书籍里，曾见到过不少冠以经方治疗某病的医案，这些医案中应用的经方不仅不纯，而且经方药量间的配比差别太大，失去了经方的原旨。

什么叫不纯呢？也就是说医案中只有一点儿经方的影子，却加进了大队的自拟药，这根本就不能算作是经方。

这些医案中所用经方的药量配比方面，很多就是随心所欲，基本上都背离了《伤寒》经方的配比法度。

如冠以桂枝汤，但其中桂枝、芍药与炙甘草的配伍比例都是随意而为的。冠以小柴胡汤，但其中柴胡与其他药物的配伍比例也是随意而定的，等等。

这样的配比思路，从严格的意义上来说，已经不是经方证治的原意了。你可以说这是依据具体的病情而定的，但总不能过于违背经方的配比法度吧，最起码要与经方原来的配伍比例大致相同吧。

正确的或相对正确的配伍比例也是保证经方疗效的重要因素之一。

《伤寒》经方为什么在每一条有方有证的条文中，都将方中各味药的药量配比列举得清清楚楚呢？这就是提醒我们要严格按照这个比例来开方。我们不能完全达到原方比例，但至少应当差不多吧，不应错得太离谱吧。

学过《伤寒论》的医生应该都知道，由于方证病机的不同，经方的配伍是非常严谨的，经方各味药物的配比剂量是不应当随意改变的。

如《伤寒论》中有多条论述的"桂枝汤"，方药组成配比为：桂枝三两，芍药三两，生姜三两，炙甘草二两，大枣十二枚。

方证病机为外邪袭表，卫强营弱，营卫不和。主治太阳中风表虚证。这种配比就可以起到调和营卫，解肌祛风的作用。

《伤寒论》第117条的"桂枝加桂汤"，方药组成配比为：桂枝五两，芍药三两，生姜三两，炙甘草二两，大枣十二枚。药物组成与桂枝汤相同，但其中的桂枝比桂枝汤多加了二两，这就不是桂枝汤了。

方证病机就变成了太阳中风表虚兼夹水寒之气上冲。主治兼有表证的奔豚病。因表虚而有寒邪，所以桂枝加大量至五两，除调和营卫，解肌祛风外，关键在于补中气，降冲逆。

《伤寒论》第279条的"桂枝加芍药汤"，方药组成配比为：桂枝三两，芍药六两，生姜三两，炙甘草二两，大枣十二枚。药物组成也与桂枝汤相同，但其中的芍药比桂枝汤多加了三两。这也不是桂枝汤了。

方证病机就变成了太阳中风表虚而夹阳明轻度里实热。主治兼有表证的阳明里实腹满痛。

因为外有太阳中风表邪未解，表邪入里而致阳明里实热，里实不重，热亦不甚，不是大实痛，所以不用大黄，而用芍药。因为表里同病，就用桂枝汤加重芍药量至六两，在解表的同时缓解腹部挛急疼痛，并去轻度的里实热。"芍药性寒，治热不治寒，治实不治虚……如果大实痛，满痛增剧而痛不可近，大便当硬，不仅加入芍药，还要加入大黄，非只缓其痛，且攻其实"。（《胡希恕讲伤寒杂病论》）

《伤寒论》有多条论述的"小柴胡汤"，方药组成配比为：柴胡半斤（八两），黄芩是三两，人参三两，半夏半升，炙甘草三两，生姜三两，大枣十二枚。

小柴胡汤的方证病机为枢机不利。柴胡为主药，有和解清热，疏导三焦表里内外的功能，其用量非常重要，必须遵循经旨，即柴胡与黄芩、人参、甘草、生姜的配比均为 8∶3，则外透之力大于内泄。

半夏一般用清旱半夏或生旱半夏，如果不是较重病证或疑难病证，就用清旱半夏。半夏一般没有按照原量，常用 20～40g。半夏价格较高，也要适当考虑病人经济承受能力。再说一般病证，只要半夏药不假，开 20～30g 就有效。

要确保小柴胡汤的疗效，柴胡的剂量必须较重，至于说什么"柴胡劫肝阴"之说，基本上是臆测。我在临床上用小柴胡汤的机会很多，还从没有见到过柴胡有劫肝阴的副作用。

柴胡有和解表里，疏导内外之功，确实是一味好药，《本经》说其"味苦平。主心腹，去肠胃中结气，饮食积聚，寒热邪气，推陈致新。久服，轻身明目益精"。因有"柴胡劫肝阴"之说，很多人不敢大胆地去用。

我们应当辩证地看待"柴胡劫肝阴"这个说法。

二、应当辩证看待"柴胡劫肝阴"之说

"柴胡劫肝阴"之说首见于明代医家张鹤腾的《伤暑全书》序言中。

清初名医林北海在重刊张鹤腾《伤暑全书》时，将这个说法对他的学生周扬俊讲了。周扬俊便在其所作的《温热暑疫全书》中提到这个说法，这对后来的医家叶天士、吴鞠通等影响很大。

如叶氏在《三时伏气外感篇》中说："不知柴胡劫肝阴……致变屡矣"，吴氏在《温病条辨》中禁用柴胡的条文就有五处之多。自此，后来的不少医者备受影响，多怕用柴胡，或不敢大剂量应用柴胡。

时至当今，还有不少医生在治病开柴胡时，剂量过于谨慎，多用轻量，影响疗效。

《伤寒论》中的大、小柴胡汤等柴胡剂，柴胡用量都是半斤之多，柴胡与其他药物相配，可有效达到寒温并用，升降协调，攻补兼施，调达上下，宣通内外，和畅气机的功效，临证活用，治疗范围很广。在这些经方中，起主要作用的就是柴胡。

柴胡主入少阳和阳明病位，具有清轻升发疏泄之性，功在和解枢机，疏散邪热，既能升清阳之气而举陷，又可条达疏泄三焦内外而祛邪。

柴胡为主的柴胡剂主要用于邪在少阳，寒热往来，阳气下陷，胸胁胀满，气机郁结，以及妇科热入血室、月经不调等证，正如清代张德裕在《本草正义》中所说："约而言之，柴胡主治，止有二层：一为邪实，则为外邪之在半表半里者，引而出之，使达于表而外邪自散；一为正虚，则为清气之陷于阴分者，举而升之，使返其宅，而中气自振。"由此可见，柴胡既可用于实证，也可用于虚证。

对于"柴胡劫肝阴"这个说法，后世至现代的医家也多有不同的认识。

有人认为柴胡不劫肝阴，临证屡用大量的柴胡并没有发现所谓"劫肝阴"的副作用。如著名医家章次公在《章次公医案》中曾说柴胡："退热通便，稳当无比"，认为柴胡有"解热、祛瘀和泄下"的三大功用，临证多用 30～60g 的大剂量柴胡治疗热病。的确，《本经》记载有推陈致新功能的三味药中，柴胡便是其中之一。

在《姜春华论医集》中，上海著名中医学家姜春华教授也经常应用大量的柴胡治疗外感高热，以及肝胆病证、妇科病证等，也没有发现柴胡"劫肝阴"的副作用。

《中国百年百名中医临床家丛书·张琪》中介绍，黑龙江省中医研究院的国医大师张琪也最善于应用柴胡透邪，他在治疗发热时，使用次数最多的就是柴胡，剂量一般都在20g以上，通过大量病例观察，不仅未见劫肝阴的副作用，而且屡用屡效。

江西中医药大学的陈瑞春教授在《陈瑞春论伤寒》中对"柴胡劫肝阴"有一定的认同，但并不忌讳据证大量应用，而是强调不能久用。他说："从柴胡有升散外达的功能来看，如肾阴亏损、肝阳亢旺者，当慎用或忌用。但临床上三阳外感用大量亦无碍，对肝胆疾患为必用之药，量大些亦无碍。若用量大，服用时间久，确有伤阴之弊，应当注意。"确为经验之谈。

我临证应用柴胡类方剂时，柴胡的剂量据病证，依体质，常用 16～40g 及以上，对于较重的病证，有时用量达 80g，从没有发现不良反应，而且疗效很好。

我认为，对于"柴胡劫肝阴"之说，临床上应当辩证地看待，既不能拘泥于此说而不敢使用柴胡，也不能不考虑此说的警示作用而滥用柴胡。

我用柴胡有两点体会：

一是不能单味使用，必须据证，也就是在辨证为柴胡证时在柴胡剂中应用，柴胡在柴胡剂复方中如大小柴胡汤、四逆散等经方中应用时，是配伍严谨而且安全的，只要方证病机辨证准确，就可以据证大胆依照经方药物的配比应用。

如果用后出现口干咽燥或咽痛不适，两目干涩，面部烘热等症状时，说明辨证有误，应当谨慎。

二是中病即止，不宜长期大量应用。我临床经验，用柴胡剂疗效较快，也就是说柴胡证消失较快，脉证变化也快，如果再辨没有柴胡剂的应用指征了，就要立即停用柴胡剂。

三、医案解析

（5）痰核（多发淋巴结肿大），痞满（胃炎，胆囊炎）

胡某，23 岁。2013 年 8 月 7 日初诊。

主诉：多发淋巴结肿痛伴胁腹胀满半年余。

病史：患者自己开店做生意，因为经营压力大而经常心情郁闷。半年前，发现颌下、颈部、腹股沟等多处淋巴结肿大，最大如鸡蛋黄，按之疼痛，并伴胁部及心下有塞堵胀满的感觉，非常难受，曾到多家医院检查，排除了淋巴结核等病变，诊为淋巴结炎、胃炎、胆囊炎。长期服用抗生素及清热解毒类中成药，并静脉点滴抗生素等药 10 余天，没有明显疗效，非常痛苦，求治。

刻诊：淋巴结肿大疼痛（右颈部 5 个，右腋下 1 个，腹股沟 2 个），因静脉点滴时加有地塞米松针而致使面部眼睑虚肿。心烦，眠可，头懵痛，时出虚汗，心下及两胁处都胀满难受，纳差，时恶心，口苦不渴，无咽干，无恶寒发热，大便可，小便淡黄。舌淡，苔薄白水滑，脉弦，寸关滑尺沉。

六经脉证解析：多发淋巴结肿大疼痛，心烦郁闷，心下及两胁处胀满，纳差，时恶心，口苦，小便淡黄，脉弦，为少阳病，枢机不利，郁热结滞，气机不畅。

头懵痛，时出虚汗，舌淡苔薄白水滑，脉沉，为太阴中风证，营卫阴阳不和。

淋巴结肿大，面部眼睑虚肿，纳差，舌淡，苔薄白水滑，脉弦，寸关滑尺沉，为太阴病，水饮内停。

六经辨证：少阳太阴合病。

病机：枢机不利，郁热水饮互结，营卫阴阳不和。

治疗：柴胡桂枝汤加夏枯草：柴胡 30g，黄芩 10g，党参 10g，旱半夏 30g，炙甘草 10g，桂枝 20g，白芍 20g，夏枯草 30g，大枣 8 枚（掰开），生姜 20g（切片）。因是外县人，来一趟较远，所以开 7 剂药。日 1 剂，水煎分 3 次服。

二诊：第二天，患者来电话说，服第一剂药后干呕 4 次，呕吐 1 次，但干呕或呕吐后心里没有啥不舒服的感觉。我说，继续服药观察，再有不适可随时来电话告知。

7剂药服完，患者来诊时说，服第二剂药后就再没有干呕或呕吐的反应了。药后淋巴结逐渐变小了，疼痛也减轻了，心烦减轻了。现在仍然心下及两胁处胀满，特别是饭后，胃口堵得慌，比前稍有减轻。头不痛但头懵晕。睡眠好转了。二便可。舌淡，苔薄白水滑，脉弦细，寸关滑尺沉。

六经辨证：少阳太阴合病，属厥阴。

病机：枢机不利，胃气虚而郁热水饮互结。

治疗：半夏泻心汤合小柴胡汤、苓桂术甘汤加夏枯草：柴胡40g，黄芩15g，党参15g，旱半夏30g，干姜15g，黄连5g，炙甘草15g，茯苓30g，桂枝20g，白术15g，夏枯草30g，大枣8枚（掰开），生姜30g（切片）。7剂。日1剂，水煎分3次服。

三诊：患者说，药后明显好转，右颈部淋巴结明显减小了，腹股沟淋巴结由蛋黄大减小为小杏核大。淋巴结肿痛程度都明显减轻了，口苦及两胁部胀满基本消失。仍然胃口（心下）部有塞堵不适感。

六经辨证：厥阴病。

病机：水热痞结于心下，气机壅滞。

治疗：半夏泻心汤合橘枳姜汤：旱半夏30g，干姜15g，黄芩15g，党参15g，黄连5g，炙甘草15g，陈皮30g，枳壳20g，夏枯草30g，大枣8枚（掰开），生姜30g（切片）。7剂。日1剂，水煎分3次服。

四诊：患者说，右颈部、腋下淋巴结肿痛基本消失，现在只有腹股沟处还有1个淋巴结如杏核大，还有轻度疼痛。也能吃饭了，胃口也不胀了。上方又服7剂，痊愈。嘱患者调适情绪，按时作息不要熬夜，饮食不要过于辛辣油腻。

六经方证病机辨治思路

该案患者的辨治可谓是谨守病机，步步为营。

该案患者淋巴结肿大属于中医"瘰疬""痰核"的范畴。由情志失调，气机不畅，久郁化热与痰浊水饮互凝结聚而致。明代医家周之干《周慎斋遗书·卷九》也说："痰核，即瘰疬也，少阳经郁火所结。"

一诊患者除有多发淋巴结肿痛伴心下及两胁胀满，口苦，脉弦等少阳病脉证外，还有头懵痛，出虚汗，舌淡苔薄白水滑，脉沉等脉证表现。因为脉不浮而沉，而且有淋巴结肿大，面部眼睑虚肿，纳差等太阴水饮的舌脉指证，所以辨为太阴中风证，太阴水饮内停。证属少阳太阴合病。

主证胁腹胀满可辨为水热互结之痞，而淋巴结肿大也可视为少阳郁热与太阴水饮互结而形成的痞结，所以证候病机为枢机不利，郁热水饮互结，兼营卫阴阳不和。正与柴胡桂枝汤方证病机相合，所以一诊主用柴胡桂枝汤调和阴阳，疏导气机，和解清热，降逆祛饮除结滞。

患者服第一剂药后出现干呕和呕吐的反应，经详细询问，并没有伴随其他异常反应，考虑为一种药后的排邪反应，也就是所谓的"瞑眩"反应。

简单说一下"瞑眩"反应。

"瞑眩"反应是指服药治病的过程中，药力奋然助正驱邪，邪气溃败，邪从窍出而眩冒等的一种好现象。

这个词最早来源于《尚书·商书·说命上第十二》："若药不瞑眩，厥疾弗瘳。"孟子释曰："若药之攻人，人服之不以瞑眩愦乱则其疾以不愈也。"就是说，如果病人服完中药之后，没有出现头眩昏乱恶心等不舒服的现象，那就不能彻底治愈这个病。

但是要注意，对此反应不能一概而论，必须据证详细观察，鉴别清楚哪些是真正的"瞑眩"反应，哪些是药物的毒副作用，千万要谨慎对待之。

小柴胡汤服药后的反应，在《伤寒论》第149条中就有记载："伤寒五六日，呕而发热者，柴胡汤证具，而以他药下之，柴胡证仍在者，复与柴胡汤。此虽已下之，不为逆，必蒸蒸而振，却发热汗出而解。"

这就是说小柴胡汤进入机体之后，在发挥强大的外透内泄，调达上下，疏利三焦的功效时，又加上正气借助药力共同奋起而抗邪外出，就会出现一些较为剧烈的应激反应，这就出现了所谓的"必蒸蒸而振"的高热、寒战现象，寒战过后，出现高热汗出，正气得胜了，病邪就随着汗出而解除了。

条文举例是服小柴胡汤后蒸蒸而振，发热汗出的反应。而有时并不一定是发热汗出，还有服小柴胡汤后出现呕吐干呕或泄泻，但都不是很严重，并且不伴随其他异常反应，都要认真仔细观察询问是否"瞑眩"反应。

我在临床上应用柴胡类方剂较多，曾见过多例辨证并没有错，而初次服药后出现呕吐或泄泻反应者，但坚持服药后，这种反应就消失了，同时症状也减轻了。

我认为有些敏感体质者用药后会出现一些"瞑眩"反应，这是药后邪正相争，正胜邪却而病向好处转化的一种征象，只要没有其他异常现象或难受不适的感觉，就可以继续服用。

所以，对这位患者，我就嘱继续服药观察，后来就没有这些反应了。

二诊时，患者服药后虽然淋巴结逐渐变小，疼痛等症状减轻了，但仍然胁腹胀满，减轻不明显，说明用方还不太精准，药物的力度还不到位。再次辨证后，辨为厥阴病。证候病机为枢机不利，郁热水饮互结。方用半夏泻心汤合小柴胡汤、苓桂术甘汤。

二诊主方调整为半夏泻心汤，是因为患者心下及两胁处胀满症状减轻不明显，说明一诊辨证时没有充分顾及患者病久胃气虚的因素。胃气虚而虚寒饮热互结交阻于心下，病情会缠绵难愈。必须用半夏泻心汤寒热并用，辛开苦降，温中降逆除痞散结。这样用是准确的，不仅对心下痞结有良好的效果，而且能除淋巴结肿大的饮热互结。

合小柴胡汤调和枢机，疏导少阳邪热与水饮结滞，以加强降逆除痞散结之力。

合苓桂术甘汤一为加强化气利水之功以助治疗水热互结，二是可治疗水气上冲的头晕之症。因为二诊时患者有头懵晕的症状，这是有水饮上蒙清窍的病机，所以用之。这是有是证机则用是方。

三诊疗效很好，说明主方选取较准，而胃口（心下）有塞堵不适感，也是水热痞结于心下所致的气机壅滞。为加强疗效，就仍用半夏泻心汤合橘枳姜汤治疗。

《金匮要略·胸痹心痛短气病脉证并治》中说："胸痹，胸中气塞，短气，茯苓杏仁甘草汤主之。橘枳姜汤亦主之。"橘枳姜汤方证病机为饮阻气滞，正与患者证候病机相合，所以合用橘枳姜汤，以加强温中去饮，通气降逆之功。这也是有是证则用是方，有是病机则合是方。用经方就在于谨遵方证，谨守病机。

三诊始终都加有夏枯草一药，这是一味非常关键的清热散结消肿药。

《本经》说夏枯草："味苦寒，主寒热，瘰疬，鼠瘘，头疮，破癥散瘿，结气，脚肿湿痹。"

明代滇南药物学家兰茂《滇南本草》中说夏枯草："……散瘰窃、周身结核。"

清代医家吴仪洛在《本草从新》说夏枯草："治瘰疬、鼠瘘、瘿瘤、肿结、乳痈。"

由这些论述可知，夏枯草清火散结消肿的功能是比较强的，对瘰疬、痰核、瘿瘤都有良好的疗效。该案加这一味药，就是有是症则用是药，也是经方药症用药。

第二节　用药如用兵　药量必依证

一、历代药物剂量的衍变

在使用经方时，正确处理好方药剂量与有效性和安全性的关系，也是提升中医疗效的一个重要环节。

由于历史文化的变迁，在长达一千年的时间里，主流中医学界并没有完全搞清楚经方的药量问题。

现在用经方治病的药量只有汉代《伤寒论》经方药量的五分之一或三分之一，这样治病，轻证有时还可以，如果是慢性病证，或疑难病证，或重症，疗效肯定是会打折扣的，所以民间有"中医是慢郎中""中医主要是调理身体"等说法，这也是经方长期以来不太流行的主要原因之一。

由于历代度量衡不一，历代医者开方用量也多异。今天的有关专家学者及有识的医者，已经从理论的角度、实践的角度和考古学的角度考证还原了仲景方的药量，所以，经方的地位也正在逐渐被中医界重新重视。

中药历史悠久，古方用药剂量，尤其是唐代以前的方剂，从剂量上看，和现在相差很大，这是由于古代度量衡制度在各个历史时期有所不同所造成的。

中药的计量单位，从古至今有过较多的衍变，依据班固《汉书·律历志》记载，自秦始皇统一度量衡以来至汉代，一直是一斤等于十六两，一两等于十钱。

东汉时代的药物剂量折合成现代的计量单位，可信服的数据就是上海中医药大学教授柯雪帆等人的考证。

关于东汉的剂量问题，根据国家计量总局主编的《中国古代度量衡图集》收集的"光和大司农铜权"等有关东汉时期的度量衡资料直接核算得知："据此折算每斤合249.7克。有关方面认为'光和大司农铜权'可以作为推算东汉时期称量的标准，据此东汉的1斤应折合为250克，1两折合为15.6256克（或缩简为15.6克）。"（柯雪帆，等.《伤寒论》和《金匮要略》中的药物剂量问题.上海中医药杂志，1983，12：36）

关于东汉的容量问题，根据古代量器直接核算："现藏南京博物院东汉'永平大司农铜合'容量为 20 毫升。据此，东汉 1 升为 200 毫升，可以基本肯定。"（出处同上）

唐代以前，中药的计量一直保留着汉制，只是从晋代起在汉制的铢和两之间加了一个"分"，即六铢为一分，四分为一两，十六两为一斤。

为什么药量基本上依据汉制不变呢？这也是古人尊重生命具体体现，拿现在的话说就是"以病人为中心"，正如《晋书·律历志》中所说："医方，人命之急，而秤两不与古同，为害特重。"

宋代，一两为十钱，并设钱、分、厘、毫等计量单位，皆为十进制，仍积十六两为一斤。这在宋代医家唐慎微所著的《证类本草·梁·陶隐居序》中有记载："古秤唯有铢两，而无分名。今则以十黍为一铢，六铢为一分，四分成一两，十六两为一斤。"

元、明、清以来，仍然沿用宋制，采用 16 进制，即 1 斤＝ 16 两＝ 160 钱。

1929 年民国政府为方便换算规定一斤等于 500 克，这样 1 钱就等于 3.125 克。

1949 年以后，为进一步统一国家的度量衡制，并便于和公制换算，于是把 1 斤定为 500 克。为了方便处方和配药及与古方剂量的换算，通常按规定以近似值进行换算，即 1 两（16 位进制）＝ 30 克，1 钱＝ 3 克，1 分＝ 0.3 克，1 厘＝ 0.03 克。

为了统一我国的计量工作，国务院指示从 1979 年 1 月 1 日起，全国中医处方用药计量单位一律采用以"克"为单位的公制。具体规定："中药计量单位的换算，按十两为一斤的市制的一钱等于 5 克；十六两一斤的市制的一钱等于 3 克，尾数不计。"

当今的《伤寒》教科书一直沿用的剂量是经方一两折合一钱，等于现代的 3 克；一升折合六钱至一两不等，按容量可折 60 至 80 毫升。

了解上述这些中药剂量的变迁，可以使我们对历代医书中方药的剂量有个比较清晰的认识。特别是了解了《伤寒论》中用药剂量之后，才能重新认识经方的药量与疗效的关系，这对用好经方是非常必要的。

二、应用经方须悟透《伤寒》的用药法度

现今的大多数中医不明白古人用药剂量的法度，不论病情轻重，一直在那里四平八稳地开着小剂量、多味药的方子进行所谓的"调理"，这怎么能够担当起经方

治疗大病重症的重任呢？

治病用药，不仅要辨证准确，小心谨慎，更重要的是要有胆识。实际上，几千年来，中医发展核心问题之一就是量效关系。

《伤寒》经方的药量按汉代度量衡测算，是比较大的，汉代一斤约为现在的250克，一两约为现在的15.625克，附子大者1枚约30克，中者1枚约15克，半夏1升约为现在的130克，柴胡半斤约为现在的124克。

常言道，经方药简效宏，这个"效宏"的重要原因之一就是药量须大。我们应用经方，虽然不是按照原方药量，但也不能用量过小。我临床体会，不少病证，特别是一些大病重症、疑难病，量小了根本不济事。

对于危重症、疑难病证的辨治，应用经方时，药物的剂量一定要与病证相合，当重则重，否则，难以取得明显疗效。

特别是对于峻药，更应当认证准确，胸有定见，放胆投用，才能起沉疴大症，当然，这个认证准确，胸有定见，是基于对《伤寒论》理法方药的透彻理解和熟练掌握之上的。

国内不少学验俱丰并胆识过人的临床实战家，在探索以《伤寒论》经方法度用药后，确实感受到了经方药简效宏的神韵，深感中医临床用药潜力很大，有待继续深入探索。

近现代的伤寒大家范中林和吴佩衡，皆是善用经方的临床实力派医家，他们都擅长应用大剂量的附子辨治危重病证，常常一次用量就多达上百克，甚至几百克，很多急危重症，往往因附子的用量奇大而药到病除，人称"范附子""吴附子"。

民国时期中西医结合大家张锡纯，也是一位伤寒大家，以善用大剂量石膏而著称，他辨治阳明实热炽盛者，常常重用至200克以上，不少顽症因药量奇大而豁然痊愈，人称"张石膏"。

同时代的另一位北京名医陆仲安以重用黄芪而著称，曾辨治肾炎水肿，黄芪用至300克，有"陆黄芪"之称。

当代临床家李可老中医创制的有效名方"破格救心汤"，救治心力衰竭、冠心病心绞痛、呼吸循环衰竭等危重症，其主要特点就是重用附子，可启动真阳，回阳救逆。

吉林的刘志杰先生也是一位《伤寒》功底深厚、有创新精神并有胆有识的经方医家，他辨治病证，谨守六经，独尊方证，用药基本上都是《伤寒》原方原量，因疗效奇好而享誉一方，他的几个重要弟子也都是善用经方原方用量的辨治高手。

中国中医科学院广安门医院仝小林教授近年来致力于研究中药的量效关系，在治疗糖尿病时善用大剂量黄连，一次用量可达 60 克以上，降糖效果堪比西药。这也是一种创新精神。

这些敢于突破《药典》，用药出奇制胜的中医人，并不是要标新立异，而是确确实实体会到古中医的中药用量能给目前中医临床带来希望的曙光，也启发了医者合理用药的思路。

然而，经方治病的用药思路是丰富多彩的，有用重量疗效好的，也有用轻量疗效也不错的。喜用轻量中药的常举山西名医李翰卿以超小剂量真武汤治疗心衰的案例。

这个病案记载于当代山西名医朱进忠所著的《中医临床经验与方法》中，书中介绍说，李翰卿曾会诊一例 36 岁的女病人，患风心病二尖瓣狭窄，手术治疗后出现房颤、心衰、腹水。症见呼吸极度困难，不能平卧、心悸、心烦，全身浮肿，胸腹积水，发绀，舌紫暗，苔少，脉细数促，手足心灼热而指趾反见厥冷等。

李氏辨证后认为，此病阴阳大衰，正虚邪实，攻补两难，须急救心肾之阳，紧急处方为："附子 0.3g，茯苓 1g，白术 0.3g，白芍 3g，人参 1g，杏仁 1g，桂枝 1g。"药后诸症明显好转，继进 3 剂，浮肿全消。另"一医"认为病重药轻而处以较大剂量真武汤合生脉散，服药 1 剂，病情又剧，再请李氏会诊，又改用小剂真武而好转。

从这个病案看，这可能是一个用药的特例，不一定有可重复性，也不具代表性。再者，上述病案显系真阳虚衰，水饮过盛，另"一医"处以较大剂量的真武汤合生脉散是用方不当，其中应该是用生脉散有误才使病情又加重。

生脉散药物组成为人参、麦冬、五味子，多为补津液之药，并无救阳之功，而阳衰饮盛是不能用较大剂量的人参的。张仲景《伤寒论》中凡是急救回阳，祛阴寒，除水饮的经方如四逆汤、真武汤、干姜附子汤等，是从来不用人参的，所以学《伤寒》，大家一定要读透和深悟《伤寒》的"道"，经方的法度。

三、应用经方的诀窍

俗话说"用药如用兵"，用兵并不是多多益善，而是要精，要用能拼能打的重量级的全能兵，一个兵要顶一个兵的用处，常言道要"精兵强将"，就是这个道理。

而治病用药也是一样，不能总是泛泛用那些轻量的、不痛不痒的药，一开就是二十多味的药物堆积，吃不坏你，也吃不好你，这实际上是《伤寒》功力不到，临证心中没底的表现。

我认为，应用经方的诀窍有二：

一是要辨准方证，紧抓病机，有是证则用是方，有是症则用是药，证变方亦变。

二是要在经方的药量上下工夫研究和探索，不仅要重视方药剂量间的配比，更要注重方药剂量的轻重适宜。要依据病证情况，按照《伤寒》六经经方法度来全面考量，除辨准方证病机，选准经方外，药量的多少对疗效也是至关重要的。

我们应用经方，药量的大小不能一概而论，虽然不是完全按照《伤寒》经方的原方原量，但也不能用量过小。

基本原则是：用药如用兵，药量必依证，遵守《伤寒》法，结合个体定。

就是说，需用多大量应全凭辨证。要依据病证的具体情况，还要结合病人的体质状况而定，因为存在个体差异，每一位患者病情轻重不同，体质敏感程度各异，必须具体权衡患者的这些病情和体质特征是否能够承受得住一定的剂量。

如果该用较大剂量时而用得少，那么将会杯水车薪起不到应有的作用，从而延误病情，因为，对急危重症，只有重剂才能起到回阳补气，益阴救脱之功。

而如果该用轻量时反而滥用过重的剂量，则会矫枉过正，损伤正气，阻碍阴阳恢复相对平衡的格局。

一般来说，经方的用量，应当参照张仲景所处东汉时代的度量衡来定，但《伤寒》经方药量较大，我们可以圆通应用，即根据辨证、体质和病证轻重等具体情况来灵活酌定药量。我在临床上，依据病人的具体情况，一两按 3g、5g、10g、15g 等比例开的都有。

历代不少经方大家用经方的药量也没有完全按照《伤寒论》原方来用，疗效也很好，如曹颖甫先生、胡希恕先生等。

但有一点必须注意，就是经方药量不论如何开，但药量的配比要基本上与经方相合。如果方证辨准确，按原方剂量一定可以获效，但有时依患者病情及体质等特征遣方用药，只要药量间的比例相符，用轻量也能取得良好的疗效。

总之，我们应用经方的基本原则就是药量轻重适宜，既要保证疗效，又要避免毒副作用，

举两个医案来谈谈药量和配比的问题。

四、医案解析

（6）内伤发热

徐某，女，78岁。2013年9月9日初诊。

主诉：全身发热伴头昏晕2年余，加重半年。

病史：患者说，2年前就开始感到全身断断续续地发热，有时体温高，最高不超过37.5℃，有时体温正常。但不论体温高与否，身热感是一样的。发作时还伴头昏晕，出虚汗，时轻时重。近半年来加重，身热发作较频，特别是前胸后背及头面部热感异常，有时如火烧的一般，特别痛苦。去过多家医院检查，只查出糖尿病和高血压病，没有检查出其他阳性体征，诊断结论为糖尿病并发植物神经功能紊乱。也住院治疗过，也间断服用不少中药、西药，效果不好。求治。

既往有糖尿病史5年，高血压病史10年，平时服药控制，血糖控制尚可，血压不稳定。

刻诊：全身发热，前胸后背及头面部热感较重，热感阵阵，时轻时重，伴头昏晕，没精神，头不痛，关节困重，出汗，偶有干呕，口苦咽干，口不渴，纳可，出汗后感轻度畏冷，心烦，眠差，无腹胀满，大便溏，每日2次。小便可，舌质淡暗，边有齿痕，舌下瘀斑，苔薄白滑，脉弦细稍数，尺沉。体温37.2℃。血压160/90mmHg。

六经脉证解析：身热，阵阵面热，出汗，轻度畏冷，没精神，关节困重，眠差，渴不欲饮，大便溏，脉寸细数，尺沉细，舌质淡，边有齿痕，苔薄白滑，为太阴病，太阴水湿困表，太阴中风证。

头昏晕，干呕，口苦咽干，心烦，脉弦，为少阳病。

舌质暗，舌下瘀斑，渴不欲饮，为瘀。

六经辨证：少阳太阴合病，兼夹瘀滞。

病机：邪郁少阳，寒饮困表，阴阳不和。

治疗：柴胡桂枝汤：柴胡40g，黄芩15g，党参15g，清旱半夏30g，炙甘草10g，桂枝15g，白芍15g，生姜15g（切片），红枣6枚（切开）。4剂。日1剂，水煎取汁450mL，每天分3次服。

二诊：全身发热等症状明显减轻了，体温正常了。患者说曾服过近百剂药也没有这4剂药的效果明显。现在仍然出虚汗，稍怕冷，舌脉同上。又开原方4剂，桂枝汤加量：柴胡 40g，黄芩 15g，党参 15g，清旱半夏 20g，炙甘草 15g，桂枝 20g，白芍 20g，生姜 15g（切片），红枣 6 枚（切开）。4 剂。水煎取汁 450mL，每天分 3 次服。

三诊：患者说全身热感已经基本消失，只有面部还有少许热感，也有精神了，关节也不困重了。上方又服 4 剂，痊愈。

六经方证病机辨析思路

该案患者病情比较复杂，要深入证候病机详辨：

一是有一派太阴中风的脉证，既存在营卫阴阳不和的汗出、身热、微畏寒等证候，又有太阴虚寒水湿不化而困表的关节困重等证候。

二是又有少阳之邪出入表里。一阵阵的全身发热感，前胸后背及头面部热感，可以视为病邪出入于少阳半表半里，正邪交争所导致。

因为慢性久病，必有瘀滞。

证候病机为邪郁少阳，阴阳不和，寒饮困表。虽有里虚寒证，但真阳亏虚尚不甚重，整个证候表现主要偏于半表半里，即使是太阴的证候，也是偏于外证。

脉证正合《伤寒论》第 146 条的柴胡桂枝汤方证："伤寒六七日，发热微恶寒，支节烦疼，微呕，心下支结，外证未去者，柴胡加桂枝汤主之。"柴胡桂枝汤就是小柴胡汤与桂枝汤合方，方证病机为枢机不利，营卫阴阳不和。表不解而邪又入少阳所致的病证皆可用之。因此，这个方子既能入少阳和解少阳枢机，也能解决三阴中风的证候。

柴胡桂枝汤方证病机与该案证候病机相合，所以用柴胡桂枝汤和解枢机，调和营卫。太阴中风用桂枝汤正合《伤寒论》第 276 条："太阴病，脉浮者，可发汗，宜桂枝汤。"

这个医案基本上就是原方药物的配比。原方用人参，但人参太贵，基层一些老百姓承受不起，所以改用党参，疗效也不错。

多年的病痛 12 剂药就解决了，可见经方的疗效是非常好的。

（7）头痛

袁某，女，12 岁。2012 年 11 月 18 日初诊。

主诉：头痛伴腹泻 1 周。

病史：患者素体虚寒，易患感冒，易患头痛。1 周前，患者因受风寒感冒，头痛症状比较突出，并伴腹泻，无法坚持上学，在某诊所输液 3 天，又多日打针服药无明显疗效，求治。

刻诊：精神差，头痛，满头都痛，时轻时重，轻度干呕，眠差，无头晕，心烦，口干，口渴喜温饮，口稍苦，无汗，纳食一般，轻度鼻塞流涕，轻度怕冷，不发热，无咽干咽痛，无汗，稀溏便，气味臭秽，每日 4～6 次。小便黄。舌淡嫩稍胖大，苔薄白滑，脉偏数，寸浮关尺弦细。X 片（副鼻窦瓦氏位）示：副鼻窦无异常。

六经脉证解析：头痛，恶寒，鼻塞流涕，无汗，脉寸浮，为太阳伤寒证。

头痛，干呕，腹泻，稀溏便，舌淡嫩稍胖大，苔薄白滑，脉弦，为太阴病，上焦虚寒。寒饮内停，上逆下趋。

稀溏便，气味臭秽，小便黄，心烦，口干，口渴喜温饮，口稍苦，脉细数，为阳明病，湿热下利，津液不足。

六经辨证：太阳太阴阳明合病。

病机：营卫郁闭，水热夹杂，水热下趋，寒饮上逆。

治疗：葛根汤合吴茱萸汤：葛根 30g，生麻黄 15g，桂枝 12g，白芍 12g，炙甘草 10g，吴茱萸 15g，党参 15g，生姜 20g，大枣 8 枚（掰开）。4 剂。日 1 剂，水煎分 3 次服。

五天后患者电话告知，药后效果很好，头痛腹泻全好了，也有精神了，也能吃饭了。

六经方证病机辨析思路

患者平素体虚，经常感冒头痛，说明患者内有久寒，久寒一般都有水饮内停。

此次发病，乃太阳阳明同时受邪，既有太阳伤寒表实证卫气被遏，营阴郁滞，又有阳明里热与太阴水饮夹杂的湿热下利。

头痛症状比较突出，说明该案病机重点是太阴水饮上逆于上焦。

头痛一证，太阳伤寒能够导致，太阴水饮和太阴中风也可以导致，所以，可以将头痛分属于这两经病的证候。

《伤寒论》第 32 条说："太阳与阳明合病者，必自下利，葛根汤主之。"这条葛根汤方证病机为太阳伤寒表不解而里有阳明湿热，因为该案外感症状比较突出，且有阳明水热下利，所以主选葛根汤，表里双解，方中葛根"起阴气"，就是能够将水热化为津液而布达上焦，即所谓升津液。水热化为津液上达了，所以，阳明下利也就痊愈了。

《金匮要略·呕吐哕下利病脉证治》说："干呕，吐涎沫，头痛者，茱萸汤主之。"方合吴茱萸汤是因为患者头痛也有久寒饮逆的因素，选之是为了加强治疗头痛之功。

吴茱萸这味药，外能解表，里可温中化寒饮，上达颠顶而降逆止痛。《本经》说吴茱萸："味辛温。主温中，下气，止痛，咳逆，寒热，除湿血痹，逐风邪，开腠理，根杀三虫。"表里皆治。

该案的吴茱萸汤药量比原方小，是因为该案病情不太严重，用不了这么大的量就会见效，况且，吴茱萸很苦，量大了既浪费药材，又难以喝下。有时候，小量能治疗就避免使用大剂量，一切以疗效为准。

第五章 《伤寒》六经蕴深意
方证重在察病机

第一节 潜心读《伤寒》 临证新理念

一、六经方证病机的辨治要诀

我在临床工作中，长期不懈地坚持潜心苦读、深入思考和领悟《伤寒论》《金匮要略》经方学术，在应用六经辨证和经方时，特别偏重于学习胡希恕先生的六经方证辨证学说，对于这个学说从理论到临床都下了一番苦工夫去研究。实践证明，这个学说是步入仲景《伤寒》经方学术之门，并登堂入室的最好途径。

在学习和研究胡希恕先生六经方证辨证学说的基础上，我还汲取古今一些《伤寒》经方医家有关方证辨证学术观点的精华，结合本人大量的临床实践，形成了自己的学术思想和独具特色的辨证理念，这就是《伤寒论》六经方证病机辨治法。

这个辨治法就是一个六经方证集合：包括六经主症、兼夹症、方证病机、证候病机、方证、药症六项内容。这样做能使《伤寒论》六经方证病机的辨证思路更加准确严谨，条理明晰，可操作性强。

我认为，六经方证病机辨治的实施方法为："辨六经 – 析病机 – 辨方证"，在这个理念的框架下，我总结了六经方证病机的具体辨治要诀：

明辨六经，顾全合证，谨守病机，方证相应，重视两本，药参神农。

这个辨治要诀中的关键点就是"明辨六经"，也就是治病首明阴阳，这个阴阳就是三阴三阳六个辨证纲领，掌握了这个纲领证，就能做到提纲挈领，执简驭繁。

《伤寒论》六经就是指太阳、阳明、少阳、太阴、少阴、厥阴这三阴三阳六个病。张仲景只谈病－证－方，只谈临床，不涉及后世所谓六经的生理和病因病理。

六经也就是人体六大类疾病的辨治纲要，任何病证都不出这六大纲要。

六经分阴阳，分三阴三阳。这六经说法的源头在哪儿呢？

二、《伤寒论》六经病，不能用脏腑经络理论解读

明代著名思想家、史学家李贽在《焚书·答耿中丞论谈》中说："是以古之圣人，终其身于问学之场焉，讲习讨论，心解力行。"我们学习《伤寒论》，首先要心中领悟，然后用于临证，心解力行，知行合一，方能融会贯通。

读《伤寒》，我们应当明白，《伤寒论》的理论精髓是三阴三阳六经辨证，而此六经之经，不是经络的经，而是提纲挈领的纲，正所谓"经者，纲纪之言也"。（《左传·昭公十五年》）

现在的《伤寒论》教科书几十年来一贯制，一直是用《内经》的经络理论来解读六经的，这是一个极大的误区。所以，很多学生毕业了不会用《伤寒》经方临证；不少教授《伤寒论》的老师，对六经理论也是讲得熟练用则难，很少应用较纯正的经方临证。这就说明一个问题，以《内经》的脏腑经络理论与《伤寒》六经病的辨证理论掺杂着学，很难进入《伤寒》临证之门。

因此，对于《伤寒论》的六经病提纲和所有证候传变、衍变及方证，都是不能用经络学说阐释的。

六经的实质就是把人体对于疾病的反应分为六大总纲，即六大证候群，而每一经病证都有其特定的病位、病性和病态，各有其典型的主症和主方。每一经病证的基本要素就是一个方证集合，而不是三阴三阳手足十二经络。

《伤寒论》自始至终的辨证，都是在六经的框架下，探求病机，逐机施治，病机不变，治亦不变，病机少变，治亦少变，病机全变，治亦全变。

辨六经方证病机的核心就是12个字："观其脉证，知犯何逆，随证治之。"

而辨证施治首先要抓纲，《伤寒论》六经病各有一条重要的提纲证。提纲，很重要，也就是说，抓住了它，就是抓住了病证的根本。

这与脏腑经络的概念是完全不相融合的。

三、《伤寒论》命名的意蕴

有医者说,《伤寒论》以"伤寒论"来命名不正确,应当叫做"伤邪论","《伤寒论》实为伤邪论"云云,这是没有读懂《伤寒论》,没有真正弄明白《伤寒论》的立意主旨。

张仲景之所以在论前冠以"伤寒",大致有这么几种用意:

一是外感寒邪所导致的病证最为多见。寒为冬季主令,气候严寒且寒与风邪常相合而肆虐,人体若不注意防寒保暖,最易伤于寒邪。

春秋冬季,气候常变幻不定,如不及时增减衣服,汗出当风,涉水淋雨,贪凉露宿,或过饮寒凉之物等,都会随时感受寒邪。即使是夏季,如果过用空调电扇,贪凉饮冷,亦可感受寒邪。

寒邪致病以外感病最为常见,且病变最严重,最多变,亦最广泛,如《伤寒论》序中所说:"余宗族素多,向余二百。建安纪年以来,犹未十稔,其死亡者三分有二,伤寒十居其七。"由此可见伤寒的严重后果。

二是因为寒为阴邪,最易伤人阳气。人秉阴阳二气而生,《素问·生气通天论》说:"凡阴阳之要,阳密乃固。"阴阳的主要关键,在乎阳气的致密而卫固于外。可见若要使人体阴阳协调、平衡,重点是要保持阳密,则邪不外淫,而精不内亡。

而寒邪犯表就是直接伤及卫阳,寒邪直犯中焦则伤中阳,寒凝下焦则伤真阳。所以,寒邪伤人既能导致外寒也能导致内寒,是致人疾病的最重要的病邪。

三是以伤寒为基点论病用方。张仲景以伤于寒邪所致的外感病入手,也就是从风寒之邪侵入人体致病为切入点,由浅入深,由外及内,一步一步地将疾病的演变如抽丝剥茧般地层层剖析,示人以最详尽的六经方证病机辨证法则,给出最有效的方药。

而在《伤寒论》中将伤寒改为所谓的"伤邪",是不准确的。这个"邪"字太空泛,抓不住病证的中心和实质,于临证实际应用意义不大。试想,中医的病邪概念那么多,你没有具体的指向,如何理解《伤寒论》,如何具体指导临床呢?

还有学者认为《伤寒论》的书名不是张仲景的原书名,而是王叔和整理张仲景的著作后定的名字。

我认为,这个观点也是有待商榷的。张仲景因当时寒冷的气候环境及家族伤于寒邪所致众多罹病者,而痛感寒邪致病的危害性,发奋著书以救世人,所以命名为《伤寒杂病论》是顺理成章的。即使是王叔和定的书名,也说明王叔和是深谙张仲景全书的深刻内涵的。

总之,《伤寒论》以"伤寒"命名不论是张仲景的原意还是王叔和整理后所加,都是名副其实的。

四、《伤寒论》命名的历史背景

现在我们从张仲景所处那个时代的流行病来谈谈伤于寒邪致病的严重性和普遍性,以及《伤寒论》命名的准确性。

《伤寒论》诞生于东汉末年气候寒冷时期的中原地带,那是一个战乱、瘟疫肆虐的年代。

当时的疫病,伤寒的危害最大。当年这个伤寒是有很强的传染性的,正如张仲景在《伤寒论·张仲景原序》中所说:"余宗族素多,向余二百。建安纪年以来,犹未十稔,其死亡者三分有二,伤寒十居其七。"这就是说,在东汉末年张仲景的宗族所遇到的大疫流行,就是一种寒疫。

疫病有一个特定的涵义,就是感受疫疠之气而具有急性、传染性、群体发病相似的特征,正如《素问·刺法论》所说:"黄帝曰:余闻五疫之至,皆相染易,无问大小,病状相似。"太阳伤寒或太阳中风,一旦具有流行性,群体易染发病,病状相似,就叫做寒疫。

东汉末年的建安大疫是寒性流感,也就是寒疫,这场瘟疫有两个特点:一是流行时间长,范围广泛,死亡率高;二是以寒邪为基本特征。

面对着"伤寒"大规模流行的严峻形势,张仲景心急如焚,这也是张仲景发愿发奋著书以济世救人的原因之一。

为什么说当年流行的是寒疫呢?

1972年的《考古学报》第1期上,我国著名的气象学家竺可桢曾发表一篇长文:《中国近五千年来气候变迁的初步研究》,文中对中国古代各个时期的气候作了严谨缜密的考证。

他认为黄河下游和长江下游各地的温度,从5000年前的仰韶、3000年前的殷墟时代及战国秦汉时期,气候基本上是处于温暖时期,而"到了东汉时代,即公元之初,我国天气有趋于寒冷的趋势,有几次冬天严寒,国都洛阳晚春还降霜雪,但冷的时间不长。当时,河南南部的橘和柑还十分普遍。直到三国时代,曹操(155~220)在铜雀台(今河南临漳西南)种橘,已经不能结实了,气候已比司马迁时寒冷。"

曹操与张仲景是同一个时代的人，这说明当时的气候是非常寒冷的。张仲景公元 150～219 年在世，而从公元 161～219 年的短短 58 年间，疫病的发生就高达 12 次，间隔不足 5 年。

我曾看过一篇论文：《论两汉疫情的特点和救灾措施》，这是由上海师范大学人文学院的张剑光教授及上海师范大学地域研究所的邹国慰教授撰写的一篇关于两汉时期疫病流行及防疫救灾情况的考证文章，这篇文章的资料比较翔实。

文中说："从西汉到东汉，前后历经 425 年，史书明确记载的疫病流行次数，据笔者不完全统计，西汉（含新朝）有 11 次，东汉有 27 次，平均每 11.18 年就有一年出现疫情。"

"东汉建立以后，疫疾的流行更为多见。……直至东汉末年，中原地区一直流行着一种比较凶猛的疾疫。尤其是东汉最后一段时期，由于天灾人祸，生产荒芜，疫势更加猖獗。桓帝在位 20 年，竟有 5 年出现了疫病，每 5 年就发生一次。灵帝时期出现了 5 次大疫。献帝建安后期共 6 次大疫流行，平均每 2 年发生一次。"

汉献帝 189～220 年在位，张仲景是在汉献帝建安时期的 200～219 年写成的《伤寒杂病论》，那时期疫病流行频率是比较高的。

据古籍记载：建安十三年（208 年）是曹军赤壁大疫（《三国志·卷 1·武帝纪》）；建安十六年（211 年）疫疾流行（《三国志·卷 11·胡昭传》）；建安二十年（215 年）大疫（《三国志·卷 55·甘宁传》）；建安二十二年（217 年）大疫（宋《太平御览·卷 742 引曹植《说疫气》）；建安十四年（219 年）大疫（《三国志·卷 47·吴主传》）。这些记载都证明了东汉末年的疫病灾害是相当频繁的。

张仲景生活在当时的中原地区河南南阳，在这样的气候背景下，张仲景的家族因病而亡者甚多，便是当时寒疫流行比较严重的真实记录。

因此，张仲景"感往昔之沦丧，伤横夭之莫救"，骤然生发担当道义之心而"勤求古训，博采众方"，著《伤寒杂病论》，誓愿普救含灵之苦。

张仲景所作《伤寒杂病论》就是针对这个寒邪伤人的寒疫而写的，所以，书名冠以"伤寒"，是非常准确而恰当的。正如郑钦安在《医理真传》中所说："六气首重伤寒，因寒居正冬子令，冬至一阳生，一年之气机，俱从子时始起，故仲景先师，首重伤寒，提出六经大纲，病气挨次传递，始太阳而终厥阴，论伤寒，而暑、湿、燥、火、风俱括于内。"

由此可见，张仲景感于当时的寒邪伤人较重，所以首重伤寒，也是从伤寒入手而详尽教人以辨证论治的方法，其用心良苦啊！我们应当老老实实地去学习思考和应用书中的圆机活法去治病救人，而不应去做无谓的、标新立异的猜想。

第二节　阴阳源于《易》　六经参天地

一、三阴三阳理念源于《周易》

这个三阴三阳的说法肇始于《周易》。

《周易》是我国传统文化的源头活水，是我国古代的一部指导人们认识利用宇宙自然规律和社会发展规律的经典理论。《周易》与《尚书》《诗经》《礼经》《春秋》《乐经》合称为"六经"，也是儒家经典之一。

人们常比喻古今一些智者"上知天文，下知地理，中知人事"，这些智者基本上都是精通《周易》的。

因为，《周易》的内容非常丰富，哲理性很强，上论天文，下说地理，中谈人事。从上自帝王将相的治国之道，下至平民百姓的修身处世做人，以及从自然科学到社会科学，从社会生产到社会生活等各方面，都论述得非常详尽，对中国几千年来的政治、经济、军事、文化、医学等各个领域都产生了极其深刻的影响。

《周易》不仅是中华文化之根，也是世界文化的根基。

19世纪德国著名的哲学家黑格尔在哲学史上，创造了正反合辩证逻辑定律，在西方哲学界享有较高的声望。但他在自传中说，他所创造的正反合辩证逻辑定律正是得自《易经》的启发，并且在《哲学史讲演录》上，对《易经》赞誉有加："《易经》包含着中国人的智慧。"

所以，班固在《汉书·艺文志》中称它为"群经之首"和"大道之源"。

我们作为中医，应当了解《周易》，这很有助于我们理解中医的阴阳大道之理。

《周易》包括《易经》和《易传》，其理论精髓是"天人合一，天人感应"，其核心说理思辨工具是以阴阳为核心的"先天八卦"和"后天八卦"理论。

国学大师南怀瑾先生有一本书叫做《易经杂说》，书中说："八卦就是告诉我们宇宙之间有八个东西，这八个东西的现象挂出来，就是八卦。这个宇宙就是一本《易经》，宇宙的现象都挂在那里。"这就是说，八卦状态是宇宙天地自然的真实状态。

现在只要一谈及八卦，就有人嗤之以鼻，想当然地将八卦理论说成是"迷信""算命"，这实际上是无知的表现。当然，社会人等形形色色，鱼龙混杂，不否认有人利用八卦骗人，但不能以此就以偏概全地将这个经典理论丢弃不学，不去研究。

《周易》由《易经》和《易传》两部分组成。

《周易》的主要内核就是阴阳二分之道。《易传·系辞上传》说："是故，易有太极，是生两仪，两仪生四象，四象生八卦。"这阐明了宇宙从无极而太极，以至万物化生的过程。

"太极"，就是天地未开、混沌未分为阴阳之前的状态，而"两仪"，指的就是乾坤阴阳，天地之道。是以阴阳二气造化万物，因此，天地、日月、雷电、风雨、男女、刚柔、动静、显敛，万事万物，都体现了阴阳之道。

《易经》有个易卦系统，易卦系统以最简明且涵义最深的天地万物的说理工具阳爻（—）和阴爻（——）来表示阴阳，又以这个阴阳爻由下往上重叠三次，就形成了八卦、即"乾、坤、震、巽、坎、离、艮、兑"八个基本卦象，又称为八经卦。象义就是乾为父，坤为母，震为长男，巽为长女，坎为中男，离为中女，艮为少男，兑为少女。

阴阳八卦分为先天八卦和后天八卦。先天八卦又称伏羲八卦，是以天地定位，即阴阳乾坤为上下，立天地，坎水离火为用。

在先天八卦里，乾坤就是天地，天地气交产生万物，只有阴阳的交合，宇宙自然万物才会向前演进，整个星系，地球的演变，地球生命的演进，我们自身的演进等都是通过阴阳之气的相互交合，不断地向前发展变化而形成的。

一团阳气与一团阴气相互交合，阳气甩出三条阳爻（—），阴气甩出三条阴爻（——），阴阳爻互相配合在一起，就产生了六个孩子，这六个孩子就是三男三女，这个家族就构成了八卦。

《周易》有"乾坤生六子，退位而不用"之说。什么叫乾坤生六子？就是除去三个全是阳的，三个全是阴的，剩下三团阳气和三团阴气互相杂糅在一起，组成了六种变化：

一团阳气与两团阴气构成了三个男孩儿，即阳气在下边的是长男，叫震；阳气在中间的是中男，叫坎；阳气在上边的是少男，叫艮。

一团阴气与两团阳气构成了三个女孩儿，即阴气在下边的是长女，叫巽；阴气在中间的是中女，叫离；阴气在上边的是少女，叫兑。

后天八卦又称文王八卦，是先天八卦所衍生的，就不是以天地来定位了，而是以水火来定位了。说明乾坤阴阳生六子了，不再作为主导了，退位而用六子了，即用三阴三阳了。也就是说阴阳隐居了，隐含在这三阴三阳中了。三阴三阳本身就涵盖阴阳了。

后天八卦对阴阳法则的应用非常重要，《易经杂说》就说："周文王的八卦，为什么卦的方位要作这样的摆法，这要特别注意。假使学《易经》学到需要在某一方面应用，而且用得有功效，就要特别研究后天八卦了。'先天八卦'等于是表明宇宙形成的那个大现象，'后天八卦'是说明宇宙以内的变化和运用的法则。"

人与天地相参，与日月相应，一体之阴阳盈虚消息，皆通于天地，应于物类，一身之内，莫不合三阴三阳之理。

所以，后天八卦的三阴三阳象义，也是《伤寒论》三阴三阳六经分类取用的源头。

二、《伤寒》三阴三阳六经的理论阐述完美而系统

《伤寒》的三阴三阳六经理论及经方，还汲取了《汤液经法》的有关阴阳理论及方剂的精华。

《汤液经法》是我国最早把阴阳五行理论应用于中医临床的中医药元典，内容有"阴阳诊治术"，但仅取"阴、阳"二分法，显得比较粗放，《汤液经法》的病位只有表、里，而没有半表半里概念，在治疗法则上只有汗、下、吐、利、温法，比较简单，等等。

张仲景《伤寒杂病论》在理论阐述上比《汤液经法》更为完美而系统：

在阴阳病性上充实了阴阳辨治理论，创太阳、阳明、少阳、厥阴、少阴、太阴的"三阴三阳"六病（经）辨证法则。

在表、里病位的概念上，加入了"半在里，半在外"的理念，这也就是现在被广大医家所认可的"半表半里"概念。

关于"半表半里"的概念，张仲景并没有直接提到"半表半里"这句话，只是在条文中出现了"半在里，半在外"的说法，如《伤寒论》第148条说："伤寒五六日，头汗出，微恶寒，手足冷，心下满，口不欲食，大便硬，脉细者，此为阳微结，必有表，复有里也。脉沉，亦在里也，汗出为阳微，假令纯阴结，不得有外证，悉入在里，此为半在里半在外也。脉虽沉紧，不得为少阴病，所以然者，阴不得有汗，今头汗出，故知非少阴也，可与小柴胡汤。设不了了者，得屎而解。"

而首次提出《伤寒杂病论》中的病位概念"半表半里"一词者，是金代医学家成无己，他在《注解伤寒论》中23次提到了"半表半里"这个病位概念，大多是在注解少阳病和小柴胡汤证时出现的。

因为，少阳病的一个常见的重要特征就是"寒热往来"，是因病邪既不在表，又未入里，而是介于表里之间而出现的既不同于表证，又不同于里证的证候。邪正相争于半在表及半在里的区间，互有胜负，故有了"半表半里"这个病位概念。

《伤寒论》的六经理论，是以《周易》三阴三阳的阴阳八卦理论为源头，以《内经》有关"六经"理论为启迪，创新、发展和完善了《周易》《内经》的"六经"理论。

为什么说"以《内经》有关'六经'理论为启迪"呢？

因为《内经》中有不少篇章是运用三阴三阳的形式说明病证的，如《素问·热论》《素问·厥论》《素问·刺腰痛》《素问·刺疟》《素问·诊要经终论》《灵枢·终始》和《灵枢·根结》等。在这些篇章中，大多明确提出了太阳、阳明、少阳、太阴、少阴、厥阴的名称和病候。

不可否认，张仲景肯定是读过《内经》的，但张仲景更加睿智，汲取了这个以三阴三阳六经论证的既简洁明快又系统的名称和特性，使六经病证更加完善，嵌入了六经经方方证集合，创造出了一整套与《内经》完全不同的六经辨证施治理论，将《伤寒论》铸就成一部理法方药完备的临床经典，从而使之成为与《内经》医经派理论齐名的经方派理论的根基。

《伤寒论》的经方理论及阴阳辨治法则还继承了《汤液经法》，但比《汤液经法》的经方证治及阴阳辨证理论有更多的创新和完善。

所以，《伤寒论》是集古今经典《汤液经法》《内经》之精华，创造性地应用于临床实践，经反复验证而形成的一个非常完美的三阴三阳六经辨证论治理论，这个六经辨治理论自古久经临证而疗效卓著，至今仍有效地指导着中医的临床实践。

疗效是硬道理，疗效可以证实《伤寒》六经辨治理论有无比强大的生命力。

第六章 太阳病为六经首 方证病机须谙熟

第一节　太阳纲领证　要点必辨清

一、太阳病脉证病机与治则

《伤寒论》首篇为太阳病，在《伤寒论》中，共有 398 个条文，仅太阳病篇就占 178 条，所占比例最大，叙述得也最为详尽。

当然，这些条文并不是仅仅单纯辨治太阳病，各经病的辨治大法和经方都涵盖于太阳病篇，如果将太阳病篇风寒之邪入侵第一关所出现的主证、合并证、误治后的变证等辨治理法弄明白了，那么，对于《伤寒论》全书的理解和应用，可以说"思过半矣"。

先谈谈太阳病脉证要点。

太阳病是三阳的表病，病位反应（病邪所反应的病位）在三阳之表，病性（疾病性质）属于阳（热），病态（病理状态）属于实，为表阳证。

这个病性"阳（热）"，是太阳的卫气充足，而不是阳明的邪热旺盛。

这个病态"实"，是卫气津液聚集抗邪，正邪交争较剧的相对充实的证候表现，如头项强痛、身痛、腰痛、骨节疼痛等症状。

太阳病的病证特点就是发热与恶寒或恶风并见。

太阳病的主要证候：脉浮，头项强痛而恶寒。发热，汗出，恶风，脉缓，或已发热，或未发热，必恶寒，体痛，呕逆，脉阴阳俱紧。

太阳病的病机：外邪犯表，营卫失和。

太阳病的治则：汗法。

太阳病一个总纲，两个分证。

太阳病两个分证为太阳中风证和太阳伤寒证。

现分别解析太阳病提纲证及两个分证的重点证候、病机、治则和方药，以便一目了然。

二、太阳病提纲证

太阳病的提纲证为《伤寒论》第 1 条："太阳之为病，脉浮，头项强痛而恶寒。"这句话概括了太阳病的特征。

太阳伤寒证和太阳中风证都可见到这三大主症。临床上，凡是见到"脉浮，头项强痛而恶寒"这三症同时出现的，就可辨为"太阳病"。

如我们常见的流感、上呼吸道感染、季节性感冒、伤寒、斑疹等，初始时如果出现"脉浮，头项强痛而恶寒"者，即可称之为太阳病，再依据一些具体的症状，如无汗、脉浮紧或有汗、脉浮缓而再进一步细辨为太阳伤寒证，或太阳中风证。

"脉浮"，是太阳病的特征性脉象，有两种含义：

一是指表证之脉，《濒湖脉学》说："浮脉为阳表病居"，就是说脉呈现浮象者，一般属于阳证而病在表，这是"浮"脉的性质和定位。

二是指脉向外浮出，为机体正气向外抗邪时表现出的浮盛于外的脉象。

对此，胡希恕先生以现代医学的理念解释得比较明白："脉浮，即脉向外浮出，就是浅在动脉充血，实际不是病后血液增加，而是水分体液增加。尤其是头项部充血更加厉害……人在出汗以前，血管要扩张，大量体液往外来，这时脉就浮。"（《胡希恕讲伤寒杂病论》）

太阳病位在三阳之表，风寒之邪侵袭人体，首先侵犯肌表，此时，机体在病邪侵入时的防御反应较为剧烈。为抵抗外邪的袭击，机体正气应激抗邪，卫外功能强化，从而使体表浅在的脉络气血充盈，流速较急、较快，有向上、向外浮盛的趋势，故脉象应指而为"浮"。如我们在临床上常常见到外感发热的患者，脉多浮数。

"头项强痛"，是太阳病的特征之一，头和颈项部在人体最上之处，属于上焦表位。

头为诸阳之会，是经脉气血会聚的地方，风寒之邪侵袭人体，头部是首当其冲的。

　　头部，特别是后头部连及颈项部，被风寒之邪所束，卫气津液会聚集到这个表位，与病邪交争，以致津液壅阻不通而产生紧张僵硬疼痛的感觉，也就是头项部血管充血痉挛而疼痛，同时还会伴见鼻塞、流涕、打喷嚏，或面部眼睑轻微浮肿等症。正如胡希恕先生所说的那样："感冒时头部血管都会膨胀起来，说明浅在动脉都充血，以上半身更为严重。"（《胡希恕讲伤寒杂病论》）

　　对于"头项强痛"，我们辨证时要拓宽思路，不能认为太阳病仅仅出现头项强痛。如果病人出现背痛、腰痛、四肢骨节疼痛等这些属于表位的强痛不适症状，都可以认为是太阳病的临床表现，也都可以按照太阳病来辨治。

　　"恶寒"，太阳病为阳证，外邪袭表，卫气津液（卫阳）趋表抗邪，正气盛，邪气实，不仅恶寒，还会发热。

　　恶寒或恶风，都是因为风寒之邪袭表，卫阳被遏，不能正常温煦肌表而出现憎寒怕冷的症状。发热是因为正邪交争较剧，机体欲通过发热汗出的自我抗病机制而鼓邪外出。

　　太阳病一般是发热、恶寒并见的。"恶寒"是外感表证的重要特征性症状之一，俗话说"有一分恶寒，便有一分表证"。而发热的症状在以后的太阳伤寒证和太阳中风证的条文中要多次出现，所以，提纲证将"发热"的症状省略了。

第二节　太阳中风证　桂枝最广用

一、太阳中风证条文解析

　　《伤寒论》第 2 条说："太阳病，发热，汗出，恶风，脉缓者，名为中风。"

　　这条提到了太阳病的一个重要证型太阳中风证的主证和主脉。太阳中风证又叫太阳中风表虚证。

　　本条首先说"太阳病"，这就说明此证应当包括"脉浮，头项强痛而恶寒"的症状。

　　太阳中风证主要见于平素体质比较虚弱的人患外感。

　　体质较虚的人，肌肤舒缓，肌腠疏松，毛窍洞开，遭受风邪侵袭时，卫气奋起抗邪，与外邪交争于腠理肌肉，就可呈现发热、汗出、恶风、脉缓这样一组证候群。

本条的关键点是汗出，胡希恕先生说："这种汗出不是大汗出，是潮乎乎地出汗，汗并不太多。"（《胡希恕讲伤寒杂病论》）

外邪即风寒之邪侵袭，卫气奋而外出抗邪，正邪交争而发热。

营为阴，卫为阳，营和卫正常情况下应当是营行脉中，卫行脉外，"阳在外阴之使也，阴在内阳之守也"（《素问·阴阳应象大论》），营卫处于中和协调的格局，共同维护机体的阴阳平衡，寒热和合。

但由于中风表虚，肌腠疏松，外邪侵袭时，卫气津液大量趋表抗邪，病邪盛，正邪交争较剧，阻碍卫气的正常运行，这就是"卫强"的状态。卫气奋而外出抗邪而不能外固了，荣气便失去了谐和运行的对方，不能与卫气和调运行，就不能内守了，这就是"荣弱"的状态，以致营阴外泄，故而汗出。

这个病机就是：卫强营弱，营卫不和。这时，就须用桂枝汤使机体"微似有汗"，以助卫气发表祛邪，邪风去则卫气又能与营气恢复中和同步的状态，病证就解除了。这是祛邪以助扶正的方法。

恶风与恶寒的意义基本一样，在感觉上大同小异，程度有轻重的不同，恶风较轻，而恶寒较重。

恶风是指在当风处，如室外风寒袭来，或室内的空调、电扇等吹在身上，可感觉到一阵阵寒冷，这是因为汗出而肌腠疏松，毛孔开放，当风而不胜风袭，所以有恶风的表现。若解除了这些因素后，如在避风处就没有这种感觉了。

恶寒不仅在有风寒之处感到寒冷，在避风处，或采用盖被子、穿厚衣等保暖措施仍然不能得以缓解，阵阵发冷，甚或持续全身肌肉寒战。

实际上，恶寒与恶风都是机体在感受外邪侵袭后卫气被郁遏，出入受阻，而还要奋力出而抗邪的主动防御反应，以畏冷或寒战为外在的表现，寒战后继之就是发热。

西医发热也是一个道理，细菌或病毒侵袭机体，其释放的内毒素就是致热源，使大脑体温调节中枢的体温调定点上移，上移后不会立马升高体温，就要靠肌束不停地颤动，也就是寒战到一定的时间来产热，才能使体温上升。体温上升实际上是杀灭病毒细菌的一种自我防御反应，这与中医的卫气奋而外出抗邪所致发热是一个道理。

脉缓应当是脉浮缓，浮为表证的脉象，正气抗邪于表要祛邪外出，所以脉象也是应指而浮。

要注意这个脉缓是一种病理状态的虚缓之象，而不是正常人脉象从容不迫、均匀和缓之象。

这个病理性的脉缓是相对于太阳伤寒证的脉紧而言，太阳伤寒的脉，脉浮而现紧象。太阳中风是风伤了肌腠，肌腠疏松表现为脉缓，再加之汗出，营阴外泄，脉道有所松弛，也表现为脉缓。

胡希恕教授有个缓脉和紧脉的比喻很恰当："缓脉与紧脉相对，比如香烟，裹得很紧，手上界限分明，感觉很清楚，要是将香烟丝倒出一点，按之不再饱满硬实，就像缓脉。"（《胡希恕讲伤寒杂病论》）

二、太阳中风证的脉证、病机、治则和方药

辨证要点：头痛，项强痛，或伴身疼痛，肢体痛，发热，恶风或恶寒，汗出，鼻鸣，干呕，脉浮缓，舌苔薄白等。

证候特征：汗出。

病机：风寒袭表，卫阳不固，营阴外泄。

治则：解肌祛风，调和营卫。

方药：桂枝汤方（《伤寒论》第 12 条等）。

桂枝三两（去皮），芍药三两，甘草二两（炙），生姜三两（切），大枣十二枚（擘）。

煎服要点：上五味，咬咀三味，以水七升，微火煮取三升，去滓，适寒温，服一升。

服已，须臾啜热稀粥一升余，以助药力，温覆令一时许，遍身漐漐，微似有汗者益佳，不可令如水流漓，病必不除。

若一服汗出病瘥，停后服，不必尽剂。若不汗，更服依前法。又不汗，后服小促其间，半日许，令三服尽。

若病重者，一日一夜服，周时观之。服一剂尽，病证犹在者，更作服。若汗不出，乃服至二三剂。

服药禁忌：禁生冷、黏滑、肉面、五辛、酒酪、臭恶等物。

三、经方服药忌口的经典法则

《伤寒论》"桂枝汤"方后注中的忌口原则，应当视为服药忌口的经典法则。

张仲景在桂枝汤方后不仅提出了"禁生冷、黏滑、肉面、五辛、酒酪、臭恶等物"的经典忌口法则，而且在论中很多方剂的服药注意事项里也都强调："如桂枝法"，这就是在反复谆谆告诫我们在为病人开中药时一定要强调严格遵守忌口法则。

所以，这个忌口法则，不能仅仅认为是指服"桂枝汤"后的禁忌，服用任何中药，都应当遵循这个忌口法则。这个法则应是服用所有经方的经典忌口原则。

只有遵守中药忌口的法则，服中药才能达到预期的疗效，正如清代医家章杏云在《饮食辨录》中所说："病人饮食，藉以滋养胃气，宣行药力，故饮食得宜足为药饵之助，失宜则反与药饵为仇。"也就是说，服中药时，饮食得当，可以促使药效更好地发挥；如果饮食不当，反而会抵消药效或起到相反的作用，甚至产生严重的后果。

自古以来的中医治病开方后，都非常重视告知病人服药后要注意忌口，这个环节是密切关系着中药的疗效的，而现在的不少医生基本上就不重视向病人交代服药忌口。服中药不遵守忌口法则会影响药效，甚至会产生药物的毒副作用。

忌口，就是指治病服中药时的饮食禁忌。

所谓"禁生冷、黏滑、肉面、五辛、酒酪、臭恶等物"，就是说在服用中药期间，应忌食比较生硬难以消化及性味属于寒凉的食物；应忌食油炸黏腻、肉面、脂肪等易于助湿生痰类的食物；应忌食具有辛热发散性味的五种香草类植物，如小蒜、大蒜、韭、芸苔、胡荽，以及酒类；应忌食腥膻如马肉、驴肉、狗肉、羊肉、猪头肉、动物内脏、动物乳类及其制品和鱼、虾、蟹等发物，以及腐败变质或具有特殊刺激性的食物等。

服中药为什么要忌食这些食物呢？

一是因为药食同源，中药来自于自然，且许多食物也有一定的药性。中医治病是以草木金石药物寒热温凉的不同属性，来治疗疾病的寒热虚实，纠正人体阴阳的偏盛偏衰。中药方剂药物寒热温凉的配比是有法度的，而服药期间如果再吃一些有寒热偏性的食物，会扰乱中药在体内纠正阴阳失衡的功效。

二是因为生病期间，往往脾胃功能比较虚弱，再食生冷油腻，将更伤人体的后天之本，影响胃气的充盛。有胃气则生，无胃气则危。胃气盛则有助于药力发挥作用；胃气损伤，非但不能运化饮食，而且不能运载药力，会导致病情加重或延缓疾病的康复。所以治病及饮食都要时时以固护胃气为第一要义。

三是一些荤腥食物，如鸡、羊、猪头肉、鱼、虾、蟹，蛋、牛奶等高蛋白食物，以及腐败变质或具有特殊刺激性的食物，都是俗话所说的"发物"，会诱发旧病宿疾，或加重病情。

四、桂枝汤是和方之祖

桂枝汤是一个非常神奇的经方，全方药仅五味，配伍严谨，发中有补，散中有收，邪正兼顾，营卫阴阳并调。

桂枝汤在《伤寒论》中被列为第一方，而《金匮要略》中的第一方是栝蒌桂枝汤，主要也是桂枝汤，就加了个栝蒌根。这说明张仲景是非常重视桂枝汤的功用的，也说明桂枝汤不愧为群方之首，正如清代医家柯韵伯在《伤寒附翼》中所说，桂枝汤"为仲景群方之冠，乃滋阴和阳、调和营卫、解肌发汗之总方也"。

桂枝汤的方证病机关键在于营卫不和、阴阳不和，不仅用于治疗太阳中风表虚证，而且可以广泛应用于临床各科内伤杂病。

清代医家王子接在《绛雪园古方选注》中一语道破桂枝汤的作用和地位："桂枝汤，和方之祖，故列于首。"实际上，中医治病所要达到的重要目的就是"和"，就是"致中和"。

清代医家徐忠可在《金匮要略论注》中说了一段非常精辟的话："桂枝汤，外证得之，解肌和营卫；内证得之，化气调阴阳。"这就是说桂枝汤外能调和营卫，内能燮理阴阳，既能解表又能和里，能很好地体现"和"的思想。

郑钦安在《医法圆通》中也说："桂枝汤一方乃调和阴阳、澈上澈下、能内能外之方。"

上述说明历代医家都对桂枝汤的作用有深刻的认识。我在临床上应用桂枝汤不仅辨治表证，而且多用于辨治心律失常、胃炎、痛经等病证，疗效很好。

五、医案解析

（8）头痛

樊某，女，44岁。2013年7月3日初诊。

主诉：头痛伴出汗1周。

病史：1周前，因天热，洗头后在电扇前一直吹风，当即就感觉头痛，此后便每天头痛，时轻时重，并伴出汗较多。头痛主要偏于左侧。口服一些中成药无效。服去痛片，可止痛一会儿，药力过去旋即又痛，求治。

刻诊：头痛，左侧为重，疼痛重时恶心干呕。头懵，口不干、不渴、不苦，口淡无味，出汗。无畏寒发热。眠可，纳可，二便可，舌淡暗，苔白水滑，脉弦涩，寸浮，关尺沉。

六经脉证解析：头痛，出汗，脉寸浮，为太阳中风证。

头痛头懵，干呕，口淡无味，舌淡暗，苔白水滑，脉弦，为太阴寒饮上逆于上焦。

舌暗，脉涩，触之艰涩而细，往来不流利，为瘀滞。

六经辨证：太阳太阴合病，夹瘀。

病机：营卫不和，寒饮上逆。

治疗：桂枝汤合吴茱萸汤：桂枝 20g，白芍 20g，炙甘草 10g，吴茱萸 30g，党参 20，生姜 30g（切片），大枣 8 枚（掰开）。4 剂，日 1 剂，水煎分 3 次服。

二诊：患者说，药后很有效，症状基本上都消失了，问还用不用再吃几剂巩固一下。嘱患者不再服药。今后不要贪凉过吹电扇或空调，特别是注意大汗时不要对着电扇吹，头部不要对着电扇吹，注意防感冒。

六经方证病机辨析思路

患者是比较典型的头部受风引起。风邪外袭，卫气津液调动起来上聚于肌表和上焦与邪抗争，所以出现头痛。偏于左侧，患者说电扇主要吹在左侧头部，左侧受风较重。卫气奋起抗邪而使营卫不能和谐同步所以出汗较多。

患者说，她平素经常有头部懵沉的症状，每遇感冒，或休息不好或寒冷时便发作，或加重，这说明患者素有寒饮，外邪易于诱发寒饮上逆。

所以，我们临证时，即使是辨治太阳病，也不要忽视寒饮的存在。因为多数病证基本上都是寒热错杂、虚实夹杂，无论遇见什么病，辨证思路都要考虑得宽泛一些。

对于这个病，主要选用桂枝汤调和营卫，解除肌表和上焦的风邪，正所谓"桂枝本为解肌"（《伤寒论》第 17 条），使营卫和谐同步。实际上，桂枝汤应用范围很广，太阴中风也可以应用，如《伤寒论》第 276 条说："太阴病，脉浮者，可发汗，宜桂枝汤"，这就是说风邪入于太阴而致太阴中风者，也可以用桂枝汤辨治。

合吴茱萸汤，是因为《伤寒论》第 378 条说："干呕吐涎沫，头痛者，吴茱萸汤主之。"吴茱萸汤方证病机为寒饮上逆清阳。所以，寒饮上逆于上焦清阳的头痛头晕都能用吴茱萸汤治疗。

吴茱萸汤中的吴茱萸"味辛温。主温中下气，止痛，咳逆，寒热，除湿血痹，逐风邪，开腠理"（《本经》），能上达颠顶降饮逆而止痛。"逐风邪，开腠理"说明吴茱萸还可治表，表里同治。

这两个方子合方，方证病机与证候病机都相应，所以疗效很好。

（9）不寐（神经官能症）

焦某，女，60岁。2012年3月9日初诊。

主诉：失眠5年，加重3个月余。

病史：5年前，因家务事压力较大，思虑过度而失眠，经治疗后，症状时好时坏。最长能入睡5小时，睡眠后还多梦，最差时整夜只能睡眠2小时。不能"遇事"，遇事即难以入睡。严重时基本上靠服用艾司唑仑入眠，患者本人畏惧西药安眠，如不是失眠太严重，常拒绝服用西药。

3个月前，失眠加重，每夜入睡困难，并且早醒，只能入眠2小时左右，愈睡不着觉愈心烦焦虑。多方治疗效果不好。求治。

刻诊：夜间失眠，白昼头懵痛，时感浑身一会儿冷一会儿燥热，特别是一阵阵手心发热，阵阵出虚汗，汗出后有畏冷感，时心慌，无发热，口不苦不渴，口干舌燥，时感心烦焦虑，纳可，大便可，小便黄。舌边暗红，舌尖红，舌下多处瘀斑，舌苔黄滑。脉细滑，寸浮关弦尺沉。血压160/110mmHg。

六经脉证解析：心烦失眠焦虑，身热，手心发热，口干舌燥，舌尖红，舌苔黄滑，脉细滑，为阳明病，阳明热扰神明，阳明津血虚损。

舌暗，舌下多处瘀斑，为血瘀。

失眠多梦，为阳不入阴，阴阳不和。

头懵痛，出虚汗，畏冷，脉浮弦，为太阳中风证，营卫不和。

六经辨证：太阳阳明合病，夹瘀。

病机：营卫不和，阳明热伤营血。

治疗：桂枝汤合黄连阿胶汤：黄连30g，黄芩20g，白芍30g，阿胶30g（烊化），桂枝30g，炙甘草20g，鸡子黄2枚，生龙骨、生牡蛎各30g，生姜30g（切片），大枣8枚（掰开）。4剂，每日1剂，水煎分2次服，具体时间是中午饭后、晚上睡前服。每次服药时将药热开，搅入1枚鸡蛋黄。

二诊：患者说，药后心烦焦虑减轻，已经能睡眠4小时左右，出汗也减轻了。上方继服12剂，睡眠恢复至6小时左右，其他症状基本消失。

六经方证病机辨析思路

中医认为，不寐一证，多为情志所伤、劳逸失度、久病体虚、饮食不节等因素而引起阴阳失交、阳不入阴而致。

阳主动，阴主静。阳在外，阴之使也；阴在内，阳之守也。夜晚阳气入于里与阴相合而潜藏，因此人的兴奋性降低，进入休息睡眠状态。如果阳不入阴，就会使人处于兴奋状态，不易入睡。治疗当以补虚泻实、调和阴阳为大法，即排除阳不入阴的障碍，调整阴阳，以助阳入于阴。

临床上，失眠患者非常多见，也很难治疗，因为，失眠大多是一种心因性疾病，西医多诊为神经官能症、焦虑症、抑郁症等，治疗多是用镇静安眠或抗抑郁、抗焦虑药等，疗效往往不好且副作用较多。

而中医治疗这个病，不少中医大夫常因辨证不清，治疗上靠堆积一些重镇安神或养心安神药，如枣仁、茯神、磁石、朱砂、琥珀、柏子仁、合欢皮等来治疗，疗效并不太好。

失眠在六经病中皆可发生，辨治必须视证候、舌、脉而详细辨析，分清虚实寒热而治疗。

该案患者属于久郁化热，热扰营血。苔黄舌尖红就是热扰营血之象，再加之久郁必有瘀血，这也是伤及营血的表现。

头懵痛，出虚汗伴畏冷，说明还存在营卫不和的病机，虽然不是外感风寒之邪，但只要有头痛、汗出、畏冷，就可按太阳中风表虚证来辨治。

桂枝汤调和营卫阴阳，补中益气以助安神。《本经》说桂枝："味辛温。主上气咳逆，结气喉痹，吐吸，利关节，补中益气。久服通神，轻身不老。"《本经》说芍药"味苦平。主邪气腹痛，除血痹，破坚积寒热，疝瘕，止痛，利小便，益气"。二者相配，补中益气，通神化瘀除寒热，滋阴和阳，调和营卫，以助阳入于阴。

《伤寒论》第303条说："少阴病，得之二三日以上，心中烦、不得卧，黄连阿胶汤主之。"黄连阿胶汤方证病机为阳明湿热伤及营血分，正与该案证候病机相合。所以用其清阳明、利湿热、滋津血之效，以清除阳入于阴的障碍而助眠。

加生龙骨、生牡蛎暗合桂枝甘草龙骨牡蛎汤方，《伤寒论》第118条说："火逆下之，因烧针烦躁者，桂枝甘草龙骨牡蛎汤主之。"桂枝甘草龙骨牡蛎汤方证病机为外有表证不解，内有津伤饮逆上扰心神。

因该案有头痛、畏冷、出汗的表虚证候，又伴有心烦、失眠的心神不敛证候，加桂枝甘草龙骨牡蛎汤以解表降逆，镇心安神。

《本经》说龙骨："味甘平。主心腹鬼注，精物老魅，咳逆，泄利脓血，女子漏下，癥瘕坚结，小儿热气惊痫。"

《本经》说牡蛎："味咸平。主伤寒寒热，温疟洒洒，惊恚怒气，除拘缓，鼠瘘，女子带下赤白。久服，强骨节，杀邪气，延年。"

这两味药配伍，有祛除寒热水饮结聚、重镇潜敛、通神明、安心神的功效，治疗失眠和心悸疗效很好。

第三节 太阳伤寒证 麻黄剂活用

一、太阳伤寒证条文解析

《伤寒论》第3条说："太阳病，或已发热，或未发热，必恶寒，体痛，呕逆，脉阴阳俱紧者，名为伤寒。"

这个条文论述的是太阳病中的又一大证型太阳伤寒证的病脉证。

该条文开头就说"太阳病"，应当是有提纲证的症状。

太阳病初得时或已经发热，或者还没有发热，这是常见的，因为太阳病是表阳证，只要是太阳病，终究会出现发热症状的。

太阳伤寒为邪侵人体的最外一层防线，即皮肤肌表。人体感受风寒之邪，主要是寒邪，束缚住了皮肤肌表，毛窍闭塞，寒性凝滞，致使腠理致密不通，卫阳被郁遏而不能达表抗邪，营阴也被郁滞而壅遏卫阳发挥抗邪作用，营卫失于谐和。

其发热的"已"或"未"，主要是取决于人体正气（营卫）和风寒之邪两方面因素的影响。

如果感受风寒之邪较轻，卫阳郁闭得不是太严重，正气可及时达于肤表与邪气相争，发热出现得就早一些，一旦感邪就可能发热，即所谓"或已发热"。

如果感受风寒之邪较重，卫阳被寒邪所束，正气不能立即达表以抗邪，发热出现得则较迟，即所谓"或未发热"。

必恶寒。这是太阳伤寒的一个特有的症状，《灵枢·本脏》曰："卫气者，所以温分肉，充皮肤，肥腠理，司开合者也。"风寒之邪外袭，卫阳本应温分肉、充皮肤以护卫体表，但因毛孔闭塞，营卫失调，卫阳被寒邪所束而不能达表固护温煦，故必然要出现恶寒。

体痛。人体在正常的情况下营卫和谐，营行脉中，卫行脉外，气血畅达，通则不痛。太阳伤寒时卫阳被寒邪所束，运行受阻；营阴也因寒性凝滞收引而郁滞不通，阳气不达，营阴郁滞，营卫皆受邪气郁遏，气血郁凝而不通畅，不通则痛。因太阳病为阳之表证，其疼痛的部位以表位为多见，如头项强痛、腰背及全身关节、肌肉酸困疼痛。

呕逆。寒邪犯表，营卫受阻，表气郁滞可致里气不和，气的内外出入失常，不能宣发旁达，可导致气的上下升降亦失常，向上冲逆，故见呕逆。

大家可以见到，有相当一部分人患外感时常可见到干呕或呕吐，较重者还有喘息的症状。

太阳伤寒是伤了寒邪，没有汗出，无汗的脉象是紧的，这是与有汗的太阳中风脉缓对比着讲的。

脉阴阳俱紧。阴阳在这里是指脉的部位。方有执在《伤寒条辨》中指出，脉"阴谓关后，阳谓关前"。

脉紧主病为寒、为痛，寒主收引，寒邪在表，多为浮紧之脉，因为，感受风寒之邪，营卫受阻而郁急，表现在脉象上就是脉阴阳俱紧，也就是说关前关后的脉，即所谓寸关尺三部之脉皆表现为劲急紧张而浮之象。这种脉象紧束而刚劲，实际上是机体调动正气抗邪的外在表现。

我临证见到太阳伤寒表实证者不少，有的患者得病时便有发热，有的患者初得病时并不发热，但初得病时都有怕冷或怕寒的表现，伴有浑身骨节肌肉都痛，或腰痛，或腿痛，还有干呕或咳嗽症状，严重者有气喘（多见于急、慢性支气管炎患者），脉象是浮紧的。

二、太阳伤寒证的脉证、病机、治则和方药

辨证要点：头痛，项强痛，身痛，腰痛，骨节疼痛，发热，恶寒或恶风，无汗，呕吐或气逆喘咳，脉浮紧，舌苔薄白等。

证候特征：无汗。

病机：风寒束表，卫阳被遏，营阴郁滞。

治则：透表发汗，散寒降逆。

方药：麻黄汤方（《伤寒论》第 35 条等）。

麻黄三两（去节），桂枝二两（去皮），甘草一两（炙），杏仁七十个（去皮尖）（注：杏仁十枚约 4g。七十枚约 28g）。

煎服要点：上四味，以水九升，先煮麻黄，减二升，去上沫，内诸药；煮取二升半，去滓，温服八合。覆取微似汗，不须啜粥。余如桂枝法将息。

桂枝三两（去皮），芍药三两，甘草二两（炙），生姜三两（切），大枣十二枚（擘）。

服药禁忌：从"余如桂枝法将息"可知，服用麻黄汤也要遵守"禁生冷、黏滑、肉面、五辛、酒酪、臭恶等物"的忌口法则。

心悸者、三阴里虚寒证者（特别是中焦虚寒证者）、尺中脉微者、尺中脉迟者、咽喉干燥者、淋家、疮家、衄家、亡血家、汗家，均禁忌发汗。

这些都是《伤寒论》条文所严格规定的，现在将有关麻黄汤的禁忌条文逐条解析一下：

《伤寒论》第 49 条说："脉浮数者，法当汗出而愈，若下之，身重，心悸者，不可发汗，当自汗出乃解。所以然者，尺中脉微，此里虚，须表里实，津液自和，便自汗出愈。"

邪在表，当用发汗解表法可愈。若误用下法，伤了里气，表邪还不除，卫气津液与外邪郁滞蕴于体表则身重；里气虚不能正常生化气血，血气少不能养心则心悸。

这时，虽脉仍浮数，但尺中脉微。这就是下焦的真阳之气损伤了，不可发汗，发汗则会更伤里气和津液。

《伤寒论》第 50 条说："脉浮紧者，法当身疼痛，宜以汗解之。假令尺中迟者，不可发汗。何以知然？以荣气不足，血少故也。"

脉浮紧为太阳伤寒表实证的脉象，有此脉者，必有身疼痛的证候，应当以发汗解表治之。但若尺中迟者，则不可发汗。

尺中迟者，尺脉候里，当为里虚。《金匮要略·脏腑经络先后病脉证》中说："病人脉浮者在前，其病在表；浮者在后，其病在里。"就是说，病人脉浮见于寸部时，主表病；见于尺脉时，则主里病。这里的尺中迟，主要是指里虚，脉内营气不足。脉浮紧伴脉迟或细者，就提示营血不足，不可发汗，如发汗则津液亏损，气血化源不足则会变生他证。

《伤寒论》第 83 条说："咽喉干燥者，不可发汗。"

咽喉干燥，一是上焦津液亏虚，二是气不化水饮为津液，都能造成津液不能上济而干燥。这种情况，虽有表邪，亦不可使用辛温发汗之法，如误汗一则津液更虚，二则发汗激动里水，致使水饮上逆将生他变。

《伤寒论》第84条："淋家，不可发汗，发汗必便血。"

淋家，多为素患小便淋沥之人，或为湿热下注之人，多由热伤下焦津液而致。虽有外感，亦不能使用汗法，如误汗伤津，则邪热更炽，不仅津液愈亏，而且迫血妄行致小便出血。

《伤寒论》第85条说："疮家，虽身疼痛，不可发汗，发汗则痉。"

疮家，即久患疮疡或受金创之人。肌肉血脉外发的脓血也属于表证。《金匮要略·疮痈肠痈浸淫病脉证并治》中说："若身有疮，被刀斧所伤，亡血故也。"出血过多，气血俱伤，虽有身疼痛等外感表证，也不可发汗。若误汗，则津虚血涸，筋脉失其濡养，必发生肢体强直、筋脉拘急抽搐的痉证。

《伤寒论》第86条说："衄家，不可发汗，汗出，必额上陷，脉急紧，直视不能眴，不得眠。"

衄家，指鼻子经常出血的人，鼻子出血多是有热，实热、虚热皆可引起。有热不仅鼻衄，而且会伤津液，出血多必血虚，虽有表证，但不可发汗。若发汗则阴血更伤。

《灵枢·营卫生会》说："夺血者无汗，夺汗者无血。"误汗后，则津液伤，津液伤则血也会亏虚。

额上血脉在正常时一般不显露，陷入额中。但大出血近乎休克的重病之人额上血管会出现代偿性怒张，即血虚不能濡养筋脉，故脉急紧，拘而不柔；血虚不能注之于目，故目睛转动迟滞，开合不灵；血虚不养心，则心神不守，故不得眠。

《伤寒论》第87条说："亡血家，不可发汗，发汗则寒栗而振。"

亡血家，是指失血过多的病人。出血的病人必血虚，切不可再发汗。因为血汗同源，若误发汗，津气大伤，则不仅血虚，而且阳气亦会脱失，导致阴阳俱虚，肌腠筋脉失于温煦濡养。阳气亏虚会身寒，血不濡养则振栗，最终出现身寒振栗、不能自持的振摇症状。

《伤寒论》第88条说："汗家，重发汗，必恍惚心乱，小便已阴疼，与禹余粮丸。"

平素多汗的病人，津液多有不足，如再大发汗，会加重津液损伤，上则心失所养则心无所主，心神不安，故恍惚心乱；下则宗筋失润，故小便后出现阴部疼痛的证候。方予禹余粮丸。

《伤寒论》第89条说："病人有寒，复发汗，胃中冷，必吐蚘。"

病人素禀寒性体质，或中焦虚寒，虽有太阳病，不可发汗，如误汗，则中寒更甚，胃中冷，寒饮上逆。蚘喜温而恶寒，故寒则动、温则静。如果有蚘虫，则蚘必因寒而动，逆而上行则吐蚘。如果没有蚘虫，也会寒饮上逆而呕吐。

三、麻黄汤为通营之方

王子接在《绛雪园古方选注》中说："麻黄汤，破营方也……仲景治太阳初病，必从内攘其大表。"所谓破营，就是通透营卫。

麻黄汤的方证病机为营卫气血郁滞，阴阳不能通透，邪气不得宣泄。

麻黄汤有宣通营卫气血、透泄邪气、恢复营卫气血的正常流通的功能。既可辨治太阳伤寒表实证，又能辨治内伤杂病证候反应于表位的病证。

我临床上常用麻黄汤，或与其他经方合用治疗中风、慢阻肺、颈椎病、三叉神经痛、心动过缓及遗尿等病证，疗效明显。

麻黄汤在《千金方》中还被孙思邈称之为"还魂汤"，用于治疗昏迷气绝、口噤不开等危急重症，可见这个方子通透救急的重要性。

讲了太阳病提纲证、病机、治则、方药等重点内容，再举几个医案谈谈太阳病主方的临证活用吧。

四、医案解析

（10）头痛

陈某，女，27岁，2012年2月27日初诊。

主诉：头痛10余天。

病史：10天前因外出受寒感冒，开始时头痛，全身困痛，流涕。经治疗其他症状消失但头痛没有减轻，每天上午疼痛较重，自述"头似箍着了一般疼痛难受"。去医院检查诊为脑血管痉挛，口服药物及静脉点滴5天，基本没效。求治。

刻诊：头痛，整个头部都似箍住了一般疼痛，枕后项部疼痛较重，上午重下午轻，无干呕，无头晕，无汗，无口苦咽干，无口渴，无恶寒发热，眠可，纳可，二便可，舌暗苔薄白，脉寸关浮微紧，尺弦。血压145/85mmHg。

患者有高血压病家族史，父母亲都有高血压病。

六经脉证解析：头痛，无汗，舌苔薄白，脉寸关浮微紧，尺弦，为太阳伤寒证。

六经辨证：太阳病。

病机：营卫郁闭。

治疗：麻黄汤加川芎：麻黄 20g，桂枝 15g，杏仁 12g，炙甘草 12g，川芎 20g。3 剂，每日 1 剂，水煎分早晚 2 次服。

二诊时，患者说，药后很有效，疼痛明显减轻，比输液有效多了。还有轻度疼痛，夜晚睡不着觉。测血压：130/80mmHg。

效不更方，上方麻黄汤减量：麻黄 15g，桂枝 10g，杏仁 10g，炙甘草 6g，川芎 20g。6 剂，每日 1 剂，水煎分早晨饭后和中午饭后 2 次服，晚上不服。

嘱其这几天每天去附近的诊所测一次血压。后来电话告知，血压正常。头痛痊愈。

六经方证病机辨析思路

该患者是因外感诱发头痛。据患者说，以前也发作过此类头痛，但很快就好了，不像这次持续这么多天。看来这与患者血压高有关，患者有高血压病家族史，她本人曾偶尔测过血压，也曾高过，最高 150/85mmHg。但因年轻不在乎，也没有服过降压药。

举这个医案的目的是想告诉大家，我们应用经方，不要被西医的病名束缚住头脑，一听说高血压病就不敢应用麻黄剂，说什么麻黄"升压"等。用经方就是要六经辨证，有是证用是方。

这个病人用了麻黄汤不仅疗效好，而且血压也正常了，说明经方用对了，营卫通调谐和了，内环境改善了，血压等指标就会趋于正常了。

《伤寒论》第 35 条说："太阳病，头痛，发热，身疼，腰痛，骨节疼痛，恶风，无汗而喘者，麻黄汤主之。"麻黄汤方证病机为寒邪闭塞肌表，卫阳被遏，营阴郁滞，也就是营卫郁闭不通。不论外感内伤，凡是表现为营卫郁闭而出现头痛等症都可用之。

该案患者头痛表现为枕后项部紧箍痛，是由于血压增高，血管阻力增大，头部枕下项部肌肉反射性收缩痉挛而致。实际上也是中医所说的营卫郁闭不通的病机，所以用麻黄汤获得显效。

麻黄汤中麻黄这味药是非常重要的，在《伤寒论》《金匮要略》中含有麻黄的方子有二十多首，如麻黄汤、《古今录验》续命汤、麻黄细辛附子汤、麻黄加术汤、桂枝芍药知母汤、乌头汤等。在这些方子里，麻黄大多是用于治疗头痛、身痛、肢体不用、肢节疼痛等表现于表位的证候。

麻黄的重要功能：一是开风寒之邪所致的卫表郁闭，使气机内通外透，以达到气血升降流通正常的作用。二是疏通经络血脉，行血破瘀，祛除邪滞。

对于麻黄的应用，不要畏惧什么升压的副作用。中医只要辨证准确了，当用则用，用好了，还有明显的降压和稳定血压的作用。

这位患者应用麻黄汤后曾有晚上睡不着觉的情况，这是因为晚上熬药而服药过晚，服时已经夜里10点多了。应用麻黄剂，一定要告诉病人，一般晚上应服的一汁，最好在晚上6点以前就服，不宜延至睡前服，以免影响睡眠。

加川芎是为了加强行气止痛之力。《本经》说川芎："辛甘温，主中风入脑头痛，寒痹筋挛缓急，金创，妇人血闭无子。"川芎是一味治疗头痛的良药。俗话说："头痛不离川芎"，因为川芎能上行头目，下达血海，旁通四肢，活血行气，不仅止痛，还能温阳通阳。

（11）咳嗽（支气管肺炎）

姚某，男，2岁。2012年12月12日初诊。

主诉：发热、咳嗽1周。

病史：1周前，患者感冒发热，经肌注并口服抗生素等药治疗无明显疗效，仍反复发热，并伴阵发性咳嗽痰鸣，逐渐加重，其母亲带患儿去某医院诊为支气管肺炎，因不愿住院，来求服中药。

刻诊：咳嗽频频，喉中痰鸣，发热，阵阵烦躁哭闹，无喷嚏流涕，多饮温水，手凉，无汗，纳可，大便稍干，小便可，舌质淡嫩，舌苔白腻，指纹紫红浮露过风关。

听诊双肺闻及干、湿啰音。体温38.2℃。

六经脉证解析：咳嗽，喉中痰鸣，发热，无汗，指纹紫红浮露过风关，舌苔白腻，手凉，为太阳伤寒证。

咳嗽频频，喉中痰鸣，舌质淡嫩，舌苔白腻，为太阴病，水饮上逆。

指纹浮露过风关，为外感风寒表证。

指纹紫红，烦躁哭闹，大便干，为阳明病。

六经辨证：太阳太阴阳明合病。

111

病机：寒邪束表，饮气上逆，上焦郁热。

治疗：小青龙加石膏汤加味：炙麻黄6g，桂枝6g，干姜6g，旱半夏10g，炙甘草6g，白芍6g，五味子6g，细辛6g，生石膏12g，杏仁6g。3剂，每日1剂，水煎取汁180mL，分6次温服。

二诊：其母诉，药后体温逐渐降至正常，咳嗽痰鸣仍有，但程度和次数明显减轻，已不烦躁，大便不干，微溏。原方去杏仁、石膏加紫菀、款冬花各6g，继服3剂，服法同上，痊愈。

六经方证病机辨析思路

寒冬季节，咳嗽、喘证发病率较高。特别是小儿脏腑娇嫩，形气未充，易寒易热，"肺常不足"，卫外功能较弱，外邪入侵，常先伤肺，出现感冒、咳嗽、哮喘等肺系病证。

西医治疗多是应用抗生素等口服或静脉点滴，很多时候弊大于利，而中医辨证应用《伤寒》经方，辨证准确常可获得佳效。

该案患儿的支气管肺炎因外感诱发，西医治疗一律抗感染、抗病毒、止咳祛痰等，但对本患者疗效不佳，而用《伤寒论》六经方证病机辨治则凸显中医辨治优势。

患儿既有外寒束表，又有寒饮气逆，还夹杂些许上焦郁热，证属寒热错杂，而病机关键仍然重在寒饮上逆。《金匮要略·肺痿肺痈咳嗽上气病脉证并治》中说："肺胀，咳而上气，烦躁而喘，脉浮者，心下有水，小青龙加石膏汤主之。"

小青龙加石膏汤方证病机为外寒内饮夹热，所以用小青龙加石膏汤解表降逆、化痰止咳，兼以清热除烦。

《本经》说杏仁："味甘温，主咳逆上气，雷鸣。喉痹下气，产乳金创，寒心，奔豚。"加之以加强止咳、化痰饮、降逆气之力。

二诊烦热已除，仍有外寒内饮，且大便由干转为微溏，故去杏仁、石膏，用小青龙汤加紫菀、款冬花，以小青龙汤解表蠲饮、降逆止咳、表里双解。加紫菀、款冬花加强祛痰止咳之力。

《本经》说紫菀："味苦温。主咳逆上气，胸中寒热结气，去蛊毒痿蹶，安五脏。"

《本经》说款冬花："味辛温。主咳逆上气，善喘，喉痹，诸惊痫，寒热邪气。"

寒冬多咳喘，小青龙汤类方辨治疗效很好。但辨治小儿一定要注意小儿脏腑娇嫩、形气未充、易寒易热、肺常不足等生理病理功能特点，不论寒药热药皆不可过剂。勤观其证，随时加减药物。

第四节　外感温热病　概念须分明

谈到太阳病，我们还要重点了解一个病：温病，即外感温热病的辨治法则。

《伤寒论》第6条讲温病："太阳病，发热而渴，不恶寒者，为温病。若发汗已，身灼热者，名风温。风温为病，脉阴阳俱浮，自汗出，身重，多眠睡，鼻息必鼾，语言难出。若被下者，小便不利，直视失溲。若被火者，微发黄色，剧则如惊痫，时瘛疭，若火熏之。一逆尚引日，再逆促命期。"

这一条讲的是外感温热病的辨证。关于这一条，要弄清几个涵义：

1. 温病不是太阳病中的一个类型，而是与太阳病一样，是外感表证的一个类型，与太阳伤寒和太阳中风一样，都属于外感病的范畴。

外感病有太阳伤寒、太阳中风、温病，还应包括湿痹（中湿）、疟疾和痉病等。如《金匮要略·痉湿暍病脉证治》中说："太阳病，关节疼痛而烦，脉沉而细者，此名湿痹。"

"太阳病，发热，脉沉而细者，名曰痉。""太阳病，发热汗出而不恶寒，名曰柔痉"等。

张仲景常用太阳病泛指外感表证。

2. 温病与太阳病的区别是：太阳病是外感风寒之邪而致病，而温病是外感温热邪气而致病。

太阳病的证候特点是发热与恶寒或恶风并见的，而温病的证候特点是发热汗出而不恶寒，属于阳明外证的范畴，但又不是阳明病。

3. 温病的主证和病机特点是发热而渴，不恶寒，以伤耗卫气津液为主，严重者会入营血。证属阳明病外证，如《伤寒论》182条说："阳明外证云何？答曰：身热，汗自出，不恶寒，反恶热也。"

4. 温病不等于瘟疫。瘟疫是疫疠病中的一种。瘟疫有一个特定的涵义，就是感受疫疠之气而具有急性、传染性、群体易染、发病相似的特征，正如《素问·刺法论》所说："黄帝曰：余闻五疫之至，皆相染易，无问大小，病状相似。"所以，不具有流行性的温病不能叫做瘟疫。

不过，不论是温病还是太阳伤寒或太阳中风，一旦具有流行性，群体易染而发病且病状相似，就可以叫做疫疬，也就是说太阳伤寒或太阳中风证具有传染性、流行性的，可以叫做寒疫；外感温病具有传染性、流行性的叫做瘟疫。

5. 温病与阳明病。温病是外感温热之邪伤及肌表，里热外发，而阳明病多为外感误治，邪气内陷传变而来。

6. 温病治疗与阳明外证治疗相同，"须以清解立法"（《胡希恕讲伤寒杂病论》），可用白虎汤类经方辨治。

张仲景在太阳病篇特别提到温病，主要是提醒我们注意弄清这个特殊的外感病的涵义，切不要将温病当做外感病，误用汗法等来治疗。

7. 温病与太阳伤寒和太阳中风一样可以传变，温病在表而误治，如被攻下治疗或被火法治疗，也会外邪内陷而传变。

第七章 阳明里阳分热实 明辨方证须识机

第一节 阳明里阳证 热实须辨明

一、阳明病脉证病机与治则

阳明病为三阳的里病,即里阳证。病位在里,病性属于阳(热),病状(病理状态)属于实。

阳明病的证候特点就是发热而不恶寒。

阳明病为里实热证,包括里热而无里实的阳明外证,和里热伴有里结燥实的阳明内证,即燥热实证。

阳明病的主要证候:身热,汗自出,不恶寒,反恶热。胃家实,日晡潮热,大便秘结,谵语,心中懊恼而烦,腹满痛,拒按,按之硬,发热汗多,或手足濈然汗出。

阳明病的病机:里热亢盛,热实内结,津液损伤。

阳明病的治则:清法、下法。

阳明病主要分为阳明外证和阳明腑实证。现分证解析各证的重点证候、病机、治则和方药。

二、阳明病提纲证

阳明病提纲证就是《伤寒论》第 180 条所说的："阳明之为病，胃家实是也。"

这一条是阳明病的提纲，也就是正阳阳明的主证。所谓正阳阳明，即《伤寒论》第 184 条所说："正阳阳明者，胃家实是也。"

胡希恕先生说："'正阳阳明'没有太阳、少阳证候存在，只有阳明病"，"阳明病，即里阳证，病邪充实于胃肠。"（《胡希恕讲伤寒杂病论》）

胃家实，就是指里实热，既包括阳明腑实证，也包括阳明病的里热证，即阳明外证。

胃家有两个意义：

一是泛指肠胃。《灵枢·本输》说："大肠、小肠，皆属于胃。"由此可知，古人将运化食物的整个系统称为胃家。

二是指五藏六府的"府"。府包括胆、胃、大肠、小肠、膀胱、三焦，"六府者，传化物而不藏"（《素问·五藏别论》），以降为顺。

《素问·太阴阳明论》说："阳道实，阴道虚。故犯贼风虚邪者，阳受之；食饮不节，起居不时者，阴受之。阳受之则入六府，阴受之则入五藏。入六府则身热，不时卧，上为喘呼；入五藏则䐜满闭塞，下为飧泄，久为肠澼。"张志聪注说："人六府者，谓阳明为之行气于三阳。阳明病，则六腑之气皆为之病矣。"

这个"府"，还应当涵盖"奇恒之府"，即：脑、髓、骨、脉、胆、女子胞。

大家都知道，"奇恒之府"形态中空似府，而功能则贮藏精气而似藏。正如《素问·五藏别论》所说："此六者，地气之所生也，皆藏于阴而象于地，故藏而不泻。"

特别是"奇恒之府"中的脑、髓与阳明病的关系密切。

脑，又名"髓海"，居于头颅内，《素问·脉要精微论》说"头者精明之府"，由脑髓汇聚而成，如《灵枢·海论》说"脑为髓之海"，《素问·五脏生成》说"诸髓者，皆属于脑"。李时珍在《本草纲目》中说："脑为元神之府。"这些都说明脑是精髓和神明汇集发出之所，支配神经意识思维活动。

阳明病承气汤证中的"谵语"，"发不识人，循衣摸床，惕而不安，微喘直视"，以及桃核承气汤证中的"其人如狂"等证候，都与阳明热盛、脑之元神意识不清有关。

由此可知，感受外邪，如误治、失治等，入于阳明，可表现为六腑的证候病机。

　　阳明病不仅因邪入于里伤损津液、胃中干燥而致大便燥结、腹胀腹痛、谵语潮热、盗汗等中下焦的腑实证，即承气汤证；也有邪结上焦的结胸证，即陷胸汤证；还会出现身热汗自出、不恶寒、反恶热、口燥烦渴的阳明外证，也就是阳明中风证。

　　胃家实的"实"，是阳明病提纲证的重点，由《素问·通评虚实论》所说"邪气盛则实"可知，这个"实"，就是指邪实。

　　胃家实就是胃家的邪热盛实，这个邪热盛实，既指有热而无积滞的无形实热，又指有热又有积滞的有形实热，但不论是无形实热还是有形实热，都会伤耗津液。

　　所以，阳明病胃家实，涉及了三焦的阳明实热。

　　阳明病的病机关键就在于实热伤津。

第二节　阳明病热证　方证要分清

一、阳明病热证（阳明外证）证候和病机

　　《伤寒论》第182条说："问曰：阳明病外证云何？答曰：身热，汗自出，不恶寒，反恶热也。"

　　阳明病的特征是里热实证，胃中干燥，大便难，但还有反应在机体外部的证候表现：身热。因为，阳明为里热证，里热亢盛，内外充斥，故全身发热。

　　汗自出。阳明病里热炽盛，这个热从里蒸腾于外，迫使体内津液以汗的形式外泄。

　　太阳病为表阳证，恶寒发热并见；阳明病为里阳证，只发热而不恶寒。

　　反恶热，为里热充斥，感觉怕热。

　　由这一条可知，阳明外证病机为：里热亢盛，内外充斥。

二、阳明外证主方的脉证、病机、治则和方药

（一）白虎汤证

　　辨证要点：身热，汗自出，不恶寒，反恶热。渴欲饮水，喜凉饮，或表里俱

热，大渴，舌上干燥而烦，欲饮水数升，舌质红，或红绛，舌苔黄腻，脉滑数，或粗大有力、浮滑、洪滑等。

证候特征：恶热不恶寒，汗自出。

病机：里热亢盛，充斥表里。

治则：清热生津（清法）。

方药：白虎汤方（《伤寒论》第176条等），或白虎加人参汤方（《伤寒论》第168条等）。

白虎汤方：知母六两，石膏一斤（碎），甘草二两（炙），粳米六合。

煎服要点：上四味，以水一斗，煮米熟汤成，去滓，温服一升，日三服。

（二）白虎加人参汤证

辨证要点：身热，汗自出，不恶寒，反恶热。渴欲饮水，喜凉饮，口干舌燥，或表里俱热，大渴，舌上干燥而烦，欲饮水数升，舌质红，或红绛，舌苔黄腻，脉滑数，或粗大有力、浮滑、洪滑等。

证候特征：恶热不恶寒，汗自出。

病机：里热炽盛，津液伤损。

治则：清热生津（清法）。

方药：白虎加人参汤方：知母六两，石膏一斤（碎），甘草二两（炙），人参二两，粳米六合。

煎服要点：上五味，以水一斗，煮米熟汤成，去滓，温服一升，日三服。

服药禁忌：伤寒脉浮，发热无汗，表不解者；里虚寒证如大便溏泄、脉微细或沉者；诸失血者；阳明里实证燥实内结，腹痛拒按者。

三、医案解析

（12）发热

周某，女，2岁。2013年5月7日初诊。

主诉：发热烦躁5天。

病史：5天前，患儿感冒发热，鼻塞流涕，发热37℃以上时，其家长又是让医生打针，又是喂口服退热药，致使患儿频频出汗、退热，但旋即又烧起来，后来体温渐高，最高39.3℃。患儿还不断烦躁哭闹。去医院检查排除了脑炎，诊断为上呼吸道感染，要求静脉点滴治疗，患儿家长不愿叫小儿输液，求治。

刻诊：发热，下午及夜间较高，不时哭闹，不断要水喝，无鼻塞流涕，无呕吐，服退热药时汗出多而热退，旋即又烧，纳可，无恶寒，二便可，舌淡，苔薄微黄滑，指纹紫红，过风关未及气关。

体温38.9℃。触诊腹部较热。

六经脉证解析：高热，汗出，烦躁，饮水多，无恶寒，无鼻塞流涕，指纹紫红，苔薄黄，为阳明外证。

六经辨证：阳明病。

病机：里热津伤。

治疗：白虎加人参汤：生石膏2包（免煎中药配方颗粒，相当于饮片30g），知母2包（相当于饮片20g），人参1包（相当于饮片10g），炙甘草2包（相当于饮片6g）。3剂，每日1剂，以粳米30g煎汤取汁120mL，将颗粒剂融入，分6次服。嘱患儿母亲给患儿多喂温开水，汗出时避风，体温不到39℃以上时，不要再服用任何退热西药。

二诊：患儿的母亲说，服一剂药后，夜间体温就没有再超过38℃，已经不太烦躁了。三剂药服完，体温降至正常？问还用不用再开几剂药？

我说停药观察，嘱其避免患儿受凉，今后患儿再感冒发烧，热度不高时不要随便打针，特别不要服地塞米松等激素退烧。一般感冒发热是一种自身防御反应，过度用退热药或用激素退热会降低小儿免疫功能，损伤小儿正气。

六经方证病机辨析思路

该案患儿是因外感过度退热而伤津液，病由太阳传入阳明，一派阳明外证的证候表现。

《伤寒论》第26条说："服桂枝汤，大汗出后，大烦渴不解，脉洪大者，白虎加人参汤主之。"

《伤寒论》第170条说："伤寒脉浮，发热无汗，其表不解，不可与白虎汤。若渴欲饮水，无表证者，白虎加人参汤主之。"

《伤寒论》第222条说："若渴欲饮水，口干舌燥者，白虎加人参汤主之。"

从这几条来看，白虎加人参汤的方证病机就是热盛伤津，用于该案正合病机。但一定要记住一条原则：表不解不可用。

该案患儿开始有表证，经过几次退热汗出，津液损伤，病邪入里传入阳明，表证已经没有了。触诊腹部从心下至少腹无压痛胀满，但很热，大便也通畅，说明没有阳明里实证存在，故可用白虎加人参汤，药简疗效好。

时方对此类发热常用清热解毒之类的制剂如清热解毒口服液、银黄口服液、柴胡口服液等，这些药物目前充斥小儿感冒市场，但我个人认为都不会有经方这样好的疗效。

举出该病案是想告诉大家，现在小儿感冒误治多见，很多小儿一发热，家长就赶紧为其退热，于是退热药甚至地塞米松等激素都用上，常致使津液伤损，表证传变入里，阳明热证就非常多见。所以，要善于辨证应用白虎汤类经方。

第三节　阳明里实证　下法分轻重

一、阳明里实证发病的成因和病机

《伤寒论》第181条说："问曰：何缘得阳明病？答曰：太阳病，若发汗，若下，若利小便，此亡津液，胃中干燥，因转属阳明，不更衣，内实，大便难者，此名阳明也。"

这一条主要讲太阳病是如何误治转属阳明病的。

太阳病，发汗治疗应当是正治的方法，但不可过汗。如太阳中风证的治疗要求微汗出，"遍身漐漐，微似有汗者益佳，不可令如水流漓，病必不除"（《伤寒论》12条）。

而医者没有掌握好这个法度，使病人大汗，而致津液大伤，胃中水分被消耗而干燥，胃喜润而恶燥，如叶天士在《临证指南医案·脾胃》中就说："太阴湿土，得阳始运；阳明燥土，得阴自安。以脾喜刚燥，胃喜柔润也。"

胃中津液干了，脾主运化，无法为胃行其津液，胃肠没有津液滋润，大便就干燥，难以排出了。

阳明病的成因不止一端，除汗不如法之外，还有误用攻下之法，或误用利小便之法治疗，都可使津液亏损，胃肠中干燥，邪气入里化热成实，病即转属于阳明。

古时更衣与上厕所是互词，成无己说："古人登厕必更衣，不更衣者，通为不大便。"（《注解伤寒论》）"不更衣"就是不解大便，"内实"是燥热内结成实，"大便难"就是大便干结而解出困难。

由这一条可知阳明里实病机为：胃中津液亏损，热实内结。

二、阳明里实证主方的脉证、病机、治则和方药

（一）大承气汤证

辨证要点：胃家实。不恶寒反恶热，日晡潮热，大便秘结，频转矢气，谵语，心中懊憹而烦，心烦不解或烦躁不安，脘腹痞满，腹满痛，或绕脐痛，拒按，按之硬，发热汗多，或手足濈然汗出，口咽干燥，口渴欲饮。

严重者发不识人，循衣摸床，惕而不安，微喘直视。或喘冒不能卧（气喘而头昏目眩）。

或目中不了了（视物模糊），睛不和（眼球转动不灵活）。或里热实证之热厥、痉病，或发狂等。

或少阴病口燥咽干。或少阴病，自利清水，色纯青，心下痛。或少阴病六七日，腹胀不大便。

舌质红，或红绛，舌苔黄燥有芒刺，或焦黑燥裂。脉滑数，或滑实，或沉实有力，或弦长，或短涩，或迟而有力（腑气因实热而壅结不通，脉道郁滞）等。

明代医家吴昆在《医方考》中说："伤寒阳邪入里，痞、满、燥、实、坚全具者，急以此方主之。"

清代吴谦等在《医宗金鉴》中说："诸积热结于里而成痞、满、燥、实者，均以大承气汤下之也。"

清代医家张秉成在《成方便读》中说："此方须上中下三焦痞满燥实全见者，方可用之。"

清代医家陈修园在《医学实在易》中说："治阳明病，大实大满，大便不通，腹痛大热，其脉沉实，此方主之。"

证候特征：痞（心下闷塞坚硬）、满（胸胁脘腹胀满）、燥（肠有燥屎，大便燥结不通）、实（腹中硬满，疼痛拒按，大便不通，或下利清水而腹中硬满不减）。

病机：燥屎内结，热甚津伤。

治则：峻下热实，荡涤燥结，急下存津（下法）。

方药：大承气汤方（《伤寒论》第 208 条等）：大黄四两（酒洗），厚朴半斤（炙，去皮），枳实五枚（炙），芒硝三合。

煎服要点:《伤寒论》大承气汤方后注:"上四味,以水一斗,先煮二物,取五升,去滓,内大黄,更煮取二升,去滓,内芒硝,更上微火一两沸,分温再服,得下,余勿服。"就是说先煎煮枳实和厚朴,后下大黄,最后下芒硝。因大黄、芒硝煎煮时间短,可以增强泻下作用。

宜饭后 1~2 小时服用。只可暂时应用,不可久服,大便通下即停服。

(二)小承气汤证

辨证要点:胃中燥,大便硬。谵语,潮热或发热,恶热而不恶寒。口渴、口燥咽干,多汗,微烦,腹满或腹痛,小便数。舌质红、或红绛,舌苔黄干。脉滑而疾等。

清代医家陈修园在《医学实在易》中说:"治阳明病潮热,大便难,脉沉而滑。乃内实腹痛者。"

证候特征:腹胀满或痛,大便硬。

病机:热实内结,腑气不通。

治则:泻热通腑,消滞除满(下法)。

方药:小承气汤方(《伤寒论》第213条等):大黄四两,厚朴二两(炙,去皮),枳实三枚(大者,炙)。

煎服要点:上三味,以水四升,煮取一升二合,去滓,分温二服。初服汤当更衣,不尔者尽饮之,若更衣者,勿服之。

(三)调胃承气汤证

辨证要点:胃中燥实,心烦,腹胀满,大便不通。不恶寒,但发热,蒸蒸发热,汗出。

清代医家陈修园在《医学实在易》中说:"治汗后,恶热谵语,心烦中满,脉浮者。"

证候特征:发热心烦,大便不通。

病机:燥热内盛,腑实初结。

治则:泻热和胃,软坚润燥(下法)。

方药:调胃承气汤方(《伤寒论》第207条等):甘草二两(炙),芒硝半升,大黄四两(清酒洗)。

煎服要点:上三味,切,以水三升,煮二物至一升,去滓,内芒硝,更上微火一二沸,温顿服之,以调胃气。

（四）承气汤类方服药禁忌

腹微满，大便初头硬，后必溏者；大便干兼有恶寒无汗之表证者；三阴里虚寒证者；肠胃无热结者；胃满痛而喜温喜按者；脉虚弱、微细或脉沉迟无力者；年老体虚、慢性病、阳气亏虚等见大便燥结者。

特别注意：应用承气汤类经方必须慎之又慎，谨防伤及正气，一定要牢记古训："伤寒下不厌迟。"（清·杨璿《伤寒温疫条辨·卷四》）

三、医案解析

（13）腹痛（不完全性肠梗阻）

吴某，男，56岁。2012年9月18日初诊。

主诉：腹痛、腹胀伴大便难3天。

病史：3天前，患者突发腹痛腹胀，以"腹痛7小时"收入我院外科住院治疗，经X腹平片等检查诊断为不完全性肠梗阻。给予禁食水、胃肠减压抽出积聚在梗阻上端的气体和液体、降低肠内张力、静脉点滴抗生素、补液等措施治疗，仍然出现阵发性腹痛，请中医会诊。

刻诊：面色晦暗，痛苦面容，脐周持续性疼痛，阵发性加剧。腹胀明显，无恶寒发热，恶心但无呕吐，口不苦，口干，口渴。肛门可排出少量气体，但不排大便，小便黄。舌淡暗，苔黄腻，脉沉弦略数。

腹诊：脐周及脐下腹部压痛和胀满，无反跳痛，腹满痛拒按不甚，未扪及包块和硬结，无腹水征。听诊肠鸣音亢进，每分钟7~8次。

六经脉证解析：腹痛，腹胀，口干，口渴，不大便，舌淡暗，苔黄腻，脉沉弦数，为阳明里实证。

六经辨证：阳明病。

病机：气滞不通，实热内结。

治疗：厚朴三物汤：厚朴60g，生大黄30g（后下），枳壳40g。2剂。每日1剂，水煎取汁300mL，分3次胃管注入。

第二汁注药后不久，患者感到腹内胀痛次数比前频繁，但没有加剧，接着频繁矢气。再继续注药，排出干稀不等伴黏液样便4次，腹部通畅，疼痛大减。鉴于患者大便已经通畅，嘱第二剂药停服。

六经方证病机辨析思路

肠梗阻是指任何原因引起的肠内容物通过障碍而导致肠道和全身病理变化的急腹症。不完全性肠梗阻是指肠道还没有被完全阻塞，仍有部分食物、水、气体通过。

肠梗阻属于中医"肠结"等病证的范畴，以痛、呕、胀、闭四大症状为主证。

该案患者发病较急，阳明热盛与燥屎结于肠道，气机不通，升降失常，因未扪及腹内硬结，气滞重于实积，应当以通气滞为主。

《金匮要略·腹满寒疝宿食病脉证治》说："痛而闭者，厚朴三物汤主之。"

厚朴三物汤与大承气汤相比，厚朴、大黄和枳实的量一样大，就是说厚朴三物汤内没有芒硝，而大承气汤中有芒硝。所以，厚朴三物汤方证病机为阳明气滞不行、实热内结、气滞为重。而大承气汤方证病机为阳明实热内结、气滞不行、积滞并重，方中有芒硝，以助荡涤肠胃，急下存津。

该案证候病机正与厚朴三物汤方证病机相合，所以以厚朴三物汤药简量大力专，直指病所，行气除满、泄热祛积。一剂而下，中病即止。

我曾辨治过不少不完全性肠梗阻，多次单用或在经方中合用厚朴三物汤，疗效都很好。

对于下法，都宜中病即止，不能过下而伤及正气，这是任何时候都要注意的治疗原则。《伤寒论》中有很多误下所致的变证坏病，所以，对于下法，我们应当保持警醒，一定要谨慎。

下不厌迟，下不过当，应常记在我们脑子里，毕竟安全第一，人命大如天！

第八章 半表半里少阳病
柴胡临证最常用

第一节 少阳半表里 提纲三主症

一、少阳病脉证病机与治则

少阳病为半表半里阳证。病位在太阳阳明之间，太阳为表，阳明为里，少阳就是半表半里，其证属于"半在里半在外"（《伤寒论》第148条）的阳证。

少阳病病性属于阳（半寒热而偏于热），病状（病理状态）属于半虚实而偏于实。

少阳病主要是外感热病发展过程中呈现的一种里热不太盛、正气不太虚的格局。

少阳病的证候特点就是寒热往来。

少阳病的主要证候：口苦，咽干，目眩，往来寒热，胸胁苦满，嘿嘿不欲饮食，心烦喜呕，脉弦。

少阳病的病机：枢机不利，郁热伤津，气机不通。

少阳病的治则：和法。

二、少阳病提纲证

少阳病提纲证为《伤寒论》第263条："少阳之为病，口苦，咽干，目眩也。"

少阳病，是半表半里的阳证，半表半里，病位就是介乎于表和里之间，或上焦和中焦之间。

先谈谈少阳的病位，少阳病为半表半里阳证，病邪所反应的病位也相应在人体的中上部：

一是在上焦孔窍之间，外为表，内为里。

二是在胸腹腔隙间，包括心下、胃上的腹部，这个部位也位于上焦和中焦之间，上接近上焦，下接近中焦，外接近表，内接近里。

三是在胸胁部位，包括胸胁下两侧季肋部。

四是位于人体躯干的中上部，这个部位的前为里，后为表。

这些部位都属于半表半里，病邪阻在这些部位，气机必然枢转不利，邪气就会在此郁结而出现诸多少阳证候。

根据这个提纲证，病邪阻于上焦、中焦之间，这也就是半表半里的阳位。

病邪入于胸腹腔间，即上焦、中焦之间，也就是半表半里的部位。邪气阻滞于此，三焦枢机不利，气机不畅，上焦的心火不能正常下达，就会上炎而出现口苦；少阳之热郁阻于上焦孔窍灼伤津液，气机无法畅达生津和升津滋润，就会出现咽干；阴阳气机不得流通，病邪郁聚上逆于头目清窍，就会出现头晕目眩。

上焦孔窍是上焦阴阳气机表里出入的重要通道，是机体与外界沟通的最敏感的部位，所以，邪犯少阳半表半里，枢机不利，病人的上焦孔窍症状尤为突出，因此，"口苦，咽干，目眩"这六个字就能够基本反映少阳病病位、病性的特点，也是少阳病认证的关键点。

临证之时，见到这三个症状，基本上可以确认为病在少阳了。

第二节　柴胡四大症　辨治须谙明

一、少阳病本证条文解析

少阳病本证发病的原因很多，不仅是外感病邪传变而来，更有其他经病证转化而来，也有少阳中风深入而致。

（一）少阳病本证（小柴胡汤证）的四大主症

《伤寒论》第 96 条说："伤寒五六日，中风，往来寒热，胸胁苦满，嘿嘿不欲饮食，心烦喜呕，或胸中烦而不呕，或渴，或腹中痛，或胁下痞鞕，或心下悸，小便不利，或不渴，身有微热，或咳者，小柴胡汤主之。"

在这一条中，少阳病的症状最多，主要说的就是少阳病的证治。

"往来寒热，胸胁苦满，嘿嘿不欲饮食，心烦喜呕"，这是通常人们所说的柴胡四大主症，这也就是少阳病的四大代表症状。

现在解析一下条文中所说证候的意义：

"伤寒五六日，中风"。这不是说伤寒五六日转为中风了，而是说太阳伤寒或中风，已经五六天了没有痊愈，病邪由表传入了半表半里。

怎么看出病邪是传入了半表半里呢？这就要辨析病人发热恶寒表现的态势：往来寒热。

胡希恕先生说："太阳病发热、恶寒同时发作；阳明病在里，不恶寒，但发热；半表半里时寒往热来、热往寒来，恶寒、发热交替出现"（《胡希恕讲伤寒杂病论》），这句话很有鉴别意义。

病邪在半表半里时为什么会出现往来寒热，也就是寒往热来、热往寒来，恶寒和发热交替出现呢？

这是因为，邪在半表半里这个病位。邪气胜时，要入于里，内里的正气一定要奋起抗邪就会出现发热。而正气拒邪于表时，就会出现类似于太阳病表证那样的恶寒症状。

所以，病邪在表里之间，正邪纷争较为剧烈，一阵儿邪胜，一阵儿正胜，这样一来，寒热就会交替出现，呈休作有时的状态，这就是少阳病寒、热症状的基本特征，这也说明了少阳半表半里为三阳的枢机。

枢机就是气机交接转枢之地，能枢转气机，使气机出入正常，升降自如，开合有度。

少阳位于半表半里，为三阳枢机，通过枢转太阳、阳明来调节太阳、阳明的开合，使人体气机升降出入达到平衡状态。而少阳病时，邪正交于半表半里，枢机不利，正邪交争也呈现出一种寒热往来、休作有时的格局。

临床上，很多出现有寒热往来或休作有时症状的病证，都可以按照少阳病来辨治，疗效很好。

出现了"胸胁苦满，嘿嘿不欲饮食，心烦喜呕"等一系列证候时，表明小柴胡汤证主症已经基本具备。

胸胁苦满，是邪郁胸胁的证候特征。胸胁包括胸腹腔间，心下、胃上的腹部，以及胁下两侧，这些部位都是半表半里之处，上接近上焦，下接近中焦，外接近表，内接近里。邪气阻在这个部位，气机必然枢转不利，病邪就会郁结在此，而表现为胸胁满闷不适的症状。

嘿嘿不欲饮食，是说少阳热邪郁于胸腹腔间，患者因胸腹不适，心情不好，神情漠然，不想说话，虽饿但不想进食，也就是有饥饿感但不思饮食，不想吃饭。

心烦喜呕，是因为热邪郁于胸胁心下部，枢机不转，上焦不得通，津液不得下，胃气不和，所以，这个热势上行就会出现干呕或呕吐，心火不下而上炎就会出现心烦。

（二）小柴胡汤证的或然证

小柴胡汤证的或然证如"或胸中烦而不呕，或渴，或腹中痛，或胁下痞鞕，或心下悸，小便不利，或不渴，身有微热，或咳者"，多是因太阴水饮或阳明热参与而形成的，也可以说是少阳病的合并症了。

由于少阳病位为半表半里之间，病势不定，病邪易于传变，病证易于兼夹，或夹杂阳明热，或夹杂太阴水饮，病变趋于复杂，变化多端，所以会出现一些或然证：

邪郁胸胁，热势不甚，仅扰于胸膈，没有侵犯胃腑，会出现胸中烦而不呕。

夹杂阳明之热，损伤津液，会出现口渴。

邪热郁于胸胁，因脏腑相连的影响，邪居少阳，通连三焦，中焦被邪所阻，会出现腹中痛。

少阳邪气郁结于两胁下会出现痞结硬块。

邪入少阳，气机不利，三焦升降失常，水道通调失职，水液代谢障碍：少阳热邪兼夹太阴水饮，内停于心下会出现心下悸；内停于下焦，会出现小便小利；上犯上焦的肺就会出现咳。

不渴是津液没伤；身有微热是有表邪不解。

这些或然证不一定出现，但又不可不知，重点要掌握柴胡四大主症，正如胡希恕先生所说："以上或然证可见可不见，以柴胡四证为要。"（《胡希恕讲伤寒杂病论》）

方药主以小柴胡汤治疗。

小柴胡汤是和解少阳枢机的基本方。这个方子有扶正祛邪的功效，能助正驱邪，疏利三焦，调达上下，宣通内外，和畅气机。

这个方子服后的作用机理，正如《伤寒论》第230条所说："……上焦得通，津液得下，胃气因和，身濈然汗出而解。"也就是说能达到上焦气机宣通、津液布达、胃气自和、上下皆通、表里气畅的目的。

二、少阳病本证的发病原因和病机

《伤寒论》第97条说："血弱气尽，腠理开，邪气因入，与正气相搏，结于胁下。正邪分争，往来寒热，休作有时，嘿嘿不欲饮食。藏府相连，其痛必下，邪高痛下，故使呕也，小柴胡汤主之。服柴胡汤已，渴者属阳明，以法治之。"

这一段话所说的就是少阳病本证的发病原因和病机。

外邪袭表会不会致病，取决于人体正气的盛衰和邪气的强弱两个方面。

"血弱、气尽"，实际上就是营卫俱虚。所以，卫外不固，腠理疏松，邪气因而乘虚内入，但因里气并不是太虚弱，邪气只是入于少阳半表半里这个部位，正气与邪气交争搏结，相互结聚于胁下。

病邪郁阻于半表半里，与正气相争。正气进，邪气退于表则恶寒；正气弱，邪气入于里则发热，所以会出现往来寒热、交替出现、休作有时的现象。"休作有时"，有时非常有规律，但有时也可以没有一定的规律。

"嘿嘿不欲饮食"，刚才已经讲过，邪热郁于胸腹之间，患者因胸腹不适，神情漠然，虽饿但也不想进食，也就是有饥饿感而不思饮食，饥而不欲食。

"藏府相连，其痛必下，邪高痛下，故使呕也"，半表半里部位是居于脏腑之间的位置，这个位置包括三焦内的诸多脏腑，如心肺、肝胆、脾胃、大小肠、肾等，这些脏腑都是以膜相连的，生理、病理反应也是相互联系着的，这就是所谓的脏腑相连。

少阳通连三焦，位置偏上。病邪居于少阳，正邪相互搏结于半表半里，寒热交争于少阳，这就是"邪高"。

少阳受邪，中焦多受影响，因为中焦之气要趋上以抗邪，下焦的寒水就会乘虚上逆，导致呕和腹中痛。这就是"痛下"。

胡希恕先生认为，"半表半里，布有心肺、肝脾、胃肠、肾脏诸多脏腑，热及胃肠水谷之海，激动水气则腹中痛，胸上有热而腹中水气作痛，亦可作呕，主以小

柴胡汤。"(《胡希恕讲伤寒杂病论》)

这一条的病机为营虚卫弱，卫气不固，腠理疏松，邪入少阳，郁阻于半表半里，与正气相搏。方药就主用小柴胡汤治疗。

三、少阳病本证主方的脉证、病机、治则和方药

辨证要点：口苦，咽干，目眩。往来寒热，胸胁苦满，嘿嘿不欲饮食，心烦喜呕。或胸中烦而不呕，或渴，或腹中痛，或胁下痞鞕，或心下悸，小便不利，或不渴，身有微热，或咳。舌质红苔白。脉弦或弦细。

证候特征：口苦，咽干，目眩。胸胁苦满。心烦喜呕。

病机：枢机不利，郁热伤津。

治则：和畅气机，宣通表里，疏利三焦（和法）。

方药：小柴胡汤方（《伤寒论》第96条等）。

柴胡半斤，黄芩三两，人参三两，半夏半升（洗），甘草（炙）、生姜各三两（切），大枣十二枚（擘）。

煎服要点：上七味，以水一斗二升，煮取六升，去滓，再煎取三升，温服一升，日三服。

若胸中烦而不呕者，去半夏、人参，加栝蒌实一枚；若渴，去半夏，加人参合前成四两半、栝蒌根四两；若腹中痛者，去黄芩，加芍药三两；若胁下痞鞕，去大枣，加牡蛎四两；若心下悸、小便不利者，去黄芩，加茯苓四两；若不渴、外有微热者，去人参，加桂枝三两，温服微汗愈；若咳者，去人参、大枣、生姜，加五味子半升、干姜二两。

服药禁忌：太阴病，中焦虚寒，寒饮内停，寒湿内盛，或湿热夹杂；脉迟浮弱；阳明病，胸下及腹满痛拒按，大便燥结；太阳病寒热如疟等。

小柴胡汤禁忌证的代表条文为《伤寒论》第98条，有必要解析一下，以便引起重视，做到精准地认证：

《伤寒论》第98条说："得病六七日，脉迟浮弱，恶风寒，手足温，医二三下之，不能食，而胁下满痛，面目及身黄，颈项强，小便难者，与柴胡汤，后必下重。本渴饮水而呕者，柴胡不中与也，食谷者哕。"

太阳病得病六七日，病没有好，又出现脉迟浮弱，恶风寒。

脉迟为寒，浮弱为表虚，气血不足于外。

恶风寒，为表证未罢。

手足温，为表邪入里，但因里有寒湿，入里之热与寒湿相结，热势不甚，仅表现为手足温，这是太阴病的特征。

这就是外有表证、内有太阴寒湿和阳明微热。

而医者见到手足温，以为阳明里实，数次误用攻下之法治疗。下后一则更伤胃气，中虚更甚，故不能食；二则胃气虚，寒湿与热郁结于半表半里，出现胁下满痛。

颈项强，为太阳病未解。小便难，湿邪不化，热与寒湿相结，三焦不利，湿邪没有出路，瘀热在里而发黄疸，故出现面目及身黄。

这时病证为寒热错杂，呈现一种太阳表证未罢，少阳之证已现，里有太阴寒湿，又夹杂阳明微热的格局，为太阳太阴少阳阳明合病。

此时，极易认为不能汗，不能下，只有和，再加之人所共知胁下满痛和呕为少阳病的辨证眼目，所以，辨为柴胡证而误用小柴胡汤。

更重要的是，没有看到除"面目及身黄""小便难者"外，还有"渴饮水而呕"的水逆证。水湿不化津液会渴，渴欲饮水自救又会加重水湿，上逆而呕。

这几个证候所隐含的关键病机为湿热，寒湿多而热少。

这时，小柴胡汤就不适应了，小柴胡汤功能主要是疏利，偏于治疗半表半里热证。此病已经被反复攻下而伤及胃气了，就不能再用小柴胡汤继续疏泄了，否则会更伤太阴，一则加重里虚寒湿，出现后必下重；二则中焦阳气更受损伤，饮气更逆，吃东西时会出现恶心呕吐或呃逆等症。

所以，胁下满痛兼夹湿热者，或中焦停饮的呕，虽然都有胁下满痛和呕，看着类似于柴胡汤证，但不能用小柴胡汤。

四、少阳病的主证辨治法则

《伤寒论》第 101 条说："伤寒中风，有柴胡证，但见一证便是，不必悉具。"这一条是小柴胡汤的主症辨治法则，也是少阳病的主症辨治法则，就是"抓主症"的方法。

这一条说的意思是，无论伤寒证还是中风证，只要见到柴胡证，有一证便可辨为应用小柴胡汤的依据，不必证候都具备。

对于这一条，不少医家或医者的认识和理解不同，观点各异，解释不一，但这一条非常重要，如果理解不清就难以明辨柴胡证、用好柴胡方。

这段话从前提条件所谓"伤寒中风"来看，主要是针对太阳伤寒或中风传入少阳所说的，因为，太阳伤寒或中风传入少阳的最为多见。

太阳伤寒或中风传入少阳后，除表现为少阳病的证候，如口苦、咽干、目眩、往来寒热、胸胁满闷、心烦、呕或干呕外，还应表现有头痛、发热、身热恶风或恶寒、颈项强、口渴、汗出等证候。

这些都是少阳病与他经病合病或并病的状态，但因病情轻重、个体差异等因素，所有这些证候并不一定全部具备，辨治时就要学会"抓主症"而应用小柴胡汤。

我们辨证时，应当如何把握这一条所说的原则呢？

经过多年的临床观察，我认为，这主要是指少阳病与其他经病合病或并病时"抓主症"的辨治法则，应当这么理解和应用：

柴胡证，应当为柴胡四大主症：往来寒热，胸胁苦满，嘿嘿不欲饮食，心烦喜呕。

在少阳病与其他经病合病或并病中，"有柴胡证，但见一证便是"。也就是说，在辨证时见到柴胡四大主症之一，再加上提纲证"口苦、咽干、目眩"之一，便可以应用或合用小柴胡汤。

如《伤寒论》第37条所说："太阳病，十日以去，脉浮细而嗜卧者，外已解也，设胸满胁痛者，与小柴胡汤。"这里说明病在太阳日久而见到一证"胸满胁痛者"，就可以辨知病邪已经由太阳传入了少阳，就可用小柴胡汤。

再如《伤寒论》第99条所说："伤寒四五日，身热恶风，颈项强，胁下满，手足温而渴者，小柴胡汤主之。"这是三阳合病，见到一证"胁下满"，就可以辨知病邪偏重于少阳，应以小柴胡汤治疗为主。

又如《伤寒论》第149条所说："伤寒五六日，呕而发热者，柴胡汤证具"，《伤寒论》第379条所说："呕而发热者，小柴胡汤主之。"这些都是说病在太阳，经过五六日，邪气有内传之机，出现了"呕而发热"这一个小柴胡汤证的应用指征时，就可确定邪已传少阳，可以用小柴胡汤来治疗等。

这些条文中的"胸满胁痛""胁下满""呕而发热"，都是合病中的"但见一证便是"的具体例子。

而单纯的少阳病，不仅提纲证要具备，而且四大主症也要符合三个以上，才可以确定为使用小柴胡汤的指征。

因为，少阳病位于表里之间，变化多端，邪易传变，病证多有兼夹，如果没有三个以上症出现，就不能贸然确定为少阳病而应用小柴胡汤，为什么呢？

譬如说"目眩"这一个症，常以内伤为主，单独出现时并不足以反映柴胡证的应用指征。

"嘿嘿不欲饮食"可出现在不少疾病中，单一出现也不足以确定为小柴胡汤证。

因此，少阳病本经自病的，应当是见到"口苦、咽干、目眩、寒热往来、胸胁苦满、嘿嘿不欲饮食、心烦喜呕"中诸症中的三个以上时，才对应用小柴胡汤有诊断意义。

五、医案解析

（14）眩晕，头痛

李某，女，47岁，2012年5月2日初诊。

主诉：阵发性眩晕头痛10余天。

病史：患者10天前没有任何诱因突发头晕目眩，动辄加重，伴头痛，恶心呕吐，去医院诊为后循环缺血，经输液7天并服中西药治疗，呕吐消失，眩晕有所减轻，但每天仍发作4～5次。头痛持续，时轻时重。求服中药治疗。患者为银行职员，经常伏案工作，既往有颈椎病史10余年。

刻诊：阵发性头晕目眩伴恶心干呕，起卧转侧时加重。头痛，主要在双侧颞部。颈部强硬不适，出虚汗，无耳鸣耳聋，无眼震，无寒热，无口苦咽干，口不渴。纳可，眠差，多梦，双踝部轻度水肿。大小便正常，舌暗舌体胖大，边有齿痕，苔白滑，脉沉弦稍数。

血压：160/100mmHg。心率：87次/分。MRI示：1.颈椎退行性变。2.C3/C4椎间盘突出，C5/C6椎间盘突出显著，对应水平脊髓受压。TCD示：脑动脉硬化伴右颈内和左椎动脉供血不足。

六经脉证解析：眩晕，以双侧颞部为主的头痛，颈部强硬不适，出虚汗，脉弦稍数，为少阳中风证。

眩晕伴恶心干呕，头痛，双踝部轻度水肿，舌体胖大，边有齿痕，苔白滑，脉沉弦，为太阴病，水饮内停上逆。

六经辨证：少阳太阴合病。

病机：枢机不利，经气郁滞，水饮上逆，清窍失养。

治疗：小柴胡汤合苓桂术甘汤、吴茱萸汤加葛根：柴胡40g，黄芩15g，党参20g，旱半夏30g，炙甘草15g，茯苓40g，桂枝30g，生白术20g，葛根40g，吴茱莄 30g，生姜 30g（切片），大枣 8 枚（掰开）。4 剂。每日 1 剂，水煎分 3 次服。

二诊：患者来复诊时说，服 1 剂药后眩晕就明显减轻了，每天犯病次数减少为 2 次。仍然头痛，但没有那么重了，舌暗舌体胖大，边有齿痕，苔白滑，脉沉弦。

上方减小柴胡汤药量，并加川芎 15g：柴胡 24g，黄芩 9g，党参 9g，旱半夏 20g，炙甘草 15g，茯苓 30g，桂枝 20g，生白术 15g，葛根 40g，吴茱萸 30g，川芎 15g，生姜 30g（切片），大枣 8 枚（掰开）。4 剂。每日 1 剂，水煎分 3 次服。

三诊：药后基本不发作眩晕了，头痛也明显减轻了，踝部水肿消失，睡眠出汗等症均明显好转，颈部强硬不适好转，舌脉同上。上方又开 4 剂。

四诊：患者说，诸症基本消失，已经正常上班了。

停药观察，嘱其不要熬夜，在电脑旁操作时要定期轻度舒缓地活动颈部，预防再发。

六经方证病机辨析思路

该案是颈椎病压迫脊髓所造成的眩晕、头痛等症状，用六经经方辨治还是有优势的，根据脉证首先考虑有少阳中风证。

该案患者眩晕、头痛的主症，少阳枢机不利，阴阳气机不得流通，病邪郁聚上逆于头目清窍，可以出现本案症状，太阴寒饮上逆清窍也可以出现本案症状。所以为了保证治疗效果，就有必要既调和少阳枢机，疏导气机，也要温降寒饮，以求万全之策。

《伤寒论》第 99 条说："伤寒四五日，身热恶风，颈项强，胁下满，手足温而渴者，小柴胡汤主之。"《伤寒论》第 265 条说："伤寒脉弦细，头痛发热者，属少阳。"小柴胡汤不仅治疗少阳本证，而且可治疗这种外接近表、内接近里的半表半里一系列比较复杂的证候。

《伤寒论》第 67 条说："伤寒，若吐、若下后，心下逆满。气上冲胸，起则头眩，脉沉紧，发汗则动经、身为振振摇者，茯苓桂枝白术甘草汤主之。"苓桂术甘汤方证病机为水饮上逆而虚寒不重，因为该案眩晕较重，苓桂术甘汤就主治因太阴中焦虚寒水饮上逆于上焦而出现的头晕目眩等症，所以，合苓桂术甘汤利水化饮降逆。

《伤寒论》第 378 条说："干呕吐涎沫、头痛者，吴茱萸汤主之。"吴茱萸汤方证病机为寒饮上逆于上焦。该案太阴水饮上逆上焦清阳，眩晕、头痛皆较重并伴恶心干呕等证候，所以，合吴茱萸汤以加强降逆温化逐饮之力。

一诊加葛根，是因为《本经》说葛根："味甘，平。主消渴，身大热，呕吐，诸痹，起阴气，解诸毒。"这味药主诸痹，就是说能通各种痹阻滞不通的病证，特别是能够缓解颈背部痹阻滞不通而致疼痛不适。加葛根，正对该案药证。

二诊加川芎，是因为《本经》说川芎："味辛，温。主中风入脑，头痛，寒痹，筋挛缓急，金创，妇人血闭无子。"这味药治疗中风入脑头痛是专药，可温通筋脉血络。

我临床上体会，这两味药用于椎动脉型颈椎病引起的眩晕头痛疗效很好。

所谓椎动脉型颈椎病，是因为椎动脉受压迫或刺激而引起的供血不足所产生的一系列症状，具体有三大主症：眩晕、头痛和猝倒。如本案就与这个病有一定的关系。

二诊减小柴胡汤的用量，是因为少阳病症状明显减轻。

我在临床上用经方一般是据证，当加则加，当减则减，一切以证候病机为准，一切考虑机体的自我修复能力。

（15）不寐

秦某，男，50岁，2013年9月23日初诊。

主诉：失眠50余天。

病史：患者因为经营生意不好，忧虑过度而失眠，持续50多天，靠口服佐匹克隆片（7.5毫克/片）助眠，开始时服半片可以睡2个小时，增加到1片可睡4小时，后来逐渐加量，口服至4片也只能睡2个多小时。也服用过中药，无效。因长期夜间睡不着，白天头脑昏晕，因而心烦焦虑异常，痛不欲生。求治。

刻诊：痛苦面容，失眠，心烦焦虑，胸脘烦闷，头昏沉，口苦咽干，口渴，纳可，无恶寒发热，无头痛，无干呕，二便可。舌暗红胖大，边有齿痕，舌尖红，苔薄黄滑腻，脉稍数，寸关弦滑尺沉。心率86次/分。血压125/65mmHg。

六经脉证解析：头昏晕，口苦咽干，脉弦，为少阳病，邪郁少阳，上扰清窍。

失眠，心烦焦虑，胸脘烦闷，口渴，舌质暗红，舌尖红，苔黄，脉滑数，为阳明病，热扰上焦。

舌边有齿痕，苔滑腻，脉寸关弦尺沉，为太阴水饮。

六经辨证：少阳阳明合病，兼夹微饮。

病机：邪郁少阳，水热夹杂，上犯上焦胸中，上扰神明。

治疗：小柴胡汤合栀子豉汤加味：柴胡40g，黄芩15g，党参15g，旱半夏

30g，炙甘草15g，栀子20g，淡豆豉30g，茯苓30g，生姜30g（切片），大枣8枚（切开）。5剂。每日1剂，水煎，分中午饭后和晚上睡前服。

二诊：患者说，这几剂药很有效，比他此前吃的中药强多了，服后心里觉得舒坦，心烦焦虑明显减轻了。服药后减少了1片佐匹克隆，也就是每晚服3片也可以睡4个小时左右了。还有胸脘烦闷，原方加淡豆豉量至50g，继服5剂。

三诊：患者说，现在只服用1片佐匹克隆就能睡5个多小时了，心烦焦虑、胸脘烦闷等症状明显减轻了，头脑也不昏晕了。继服二诊方5剂。

四诊：患者说失眠等症状持续好转。效不更方，上方又开方5剂。后来患者来电话说，不再吃佐匹克隆也能睡五六个小时了。

嘱其调适精神，按时作息，每天睡眠时间不能超过夜晚11点，因为11点已经进入了中国传统文化所说的子时时辰，子时一阳生，过了子时还不睡觉，就会扰动阳气，使其不能很好地入阴潜藏，睡眠质量就差了。

六经方证病机辨析思路

该案患者不寐为忧虑过度所致。长期忧郁过度，气机郁滞化热入于少阳，阻于上焦和中焦之间的半表半里病位，枢机不利，气机不畅，郁热与水饮夹杂而为湿热，上犯神明，则失眠头昏晕；上扰上焦胸中则心烦焦虑，胸脘烦闷。

病机关键在于气机不畅，郁热水饮夹杂上扰，心神不安。

《伤寒论》第96条说："伤寒五六日中风，往来寒热，胸胁苦满，嘿嘿不欲饮食，心烦喜呕，或胸中烦而不呕，或渴，或腹中痛，或胁下痞鞭，或心下悸，小便不利，或不渴，身有微热，或咳者，小柴胡汤主之。"小柴胡汤方证病机为枢机不利。邪郁少阳，枢机不利，气机不畅。

《伤寒论》第76条说："发汗后，水药不得入口为逆，若更发汗，必吐下不止。发汗吐下后，虚烦不得眠，若剧者，必反覆颠倒，心中懊憹，栀子豉汤主之。"栀子豉汤方证病机为阳明湿热郁扰胸膈和心神。

《本经》说栀子："味苦寒。主五内邪气，胃中热气，面赤，酒疱，皶鼻，白癞，赤癞，创疡。"由此可知，栀子可以清利湿热。

淡豆豉，辛，甘，微苦，寒。《本草纲目》引《别录》谓淡豆豉："主伤寒头痛寒热，瘴气恶毒，烦躁满闷，虚劳喘吸，两脚疼冷。"《珍珠囊》谓淡豆豉："去心中懊憹，伤寒头痛，烦躁。"由此可知，淡豆豉可降逆气，祛寒热，除烦满。

该案失眠主要就是郁热水饮夹杂之邪所致，以小柴胡汤调达枢机，通畅气机，祛除少阳郁热之邪；以栀子豉汤清宣中上焦胸中郁热，化湿热，除烦满。二方相合，邪去而心神自安，神明自清。

正如明代医家张介宾在《景岳全书·不寐》中所说："不寐证虽病有不一，然惟知邪正二字则尽之矣。盖寐本乎阴，神其主也，神安则寐，神不安则不寐。其所以不安者，一由邪气之扰，一由营气之不足耳。有邪者多实，无邪者皆虚。"在治疗上则提出："有邪而不寐者去其邪而神自安也。"

由此案可知，依据六经辨证，经方治疗失眠是疗效很好的，关键在于方证病机都相应。

第三节　少阳中风辨　太少须明鉴

一、少阳中风证条文解析

《伤寒论》第264条说："少阳中风，两耳无所闻，目赤，胸中满而烦者，不可吐下，吐下则悸而惊。"这一条说的是少阳中风证的证候。

病邪偏于表就是少阳中风，偏于里就是少阳本证。少阳中风应当理解为少阳病的表证。

关于少阳中风，胡希恕先生的解释是："太阳中风不解而转属少阳者，名少阳中风。"（《胡希恕讲伤寒杂病论》）

实际上，少阳中风证的发生，有两种途径：

一种途径是体质素虚，气血虚弱，腠理不固，外邪直中少阳，这也就是所谓的虚人感冒。

另一种途径就是，患太阳病时间长了，伤损了气血，但机体里营卫气血并不是太虚弱，邪气传入了少阳，正气还可做一定程度的抵抗，病邪并没有进一步入里。

"两耳无所闻，目赤，胸中满而烦"，耳鸣、耳聋、耳闷胀、眼睛红赤、胸胁满、心烦，是因为病邪阻于孔窍和胸腹腔间，也就是少阳半表半里的病位，中、上焦枢机不利、气机不畅、少阳郁热较重而致的。

少阳中风证不能用吐法和攻下法治疗，如果误用吐下，是为治逆，后果多端：

一则伤耗津液，病入阳明，邪热扰动神明而出现惊悸烦躁；二则伤其胃气和津血，胃气被伤则下焦寒饮上逆，会出现心中悸动而惊；津血损耗则心失所养会出现惊悸不安。

少阳中风证，是由"少阳"和"中风"组成，说明这个证既有"少阳病"，又有"中风证"。

少阳中风证主要症状为"两耳无所闻，目赤，胸中满而烦"，而既然冠以少阳病，就要具备少阳病提纲三证"口苦，咽干，目眩"。

二、少阳中风证与太阳中风证鉴别要点

少阳中风证所伴随的"中风"证，其证候应当与太阳中风证所表现的证候相似，如：

《伤寒论》第 99 条所说："伤寒四五日，身热恶风，颈项强，胁下满，手足温而渴者，小柴胡汤主之。"

《伤寒论》第 144 条所说："妇人中风，七八日续得寒热，发作有时，经水适断者，此为热入血室，其血必结，故使如疟状，发作有时，小柴胡汤主之。"

《伤寒论》第 265 条所说："伤寒脉弦细，头痛发热者，属少阳。"

《伤寒论》第 379 条所说："呕而发热者，小柴胡汤主之。"

以及中风证的特有症状：汗出。

由这些论述可知，少阳病外接近表，内接近里，是位于太阳病和阳明病之间的半表半里证，即二者的中间证，其证候一定会"必有表，复有里"，表现为太阳病和阳明病的一些症状特征。

正如《伤寒论》第 148 条所说："伤寒五六日，头汗出，微恶寒，手足冷，心下满，口不欲食，大便硬，脉细者，此为阳微结，必有表，复有里也。脉沉，亦在里也，汗出为阳微，假令纯阴结，不得复有外证，悉入在里，此为半在里半在外也。脉虽沉紧，不得为少阴病，所以然者，阴不得有汗，今头汗出，故知非少阴也，可与小柴胡汤。设不了了者，得屎而解。"

这里的一系列症状表现就是三阳合病，也就是"半在里半在外"，"必有表，复有里"。

"半在里半在外"一语，自从金代医家成无己理解为"半表半里"，并在《注解伤寒论》中多次使用之后，便一直沿用至今。

而少阳中风证又比少阳病本证更加接近表一些，位于少阳病本证之前。所以少

阳中风证的表证有太阳中风证的一系列证候如身热恶风、颈项强、头痛、身痛、出汗等。

半表半里证有少阳病本证，包括少阳病提纲证的一系列证候如口苦、咽干、目眩、耳鸣或耳聋、两目充血红赤、胸中满而烦、胁下满、往来寒热、嘿嘿不欲饮食、呕而发热等。

里证有阳明外证如手足温而渴、头汗出等。

所以，这也是临床上为什么不少出现头痛、发热、身热恶风或恶寒、颈项强、口渴、汗出等症状的感冒病人用小柴胡汤能够很快治愈的原因。这也是小柴胡汤为什么在临床上应用得这么广泛的原因。

三、少阳中风证主方的脉证、病机、治则和方药

辨证要点：口苦，咽干，目眩。耳鸣或耳聋，两目充血红赤，胸中满闷，心烦。头痛，或头颞部痛，身热恶风或恶寒，颈项强，胁下满，手足温，口渴，汗出。往来寒热，胸胁苦满，嘿嘿不欲饮食，心烦喜呕。舌质红，苔薄白。脉弦，或浮弦，或弦细。

证候特征：口苦，咽干，目眩。两耳无所闻。身热恶风，汗出，头颞部痛，颈项强或强痛，胸胁苦满。

病机：枢机不利，三焦气机失畅，表里不通，郁热伤津。

治则：调和枢机，和解表里，通达内外，疏理三焦（和法）。

方药：小柴胡汤方（《伤寒论》第96条等）。

四、医案解析

（16）眩晕，耳鸣

张某，男，56岁。2011年9月22日初诊。

主诉：头晕懵重伴耳鸣2个月余。

病史：2个月前，因天热时全身出湿疹，输液治疗时用电扇吹风，开始出现头晕懵重如裹伴耳鸣，头晕懵重时轻时重，耳鸣不停，夜间尤重，严重时影响睡眠，因耳鸣而心烦焦虑。曾多方治疗无明显疗效。求治。

刻诊：头晕懵重，耳鸣，颈项僵硬不适，无头痛，无干呕，无寒热，时出虚汗，口不苦，咽干口燥，但只用水漱口而不欲饮，纳可，二便调，舌质暗嫩，边有

齿痕，舌下瘀斑，舌苔薄黄腻水滑，脉沉弦微数。

六经脉证解析：头晕，耳鸣，颈项僵硬不适，出虚汗，咽干，舌苔薄黄，脉弦微数，为少阳中风证。

口燥，只欲漱水而不欲饮，舌质暗，舌下瘀斑，脉弦，为瘀血。

头懵重，舌质嫩，舌苔腻水滑，脉沉弦，为太阴水饮上蒙清窍。

六经辨证：少阳中风证，兼夹饮、瘀。

病机：内外表里气机失畅，瘀热伤津。

治疗：小柴胡汤合桂枝茯苓丸加味：柴胡24g，黄芩9g，党参9g，旱半夏20g，炙甘草9g，桂枝15g，茯苓30g，丹皮15g，桃仁15g，赤芍30g，石菖蒲30g，生姜30g（切片），红枣8枚（掰开）。4剂，每日1剂，水煎分3次服。

二诊：患者说，药后诸症减轻，头晕懵重好转，耳鸣减轻，耳内还时有一阵阵儿的闷塞感，睡眠仍然不安。上方加炒枣仁30g，继服4剂。

三诊：患者很高兴，诉白天耳鸣和闷塞感明显好转，只是夜静时还有耳鸣，仍然有阵发性头晕懵。颈项僵硬不适仍有但已减轻，时出虚汗，咽干，舌质暗嫩，边有齿痕，舌下瘀斑，舌苔白腻水滑，脉沉弦。

六经辨证：少阳太阴合病。

病机：内外表里气机失畅，水饮上犯。

治疗：小柴胡汤合苓桂术甘汤加味：柴胡40g，黄芩15g，党参15g，法半夏30g，炙甘草15g，桂枝20g，茯苓30g，生白术15g，石菖蒲30g，炒枣仁30g，生姜30g（切片），红枣8枚（掰开）。此方共服8剂，痊愈。

六经方证病机辨析思路

该案患者是因为外感风邪，由太阳传入少阳半表半里，少阳之邪阻于孔窍及中、上焦之间的气机出入通道，致使孔窍内外及上下通道的气机不利，气化不能上达，津液不能得下，又夹杂瘀、饮而致头晕懵重、耳鸣、颈项强、咽干口燥诸症。

该案主症就是少阳中风证，至于饮和瘀都是兼夹症。

证候病机关键在于内外表里气机不畅，瘀热伤津。治疗重点就主要着眼于疏导通利，兼祛瘀饮。

病人口燥咽干，可为少阳病气化不能上达之证，而口燥咽干、但漱水不欲咽，病机就是瘀血内阻了。

漱水不欲咽，也就是常说的口干不欲饮，指病人口燥咽干，只想用水漱口，而不欲咽下。常见于瘀血内阻或热性病热入营血分的病证，其病机一是气不化津，二是瘀血阻滞。

《伤寒论·辨阳明病脉证并治》第202条说："阳明病，口燥，但欲漱水，不欲咽者，此必衄。"这说的就是气不化津。阳明热伤了气，气不能化水为津液。胃中有停水，所以口干不欲饮。

《金匮要略·惊悸吐衄下血胸满瘀血病脉证治》中说："病人胸满，唇痿舌青，口燥，但欲漱水不欲咽，无寒热，脉微大来迟，腹不满，其人言我满，为有瘀血。"这一条中"口燥，但欲漱水不欲咽"所说的就是瘀血内阻的病状。体内有血瘀，经络血脉阻滞，影响了津液的疏布上达。

故一诊方用小柴胡汤和解表里，通利孔窍，疏导少阳之邪。

合桂枝茯苓丸兼祛瘀饮互阻。

加石菖蒲，以其芳香为用，其性走窜，善能化湿浊之邪，而有豁痰宣壅、开窍通闭之功。《本经》说菖蒲："味辛温。主风寒湿痹，咳逆上气，开心孔，补五脏，通九窍，明耳目，出音声。久服轻身，不忘不迷，或延年。"加之以振清阳之气而助治疗头懵耳鸣。

二诊加枣仁，宁心安神以疗心烦而眠不安。《本经》说酸枣仁："味酸平。主心腹寒热，邪结气聚，四肢酸痛，湿痹，久服安五脏，轻身延年。"主邪结气聚、安五脏的功能，有助于治疗头晕、耳鸣、失眠。

三诊仍有阵阵头晕懵，考虑除了少阳未罢外，多与水饮上犯有关，故加重小柴胡汤的量，又合苓桂术甘汤加强化饮降逆之力。

有是证用是方，明确辨证，方证相应，疗效彰明。

（17）头痛，胁痛

李某，男，78岁。2012年11月9日初诊。

主诉：头痛、颈项强痛伴胁痛半月余。

病史：半月前，患者感冒，头懵痛，颈项强痛，身痛，关节痛，胁痛，说全身哪儿都是痛的，输液治疗5天，身痛、关节痛基本消失，但仍然头项强痛不适，特别是右侧胁部胀痛较重。去医院诊为高血压病、胆囊炎，继续口服不少药物治疗，效不明显，求服中药治疗。

既往有高血压病史15年。慢性胆囊炎病史6年。

刻诊：头懵痛，时轻时重，颈项强痛不适，右胁部胀痛，膈气较多，口苦咽干，心烦，无干呕，无发热恶寒，时出虚汗，大便稍干，小便黄，舌淡暗，苔黄滑腻，脉寸浮弦、关尺沉弦有力。血压 150/90mmHg。

六经脉证解析：头懵痛，颈项强痛，虚汗，胁部胀痛，膈气，口苦咽干，心烦，脉弦，为少阳中风证。

心烦，大便干，小便黄，关尺沉而有力，为阳明病。

舌淡，苔滑腻，为饮。

六经辨证：少阳阳明合病，兼夹微饮。

病机：枢机不利，气机郁滞，饮阻气逆。

治疗：小柴胡汤合四逆散：柴胡 40g，黄芩 15g，党参 15g，旱半夏 30g，炙甘草 15g，白芍 30g，枳壳 30g，生姜 30g（切片），大枣 8 枚（掰开）。3 剂，每日 1 剂，水煎分 3 次服。

二诊：患者说，服 1 剂药后头项强痛和胁痛就减轻了，3 剂药后诸症明显好转。昨夜又痛，但痛不如前重，仍然膈气较多。舌淡苔黄腻，脉弦大有力。

上方加陈皮 40g，继服 5 剂痊愈。

六经方证病机辨析思路

该案患者一系列脉证：头懵痛，颈项强痛，虚汗，胁部胀痛，膈气，口苦咽干，心烦，脉弦，可辨为少阳中风证。

少阳中风证，既包括了太阳中风证的证候，又有少阳中风证的证候。所以遇见这些脉证，类似于太阳中风证，但不能辨为太阳中风证而用桂枝汤治疗，这是我们需要注意的一个辨证要点。

因为，《伤寒论》第 99 条说："伤寒四五日，身热恶风，颈项强，胁下满，手足温而渴者，小柴胡汤主之。"

《伤寒论》第 265 条说："伤寒，脉弦细，头痛发热者属少阳。"

《伤寒论》第 231 条说："阳明中风，脉弦浮大而短气，腹都满，胁下及心痛，久按之气不通，鼻干不得汗，嗜卧，一身及目悉黄，小便难，有潮热，时时哕，耳前后肿，刺之小差，外不解，病过十日，脉续浮者，与小柴胡汤。"

胡希恕先生说："伤寒四五日，多传少阳，身热恶风，表还未罢，颈项强为太阳、少阳证俱在；胁下满为柴胡证；手足温而渴，为里有热，但热势不甚。三阳并病，太阳禁吐、下，阳明禁汗，少阳禁汗、吐、下，治取少阳为定法。"（《胡希恕讲伤寒杂病论》）

从这些论述可知，少阳病是位于太阳病和阳明病之间的半表半里证，也就是二者的中间证。所以，少阳病的证候中常表现有太阳病和阳明病的一些证候特征，不能汗，不能下，只能用小柴胡汤治疗。

这也是临床上不少出现头痛、发热、身热恶风或恶寒、颈项强、口渴、汗出等上述症状的感冒病人用小柴胡汤能够获得显著疗效的原因。

《伤寒论》第318条说："少阴病，四逆，其人或咳或悸，或小便不利，或腹中痛，或泄利下重者，四逆散主之。"四逆散方证病机为枢机不利，气机郁滞。

这个医案有阳明病的轻证，偏于阳明气滞，为少阳阳明合病，小柴胡汤治疗阳明气机不畅的力度尚不够，所以合四逆散治疗，和解少阳枢机，通畅阳明气机，所以疗效明显。

二诊加陈皮，暗合橘枳姜汤，既可加强四逆散治疗气机郁滞的功效，而且可祛除饮阻气逆。《金匮要略·胸痹心痛短气病脉证并治》中说："胸痹，胸中气塞，短气，茯苓杏仁甘草汤主之。橘枳姜汤亦主之。"橘枳姜汤方药组成为枳壳、陈皮、生姜，可温中去饮，通气降逆。

（18）眩晕，头痛，汗证（半身出汗）

范某，女，49岁。2013年9月16日初诊。

主诉： 头晕头痛伴左侧半身出汗1月余，加重伴发热5天。

病史： 1个月前，患者没有明显诱因而出现头晕，为非旋转性且与体位无关，是一种晕晕乎乎感。头胀头痛，头痛以枕部、顶部为主，呈钝痛，时轻时重，伴左侧颜面部、躯干及肢体出汗，时轻时重，汗后怕冷。不伴有语言障碍及肢体功能障碍。曾去医院诊为后循环缺血、植物神经功能失调，服药无效。5天前，出现发热症状，下午2点以后较重，最高达39.2℃，头晕头痛和半身出汗加重，不伴咳嗽、流涕、咽痛等症状。在附近诊所输液3天无效，且半身出汗加重，汗不时往下流淌，求治。

刻诊： 精神差，头晕，头痛，发热，左半身出汗，汗后怕冷，时恶心，无呕吐，口苦，咽干不痛，无口干口渴，四肢关节困痛，无心烦。二便可。舌淡暗，舌体胖大，舌尖红，苔薄白水滑，脉弦细数，寸浮关尺略沉。体温38.9℃。

六经脉证解析： 头晕，半身出汗，时恶心，口苦，咽干，舌尖红，脉弦数，为少阳病，少阳中风证。

头痛，关节痛，发热，出汗，汗后怕冷，舌苔薄白，脉寸浮数，为太阳中风证。

头晕，舌体胖大，苔白水滑，关尺沉，为太阴水饮。

六经辨证： 少阳太阳合病，兼夹水饮。

病机： 枢机不利，营卫不和。

治疗： 柴胡桂枝汤：柴胡40g，黄芩15g，白人参15g，旱半夏30g，炙甘草15g，桂枝20g，白芍20g，生姜20g（切片），大枣6枚（切开）。3剂。每日1剂，水煎分3次服。

二诊： 患者说，药后发热已退，头痛头晕减轻，仍然出汗，但比前稍减轻，口稍渴但不欲饮，舌淡暗，舌体胖大，苔薄白水滑，脉弦细，寸浮关尺沉。

柴胡桂枝汤加味：柴胡40g，黄芩15g，白人参15g，旱半夏30g，炙甘草15g，桂枝20g，白芍20g，炮附子15g，茯苓30g，生姜20g（切片），大枣6枚（切开）。5剂。每日1剂，水煎分3次服。第1汁文火煎1小时。

三诊： 患者说，疗效明显，未再发热，头痛消失，头晕和半身出汗明显减轻，上方又服5剂痊愈。

六经方证病机辨析思路

这个医案就不是单纯的少阳中风证了。举这个医案的目的，是将柴胡桂枝汤证与少阳中风证用小柴胡汤做一个基本鉴别。

少阳中风证的证候涵盖较广，一是有少阳病的部分证候，如"两耳无所闻，目赤，胸中满而烦"；二是有中风证的部分证候，如：身热恶风、颈项强、头痛、汗出等。因为少阳病病位处于太阳、少阳本证和阳明之间，外接近表，内接近里，所以，少阳中风发病就有类似于太阳病的部分证候表现，但不是太阳病；也有类似于阳明外证的部分表现，但并非阳明病，仍然属于少阳病的范畴，因此，少阳中风证用小柴胡汤就可以治疗。

而柴胡桂枝汤证则除有上述少阳中风证系列证候表现外，还有太阳中风证的证候表现，如脉浮、头痛、发热、汗出、恶风或恶寒、身痛、关节痛等症。

该案既有少阳中风证的系列证候表现，特别是半边身子出汗，应视为少阳邪郁半表半里，枢机不利，又有太阳中风证的头痛、关节痛、发热、出汗、怕冷、脉浮等证候表现，所以辨为少阳太阳合病。证候病机为外有表证未解，邪又犯少阳半表半里，枢机不利，营卫不和。

《伤寒论》第146条说："伤寒六七日，发热微恶寒，肢节烦痛，微呕，心下支结，外证未去者，柴胡桂枝汤主之。"柴胡桂枝汤就是小柴胡汤和桂枝汤的合方，方证病机为表邪未解，邪入少阳，枢机不利，营卫不和，正与该案证候病机相合。

所以，方用柴胡桂枝汤。以小柴胡汤和解内外，调达枢机；以桂枝汤解表散风寒，调和营卫，滋阴和阳。这个方子用途很广，少阳太阳合病、少阳太阴合病（也就是少阳病合太阴中风证）都可以用。

二诊虽然见效，但出汗仍然不少，说明一诊低估了太阴水饮的问题。所以，又加附子以扶阳祛风，温化水饮，暗含桂枝加附子汤方义，以加强解表止汗之功。

加茯苓以助通畅气机而化水饮之力。六经辨证，方证相应，证机相合，疗效明显。

我治病开方时，方中所开的"炮附子"，药房都是取的"黑附片"（下同）。

炮附子现在一般是指炮制过的附子，别名：制附子、黑附块、黑附子、熟附子、白附片、淡附片、盐附子、黑顺片、川附子等。

第九章 太阴属于里虚寒 温化寒饮是关键

第一节　太阴里虚寒　中焦是重点

一、太阴病脉证病机与治则

太阴病为里阴证。病位在里，病性属于阴（寒），病状（病理状态）属于虚。

太阴病与阳明病同为里证，太阴病为里阴证，性质里虚脏寒；阳明病为里阳证，性质里热腑实。

太阴病的证候特点就是虚寒、畏寒无热。

太阴病里证的主要证候：腹满而吐，食不下，自利益甚或溏泻不爽，时腹自痛。若下之，必胸下结硬。自利不渴。或口干饮水不多，或喜热饮。胃中和腹中寒凉喜温。头晕头痛，胸闷，心悸，妇人带下清稀，舌质淡胖大边有齿痕，苔白腻或水滑；脉象沉弱，或沉弦。

太阴病的病机：里虚寒饮（湿）盛。

太阴病的治则：温里散寒化饮（温法）。

二、太阴病提纲证

太阴病提纲证为《伤寒论》第273条："太阴之为病，腹满而吐，食不下，自利益甚，时腹自痛。若下之，必胸下结硬。"

146

这一条主要阐明了太阴病提纲及太阴病的治疗禁忌。

太阴病病变反应在三阴的最里层，为大虚大寒之证。

太阴病为里虚寒水饮盛。

阳明为腑，太阴为脏，皆是位于胸腹部的内脏。

三焦包括整个胸腹部脏器及功能，"三焦者，确有一腑，盖脏腑之外，躯壳之内，包罗诸脏，一腔之大腑也"。（明·张景岳《类经·脏象类》）

太阴病里证所反应的病位亦涵盖三焦，重点是中焦，中焦是人身胃气的发源地，如《灵枢·营卫生会》所说："中焦亦并胃口，出上焦之后，此所受气者，泌糟粕，蒸津液，化其精微，上注于肺脉，乃化而为血，以奉生身。"

胃气立极于中焦，为脾、胃等脏腑整体运化功能所生，是平人之常气，如《素问·平人气象论》说："平人之常气禀于胃，胃者，平人之常气也。"

《伤寒论》第398条曾有"脾胃气尚弱，不能消谷"之言，说明运化精微以奉生身的功能主在脾胃之气。

《伤寒论》第280条说："太阴为病，脉弱，其人续自便利，设当行大黄、芍药者，宜减之，以其人胃气弱，易动故也。"脉弱是太阴病的主脉，太阴病脉弱，自下利不止，即"自利益甚"，原因在于胃气弱，不能用大黄、芍药，否则会加重胃气虚弱。

由此可见，太阴病的关键病机就是胃气虚弱，辨治太阴病分上、中、下三焦，但关键是中焦胃气。

太阴病里阳虚衰，阴寒内盛，气血水饮与阴寒互结于下焦则腹胀满，正如《素问·异法方宜论》所说"脏寒生满病"。

寒湿水饮内停不化，浊阴上逆于上焦则呕吐。

里虚寒盛，中焦水饮不化，运化失常，则食不下。

里虚寒盛，不能气化，寒湿水饮下注则下利。

寒为阴邪，其性收引拘急，寒饮凝聚，气滞不通，故时腹自痛。

太阴病病机为里虚寒饮（湿）盛，治法当以温里散寒化饮为主。若误用下法，则加重中阳损伤，胃气愈虚，阴寒气滞不运，下焦寒湿水饮无制而上犯心胸，则引起胸下痞结而硬。所以，太阴病禁用寒下之法。

三、太阴病本证条文解析

太阴病病机为里虚寒水饮盛，其本证以中焦虚寒饮盛为主，所以，以四逆辈温阳理中为辨治关键。

《伤寒论》第 277 条说:"自利不渴者,属太阴,以其藏有寒故也。当温之,宜服四逆辈。"

这一条概括了太阴病本证,也就是太阴里证的病机及治疗。

太阴里虚寒水饮(湿)盛,不能气化为津液,寒湿水饮下注则下利。

阳虚寒盛,水湿不化,寒湿为阴邪,不热不燥,不伤津液,则不渴。

三阳病的下利多有口渴,是热盛伤津之故。太阴病的下利没有口渴,原因是脏有寒。由此可以得出一个辨证要点:下利而不渴,就属于太阴病。

太阴病是里虚寒水饮盛,应当以温里化水饮的原则和方药治疗,故说"当温之,宜服四逆辈"。

四逆辈应当是以附子、干姜为主要药物,包括四逆汤、通脉四逆汤、干姜附子汤、理中丸或理中汤等诸多温阳化饮的方。

太阴病为里阳虚,虚寒必有水盛,用附子、干姜正对病机。

有人认为不应包括理中汤,说理中汤中有人参,人参能生津液但无回阳之功。

实际上,《伤寒论》中凡汗、吐、下后,津液有损者,均加人参以救津液,太阴下利津液多有伤耗,理中汤不仅治疗中焦虚寒,而且也能补津液,所以,理中汤应当属于四逆辈的范畴。

四逆辈涵盖经方很多,都可据证选用,正如张锡纯在《医学衷中参西录》所总结的那样:"陈修园曰:自利者,不因下而利也。凡利则津液下注,多见口渴,惟太阴湿土之为病不渴,至于下利者当温之,而浑言四逆辈,所包括之方原甚广。

王和安谓:温其中兼温其下宜四逆,但温其中宜理中、吴茱萸,寒结宜大建中汤,湿宜真武汤,渴者宜五苓散,不渴而滑宜赤石脂禹余粮汤。而愚则谓甘草干姜汤、干姜附子汤、茯苓四逆汤诸方,皆可因证选用也。"

四、医案解析

(19)泄泻(慢性腹泻)

焦某,女,70 岁。2013 年 7 月 16 日初诊。

主诉:腹泻伴乏力 2 年余,加重 3 个月。

病史:2 年前,患者不明原因而腹泻,每天大便 3~4 次,稀溏便,量多,自此一直持续发病。近 3 个月来,因生气而腹泻加重,每天大便 5~7 次,泻前肠鸣腹胀难受，腹中气体多。吃饭难以消化，食后即感胃中撑胀、满闷难受。患者一直消瘦。曾去多家医院检查，排除了甲亢、糖尿病等，诊为慢性腹泻。为治疗该病，听到哪儿治得好就去哪儿，到处求医，常服西药，也服过100多剂汤药，疗效不明显。因长期治疗效果不好，患者心烦焦虑异常。听人介绍，前来我处求治。

刻诊： 精神差，乏力，腹泻，每天大便5～7次，稀溏便。泻前腹部胀满肠鸣，自感气体在腹中乱窜，频频矢气。腰腹部发凉，膈气频频，口苦，口干不渴，无恶心呕吐，无恶寒发热，纳差，消化功能差，心烦焦虑，舌淡，舌体胖大边有齿痕，苔黄滑腻，脉细，寸关弦尺沉。

六经脉证解析： 精神差，乏力，腹泻，腹胀满肠鸣，纳差，消化功能差，食后胃中胀满，舌淡，舌体胖大边有齿痕，苔白滑，脉细，寸关弦尺沉，为太阴病，中焦失运，水饮内停，下趋于肠道。

口苦，口干，肠鸣，心烦焦虑，苔黄滑腻，脉弦，为阳明病，阳明湿热，气机逆乱。

六经辨证： 厥阴病。

病机： 胃中不和，中焦失运，水热互结于肠道，气机升降失常。

治疗： 生姜泻心汤合诃黎勒散加味：旱半夏30g，干姜10g，生姜30g，黄连5g，黄芩15g，白人参15g，炙甘草15g，煨诃子20g，茯苓30g，红枣8枚（掰开）。6剂，日1剂，水煎分3次服。

二诊： 患者说，你的药"中"（河南方言，好的意思），吃了后腹部已经不怎胀了，腹泻也减轻了。效不更方，上方调整剂量又服5剂：旱半夏30g，干姜18g，黄连6g，黄芩18g，白人参18g，炙甘草30g，煨诃子30g，茯苓30g，红枣8枚（掰开）。6剂，日1剂，水煎分3次服。

三诊： 患者说，我在哪儿吃药都没有你开的药有效，现在已经知道饿了，想吃饭了，就是腹部还胀满发凉，还腹泻，但每天只有1～2次。舌淡，舌体胖大边有齿痕，苔白滑，脉沉弦。

六经辨证： 太阴病。

病机： 中焦寒湿。

治疗： 理中汤合诃黎勒散加味：干姜20g，生白术18g，白人参18g，炙甘草30g，煨诃子30g，茯苓30g，砂仁6g。6剂，日1剂，水煎分3次服。

四诊： 患者说，这个药吃后心里温乎乎的，现在已经不太泻了，也有劲儿了，精神也好多了。

重点着眼于温中，上方去诃黎勒散又服 18 剂，痊愈。

嘱患者继服附子理中丸 1 个月，以巩固疗效。

六经方证病机辨治思路

该案患者一诊时，从证舌脉来辨，病机关键就是胃中不和。胃中不和导致中焦不运，食滞水停，气机逆乱。而水饮比较突出，水多于热。所以主方选用生姜泻心汤和胃降逆除痞，祛湿热而止利。

方中生姜、干姜同用，并且用量较重，降逆化饮力专。《本经》说姜："味辛温，主胸满，咳逆上气，温中，止血，出汗，逐风湿痹，肠澼下利，生者尤良。"干姜和生姜都有祛水饮、止下利之功，但干姜偏于温中，生姜偏于降逆。

《金匮要略·呕吐哕下利病脉证治》中说："气利，诃黎勒散主之。"诃黎勒散就是诃子。诃子味苦、酸、涩、性平，在《本草备要》中说："涩肠敛肺泻气……生用清金行气，煨熟温胃固肠。"由此可知，诃子能通能下，双向调节。

诃黎勒散的方证病机就是虚寒水饮兼夹一些阳明实邪，适用于泄泻痢疾等邪气已衰而经久不止者。所以在治疗气利也就是气胀和稀水或溏便上，诃黎勒散有很好的涩肠止泻作用。我临床上治疗腹泻时常据证而用，此方止利而不留邪。

三诊时依据证舌脉，阳明热已去。腹部还胀满发凉，还腹泻，说明太阴寒饮仍在，因为患者久病，中焦里虚寒饮比较顽固，这时候治疗重点就要放在温中化饮方面。

《伤寒论》第 273 条说："太阴之为病，腹满而吐，食不下，自利益甚，时腹自痛。若下之，必胸下结硬。"

《伤寒论》第 277 条说："自利不渴者，属太阴，以其藏有寒故也。当温之，宜服四逆辈。"

太阴里虚寒水饮（湿）盛，不能气化为津液，寒湿水饮（湿）下注则腹满下利，就要以温里化水饮的原则和方药治疗，故说"当温之，宜服四逆辈"。四逆辈是以附子、干姜为主要药物，包括四逆汤、通脉四逆汤、干姜附子汤、理中丸或理中汤等诸多温阳化饮的方子。

所以主方就用理中丸变汤剂温中祛寒、化湿（饮）止利，加诃子主要是加强治疗久利之力。

加茯苓以加强化饮止利之力。清代医家张路玉在《本经逢原》中谓茯苓："大便泻者，胃气不和，不能分利水谷，偏渗大肠而浇注也。茯苓分利阴阳，则泻自止矣。"

加砂仁意在加强温中化湿、行气止泻之力。砂仁治疗慢性寒湿泄泻是味良药。《本草纲目》引《开宝本草》谓砂仁："治虚劳冷泻，宿食不消，赤白泻痢，腹中虚痛，下气。"重点着眼一个慢性久泻的"虚"字。

第二节　太阴寒饮重　辨治三焦分

太阴病病机为胃气虚弱，里虚寒盛，寒凝气滞，寒湿（饮）内盛。

以提纲证所论而又进一步拓宽思路，太阴病临证应分三焦论治。

一、太阴虚寒水饮逆于上焦

（一）吴茱萸汤证的脉证、病机、治则和方药

《伤寒论》第378条说："干呕吐涎沫头痛者，吴茱萸汤主之。"

这是因为太阴虚寒水饮太盛，上逆于上焦而出现干呕、吐涎沫，上扰清阳则头痛，还会出现头晕等证候。

辨证要点：头痛，眩晕，干呕，呕吐，吐涎沫，下利等症。

证候特征：头痛，干呕或呕吐，吐涎沫。

病机：寒饮上逆。

治则：温中滋津，降逆化饮，表里双解。

方药：吴茱萸汤（《伤寒论》第386条等）：吴茱萸一升（洗），人参三两，生姜六两（切），大枣十二枚。

煎服要点：上四味，以水七升，去滓，温服七合，日三服。

（二）苓桂术甘汤证的脉证、病机、治则和方药

《伤寒论》第378条说："心下有痰饮，胸胁支满，目眩，苓桂术甘汤主之。"

《伤寒论》第67条说："伤寒，若吐，若下后，心下逆满，气上冲胸，起则头眩，脉沉紧，发汗则动经，身为振振摇者，茯苓桂枝白术甘草汤主之。"

这就是说苓桂术甘汤能治疗因太阴虚寒水饮上逆于上焦而出现的头晕目眩、胸

胁满闷等证候。

辨证要点：心下逆满，气上冲胸，胸胁胀满，胸闷气短，心悸，腹部水声，头晕，体位性眩晕，身为振振摇，眼昏花，昏蒙，或多泪，或眼痛。小便不利，或浮肿。或伴发热恶风寒、头痛、汗出、鼻塞流清涕等表证。舌质淡，或舌体胖大边有齿痕，舌苔白水滑。脉沉紧，或脉弦，或脉滑等。

证候特征：头晕目眩，心悸，心下逆满，胸胁满闷气短，脉沉紧。

病机：水饮上逆而虚寒不重。

治则：利水化饮降逆，兼以解表。

方药：茯苓桂枝白术甘草汤方（《伤寒论》第 67 条等）：茯苓四两，桂枝三两（去皮），白术、甘草（炙）各二两。

煎服要点：上四味，以水六升，煮取三升，去滓，分温三服。

（三）吴茱萸汤证与苓桂术甘汤证鉴别

苓桂术甘汤证虽为上焦虚寒水饮之证，但虚寒的程度不及吴茱萸汤证重，因为，吴茱萸表里之寒皆治，而内有久寒者疗效最好。

如清代医家陈修园在《神农本草经读》就详细阐明了吴茱萸大辛大温治疗寒湿的功能所在："吴茱萸，气味辛、温，有小毒。主温中，下气，止痛，又除湿血痹，逐风邪，开腠理，咳逆，寒热。"

陈修园曰："吴萸气温，禀春气而入肝。味辛有小毒，得金味而入肺。气温能祛寒，而大辛之味，又能俾肺令之独行而无所旁掣；故中寒可温，气逆可下，胸腹诸痛可止；皆肺令下行，坐镇而无余事。仲景取治阳明食谷欲呕症，及干呕吐涎沫症，从《本经》而会悟于言外之旨也。肺喜温而恶寒，一得吴萸之大温大辛，则水道通调而湿去。"

二、太阴虚寒水饮在中焦

《伤寒论》第 386 条说："霍乱，头痛发热，身疼痛，热多欲饮水者，五苓散主之；寒多不用水者，理中丸主之。"条文中的"寒多不用水"，即是里虚寒比较重，中焦阳虚，寒湿内阻，下利较重而寒多不渴。

太阴寒湿水饮留滞于中焦而出现"脘腹胀满，或腹痛，或腹部喜温喜按，食不下，下利"等证候，这就是理中丸（汤）证。

（一）理中丸或理中汤方证的脉证、病机、治则和方药

在《伤寒论》中有 2 条关于理中丸的方证，在《金匮要略》中有 1 条关于人参汤的方证。理中丸和人参汤是同一个方，药味和用量相同，只不过一个是丸剂，一个是汤剂。

理中丸方证后的注解说，理中丸"丸"的应用"然不及汤。汤法，以四物依两数切，用水八升，煮取三升，去滓，温服一升，日三服"，从这里来看，和人参汤的用量服法相同，所以，理中丸就是理中汤，也就是人参汤。

辨证要点：下利，呕吐，腹部胀满，或轻度腹痛，或饮食不下，或腹部喜温喜按，大病瘥后，喜唾，久不了了，胸上有寒，或心胸腹部胀满、短气的症状，或兼有倦怠少气、四肢不温、甚则四肢厥冷、出冷汗、大便溏泄、舌质淡或舌体胖大、脉沉迟无力或微弱等症。

这个方子的主治范围很广，现多用于急慢性胃炎、胃窦炎、胃及十二指肠溃疡、胃下垂、冠心病、心力衰竭、肺心病、慢性肝炎等属于中焦阳虚、寒湿（饮）内盛者。

证候特征：下利，腹胀满或痛。

病机：里虚，中寒湿（饮）盛。

治则：泻热通腑，消滞除满（下法）。

方药：理中丸方（《伤寒论》第 386 条等）：人参、干姜、甘草（炙）、白术各三两。

煎服要点：上四味，捣筛，蜜和为丸，如鸡子黄许大。以沸汤数合，和一丸，研碎，温服之，日三四、夜二服。腹中未热，益至三四丸，然不及汤。

汤法：以四物依两数切，用水八升，煮取三升，去滓，温服一升，日三服。若脐上筑者，肾气动也，去术，加桂四两；吐多者，去术，加生姜三两；下多者，还用术；悸者，加茯苓二两；渴欲得水者，加术，足前成四两半；腹中痛者，加人参，足前成四两半；寒者，加干姜，足前成四两半；腹满者，去术，加附子一枚。服汤后，如食顷，饮热粥一升许，微自温，勿发揭衣被。

服药禁忌：禁生冷、黏滑、肉面、五辛、酒酪、臭恶等物，以及腹拒按者。

（二）附子理中汤与桂附理中汤的区别

理中汤的加味最著名的是：加炮附子为附子理中汤（丸），加炮附子和肉桂为

桂附理中汤（丸）。

我临证应用理中汤，常加入炮附子，或再加入肉桂。加入附子很重要，这实际上就是理中汤与四逆汤的合方，也就是附子理中汤。

加附子是为了加强振奋中焦、下焦阳气，祛寒化湿（饮）；加肉桂是为了加强补火生土的作用。

一切里虚寒饮盛的太阴病，或太阴、少阴同病，理中汤加附子辨治可有特效。

三、太阴虚寒水饮在下焦

赤石脂禹余粮汤方证的脉证、病机、治则和方药

《伤寒论》第 159 条说："伤寒服汤药，下利不止，心下痞硬。服泻心汤已，复以他药下之，利不止，医以理中与之，利益甚。理中者，理中焦，此利在下焦，赤石脂禹余粮汤主之。"

这一条说的是，太阳伤寒证误下而致太阴寒湿水饮下注于下焦，而出现利下不止、腹胀满等证候。

这时因为反复误下伤了下焦之气，导致下元不固、统摄无权、阳气欲脱。

虽然理中汤或理中丸是治疗虚寒水饮的方子，但主要是治疗中焦虚寒水饮之证，而这时是下焦不固之证，用理中汤已经没有作用了，所以要用赤石脂禹余粮汤尽快固摄下焦，收涩、止泻、固脱。

由此可见张仲景的辨证条理分明，用药严谨，即使同是太阴病，也思维丝丝入扣，不差分厘。

辨证要点：下利不止，久利，下利赤白，腹胀满，或痛而喜温喜按，脉沉或沉弱。

证候特征：久利不止，无呕吐或无纳差。

病机：下焦不固，统摄无权。

治则：涩肠、固脱、止利。

方药：赤石脂禹余粮汤方（《伤寒论》第 159 条）：赤石脂一斤（碎），太一禹余粮一斤（碎）。

煎服要点：上二味，以水六升，煮取二升，去滓，分温三服。

四、医案解析

（20）泄泻（五更泻）

江某，男，79岁，2011年10月28日初诊。

主诉：腹痛腹泻半个月。

病史：半月来，患者每天早晨四五点时就腹痛肠鸣，然后腹泻2至3次，泻下夹杂不消化块状食物的稀薄便，量较多，泻后腹痛消失，但感乏力。服抗生素及止泻药等无效。曾输液5天，愈输液愈重。不想住院，求服中药。既往无肠炎病史，有冠心病史8年。

刻诊：精神差，乏力困顿，晨起腹痛肠鸣腹泻，畏冷，腹泻后有一阵儿轻度心慌，腹泻时出虚汗。口干不渴，纳差。无口苦咽干，无胸闷气短，无头晕，无发热，无腹满，无呕吐，眠可，小便可，舌质淡胖，边有齿痕，苔白水滑，脉左沉弦，右沉弱，双尺脉不足。

血压130/60mmHg。ECG示：1.心率81次/分。2.Ⅰ°房室传导阻滞。3.ST-T改变（前壁ST-T下移0.03mV）。

腹诊：两胁部触诊无胁下痞硬，胆囊莫菲征（−），腹部喜温喜按，坦软，无压痛，无反跳痛，无胀满。

六经脉证解析：乏力困顿，腹痛肠鸣腹泻，畏冷，腹泻后轻度一阵儿心慌，口干不渴，纳差，舌质淡胖，边有齿痕，苔白水滑，脉沉弦弱，为太阴病。

精神差，乏力困顿，出虚汗，脉沉弱，尺脉不足，为少阴病。

六经辨证：太阴少阴合病。

病机：真阳虚损，中寒湿（饮）盛。

治疗：理中汤、四逆汤合诃黎勒散加味：炮附子15g，炮姜15g，干姜15g，党参20g，炙甘草20g，煨诃子15g，白术20g，山萸肉30g。4剂，每日1剂，水煎分3次服。嘱其每次服药后约15分钟再喝些热粥，以助药力。

二诊：患者说很有效，服1剂药后腹痛腹泻就减轻了，4剂基本痊愈。嘱继服附子理中丸2周以巩固疗效。

六经方证病机辨析思路

该案患者为中阳失运、寒湿内盛、水谷不化、气机受阻所致诸症。证候病机主要为中焦虚寒，又有下焦真阳虚损。所以，主用理中汤温运中阳，温化寒湿，调理中焦，以止痛泻。

因其年高病久，少阴真阳亏虚，太阴虚寒水饮较盛，所以，加附子内合四逆汤扶真阳，以加强温中阳、祛寒化饮的作用，正所谓"自利不渴者，属太阴，以其藏有寒故也，当温之。宜服四逆辈"（《伤寒论》第277条）。

因患者年高久泻、中焦虚寒，所以加山茱萸意在补益阴阳，敛汗，还可防阳气欲脱。《本经》说山茱萸："味酸平。主心下邪气，寒热，温中，逐寒湿痹。"张锡纯在《医学衷中参西录》中认为，山萸肉味酸性温，"大能收敛元气，固涩滑脱"，"为救脱第一要药"。

《金匮要略·呕吐哕下利病脉证治》中说："气利，诃黎勒散主之。"

诃黎勒散用药只有诃子一味，主治久利气虚滑脱，可助涩肠止泻。五代时的本草书《日华子本草》中谓诃子："调中，止泻痢。"

干姜、炮姜同用，干姜温中散寒化湿饮，能守能走；炮姜温中止痛、止泻，作用缓和持久。

这里提请大家注意一个问题： 老年人如以腹痛泄泻来诊，要首先排除心血管病如冠心病心绞痛、心肌梗死及心力衰竭等病。

因为，心绞痛、心肌梗死时，心肌急剧缺血缺氧，积聚过多的代谢产物（如乳酸等），刺激心脏内自主神经的传入神经末梢，经1～5胸交感神经带和相应的脊髓段传至大脑产生痛觉，常表现为上腹疼痛或腹泻，易误诊为急性胃肠炎。

心力衰竭时因胃肠道瘀血等原因，也常表现为消化系统症状。所以，遇到老年人突发腹痛腹泻，必须首先注重检查心脏，以排除心脏病变，千万不可大意。

（21）心悸（心律失常）

刘某，男，42岁。2012年2月24日初诊。

主诉： 阵发性心慌伴胸闷不适5年余，加重半月。

病史： 5年前，患者因频发心慌伴胸部满闷不适在某医院诊为频发室性早搏二联律，曾间断服用酒石酸美托洛尔及胺碘酮治疗。时发时愈，每遇情志波动和疲劳等因素便发病。半月前因工作压力较大，又加之熬夜而发病，心慌频作，伴胸部满闷不适，乏力懒动。服西药并静点生脉针等7天，仍然发作。求治。

刻诊： 频发心慌胸闷，困乏懒动，严重时卧起不安，纳差，眠差，时出虚汗，畏寒怕冷，口中和，大便溏，小便可。舌淡暗，舌体胖大，边有齿痕，苔白腻。脉促，寸浮弱、关尺沉微弦。

血压 140/80mmHg。心电图示：心率 89 次 / 分，频发室性早搏。

六经脉证解析： 困乏，眠差，时出虚汗，畏寒怕冷，舌淡暗，舌体胖大、边有齿痕，苔白腻，脉促，寸浮弱，关尺沉微，为少阴病。少阴里虚寒证，少阴中风证。

心慌胸闷，卧起不安，纳差，畏寒，口中和，大便溏，舌淡暗，舌体胖大、边有齿痕，苔白腻，脉促，关尺沉微弦，舌质淡嫩，舌苔薄白腻，为太阴病，痰饮上逆。

六经辨证： 少阴太阴合病。

病机： 真阳亏损，营卫阴阳不和，寒饮上逆。

治疗： 苓桂术甘汤合桂枝去芍药加蜀漆牡蛎龙骨救逆汤化裁：茯苓 40g，肉桂 30g，生白术 20g，炙甘草 20g，生龙骨 30g，生牡蛎 40g，炮附子 15g，灵磁石 60g，生姜（切片）30g，红枣 9 枚（掰开）。4 剂，每日 1 剂，浸泡 1 小时，文火煎 1 小时取汁 600mL，分 3 次服。

二诊： 患者说，服 1 剂后心慌胸闷即见减轻，4 剂服完，诸症好转，已停服西药及输液。仍畏寒，特别是前胸和腰部，眠差，上方炮附子加至 20g，加干姜 30g，炒枣仁 30g，煎服法同上。共服药 12 剂，诸症消失。

六经方证病机辨证思路

该案患者系久病阳虚寒盛，水饮上凌于心，心神不敛，复有营卫阴阳不和。治疗重在温化寒饮，镇惊安神，兼以调和营卫阴阳。方以苓桂术甘汤合桂枝去芍药加蜀漆牡蛎龙骨救逆汤加附子。

《伤寒论》第 67 条说："伤寒，若吐、若下后，心下逆满，气上冲胸，起则头眩，脉沉紧，发汗则动经，身为振振摇者，茯苓桂枝白术甘草汤主之。"

苓桂术甘汤方证病机为水饮上逆，而虚寒不重，主要功能是温化水饮、降水逆，治疗水饮上凌所致的心悸正对病机。合桂枝去芍药加蜀漆牡蛎龙骨救逆汤温通阳气，祛水饮结聚，镇惊安神。

以肉桂易桂枝，意在加强温里祛寒通血脉之力。

因蜀漆有小毒且不常用，药房不进货，故以茯苓代替，茯苓可祛水饮结聚上逆而宁心，《本经》说茯苓："味甘平。主胸胁逆气，忧恚惊邪，恐悸，心下结痛，寒热，烦满，咳逆，口焦舌干，利小便，久服安魂魄养神，不饥延年。"

龙骨、牡蛎大剂量应用能有效地收敛浮越之阳，镇惊安神。

《本经》说附子："主风寒咳逆邪气，温中"，加之意在加强温真阳、化寒饮、降逆气之力。

二诊时，虽已见疗效，但仍然畏冷，三焦皆见阳气不足，说明病较重而上方附子量轻，原方加重炮附子的量，再加干姜，暗合四逆汤意，以加强温里扶阳化饮之功。

加炒枣仁30g，以助阴潜阳、宁心安神。近代医家祝味菊常以附子与酸枣仁、朱茯神配合使用，谓其为强心治悸之对药。该对药温阳和营，温而不燥，共奏潜镇浮阳、养心安神之功。

该案患者比较年轻，所以用药量偏大一些，但药物配比基本上是按照原方的配伍比例，这样疗效会更加显著。

（22）眩晕，耳鸣

朱某，男，56岁。2012年3月5日初诊。

主诉：头晕伴右侧耳鸣、听力减退3个月余。

病史：患者系生意人，3个月前，因经营压力过大等因素而出现头晕，上午重下午轻，右侧耳鸣、耳闷胀感，右耳听力减退。当时害怕耳聋，赶紧去医院诊治。曾去省、市多家医院检查，有诊为后循环缺血者，有诊为梅尼埃病者，有诊为神经性耳聋者。经多方治疗，中药汤剂吃过30多剂，西药天天服，中西药共花费8000余元但疗效不明显，患者非常痛苦。经人介绍来求治。

既往有高血压病史3年，血压最高150/95mmHg，经常服用尼莫地平治疗。

刻诊：头晕，头胀重不痛，右耳鸣、耳闷胀感，右耳听力减退，口苦，无咽干，时干呕，口不渴，无发热，时畏寒，无汗，心烦，睡眠差，纳可，二便可。舌暗，舌体胖大、边有齿痕，苔白水滑，脉左寸关弦尺沉，右寸关弦滑尺沉。血压145/95mmHg。

六经脉证解析：头晕，头胀重，畏寒，干呕，舌暗，舌体胖大、边有齿痕，苔白水滑，脉关弦滑尺沉，为太阴病，虚寒水饮上逆。

头晕，心烦，干呕，右耳鸣，耳闷胀，右耳听力减退，口苦，脉寸关弦，为少阳病，邪气阻于半表半里，枢机不利，气化不达。

六经辨证：太阴少阳合病。

病机：虚寒水饮上逆，邪阻半表半里，枢机不利，气化不达。

治疗：吴茱萸汤合小柴胡汤：柴胡40g，黄芩15g，党参15g，旱半夏30g，炙甘草20g，桂枝30g，生白术20g，茯苓40g，生姜30g（切片），大枣10枚（掰开）。4剂，每日1剂，水煎分3次服。

二诊：患者说，药后诸症减轻，耳闷胀基本消失。仍有耳鸣，口苦，头顶懵重，有凉感，晕晕乎乎的感觉。舌暗舌体胖大，边有齿痕，苔薄黄水滑，脉左寸关弦尺沉，右寸关弦滑尺沉。血压140/88mmHg。

在原方基础上加泽泻汤：柴胡40g，黄芩15g，党参15g，旱半夏30g，炙甘草20g，桂枝30g，生白术20g，茯苓40g，泽泻50g，生姜30g（切片），大枣10枚（掰开）。

患者是外地人，让我多开几剂，我就开了8剂，每日1剂，水煎分3次服。

后来患者电话告知，8剂服完后已经不头晕了，听力已经恢复，耳鸣闷胀已经好得差不多了，现在出差谈业务，因做生意没时间再服中药了，患者感觉精神很好，向我表示非常感谢。

我嘱其注意休息，按时作息，忌烟酒，按时测量血压，按时服降压药，可口服2周金匮肾气丸以巩固疗效。

六经方证病机辨析思路

该案患者平素就是怕冷的体质，再加之久病（高血压病和这次的眩晕耳鸣病证）必伤及阳气，致使太阴虚寒水饮上逆于上焦清窍。

精神压力过大，思虑过度而使得气机郁滞，久郁化热，邪郁少阳，也会致使中上焦枢机不利、气化不达上焦清窍而致诸症。

证候病机为太阴虚寒水饮上逆清窍，邪阻半表半里，枢机不利，气化不达。六经辨证为太阴水饮证合少阳中风证。

《伤寒论》第378条说："干呕，吐涎沫，头痛者，吴茱萸汤主之。"太阴虚寒水饮太盛，上逆于上焦不仅会上扰清阳出现头痛，还会出现头晕等证候。

《伤寒论》第264条说："少阳中风，两耳无所闻，目赤，胸中满而烦者，不可吐下，吐下则悸而惊。"这个"两耳无所闻"，可以是耳鸣、耳聋或耳闷胀。这是因为病邪阻于孔窍，也就是少阳半表半里的病位，中、上焦枢机不利，气机不畅，少阳郁热较重而造成的。

所以一诊就以吴茱萸汤为主，温中祛寒，降逆化饮，合小柴胡汤和解少阳，调达气机。方证病机皆相应，所以很快见效。患者说，他服过几十剂中药，每剂药量还很大，但也没有这个方子的疗效好，药量既小还治病。这就凸显了经方的真正魅力。

二诊时，患者还是头晕乎乎的，这还是水饮太盛所致，就增加一味泽泻，在方中合成泽泻汤以加强化饮降逆的功效。

《金匮要略·痰饮咳嗽病脉证并治》中说："心下有支饮，其人苦冒眩，泽泻汤主之。"泽泻汤方证病机为水热上逆，这种热是一种微热。因为患者有郁热，所以加之以化水降逆，兼除微热，加强疗效。

因为患者长期操劳、思虑过度，有真阳虚损的病机，头晕耳鸣伴畏寒多是虚寒水饮所致，也涉及真阳不足，所以可用金匮肾气丸巩固疗效。

（23）发热，心悸

刘某，女，51岁。2012年4月16日初诊。

主诉： 发热伴心慌乏力20余天。

病史： 患者20天前因感冒输液后曾大汗淋漓，此后一直不稳定性发热。每天于上午9点左右便开始发热，持续到下午5点左右逐渐退热，体温最高38.6℃，最低37.5℃，热起时即感心慌难受异常，曾多方治疗无效，求治。

刻诊： 发热，体温37.8℃，心慌不适，无胸闷，无头晕头痛，身痛，身困乏力，无精神，时畏风，虚汗阵作，轻度干咳，纳可，眠可，口苦咽干，心烦，无干呕恶心，大便可，小便黄，舌暗苔白水滑，脉数，双寸浮，左关尺弦，右关弦尺沉。

X片示：两肺纹理增粗。心电图示：窦性心律，心率96次/分，大致正常心电图。心肌酶谱无异常。

六经脉证解析： 定时发热，虚汗，口苦咽干，心烦，小便黄，脉弦数，为少阳中风证。

心慌，身困，无精神，虚汗，干咳，舌苔白水滑，脉沉弦，为太阴病。

定时发热，身痛，畏风，虚汗，脉寸浮，为太阳中风证。

六经辨证： 少阳太阳太阴合病。

病机： 邪犯少阳，表里不和，营卫不和，水饮上逆，湿饮蕴表。

治疗： 柴胡桂枝汤合苓桂术甘汤加味：柴胡40g，茯苓40g，黄芩15g，党参15g，旱半夏20g，炙甘草20g，生白术20g，桂枝30g，白芍30g，生姜30g（切片），红枣8枚（掰开）。3剂，每日1剂，浸泡半小时，煎取药汁600mL，分3次服。

二诊：药后体温逐渐趋于正常，心慌、身困痛等症明显减轻，又服 3 剂痊愈。

六经方证病机辨析思路

该案系外感误治，大汗后表证未除，又入少阳，并伤及中焦太阴，以致营卫不和，枢机不利，水饮内停上逆并蕴于肌表。

脉证合参，既有邪犯少阳、表里不和的少阳病，又有邪仍在而表未解、营卫不和的太阳中风证，又合有湿饮蕴表的太阴中风证，并伴太阴水饮上逆于上焦之证。主证为少阳病。

《伤寒论》第 146 条说："伤寒六七日，发热微恶寒，支节烦痛，微呕，心下支结，外证未去者，柴胡桂枝汤主之。"柴胡桂枝汤方证病机为：表邪未解，邪犯少阳，表里不和，营卫不和兼夹湿饮蕴表。

因为少阳病、太阳中风证皆有定时发热之见症，所以该案主用柴胡桂枝汤既和里达表、疏解少阳，又调和营卫、宣散风邪，共奏退热止汗止痛之功。柴胡桂枝汤还有温通化饮而治身痛身困的功效。

该案水饮上逆并犯表，但没有真阳亏损，仅用柴胡桂枝汤除饮力度不够，需要合上苓桂术甘汤加强温化水饮降逆之力，并兼以解表。

《金匮要略·痰饮咳嗽病脉证并治》说："心下有痰饮，胸胁支满，目眩，苓桂术甘汤主之。"

《伤寒论》第 67 条说"伤寒，若吐，若下后，心下逆满，气上冲胸，起则头眩，脉沉紧，发汗则动经，身为振振摇者，茯苓桂枝白术甘草汤主之。"

苓桂术甘汤方证病机为水饮上逆。该方不仅能治疗太阴虚寒水饮上逆于上焦而出现的头晕目眩、胸胁满闷等症，而且能治疗水饮上凌于心而出现的心慌悸动之症。由此可以看出，以辨方证病机的思路和方法治病能够拓宽经方应用的范围。

方证病机皆相应，所以只服药 6 剂，即获痊愈。患者非常叹服中药的疗效，说已花费近千元没有治好发烧心慌，在我这里仅仅几剂药就治好了，今后有病一定先来看中医。

（24）眩晕（后循环缺血），头痛

张某，女，62 岁，2012 年 7 月 30 日初诊。

主诉：发作性头晕 4 个月余。

病史：患者近 2 年来，经常出现头晕和颈项部强硬不适的症状，但不是很重。

自 3 月份以来，头晕加重，每天都犯病二到三次，起床快时也犯病，每次头晕时就天旋地转，不敢睁眼，并伴干呕或呕吐。每发病一次，至少半小时才缓过劲儿来，犯一次病则两天胃里恶心干呕难受。走路时也感到晕晕乎乎，天热不敢吹风扇，见风时头晕更重。曾去医院诊为后循环缺血性眩晕，输液半个多月，并口服活血化瘀的中成药，也服过 20 多剂汤药，均无明显疗效。求治。

刻诊： 发作性头晕，每天发病 2～3 次，不敢活动，头后部痛，颈项部不适，正常出汗，乏力，晨起口苦，无咽干，无口渴，纳可，二便可，唇暗，舌淡暗，舌体胖大，苔白腻滑。脉寸涩，关尺沉弦。既往患者有高血压病史 5 年，但平时经常服药，血压控制尚可。

血压 130/65mmHg。MRI：C3/C4、C4/C5 椎间盘变性膨出。TCD 示：1. 脑动脉硬化。2. 椎 - 基底动脉供血不足。

六经脉证解析： 头晕，头痛，颈项部不适，乏力，干呕或呕吐，舌淡暗，舌体胖大，苔白腻滑，脉寸涩，关尺沉弦，为太阴病。水饮上逆。

唇暗，舌暗，脉涩，为瘀血阻滞。

六经辨证： 太阴病。兼夹证：瘀。

病机： 瘀饮互阻上逆。

治疗： 吴茱萸汤合苓桂术甘汤、泽泻汤加味：吴茱萸 30g，党参 20g，茯苓 40g，桂枝 30g，生白术 20g，炙甘草 20g，泽泻 50g，葛根 40g，生姜 30g（切开），大枣 10 枚（掰开）。5 剂，每日 1 剂，水煎分 3 次服。

二诊： 患者说，服药后头痛基本消失，仍然有颈项部不适但已减轻。头晕发作次数减少至每日一次，持续时间缩短，发作时仍然干呕，严重时呕吐，口苦，乏力，困懒，不想动，二便可，舌淡暗，舌体胖大，苔薄白滑，脉沉弦。

六经脉证解析： 头晕，乏力困懒，舌淡暗，舌体胖大，苔白腻滑，脉沉弦，为太阴病。虚寒水饮上逆。

颈项强硬不适，干呕或呕吐，口苦，脉弦，为少阳中风证。

唇暗，舌暗，脉涩，为瘀血阻滞。

六经辨证： 太阴少阳合病。兼夹证：瘀。

病机： 阳虚寒盛，瘀饮互阻而上逆，枢机不利，气机失畅。

治疗： 吴茱萸汤合小柴胡汤、泽泻汤加味：吴茱萸 30g，柴胡 40g，黄芩 15g，党参 15g，旱半夏 30g，炙甘草 15g，吴茱萸 30g，泽泻 50g，生白术 20g，炮附子 10g，生姜 30g（切片），大枣 10 枚（掰开）。5 剂，每日 1 剂，水煎取汁 450mL，分 3 次服。

三诊: 患者说,疗效真是太好了,头已经不太晕了,虽还有些乏力,但精神比以前好多了,其他症状也明显减轻了,上方又服 5 剂,痊愈。

六经方证病机辨析思路

该案证候比较复杂,头晕、头痛为主症,稍不细辨,就会忽略其他一些合病证。

一诊时,因为患者头晕症状比较重,证舌脉又主要显现为水饮与瘀血夹杂互阻上逆的病机,就考虑主要应该清除水饮,首先想到了吴茱萸汤、苓桂术甘汤、泽泻汤方证。

《伤寒论》第 67 条说:"伤寒,若吐、若下后,心下逆满,气上冲胸,起则头眩,脉沉紧,发汗则动经,身为振振摇者,茯苓桂枝白术甘草汤主之。"苓桂术甘汤方证病机为水饮上逆。

《伤寒论》第 378 条说:"干呕吐涎沫、头痛者,吴茱萸汤主之。"吴茱萸汤方证病机为寒饮上逆。

《金匮要略·痰饮咳嗽病脉证并治》中说:"心下有支饮,其人苦冒眩,泽泻汤主之。"泽泻汤方证病机为水饮上蒙清阳。

所以就以吴茱萸汤、苓桂术甘汤、泽泻汤这三个利水除饮的经方来重点温化水饮而降逆。

虽然见效,但疗效并不十分理想,就重新进行了辨证。

二诊发现病人不仅有少阳病枢机不利、气机失畅的病机,而且还有真阳亏损的病机。因为,患者久病必有阳虚,脉证的水饮较重就是明证。而久病气机不利、影响血行的因素也是应当考虑到的。

所以,二诊辨为太阴少阳合病,兼夹瘀阻。证候病机为阳虚寒盛,瘀饮互阻而上逆,枢机不利,气机失畅。

《伤寒论》第 101 条说:"伤寒中风,有柴胡证,但见一证便是,不必悉具。"该案柴胡证是不止一证的,这在一诊中却被忽视了。

我认为,小柴胡汤是疏导气机的重要方子,因为其中的主药柴胡在《本经》中记载:"味苦平。主心腹,去肠胃中结气,饮食积聚,寒热邪气,推陈致新。久服,轻身、明目、益精。"

而小柴胡汤疏畅气机的作用主要在柴胡,这味药入少阳病位,和解表里,推陈致新而除结气，疏导上下内外气机，对水饮气血郁滞都有良好的宣通疏利之功。再加之半夏降逆除饮化痰，黄芩"逐水，下血闭"（《本经》），即通瘀血。生姜温中祛饮止呕逆，人参、大枣、炙甘草补胃气津液以扶正，所以用小柴胡汤这个方子在该案中治疗眩晕头痛等症是非常必要的，可攻补兼施，上下调达，气机和畅。

因为有真阳虚损的病机，附子"味辛温。主风寒咳逆邪气，温中，金创，破癥坚积聚，血瘕寒湿"（《本经》），有扶正祛邪的双重功效，所以加附子以振奋真阳，加强驱除瘀血水饮之力。

证随机转，方从法立，方证病机相应，疗效是非常明显的。

第三节　太阴感风邪　治亦桂枝剂

一、太阴中风证条文解析

《伤寒论》第 274 条说："太阴中风，四肢烦疼，脉阳微阴涩而长者，为欲愈。"

从这一条可知"太阴中风"的概念。

太阴病主要是里证虚寒饮盛，但也有外证，那就是太阴中风证，太阴寒饮又复感外邪之证。就如阳明病主要是里证，但也有外证一样，如《伤寒论》182 条说："问曰：阳明病外证云何？答曰：身热，汗自出，不恶寒，反恶热也。"

太阴里虚寒盛，水饮不化津液，感风邪后，风为阳邪，又燥伤津液，四肢不得津液滋养，就会烦痛。

脉阳微阴涩，指的是脉浮取和沉取的脉象，浮取微，微是无力，无表证；沉取涩，涩为细而迟，沉取不足，为里证。

如果这种脉象伴脉长，则说明有胃气，人体自我修复能力正在恢复，向痊愈方面进展。脉长，是胃气尚旺，如《素问·脉要精微论》所说"长则气治"。

《伤寒论》第 276 条说："太阴病，脉浮者，可发汗，宜桂枝汤。"

《金匮要略·腹满寒疝宿食病脉证治》说："夫中寒家，喜欠，其人清涕出，发热色和者，善嚏"，"中寒其人下利，以里虚也，欲嚏不能，此人肚中寒。"

中寒，其人下利，为太阴病，里虚寒水饮下利。中寒家，就是太阴病中于风寒。

这里所说的都是太阴中风证。太阴中风既有里虚寒水饮不化津液，尚不太重，又有表湿较重，所以会四肢烦疼，身重。

太阴之脉本弱，今脉不弱而浮，即太阴病外感风邪，证候与桂枝汤证相似：四肢烦痛，身重恶风，微发热，汗出，喜欠，其人清涕出，发热色和者，善嚏。

桂枝汤外调营卫，内和阴阳，不单纯治疗太阳中风。少阴中风、太阴中风和厥阴中风皆可应用桂枝汤。

太阴中风可以用桂枝汤微发汗，使邪从汗解。

二、黄芪桂枝五物汤证也是太阴中风的方证

《金匮要略·血痹虚劳病脉证并治》中说："血痹，阴阳俱微，寸口关上微，尺中小紧，外证身体不仁，如风痹状，黄芪桂枝五物汤主之。"

关于血痹，《金匮要略·血痹虚劳病脉证并治》中说："问曰，血痹病从何得之？师曰：夫尊荣人，骨弱肌肤盛，重因疲劳汗出，卧不时动摇，加被微风，遂得之。但以脉自微涩，在寸口、关上小紧，宜针引阳气。令脉和紧去则愈。"

血痹是如何得的呢？这段话就指出了，那些养尊处优的人，肌肤体态虽然丰满，实则是虚胖，腠理不固，抗病能力差，稍微劳作即汗出而易受风寒之邪，或当风睡卧，风邪乘虚侵入，使血气闭阻不通而致血痹。

脉微为无力。涩滞为血不通畅而痹。寸口和关上脉紧，为外受风寒，由于感邪较为轻浅，所以脉紧只见于寸口和关上。寸口脉细小无力为表虚。

这里主要提示了血痹的病机为腠理不固，营卫不和，外感风寒之邪入太阴血分。正如隋代医家巢元方《诸病源候论·卷一》中所说："血痹者，由体虚邪入于阴经故也。血为阴，邪入于血而痹，故为血痹也。"

脉阴阳俱微，是说脉浮取和沉取都是极细而软，寸口和关上脉都虚弱无力，这种脉象提示营卫气血都不足。

尺中小紧，紧为外受风寒之邪。外证，就是太阴外证、太阴中风证。病人因血滞涩不通而痹，身体肌肤麻木不仁，或伴肢体烦痛，类似风痹肌肉麻木和疼痛病状。

上述症状，可用黄芪桂枝五物汤，以桂枝汤加黄芪调和营卫，补虚祛风，通阳行痹。

《本经》说黄芪："味甘微温。主痈疽久败创，排脓止痛，大风，癫疾，五痔，鼠瘘，补虚，小儿百病。"

"癞疾"多指麻风病，顾名思义，麻风病与风相关。"大风，癞疾"就说明黄芪能够治风。黄芪治大风，张锡纯也有论述："《本经》说黄芪主大风者，诚有其效。"

（一）太阴中风桂枝汤方证的脉证、病机、治则和方药

辨证要点：四肢烦疼，头痛，项强痛，头晕身重，恶风，汗出，四肢烦疼，喜欠，清涕出，发热色和者，善嚏或欲嚏不能，脉浮弱无力等。

证候特征：恶风，汗出。

病机：体虚风寒侵袭，营卫不和。

治则：补虚祛风，调和营卫。

方药：桂枝汤方（《伤寒论》第12条等）。

桂枝三两（去皮），芍药三两，甘草二两（炙），生姜三两（切），大枣十二枚（擘）。

煎服要点：上五味，㕮咀三味，以水七升，微火煮取三升，去滓，适寒温，服一升。

服已，须臾啜热稀粥一升余，以助药力，温覆令一时许，遍身漐漐，微似有汗者益佳，不可令如水流漓，病必不除。

若一服汗出病瘥，停后服，不必尽剂。若不汗，更服依前法。又不汗，后服小促其间，半日许，令三服尽。

若病重者，一日一夜服，周时观之。服一剂尽，病证犹在者，更作服。若汗不出，乃服至二三剂。

服药禁忌：禁生冷、黏滑、肉面、五辛、酒酪、臭恶等物。

（二）黄芪桂枝五物汤方证的脉证、病机、治则和方药

辨证要点：血痹，如风痹状，身体麻木不仁，或四肢烦痛，或头痛头晕，乏力身重，恶风，汗出，脉阴阳俱微，寸口关上微，尺中小紧，或脉微涩，寸口关上小紧。

证候特征：血痹，身体肌肤麻木不仁，恶风，汗出。

病机：气虚血滞，风寒外袭，腠理不固，营卫不和。

治则：补虚祛风，温通血脉，调和营卫。

方药：黄芪桂枝五物汤方（《金匮要略·血痹虚劳病脉证并治》）。

黄芪三两，芍药三两，桂枝三两，生姜六两，大枣十二枚。

　　煎服要点：上五味，以水六升，煮取二升。温服七合，日三服。

　　服药禁忌：由条文"夫尊荣人，骨弱肌肤盛"的体虚胖体质可知，本方不宜用于消瘦虚弱体质者，腹寒胀满者也不宜用。禁生冷、黏滑、肉面、五辛、酒酪、臭恶等物。

三、血分病辨治属于太阴病的范畴

　　血乃水谷之精微所化，其生成在于中焦，中焦为太阴所属，故血分病属于太阴病的范畴。

　　《灵枢·决气》说："何谓血？岐伯曰：中焦受气取汁，变化而赤，是谓血。"血的生成就是中焦接受真阳及脏腑之气而为中焦阳气，在这种阳气的温运和气化作用下，汲取脾胃所受纳运化的饮食中的水谷精微物质，变化而为红色的在脉络中运行的具有濡养周身作用的血。正如《灵枢·痈疽》中所说："中焦出气如露，上注溪谷，而渗孙脉，津液和调，变化而赤为血。"

　　太阴病为里虚寒水饮证，其关键病机就是虚寒，治疗大法就是温法。

　　血的生成，最重要的是两点：一是中焦受纳运化的水谷精微；二是中焦阳气的温运气化。其中阳气温煦和温运特别重要，水谷精微之"汁"不得阳气的温运气化则不能变化而赤为血；而全身之气血不得阳气的温运则不能正常运行。

　　所以，在临床上治疗血虚、血瘀等病证往往需要温热的药物，如附子、干姜、黄芪、肉桂、当归、川芎等太阴药。

　　因此，血虚、血瘀、血痹等血分病变都从太阴来辨治。

四、医案解析

（25）痹证（下肢麻木）

高某，男，50岁，2012年10月31日初诊。

主诉：左下肢麻木不适1月余。

病史：1个月前，患者不明原因感到左下肢走窜麻木不适，膝盖周围尤重，一阵阵如过电般麻木感，腰部有酸沉感，去医院诊为腰椎间盘膨出症。服中西药物1个多月无效，很痛苦，逐渐失去治疗信心。经人介绍来求治。

刻诊：左下肢麻木不适如过电般，膝盖周围尤重，持续麻木状，时轻时重，不伴肢体功能障碍。腰部怕冷，并有酸沉感，平时腰部酸沉不适就经常发作，有时酸痛，晴天不明显，阴雨天加重。乏力，汗出多，无恶寒发热，无头痛头晕，口不渴不苦，纳可。原先睡眠可，这次因下肢麻木而影响睡眠。二便可。舌暗，舌边瘀斑，舌体胖大、边有齿痕，苔白腻，脉涩，寸浮关尺沉。

腰椎 CT 提示：L3/L4、L4/L5 腰椎间盘膨出。下肢血管彩超无异常。

六经脉证解析：肢体走窜麻木，出汗，舌暗，舌边瘀斑，脉浮涩，为太阴中风证，血痹证。

腰酸沉，腰怕冷，时酸痛，阴雨天加重，乏力，舌体胖大，边有齿痕，苔白腻，脉关尺沉，为少阴下焦虚寒、太阴寒湿痹阻腰间。

六经辨证：太阴少阴合病。

病机：营卫阴阳俱虚，寒湿痹阻下焦腰间。

治疗：黄芪桂枝五物汤合肾着汤：黄芪 30g，桂枝 30g，赤芍 30g，干姜 40g，茯苓 40g，生白术 20g，炙甘草 20g，生姜 30g（切片），大枣 8 枚（掰开）。3 剂，每日 1 剂，水煎分 3 次服。

二诊：患者说左下肢麻木好转，认为这次中药有疗效，有治好的信心了。出汗明显减轻，仍然感到腰部怕冷，有腰部酸沉感。舌边瘀斑，舌体胖大、边有齿痕，苔白腻，脉沉涩。

原方加炮附子：炮附子 15g，黄芪 30g，桂枝 30g，赤芍 30g，干姜 40g，茯苓 40g，生白术 20g，炙甘草 20g，生姜 30g（切片），大枣 8 枚（掰开）。3 剂，每日 1 剂，水煎分 3 次服。

三诊：患者说麻木明显好转了，已经没有过电感了，但又说膝关节有轻度的疼痛感，一诊时并没有说这个症状。上方又加细辛 20g，继服 6 剂，诸症消失。

六经方证病机辨析思路

该案患者的证候表现从西医角度上来看是腰椎间盘膨出的髓核压迫了神经根所导致，但西药治疗并没有取得明显疗效。

患者以左下肢较严重的麻木不适来诊，依据脉证，主证可以辨为太阴中风表虚证，血痹证。

患者还有腰部酸沉、怕凉等证候表现，寒湿痹阻的病机也是不能忽视的。我们中医临床，要想辨证准确，证候必须搜集完全，除舌脉辨准外，特别是问诊一定要细，一个异常的症状也不能放过，这才能够做到心中有数，通盘考虑立法治疗。

临证时，在搜集症状方面，建议大家按照陈修园在《医学实在易·问证诗》中

"十问歌"的顺序来问，就可避免遗漏症状："一问寒热二问汗，三问头身四问便；五问饮食六问胸，七聋八渴俱当辨；九问旧病十问因，再兼服药参机变；妇人尤必问经期，迟速闭崩皆可见；再添片语告儿科，天花麻疹全占验。"这很全面而易记。

这个医案中，一诊时我就没有对患者膝关节疼痛的症状详细询问，开始虽也曾问他除下肢麻木以外还痛不痛，但没有具体到膝关节，患者只顾说麻木难受不适的症状，也没有具体谈到膝关节有轻度的疼痛，结果一诊、二诊都忽视了此症的用药。

下面，继续谈该证的辨治思路。

血痹的病机为腠理不固，营卫不和，外感风寒之邪入太阴血分而痹。血痹，肢体麻木不仁，可用黄芪桂枝五物汤来治疗。

《金匮要略·五脏风寒积聚病脉证并治》中说："肾着之病，其人身体重，腰中冷，如坐水中，形如水状，反不渴，小便自利，饮食如故，病属下焦，身劳汗出，表里冷湿，久久得之，腰以下冷痛，腹重如带五千钱，甘姜苓术汤主之。"

肾着汤证偏于中下焦寒湿痹阻。肾着汤为治太阴少阴寒湿痹阻于腰间的方子，该案中在主方黄芪桂枝五物汤中合上此方是方证病机相合，疗效很明显。

二诊、三诊加附子是必要的，附子性大热，有较强的治疗"癥坚积聚，血瘕，寒温，踒躄拘挛，膝痛，不能行步"（《本经》）的功效，加之以温通祛寒除湿，强化治疗麻木疼痛的力度。

《本经》说细辛："味辛温。主咳逆，头痛，脑动，百节拘挛，风湿痹痛，死肌。久服明目，利九窍。"细辛善于温通、除痹通络。该案加细辛与炮附子配伍，可有效祛寒湿、通经络以治疗腰膝酸沉疼痛麻木。

这就是"有是证用是方，有是症用是药"，一切不离六经方证病机的大框架。

第 十 章 少阴特殊表里分 真阳虚损是根本

第一节 少阴表阴证 里虚证亦重

一、少阴病脉证病机与治则

少阴病是三阴的表病。病位反应（病邪所反应的病位）在三阴之表，为表阴证。病性（疾病性质）属于阴（寒）。病态（病理状态）属于虚。

少阴病的证候特点就是表、里皆虚寒。

少阴病的主要证候：脉微细、或浮弱，或沉迟无力，但欲寐，即困倦嗜睡但睡不着，似睡非睡，或失眠。欲吐不吐，心烦，自利而口渴，引水自救但喜热饮。下焦虚有寒，如腰腹冷痛，小便色白，心痛，无汗或有汗，无热或无大热，畏寒怕冷，咽痛，颈项痛，或肩背痛，或四肢逆冷疼痛。

少阴病的病机：真阳不足，表里皆虚寒。

少阴病的治则：扶阳解表，温化寒饮（温法）。

少阴病一个总纲，三个分证。

二、关于少阴病特殊性的思考

上面已经说了，少阴病为表阴证。但这个表，是三阴之表。

少阴病的表阴证是与太阳病的表阳证相对所说的。太阳病位于三阳之表，是在表的阳证，即表阳证；而少阴病位于三阴之表，是在表的阴证，即表阴证。

而少阴病比较特殊，相对于太阳属于表阳为表证来说，少阴属于表阴，而阴为里，少阴也属于里证之一。

因为，三阴相对于三阳来说属于里，少阴是三阴之表，而这个表阴是属于三阴的区域，既然属于三阴，那么，三阴是位于三阳之里层的，从这个意义上来说，少阴也为里阴证，但这个里阴证是位于里阴之表位的病证。

三阴证都有虚寒的特性，那么少阴病不仅有在表的阴证——表虚寒证；也有在里的阴证——里虚寒证。但这个里虚寒证，是位于三阴的最外层，是相对于三阳来说的里虚寒证。所以，少阴病是一个具有双重身份的病证，而这个双重身份实际上都体现于少阴病为表阴证的病位上。弄明白少阴病的特殊性，对临证的意义很大。

关于少阴病既有表证也有里证的特殊性，也体现在胡希恕先生的观点中。

胡希恕先生在谈到少阴病的特征时说："少阴病即表阴证，属虚，表证类似太阳病，病在外而脉虽浮，但微细，因其虚弱，故病人困倦而喜卧。体虚或年老气血不足之人，一旦外感，往往发生少阴病。"（《胡希恕讲伤寒杂病论》）

"少阴病，阳息者死，阴脱者亦死，故死可有二因。阳盛阴虚者，原可壮水以制火，于阳证可用此法，用于阴阳俱虚的少阴证，则反促其死。阴虽虚，亦有生阳复阴之一道，故生者只有一法。"（《伤寒论通俗讲话》）

胡希恕先生在谈到少阴病的病理时说："当代谢机能的沉衰达到相当程度时，体内热能和血液受此影响而大为减弱，脉微细即为其应；营养失调，大脑皮层有不能自持的现象，故但欲寐。"（《伤寒论通俗讲话》）

胡希恕先生在谈到少阴病的治疗禁忌时说："少阴病气虚、血少，为病根，汗、下、火攻均当忌。"（《伤寒论通俗讲话》）

胡希恕先生在谈到少阴病的治疗原则时说："少阴病与太阴病同是虚寒所致病，以温性兴奋药为治疗原则。但太阴病之虚，仅限于胃肠；而少阴病之虚已关系于气血。病有轻重，法剂自亦不同。"（《伤寒论通俗讲话》）

上述所说的"表阴证，属虚，表证类似太阳病"，就是说的少阴病属于表阴证。而"阴阳俱虚的少阴证"，"少阴病气虚，血少"，以及"少阴病与太阴病同是虚寒所致病……而少阴病之虚已关系于气血"等论述，已经涉及里阴证了。

我认为，胡希恕先生所说的"阴阳俱虚"的"阳"，就是指真阳，阳气；"阴"，就是指津血。一旦病入少阴，机能虚寒沉衰，外则卫气津液亏虚，不能卫外固密而易受外邪侵袭而发为少阴表证；里则真阳亏虚，根本不固，营血不足，温煦濡养及气化推动功能障碍而发为少阴里证，而这个少阴里证特别会涉及心阳。

心之阳气根于真阳，有温养心神、温通鼓动气血的重要功能，真阳虚衰，心阳势必受到影响而致气血运行失畅，导致各脏腑组织器官生理功能失养而紊乱，正如《素问·灵兰秘典论》所说："故主明则下安，以此养生则寿，殁世不殆，以为天下则大昌。主不明则十二官危，使道闭塞而不通，形乃大伤，以此养生则殃，以为天下者，其宗大危。"

由于少阴涉及表里内外，一旦发病多危及机体的根本，所以，少阴病危重症多见。历代医家也都认识到了这个问题，因此，现代各种版本的《伤寒论》教科书中以经络理论解读《伤寒论》时，将心肾的功能归属于少阴，认为少阴病总属心肾虚衰，水火不交之病变，非阳气虚衰，即阴液亏损，标志着全身抗病能力明显衰退，为六经病发展过程中的危重阶段。

而这些论述是将少阴病作为里证之危重症来对待的，并没有说到少阴之表证，以至于人们学习这些理论后，大都认同"腹为阴，阴中之阴，肾也"（《素问·金匮真言论》），对少阴病为里阴证重症的思维根深蒂固，根本无法接受少阴病为表阴证的理念。

这样的认识，就难以圆满解释少阴病麻黄细辛附子汤及麻黄附子甘草汤等方证为何也会发热，为何要用微发汗的治法来治疗。传统的解释只说这是"少阴病寒化兼表"，而以这个说法来解释这些方证似乎难以圆满自洽。

因为，既然认为少阴病为单纯的里虚寒证，那么，里虚寒重症一定是"无热恶寒的"，即使是兼表，也不能发热，也一定是禁忌用汗法来治疗的。既然说到少阴病比较危重，即所谓非阳气虚衰，即阴液亏损，如再用汗法治疗将会加重阴阳两虚。而教科书中在谈到麻黄细辛附子汤证时，说少阴病为"少阴寒化不应发热"，又说"始得之即出现发热"，还说以"麻黄细辛附子汤中麻黄发汗解表"，这种说法似乎是与少阴之里证重症的特点和治法相悖。

而胡希恕先生等医家将少阴病定位定性于表阴，就比较完美地解决了这个理论圆满自洽的问题。我们将少阴病定位为表，为表阴证，即将少阴病与表证联系在一起，上述麻黄细辛附子汤及麻黄附子甘草汤等方证就能够顺理成章地来阐释了，这也是非常切合临床实际的。

这就是说，少阴病为三阴之表位，不是三阴之里位，虽然为阴，但卫气还有一点儿抗邪能力，刚得少阴伤寒证，会有短暂而轻度发热的证候存在，也可以用麻黄细辛附子汤中的麻黄微微发汗解表，但因少阴病毕竟为阳气不足，机能沉衰，就必须以附子助阳而祛表里虚寒和寒湿为后盾。

少阴病危重病证多见，如老年人受寒感冒最易诱发冠心病心绞痛及心力衰竭，感冒引发小儿病毒性心肌炎，以及肾阳不足或虚衰、心阳不足或虚衰及心神失养所致诸症，少阴病多用四逆汤来辨治等。对于这些危重病证和用方，有人多有疑问：这些能用少阴为表证来说明么？心阳和真阳如何用表阴来解释？

实际上，这些病证都与少阴病为表阴证的理论阐述是一致的。

心系病证、肾阳不足或虚衰所致诸证多与少阴病有关。上面已经多次说过，少阴病为表阴证，即病证反应为表的阴（里）位，也可以说是阴（里）的表位。

从三焦表里的划分来说：上焦为表位，上焦以下的中下焦为里位，即上焦属于表，下焦属于里。外为阳，里为阴，上焦属阳，下焦属阴。

心位于上焦表位，但心为藏，属于阴，为君主之官，位于上焦表位的最里层，所以心为表（上焦）的阴（里）位，属于少阴。

心为上焦之阴位，为表中之里，即位于表（上焦）之阴（里）位、阴（里）之表（上焦）位，也属于表阴的范畴。所以，心系病证就可从少阴来论治。临床上，冠心病、心力衰竭及心肌炎等病证多见少阴病的证候及病机。

真阳位于下焦（里）而布达施用于上焦（表），即真阳在下焦而根于里（阴）为体，外出发于上、外之表而为用，也就是说，真阳本于下焦阴位为里，但功能发挥于上焦表位及体表，即功能发挥于下焦之外上的区域，症状反应于下焦之外上的区域，即阴（里）之表位，所以真阳属于少阴，亦为表阴。所以，肾阳不足或虚衰所致诸症就可以从少阴来论治。

四逆汤是辨治三阴病的千古名方，特别在少阴病中用途最为广泛。四逆汤不仅回阳救逆而逐在里之阴寒，而且可温阳固表而驱在表之风寒湿，为表里双解之剂。

因为，《本经》说附子："味辛温。主风寒咳逆邪气，温中，金创，破癥坚积聚，血瘕，寒湿，踒躄拘挛，脚痛，不能行步。"这说明附子既主风寒邪气，又温中驱寒湿，有表里双解之功，是一味扶阳而双解表里之要药。

《本经》说干姜："味辛温。主胸满咳逆上气，温中、止血，出汗，逐风湿痹，肠澼下利，生者尤良。"也是表里同治。干姜偏于温中而能解表，生姜重在解表发汗而能温中。

四逆汤的功用能有效针对少阴病为表里皆虚寒的病证病机，也是一个具有双重治疗身份的经方。为便于加深大家的理解，再重复说一次，少阴病及四逆汤这个双重身份实际上都体现于少阴病为表阴证的这个病位上。

三、少阴病提纲证

少阴病提纲证就是《伤寒论》第281条所说的脉证："少阴之为病，脉微细，但欲寐也。"少阴伤寒证、少阴中风证和少阴病本证都有这个提纲证。

少阴病为三阴之表，为表阴证，即是一种表虚寒证。而三阴病都有虚寒的病机，所以少阴病也有里阴寒证的一面。

下焦的真阳和上焦的心阳也属于表阴，为少阴病的范畴。

因为心为上焦之阴位，为表中之里；真阳位于下焦根于里（阴）为体，出于上、外之表为用，系阴中之表，所以属于三阴之表。

少阴真阳是机体的根本，正如胡希恕先生所说："少阴病气虚，血少，为病根。"（《伤寒论通俗讲话》）人体气血靠阳气的温煦和推动，真阳虚损，气血虚寒，机体各部位的机能整体衰弱，心阳也无力鼓动血脉而营养心脑，即如胡希恕先生所说："营养失调，大脑皮层有不能自持的现象"（《伤寒论通俗讲话》），没有精神了，就会出现"脉微细，但欲寐"的证候。

脉微细，就是因为机体虚寒沉衰，脉象就虚弱而收引，跳动无力，呈微细状，或微浮细，或沉迟无力。

但欲寐，就是心、脑不得气血的温煦濡养，精神疲乏困顿，闭目不想睁眼，头脑昏沉，想睡又睡不着，或嗜睡，也就是呼之就醒，继而又睡的状况。

判断少阴病，必须有这个提纲证。

四、少阴里虚寒证条文解析

少阴病比较特殊，相对于三阳来说，三阳在外，三阴在里，少阴病也属于里证。虽然为表，但是在三阴之表，也有里虚寒的脉证。

里虚寒证，会传入太阴，阴寒水饮盛，可致真阳虚衰或欲脱而出现诸多危症。

《伤寒论》第282条所说的就是少阴病的里虚寒证："少阴病欲吐不吐，心烦，但欲寐，五六日自利而渴者，属少阴也，虚故引水自救。若小便色白者，少阴病形悉具。小便白者，以下焦虚有寒，不能制水，故令色白也。"

这一条，就是少阴病本证的主证，也就是少阴真阳不足，虚寒水饮不化所致的一系列证候。

少阴病里虚寒证，既然冠以少阴病，就必须具备少阴病提纲证，"脉微细，但欲寐"。

真阳虚损，寒饮不化而内停，上逆就会有想吐又无物吐出的难受的症状。

阳虚水盛，水气凌心，则心悸烦乱。

寒饮不化津液，心神不得濡养，则出现少阴病特有的"但欲寐"的证候，即精神疲乏困顿，想睡也睡不着，或失眠。

五六天自利而口渴，是病变传入太阴了，但只是单纯的自利，是少阴太阴合病，以少阴为主。

口渴是因为真阳虚损较重，水饮不化津液，津液亏虚而口渴，所以说"虚故引水自救"，津液不足而渴，就要喝水来自救，这也是机体的一种自我修复效应。

但喝多少又尿出多少，尿频尿多，是因为真阳不足，里有虚寒，不能制约水液，致使尿频而清长。寒则水液必清冷，《内经》理论也是这么认为的，如《素问·至真要大论》说："诸病水液，澄澈清冷，皆属于寒。"

对于这一条的解释，胡希恕先生说得也很明白："少阴病里虚且有寒饮，向里传变迅速，发为呕吐下利之太阴病。少阴病津虚血少，传里而为太阴后更下利伤津，故而口渴，即'虚故引水自救'而欲饮水，补充津液，而非热证，'小便色白'而不红赤即可证明。下焦虚有寒，机能沉衰，不可收摄水液，故小便色白。"（《胡希恕讲伤寒杂病论》）

如果不渴就说明是病大部传入太阴了，如《伤寒论》277 条说："自利不渴者属太阴，以其脏有寒故也。"太阴寒饮内停于中焦，脏有寒而无热，所以虽下利而不渴。

少阴病里虚寒证的病机与太阴病病机基本相同，所以治疗也是四逆汤类方药，正如《伤寒论》277 条说："自利不渴者属太阴，以其脏有寒故也，当温之，宜服四逆辈。"

三阴病都有虚寒水饮，四逆辈方证病机为真阳虚和寒饮盛，所以不论太阴还是少阴都可以用四逆汤类经方辨治。

五、医案解析

（26）眩晕，心悸（冠心病，心律失常），腹泻

韩某，女，73 岁，2013 年 6 月 2 日初诊。

主诉：头晕心慌伴腹泻半月余。

病史：半月前，患者外出旅游时因汽车追尾而受到惊吓，出现头晕、心慌、腹

泻等症状，整天没有精神，困乏欲睡。因患者平时有病经常来找我开中药，这次服西药无明显疗效，又来求治。

既往有冠心病史 6 年，心律失常（房颤）史 2 年，经常服西药控制心率，平时也很少发作心慌。

刻诊：精神差，头晕，阵发性心慌，惊惕不安，晨起为重，心口窝处满闷，无气短，白天困乏欲睡，夜眠差，出汗，畏冷，6 月天已经热了还穿衣较厚。无发热，无口苦咽干，口不干不渴，纳差，大便溏泻，每日 3～4 次，过去大便也不成形，但是每天 1 次，没有现在的大便稀。小便频而色白，过去小便不频。舌暗，舌体胖大，苔白水滑，脉沉细数，叁伍不调。

血压 115/65mmHg。心电图示：1.心房纤颤。心率 98 次／分。2.ST-T 段改变。

六经脉证解析：精神差，困乏欲睡，眠差，心口窝、心下满闷，出汗，畏冷，小便频而色白，舌暗，舌体胖大，苔白水滑，脉沉细数，叁伍不调，为少阴病，真阳虚损，下焦之气冲逆。

头晕，阵发性心慌，惊惕不安，心下满闷，纳差，大便溏，每日 3～4 次，舌体胖大，苔白水滑，脉沉细数，叁伍不调，为太阴病，虚寒水饮上逆。

六经辨证：太阴少阴合病。

病机：真阳亏虚，阴寒饮盛，气机逆乱，水饮上逆凌心，下注滑肠。

治疗：四逆汤合桂枝去芍药加茯苓白术汤、桂枝甘草龙骨牡蛎汤加味：炮附子 15g，干姜 20g，炙甘草 20g，桂枝 30g，生白术 20g，茯苓 30g，生龙骨、生牡蛎各 30g，生姜 30g（切片），大枣 10 枚（掰开）。5 剂，每日 1 剂，水煎分 3 次服。

二诊：患者说，药后感到心里平和，头晕心慌、惊惕不安减轻，心下满闷也有所减轻，仍怕冷，困乏想睡。原方炮附子加至 30g，又开 5 剂。

三诊：患者自述症状大有改善，最大的效果就是已经没有怕冷、大便次数多和尿频的现象了。能去公园散步了，感觉还没有完全好转，要求再服几剂，又开 5 剂。患者诸症基本消失，已经恢复到此次病前比较稳定的身体状况。

六经方证病机辨析思路

该案患者年高，加之慢性病久而素体真阳不足。虽有心律失常慢性房颤，却因平时坚持服药控制病情，能使身体阴阳达到一种相对平衡的基本稳定状态而不经常出现症状。

此次发病是因受到极度惊吓而引起，《素问·举痛论》说："惊则气乱……惊则心无所倚，神无所归，虑无所定，故气乱矣。"

这个气乱即全身气机紊乱，主要涉及上焦的心气和下焦的肾气，继而引起机体阴阳平衡失调，加重阳气损伤，从而使原有中焦内停的寒饮上逆于上焦而出现头晕、心慌、惊惕不安；下注于下焦而出现大便溏泄、次数增多及尿频色白等诸症。

该案证候病机关键就是真阳亏虚，阴寒饮盛，气机逆乱。也就是说，下焦真阳虚损，加之惊则气乱，"腹气必虚而气冲于上"（《胡希恕讲伤寒杂病论》），下焦水饮亦上逆凌心，上冒清空，下注滑肠。

《伤寒论》第 277 条说："自利不渴者属太阴，以其脏有寒故也，当温之，宜服四逆辈。"四逆汤是四逆辈的代表方，方证病机为真阳虚衰，阴寒内盛。太阴病和少阴病都可以用这个方子回阳救逆，温阳化饮，通阳益气。

该案患者真阳虚损是病机的关键，所以主方就用四逆汤扶真阳，温中阳，化寒饮。

《伤寒论》第 21 条说："太阳病，下之后，脉促胸满者，桂枝去芍药汤主之。"《伤寒论》第 22 条说："若微寒者，桂枝去芍药加附子汤主之。"

桂枝去芍药加附子汤方证病机为真阳亏虚，气上冲胸，应用该方可温阳祛寒降逆气。

《伤寒论》第 28 条说："服桂枝汤，或下之，仍头项强痛，翕翕发热，无汗，心下满微痛，小便不利者，桂枝去桂加茯苓白术汤主之。"胡希恕先生说："此条桂枝去桂加茯苓白术汤应遵《医宗金鉴》之说法改去桂为去芍为当。"（《胡希恕讲伤寒杂病论》）从条文来分析，笔者个人认为：桂枝去芍药应是符合仲景原意的。

桂枝去芍药加茯苓白术汤方证病机为表不解，里虚水饮不化而冲逆。在该案中用之有多重功效：不仅能调和营卫而止汗，而且能通阳化气，降饮气上逆而止惊悸眩晕，还能化水饮、养胃气而止泻。

这个方子从药证上来看，也都符合该案的证候病机。《本经》说桂枝："味辛温。主上气咳逆，结气，喉痹，吐吸，利关节，补中益气。"在该案中，其关键功效在于可入上焦降逆气，又能补中益气。

《本经》说茯苓："味甘平。主胸胁逆气，忧恚惊邪，恐悸，心下结痛，寒热烦满，咳逆，口焦舌干，利小便。"在该案中，可化气利水而止泻治尿频，又可降逆宁心定悸。

《本经》说白术："味苦温。主风寒湿痹，死肌，痉，疸，止汗，除热，消食。"在该案中可入太阴中焦渗湿止泻，祛饮，止汗。

第二节 少阴伤寒证 二方须分清

一、少阴伤寒证条文解析

（一）麻黄细辛附子汤证

《伤寒论》第 301 条说："少阴病，始得之，反发热，脉沉者，麻黄细辛附子汤主之。"

这一条首先说"少阴病"，就是说这个病一定要有少阴病的提纲证：脉微细，但欲寐。

什么是"始得之，反发热"呢？

表阴证应当是只恶寒而不发热的，不发热是少阴病本来应当具有的特征，因为《伤寒论》第 7 条说："病有发热恶寒者，发于阳也；无热恶寒者，发于阴也。"

这就是说，发热恶寒者，就是病发于太阳；无热恶寒者，就是病发于少阴。后世大多医家都认为第 7 条是《伤寒论》六经的总纲。

少阴伤寒证，病发于阴，应当以不发热为其常，即使是发热，也是很短暂的，很快会传变。

"反发热"是说刚刚得了少阴表虚寒证，属于新病，表邪比较明显，卫气郁而发热，是常中之变。

少阴病为表虚寒，而这个表虚寒还不是太重，况且刚得病，机体卫气还有一定的抗邪能力，可以趋表抗邪，所以发病之始会出现发热的症状，因少阴病整体机能偏于沉衰，这个发热也不是太高，也就是说没有大热，主要是以畏寒怕冷为重，甚至四肢冰凉。

实际上，临床上所见到的寒热有各种情况，就少阴伤寒证的发热、恶寒来说，因为个体差异和感邪轻重的不同，病情的轻重程度是多有不同的：

有的是微微恶寒，有的表现为恶寒颤抖，有的是低热，有的是热度稍高一些，临床上还会伴有鼻塞、流涕、头痛、颈项强痛、身痛、腰痛、全身骨节疼痛、咽痛、咳喘等证候。

"脉沉"，这个脉对于辨识少阴病是非常重要的，含义有二：

一是沉脉与浮脉相对而言是属于阴的，主病在里。少阴病为表阴证，虽为三阴之表，但三阴是属于里的，所以病属于里，所以这个"脉沉"与太阳病的浮脉相对而言，也显示是沉的。

二是这个"脉沉"还提示少阴伤寒证也存在有表、里的寒饮。因为《金匮要略·水气病脉证并治》中说："脉得诸沉，当责有水。"所以说，这个脉沉就是里有寒水（饮）的脉象。还可伴见迟、结、代、数、紧脉，也可见微浮脉，但脉象多是以无力为主。

除此之外，还可见体质虚弱和舌质淡白、胖嫩或水滑，也可偶见体质较强的人脉证呈现为少阴病的。

因为，有不少患者刚得病时是一个表阳证，因为误治或治疗不当而变成表阴证缠绵不愈，现在这种情况在临床上是非常多见的。

这个证，就是少阴伤寒证，要以"麻黄细辛附子汤主之"。

这个麻黄细辛附子汤证，病机为外有伤寒表证，内有里虚寒饮，即表虚寒夹内寒饮。

临床上凡见这个病机指征，就应当使用麻黄细辛附子汤，温里解表兼以逐饮。

（二）麻黄附子甘草汤证

《伤寒论》第302条说："少阴病，得之二三日，麻黄附子甘草汤微发汗。以二三日无证，故微发汗也。"

这一条说的也是少阴伤寒证，是少阴伤寒的轻证。就是说，得少阴伤寒已经两三天了，病情并没有向里传变。"无证"就是没有里证，病位还在少阴表位。这时可以用麻黄附子甘草汤微发汗以扶阳解表。

麻黄细辛附子汤证与麻黄附子甘草汤证相比，麻黄附子甘草汤证的寒邪轻于麻黄细辛附子汤证。

少阴伤寒证的脉证除了表现为脉微细或脉浮弱、但欲寐、无发热或无大热等阴证虚寒衰弱之象外，其他证候与太阳伤寒证是基本相似的。因为都属于伤寒表证，所以证候表现都可见发热（少阴病一般不发热或热度较低）恶寒、无汗、头项强痛、身痛、身重、腰痛、骨节疼痛、咽痛、鼻塞流涕、咳喘等。

对于虚人外感的治疗，我临床上常用《金匮要略·水气病脉证并治》中的桂枝去芍药加麻辛附子汤辨治，这个方子的方证条文为："气分，心下坚，大如盘，边如旋杯，水饮所作，桂枝去芍药加麻辛附子汤主之。"原方功能为温通阳气，散寒化饮，主治元阳虚衰、阴寒凝聚、水气留滞之各类水肿之证，如风心病、肺心病、心力衰竭、肝硬化腹水等属于阳虚阴凝病机者。

而这个方中实际上含有多个经方：麻黄细辛附子汤、麻黄附子甘草汤、桂枝去芍药汤，涵盖面较广。用这个方子治疗少阴伤寒证疗效很好。

用这个方子时，如有身痛、骨节疼痛，可加生白术。白术有良好的"主治风寒湿痹……止汗，除热"（《本经》）的功能。

近现代蜀中名医范中林治疗外感或内伤杂病时就常用麻黄细辛附子汤、麻黄附子甘草汤，或加上桂枝汤或四逆汤等合用，疗效出奇。这几个方子相合才六七味药，配伍严谨，药简效宏。

二、少阴伤寒证的方证病机与治则方药

（一）麻黄细辛附子汤证的脉证、病机、治则和方药

辨证要点：脉微细或微浮细紧，但欲寐，无热畏寒，或微发热，头项强痛，身疼，腰痛，骨节疼痛，无汗，咳喘，咽痛，鼻塞流涕，喷嚏，手足寒，小便白等。

证候特征：脉微细或微浮细紧，但欲寐，无热畏寒，无汗。

病机：元阳不足，寒邪束表，兼夹水饮。

治则：温阳解表，祛寒化饮。

方药：麻黄细辛附子汤方（《伤寒论》第 301 条）。

麻黄二两（去节），细辛二两，附子一枚（炮，去皮，破八片）。

煎服要点：上三味，以水一斗，先煮麻黄，减二升，去上沫，内诸药，煮取三升，去滓，温服一升，日三服。

服药禁忌：从"余如桂枝法将息"可知，服用上方也要遵守"禁生冷、黏滑、肉面、五辛、酒酪、臭恶等物"的忌口法则。喜寒凉饮食者忌用。

（二）麻黄附子甘草汤证的脉证、病机、治则和方药

辨证要点：脉微细或微浮细紧，但欲寐，无热畏寒，或微发热，头项强痛，身疼，腰痛，骨节疼痛，无汗，咳喘，咽痛，鼻塞流涕，喷嚏，手足寒，小便白等。证候与麻黄细辛附子汤基本相同，但症状轻于麻黄细辛附子汤。

证候特征：脉微细或微浮细紧，但欲寐，无热畏寒，无汗。

病机：元阳不足，寒邪束表。

治则：温阳解表，微汗祛邪。

方药：麻黄附子甘草汤方（《伤寒论》第302条）。

麻黄二两（去节），甘草二两（炙），附子一枚（炮，去皮，破八片）。

煎服要点：上三味，以水七升，先煮麻黄一两沸，去上沫，内诸药，煮取三升，去滓，温服一升，日三服。

服药禁忌：从"余如桂枝法将息"可知，服用上方也要遵守"禁生冷、黏滑、肉面、五辛、酒酪、臭恶等物"的忌口法则。喜寒凉饮食者忌用。

三、医案解析

（27）痹证（纤维肌痛综合征）

王某，女，62岁，2012年5月28日初诊。

主诉：全身疼痛2个月余。

病史：2个月前，患者做了左肾结石手术，术后感到浑身疼痛乏力，四肢小关节和腰痛较重。去某医院查抗"O"、类风湿因子及血沉等都没有异常发现，怀疑为纤维肌痛综合征。口服双氯芬酸钠片及布洛芬缓释胶囊等西药可以暂时缓解疼痛，但因刺激胃而不敢常服。也服过十几剂汤药，没有什么疗效，求治。

刻诊：全身乏力，疼痛，四肢小关节和腰痛较重，有时感觉肌肉、皮肤都痛，呈酸痛状，腰部感到发凉。无恶寒发热，无头痛眩晕，无口苦口干口渴，痛重时心烦，双踝部轻度水肿，无汗，纳可。大便初干后溏，每日1次，小便黄。舌暗苔白腻，脉寸浮细微紧，关尺沉。

六经脉证解析：全身疼痛，四肢小关节及腰痛较重，腰部发凉，舌苔白腻，脉寸浮细微紧，关尺沉，为少阴病。真阳亏损，寒湿困表，肢体失养。

全身乏力，双踝部轻度水肿，大便溏，舌暗苔白腻，脉沉，为太阴病。水饮内停。

心烦，大便初干，小便黄，为阳明微热。

六经辨证：少阴太阴合病，兼夹阳明微热。

病机：真阳亏损，虚寒水湿，外有表痹，内有饮停。

治疗：麻黄细辛附子汤合甘草附子汤、肾着汤、真武汤：炮附子20g（先煎1

小时），生麻黄 15g，细辛 15g，茯苓 30g，白芍 30g，桂枝 30g，生白术 40g，炙甘草 20g，干姜 30g。4 剂，每日 1 剂，水煎分 3 次服。

二诊：患者说，诸疼痛减轻，踝部水肿消失，腰部（骶椎至肛门）处仍酸重疼痛。大便溏，排便顺畅，小便可，舌暗苔白腻，脉寸浮细，关尺沉。

六经辨证：少阴太阴合病。

治疗：麻黄细辛附子汤合甘草附子汤、肾着汤：炮附子 20g（先煎 1 小时），生麻黄 15g，细辛 15g，干姜 40g，茯苓 40g，桂枝 30g，生白术 40g，炙甘草 20g。4 剂，每日 1 剂，水煎分 3 次服。

三诊：患者说，疗效一天比一天好，已经不乏力了，全身疼痛也明显减轻了。上方不变，又开 4 剂。痊愈。

六经方证病机辨析思路

纤维肌痛综合征是一种特发性疾病，生理病理原因不明，西医没有好的治疗方法，只有对症治疗，以减低痛觉感受器的敏感性及改善肌肉血液循环等。

该案患者年高，正气不足，又发病于手术之后，从中医角度上考虑与术后真阳损伤有关。

真阳损伤，寒湿内盛，外有水湿困表，肢体失养；内有饮停，乏力水肿。这是表里皆病，就要表里同治。

《伤寒论》第 301 条说："少阴病，始得之，反发热，脉沉者，麻黄附子细辛汤主之。"麻黄细辛附子汤为少阴伤寒证的代表方，方证病机为真阳亏虚，表寒夹饮，是治疗少阴表证阴寒湿饮凝聚、经络痹阻疼痛的效方，所以在该案中用作主方。

《伤寒论》第 175 条说："风湿相搏，骨节疼烦，掣痛不得屈伸，近之则痛剧，汗出短气，小便不利，恶风不欲去衣，或身微肿者，甘草附子汤主之。"甘草附子汤方证病机为真阳亏损，虚寒水饮充斥表里，也是治疗全身关节寒湿痹阻疼痛的好方子。

《伤寒论》第 316 条说："少阴病，二三日不已，至四五日，腹痛、小便不利，四肢沉重疼痛，自下利者，此为有水气。其人或咳，或小便利，或下利，或呕者，真武汤主之。"真武汤是治疗虚寒水饮的祖方。该案中合这个方子能温阳祛阴寒，强力破除水饮瘀血凝聚而助通络止痛。方中的白芍还能清除病证中的阳明微热。

《金匮要略·五脏风寒积聚病脉证并治》中说："肾着之病，其人身体重，腰中冷，如坐水中，形如水状，反不渴，小便自利，饮食如故，病属下焦，身劳汗出，衣里冷湿，久久得之，腰以下冷痛，腹重如带五千钱，甘姜苓术汤主之。"甘姜苓术汤就是肾着汤，方证病机为寒湿痹着于下焦腰部经络肌肉。

这个方子治疗腰以下寒湿痹阻不通所致的腰部、胯部及下肢沉重疼痛及寒痛有明显的疗效，我在临床上常用。

该案肾着汤方中药物的比例做了调整，白术用量较大，主要是加强"治风寒湿痹"（《本经》）的力量。

（28）内伤发热

贺某，女，40岁，2013年1月4日初诊。

主诉：发热1月余。

病史：1个月前，患者受寒感冒，头痛身痛发热乏力，当时发热最高38.3℃，经口服抗生素及退热药等治疗，又输液4天，其他症状消失，但发热不见好转。每天早晨7、8点开始发热，服退热药可出汗退烧，不服药有时也可退热。晚上6点多又开始发热，比较有规律，热度在37.5℃左右。

每次发热前先感到全身畏冷无汗，发热时就不冷了，但身困乏力不想动，总想睡觉。1个月来，断断续续吃过不少抗生素及退热药，又打过1周的静脉点滴，没有明显疗效，曾去某医院拍X片和血常规等检查，以及去结核病防治所做过结核菌素试验、痰培养等检查，排除了肺结核和血液病等疾病。求服中药治疗。

患者既往体质素虚，易患感冒，但患者说，以往患感冒发热治疗时，从来没有这么缠绵过。

刻诊：精神差，发热，发热前畏寒，发热时不冷，乏力困顿，四肢困懒，不想活动，头懵痛，无头晕，无身痛关节痛，口干渴想喝热水，晨起有清稀白色痰但不多，易患口腔溃疡，无口苦咽干，无汗出，纳可，眠可，二便可，舌淡苔薄白，脉细稍数，寸浮弱关尺沉。体温37.3℃。

六经脉证解析：精神差，低热，发热前畏寒，乏力困顿，不想活动，头懵痛，无汗，口干渴想喝热水，易患口腔溃疡，舌淡苔薄白，脉细稍数，寸浮弱关尺沉，为少阴伤寒证。真阳亏虚，寒邪困表。

四肢困懒，晨起有少量清稀白色痰，舌淡苔薄白滑腻，脉关尺沉，为太阴水饮。

早晨7、8点和晚上6点多定时发热，脉寸浮弱，为桂枝汤证。

六经辨证：少阴太阴合病。少阴伤寒，太阴中风。

病机：真阳不足，寒邪困表夹饮，营卫不和。

治疗：麻黄细辛附子汤合桂枝汤：炮附子12g，生麻黄12g，细辛12g，桂枝20g，白芍20g，炙甘草10g，生姜30g（切片），大枣7枚（掰开）。4剂，每日1剂，水煎分2次服。晨起6点以前服1次，下午5点左右服1次。

二诊：患者来诊时很高兴，说服药后有劲儿了，服第3剂药时基本上不发热了，药已经见效，效不更方，开原方又服4剂，痊愈。

六经方证病机辨析思路

该案患者长期低热，也检查不出任何器质性病变，血象也不高，治疗很棘手。

患者素体阳虚，平时就易患感冒，还易患口腔溃疡。从患者一系列脉证表现上看，属于阴证是无疑的，那么，属于哪一经的阴证呢？

患者当初是感受风寒之邪而病，因滥用抗生素和输液等长期治疗更伤阳气，真阳不足，寒邪困表，缠绵不愈，脉证表现为少阴伤寒证。

《伤寒论》第301条说："少阴病，始得之，反发热脉沉者，麻黄细辛附子汤主之。"该证用麻黄细辛附子汤正对证候病机。

而定时发热的症状，为桂枝汤营卫不和之证，再加之患者有四肢困懒、晨起有少量清稀白色痰、脉关尺沉等证候夹杂，应将定时发热的桂枝汤证归于太阴中风证。

《伤寒论》第274条说："太阴中风，四肢烦疼，阳微阴涩而长者，为欲愈。"这样定位，比较容易将证候归类，选方治疗思路清晰。而且太阴中风也可以用桂枝汤辨治，如《伤寒论》第276条所说："太阴病，脉浮者，可发汗，宜桂枝汤。"

《伤寒论》第54条说："病人脏无他病，时发热，自汗出，而不愈者，此卫气不和也，先其时发汗则愈，宜桂枝汤。"这个脏无他病是内里的脏腑没有病，只有表证，每天定时发热汗出，这也是肌表营卫不和问题，可用桂枝汤在发热前服用，除去肌表的邪气，使卫气开合正常而病愈。

该案虽然发热时没有汗出，但定时发热并服退热药时出汗，也是营卫阴阳不和，可以用桂枝汤。

该案主证还是麻黄细辛附子汤证，所以，用麻黄细辛附子汤可起到温阳解表、温化寒饮而退热的主要目的。

口干渴欲饮热水、易于患口腔溃疡的证候，皆是真阳虚损之证。阳虚寒饮盛，不能化水饮为津液，津液不能上承而口渴；下焦虚寒迫真阳上浮可致口腔溃疡。对这些症状，切不可不详细辨析就孟浪认为是热证而滥用寒凉。真阳浮越可用附子、甘草治疗，"二物相需并用，亦寓回阳之义……亦寓伏火之义"（郑钦安《医理真传·卷二》）。

（29）咳嗽，喘证（喘息性支气管炎）

袁某，男，4个月。2012年12月10日初诊。

主诉：咳嗽、喘息10余天（其母代诉）。

病史：其母亲说，患儿才4个月，已经因咳嗽、喘息住院2次了，这是第三次住院治疗。10天前，患儿感冒并逐渐加重，发热，咳嗽、喘息，去某医院儿科诊为喘息性支气管炎住院治疗8天，多次更换抗生素等药输液治疗，发热退，但咳喘依旧，住院医师无奈推荐其母抱儿来诊。

刻诊：精神差，频发咳嗽喘息，凌晨4～7点喘息较重，喉中痰声辘辘，无发热，吃母乳正常，手足凉，无汗，大便溏，小便可，舌质淡嫩，舌苔薄白水滑，指纹鲜红稍过风关。听诊：双肺呼吸音粗，闻及明显痰鸣音和喘鸣音。

六经脉证解析：咳嗽喘息，凌晨较重，无汗，手足稍凉，指纹鲜红过风关，舌质淡嫩，舌苔薄白水滑，为少阴伤寒证。

咳嗽喘息，喉中痰声辘辘，大便溏，舌质淡嫩，舌苔白水滑，为太阴水饮上逆。

六经辨证：少阴太阴合病。

病机：外寒里饮。

治疗：小青龙汤加味（免煎配方颗粒，剂量相当于饮片量）：蜜麻黄5g，桂枝5g，干姜5g，旱半夏6g，炙甘草5g，白芍5g，五味子3g，细辛3g，紫菀6g，款冬花6g。2剂，每日1剂，开水冲服100mL，嘱其母亲采取频频喂服的方法，多次少量温服。先不出院，但停止一切输液。

二诊：其母诉，当天下午3点开始服药，至夜晚11点左右服完1剂。第二天凌晨未再喘，咳嗽也减轻了，还有喉中痰鸣。

方拟小青龙汤合射干麻黄汤（免煎配方颗粒）：蜜麻黄5g，桂枝5g，干姜3g，旱半夏6g，炙甘草5g，白芍5g，五味子3g，细辛3g，射干6g，大枣9g，生姜3g，紫菀6g，款冬花6g。4剂，冲服法同上，服后痊愈出院。

六经方证病机辨析思路

该案患儿幼小病重，又多日输液，病不除又加重水饮，脉证合参，辨为少阴太阴合病。少阴伤寒夹太阴、少阴虚寒水饮上逆。

《伤寒论》第40条说："伤寒表不解，心下有水气，干呕发热而咳，或渴，或利，或噎，或小便不利，少腹满，或喘者，小青龙汤主之。"与该案证候病机相合，所以，主以小青龙汤解表止咳平喘，温化寒饮降逆。

紫菀、款冬花是降逆化痰止咳的对药，《本经》说紫菀："味苦温。主咳逆上气，胸中寒热结气"；款冬花"味辛温。主咳逆上气，善喘，喉痹……寒热邪气。"加之以加强止咳化痰降逆平喘之力。

二诊已经见效，但仍然喉中痰鸣咳嗽，方拟小青龙汤合射干麻黄汤表里双解，重在清除气道痰涎阻塞。

由此案可知，小青龙汤为解表蠲饮、降逆止喘止咳的良方，不论成人还是小儿，辨证准确而应用皆有良好而且快捷的效果。用好了，有时疗效优于西医。

但辨治小儿一定要注意小儿脏腑娇嫩，形气未充，发病容易，传变迅速，易寒易热，脏气清灵，易趋康复等生理病理功能特点，用量当据证斟酌，量不要重，中病即止，不可伤及小儿正气。

第三节　少阴中风证　温阳与祛风

一、少阴中风证条文解析

《伤寒论》第20条说："太阳病，发汗，遂漏不止，其人恶风，小便难，四肢微急，难以屈伸者，桂枝加附子汤主之。"这一条说的就是少阴中风证。

太阳病发汗不如法，发汗太过，导致表虚寒证而卫外不固，出现汗出过多而不止等证候。

汗出过多，津液亏损，肢体筋脉失养，就会出现四肢拘急，难以屈伸。汗漏不止，津液不足，小便则涩少不畅。过汗伤津，腠理不固，加之肌表津液流失过多，所以会畏风或畏寒。

少阴中风证的治疗，要用桂枝加附子汤温阳解表固表，调和营卫。

少阴中风证表现为脉微细缓或脉浮弱，但欲寐，恶风或恶寒，汗出多，四肢微急，难以屈伸，鼻鸣、干呕，头项强痛，支节烦疼等证候。

胡希恕先生对此分析得非常精辟，认为少阴中风证就是"邪陷于阴而表证未解……阴证时该发汗时还要使用麻黄，该解肌时还要使用桂枝。此证虽需解肌，但机体处于阴寒状态，还需加入附子，这样既可达到解表的作用，同时沉衰机能也可得到恢复……桂枝汤加附子，就是桂枝汤证而现于阴证，或者说是少阴病现桂枝汤证"。

桂枝加附子汤的脉证、病机、治则和方药

辨证要点：脉微细或微浮弱，但欲寐，汗出遂漏不止，恶风，小便难，四肢微急难以屈伸，头痛，咽痛，咳喘，鼻鸣干呕，喷嚏，身冷，背恶寒，或四肢冷，支节烦疼。

证候特征：脉微细或微浮弱，但欲寐，汗出多，恶风，四肢冷。

病机：真阳虚损，卫阳不固，营阴外泄。

治则：温阳解表固表，调和阴阳营卫。

方药：桂枝加附子汤。（《伤寒论》第20条）

桂枝三两（去皮），芍药三两，甘草三两（炙），生姜三两，大枣十二枚（擘），附子一枚（炮，去皮，破八片）。

煎服要点：上六味，以水七升，煮取三升，去滓，温服一升。本云，桂枝汤，今加附子，将息如前法。

服药禁忌：从"余如桂枝法将息"可知，服用上方也要遵守"禁生冷、黏滑、肉面、五辛、酒酪、臭恶等物"的忌口法则。

二、医案解析

（30）内伤发热

张某，男，11岁，2012年6月16日初诊。

主诉：发热5个月余。

病史：患者体质素弱，经常患感冒。5个月前，患病毒性脑炎住院治疗好转，

出院后就一直不断低热，每到下午 1 点左右便开始发热，持续到夜晚 9 点多，可以自行退烧，体温在 37.5℃左右，至今已经持续 5 个多月。每到热起时，上学就感到困懒。在此期间，又患过腮腺炎、肠炎。去某医院检查已经排除血液病及结核病等。曾服用不少抗生素，还服过 30 多剂中药，一直没有明显的疗效，家长非常着急，求治。

刻诊： 患者是上午来诊，当时体温不高。家长说下午 1 点左右就会起烧。发热时感到乏力，没精神，四肢困懒想睡，常出虚汗，怕风，不敢吹电扇，见风就头晕不适，纳可，眠可，大便正常，小便可，舌淡苔薄白水滑，脉寸浮细，关尺沉细。

六经脉证解析： 热起时精神差，困懒想睡，常出虚汗，怕风，脉寸浮细，舌淡苔薄白，为少阴中风证。真阳不足，营卫阴阳不和。

乏力，头晕，四肢困懒，舌淡苔薄白水滑，脉关尺沉细，为太阴病。太阴中风，水饮内停。

下午 1 点左右定时发热，为桂枝汤证。

六经辨证： 少阴太阴合病。少阴、太阴中风。

病机： 真阳不足，营卫阴阳不和，水饮内停。

治疗： 桂枝加附子汤合真武汤：炮附子 6g，桂枝 20g，白芍 20g，炙甘草 10g，生白术 20g，茯苓 20g，生姜 20g（切开），大枣 7 枚（掰开）。

因患者是外县人，来一趟不容易，所以开了 7 剂药，每日 1 剂，水煎分 2 次服。嘱其每天中午在热起前 1~2 小时就开始服药。

电话追访，患者家长说很有效，体温已经正常了，能够正常上学了，表示非常感谢。

六经方证病机辨析思路

该案患者体质素弱，因脑炎后低热持续不退，与机体真阳不足有密切关系。

真阳不足，表阳虚弱，营卫不和，加之虚寒饮盛，表不解而发热恶风，里饮盛而上逆则乏力困懒头晕，也是表里皆病。

据脉证辨为少阴太阴合病，少阴病为少阴中风证，而这个太阴病也是太阴中风证。

因为烧起时四肢困懒，与《伤寒论》第 274 条所说相应："太阴中风，四肢烦痛。"虽然不是烦痛，但困懒也与风中太阴、虚寒水饮困表、四肢不得阳气温养有关。

《伤寒论》第20条说："太阳病，发汗，遂漏不止，其人恶风，小便难，四肢微急，难以屈伸者，桂枝加附子汤主之。"桂枝加附子汤方证病机为表虚寒而营卫阴阳不和。

该案以桂枝加附子汤为主方，重点在于温阳解表，调和营卫阴阳。

三阴中风都可用桂枝汤，而少阴中风表虚寒涉及真阳虚损，所以要加附子温阳解表。

《伤寒论》第54条说："病人脏无他病，时发热自汗出而不愈者，此卫气不和也，先其时发汗则愈，宜桂枝汤。"从这一条来看，桂枝汤有治疗定时发热等症的特性，所以用桂枝汤治疗定时发热等症状时，要注意掌握用药时间，治在机先，截断病情。

《伤寒论》第82条说："太阳病发汗，汗出不解，其人仍发热，心下悸，头眩，身𣊑动，振振欲擗地者，真武汤主之。"

该案用真武汤是为加强温表阳祛风邪、调和营卫、散寒化饮之力。

经方相合，方子虽多，但药味并不多，药贵精专。该案方证病机相应，近半年的低热，7剂药就痊愈了，这说明经方用好了疗效实在是不可思议。

（31）眩晕，汗证（后循环缺血，高血压病，颈椎病）

赵某，女，42岁，2013年8月20日初诊。

主诉：眩晕伴出汗1个半月余。

病史：患者于6月30日无任何诱因突发眩晕，当时感到天旋地转，恶心呕吐，全身大汗，当即去某医院诊为后循环缺血、交感神经型颈椎病、高血压病而住院治疗14天。出院后，剧烈的眩晕消失了，但每天仍然感到头晕，头重脚轻感时轻时重，伴全身出汗，动辄汗多。服药疗效不好，不久又去另一家医院住院治疗7天，前后在医院输液21天，仍然感到头晕汗出症状无明显减轻，无法上班。经人介绍求服中药。

既往有高血压病史15年，糖尿病史2年。平时坚持服用降压药及降血糖药，血压、血糖控制尚可。

刻诊：精神差，头晕目眩，头重脚轻感，右侧卧时眩晕加重，无耳鸣，不时出汗，动辄汗多，时恶心，乏力困顿，无头痛身痛，无颈项强痛，无发热恶寒，口渴不欲饮水，眠差，靠阿普唑仑片助眠，纳可，大便可，小便清长色白。口唇紫暗，舌质淡暗胖嫩，边有齿痕，苔白滑腻，脉细，寸关弦尺沉。

血压 140/85mmHg。MRI 示：C4～C5、C6～7C 颈椎椎间盘膨出。

六经脉证解析：精神差，眩晕，头重脚轻，乏力困顿，舌质淡胖，边有齿痕，苔白滑腻，脉沉弦，为太阴病。太阴水饮内停上逆。

乏力困顿，眠差，汗出多，恶心干呕，眠差，小便清长色白，脉细，为少阴病。少阴中风。

口渴不欲饮水，口唇紫暗，舌质暗，颈椎椎间盘膨出，为瘀血。

六经辨证：太阴少阴合病，兼夹瘀血。

病机：真阳虚损，水饮上逆，营卫气血不和。

治疗：桂枝加附子汤合真武汤、苓桂术甘汤加川芎：炮附子 15g，桂枝 30g，赤芍 30g，炙甘草 20g，生白术 20g，茯苓 40g，川芎 20g，生姜 30g（切片），大枣 8 枚（掰开）。4 剂，每日 1 剂，水煎分 3 次服。

二诊：患者说，这几剂中药的疗效比输液强得多，药后出汗明显减轻，大晕少了，还有小晕，有精神了，能试着外出散步了。舌质淡暗胖嫩，边有齿痕，苔白水滑，脉沉细弦。血压 135/85mmHg。

在原方基础上加泽泻 50g：炮附子 15g，桂枝 30g，赤芍 30g，炙甘草 20g，生白术 20g，茯苓 40g，川芎 20g，泽泻 50g，生姜 30g（切片），大枣 8 枚（掰开）。4 剂，每日 1 剂，水煎分 3 次服。

三诊：患者说，症状已经减轻大半，准备明天上班，二诊方又服 4 剂。

四诊：患者复查，说头已经不晕了，也不出汗了，已经能上班了。患者怕再犯病，还想再吃几剂中药巩固疗效。我说停药观察吧，没有必要再服中药了。嘱其注意休息，按时作息，控制好血糖、血压。

我临床上用中药治病一般主张中病即止，后续的恢复主要依靠机体自身修复能力，这样既有利于机体安全又可减轻患者的经济负担。

六经方证病机辨析思路

该案患者有高血压病及糖尿病多年，又有颈椎椎间盘膨出，眩晕出汗与这些病证所并发的脑血管病变及交感神经病变有关。西药治疗效果不好，中医辨治是有一定优势的。

该案患者患病已近两个月，又久有慢性病，素体真阳不足。从脉证辨，患者一派阴寒之象。所以，动辄汗出不能认为是阳明外证。虽然不是外感风邪误治而汗漏不止，但出现了少阴中风证的证候，就应以少阴中风证论治。

患者眩晕，头重脚轻，还伴体位性眩晕，六经辨证为太阴水饮上逆，且水饮还比较重。因为，患者曾输液20多天，病情并没有好转，说明患者本有阳虚水饮，又输入液体，一天几瓶。真阳本已虚损，气不化水饮为津液，更会增加水饮而使病证难解。

因此，对于西医输液治疗也要辨证来看，辨证时应当考虑这个因素。我临床上观察过一些病证，其寒饮盛的病机大多与输液有关，如小儿或成人初感冒时并不咳嗽，或咳嗽轻微，一旦输液之后便会出现咳嗽、咳痰，或使原有的咳嗽加重等。

该案依据证舌脉，辨为太阴少阴合病，兼夹瘀血。证候病机为真阳虚损，水饮上逆，营卫气血不和。

《伤寒论》第21条说："太阳病，发汗，遂漏不止，其人恶风，小便难，四肢微急，难以屈伸者，桂枝加附子汤主之。"

桂枝加附子汤可温阳固卫、和营祛瘀，能有效治疗真阳不足、表虚寒卫外不固而出汗不止等证候。

《伤寒论》第82条说："太阳病发汗，汗出不解，其人仍发热，心下悸，头眩，身瞤动，振振欲擗地者，真武汤主之。"

真武汤方证病机为真阳虚损，寒饮内停，是一个太阴少阴合病的方子，真阳虚阴寒盛、水饮停聚不化而上逆的眩晕等症，用此方则正对方证病机。

《伤寒论》第378条说："心下有痰饮，胸胁支满，目眩，苓桂术甘汤主之。"第67条说："伤寒，若吐、若下后，心下逆满，气上冲胸，起则头眩，脉沉紧，发汗则动经，身为振振摇者，茯苓桂枝白术甘草汤主之。"苓桂术甘汤温化水饮，能治疗因太阴虚寒水饮上逆于上焦而出现的头晕目眩、胸胁满闷等证候。

这三个经方相合，方证病机与证候病机相应，所以用了就见效。

真武汤中的赤芍"主邪气腹痛，除血痹，破坚积寒热，疝瘕，止痛，利小便，益气"（《本经》），既可祛瘀血、利水饮，又因味苦性微寒，还可清阳明微热。

患者有口渴的现象。虽然渴不欲饮水是瘀血的表现之一，但既然有渴就有津伤的病机。

考虑患者久病，又输液21天，证舌脉都提示水饮较重，所以二诊加泽泻合成泽泻汤，以加强化水饮而治疗寒饮上逆所致眩晕的功效。

泽泻、赤芍虽然性寒，但有附子等热药制约，能发挥化水饮生津液之效而不伤阳。

第四节　少阴三阴表　契合《伤寒》法

一、少阴病为表，思维独特，义契《伤寒》，理合临证

少阴病定位为表证，这是一个比较独特的临床学术观点，非常契合《伤寒论》少阴病理法深意，经过胡希恕先生的详尽解读和临床应用，证实这个观点是非常符合临床实际的。

这个表阴证是与太阳病相对而说的，太阳病位于三阳之表，是在表的阳证，即表阳证；而少阴病位于三阴之表，是在表的阴证，即表阴证。

但少阴病比较特殊，既然属于三阴，三阴在里，都有虚寒的特性，那么少阴病不仅有在表的阴证，也有在里的阴证即里虚寒证，而这个表里皆虚寒的特征都体现于少阴病为表阴证的病位上。

少阴病是一个具有双重身份的病证。所以，我们在辨治少阴病时，不仅要考虑表虚寒证，也要关注里虚寒证。

关于少阴病的定位定性，不少伤寒研究大家都有独到的见解。

二、近代伤寒临床大家的论点

近代伤寒大家恽铁樵在《伤寒论研究》中说："少阴为一阳初生，其地位近太阳，似少阴当为三阴之表。""邪在表而虚寒者，少阴也。"

这里就明确指出了少阴为三阴之表的地位。

近代福建名医陈逊斋在《伤寒论改正并注·六经概说》中说："太阳、少阴皆为表，而太阳之表为实，少阴之表为虚……太阳可发汗，少阴则不可汗……同一表病，太阳则用麻桂，少阴则用附子。"

这段话也阐明了太阳、少阴都属于表证的范畴，太阳之表为实证，少阴之表为虚证。

三、日本汉医学家的论点

日本江户时代的汉医学家丹波元坚在《伤寒论述义》中也说："少阴病者，表里虚寒证是也。有直中焉，有传变焉，是故有专于表者，有专于里者，然至其重，则俱无不涉表里矣。

直中者，所谓发于阴者也，其人阳气素衰，邪气之中，不能相抗，为其所夺，直为虚寒者矣，而有轻重之分。

盖里未甚衰，表专虚寒者，邪气相得，以稽留表，故犹有发热，此病为轻，如麻黄附子细辛甘草二汤证是也。表里径为虚寒，盖所谓无热恶寒者，此病为重，如附子汤证是也。"

这段话就指出了少阴病既有表证也有里证的双重特性，病性为虚寒，并且阐明了表证病轻而里证病重的方证区别。

日本的江户时代就是 1603～1867 年，又称德川时代，相当于我国明朝的万历年间至清朝的同治年间，也就是明朝末期到满清末期。

这位丹波元坚是日本江户时代著名汉医学家丹波元简之子，研究《伤寒论》很有独到的见解，他于 1827 年撰写出《伤寒论述义》，补其父丹波元简所著的《伤寒论辑义》之不足，并自成一家之言，颇为后世所推崇。

另一位日本汉医学家山田宗俊在《伤寒论集成》中说得更为简明："所谓少阴乃邪中之表，从寒而化者，所谓太阴乃少阴之传入而颇重者。"

这段话道出了少阴病的病机实质。这就是说少阴为邪中三阴之表，性质为从寒而化。太阴病是少阴病从三阴之表而传入，病情较重。

日本还有一位汉医学家喜多村直宽在《伤寒六经析义》中说：《经》曰：病有发热恶寒者，发于阳也；无热恶寒者，发于阴也。是为全经之纲领。不论老少强弱，感邪而其人阳盛，邪从阳化，此自太阳而受病也；其人阳虚，邪从阴化，此自少阴而受病也。……少阴病，表里寒证也。"

这段话也说明了少阴病为表里寒证。

日本古方派医家比较务实，反对一些医家将古中医经典《伤寒论》理论演绎得复杂化，让人感觉玄奥艰涩难懂。他们在孙思邈等医家方证理论的启发下，力求探索《伤寒论》至简至明的方证实质，我认为切合临证。

四、胡希恕先生的理念与中外伤寒医家的学说一脉相承

由此可知，胡希恕先生的少阴病定性定位理念与这些有识之伤寒研究大家的六经定性定位学说是一脉相承的。

也由此可以推测，胡希恕先生的老师王祥徵先生也肯定博览群书，既深研过《伤寒论》古经典及孙思邈等医家的学术思想，也读过日本汉方医家《伤寒论》方证学派的有关论述。

第五节 太阳少阴证 临证鉴别清

太阳和少阴表证临证鉴别的基本要点：

一、发热与无热

发热与否：

太阳病发热恶寒。

少阴病无热恶寒。

正如《伤寒论》第 7 条所说："病有发热恶寒者，发于阳也；无热恶寒者，发于阴也。"这就是说，病发热恶寒者发于太阳，无热恶寒者就是发于少阴。

二、脉象及舌象的基本特征

舌脉的虚实：

太阳病脉浮紧或浮缓。

少阴病脉微细或浮弱，或脉弱浮大，或沉迟。舌质淡，或暗淡，舌苔白。

三、真阳亏虚与否及证候的虚实

太阳病为表阳证，邪气盛，正气也盛，病性属于实证、热证，真阳不虚，外邪侵袭时，卫气津液聚集于体表和上焦与邪抗争，机体呈现较强的抗邪能力，显示一派充实的证象。虽然太阳病有伤寒表实证和中风表虚证，但这个"虚""实"是表

虚和表实，而非全身的虚象。太阳病是基于机体正气相对强盛的格局上的。

少阴病为表阴证，真阳不足，正气弱，病性属于虚证、寒证，是基于机体正气相对虚弱的格局上的，机体整体虚弱沉衰，但欲寐，外邪侵袭时，机体呈现一派虚寒衰弱的证象。

四、有否寒饮及寒饮的多少

太阳病可兼夹少许太阴寒饮。

而少阴病真阳不足，多夹寒饮。

第十一章 特殊中风用续命
病位在表须辨明

第一节 中风病位表 涵义要明了

一、中风病的中西医基本概念

谈完了太阳、少阴表证，再谈谈一种特殊的表证，这就是主要症状大多反应于表位的一种中风。

这个中风，不是太阳、少阴中风，或太阴中风，或厥阴中风，或少阳中风，或阳明中风病证，而是指中风病，即现代医学的脑卒中，或称脑中风，或称脑血管意外。

脑中风发病后，主要症状多反应于表位，主证多属于太阳病或少阴病的范畴，而属于少阴病者多见。本应当在第十章少阴病篇予以阐释，但考虑到续命汤系列方的方证病机及临证应用的篇幅比较长，内容也比较重要，所以就单列为第十一章来论述，这样更为条理分明一些，也便于大家理解。

脑中风分为两种类型：缺血性脑中风（脑梗塞或脑栓塞）和出血性脑中风（脑出血）。是因各种诱发因素引起脑内动脉狭窄、闭塞或破裂，而造成急性脑血液循环障碍的一种疾病。

临床表现为一次性或永久性的脑功能障碍及肢体功能障碍，出现偏瘫或失语等症状，属于中医中风病的范畴。

中医认为，中风是由于阴阳失调，气血逆乱，上犯于脑所引起的以猝然昏仆，不省人事，伴口舌歪斜，半身不遂，语言不利，或偏身麻木，或不经昏仆而仅以偏瘫不遂为主要表现的病证。

因为中风的起病比较急骤，变化迅速，与自然界风邪的特征相似，所以古人就以风邪来类比，定名为中风。

这个中风，可以是正虚而外感风邪所诱发，也可以是内伤正虚而致，但症状反应于表位。

由于中风病发病率高、致残率高、复发率高及并发症多的特点，所以是一个非常难以治愈的病，大多会留下后遗症。

中医自古就有很有效的辨治中风的法和方，其中续命汤方证就是一个典型的代表。

续命汤有很多方子，如唐代医家孙思邈的《备急千金要方·卷八·诸风》中就记载了系列的大、小续命汤等方。这说明自古续命汤就是治疗中风的非常重要的经方。

下面就重点谈谈续命汤证。

二、"风痱"的基本涵义

《金匮要略·中风历节病脉证并治》在附方中有一个不太好理解的，不为人们所广泛重视的治疗中风的方子：《古今录验》续命汤。方证中谈到一个病名"风痱"。

在解析这个方证之前，首先要探讨一下"风痱"的基本涵义。

这个"风痱"的"痱"，在古代最早的词典，即西汉时期《尔雅·释诂》中释义为："痱，病也。"

在东汉文字学家许慎的《说文·疒部》中释义为："风病也。"

"痱"的症状特征最早见于《灵枢·热病》："痱之为病也，身无痛者，四肢不收，智乱不甚，其言微，知可治；甚则不能言，不可治也。"

这说明"痱"主要表现为肢体功能障碍。

《素问·脉解》说："内夺而厥，则为瘖痱，此肾虚也。"

这里所说的"瘖"，是指失音，而"痱"就是指肢体废用，也就是肢体瘫痪，主要病机为虚损。

孙思邈在《备急千金要方·卷八·诸风》中说："岐伯曰：中风大法有四：一曰偏枯，二曰风痱，三曰风懿，四曰风痹。……风痱者，身无痛，四肢不收，智乱不甚，言微可知，则可治，甚即不能言，不可治。"

又在《诸风·风痱第五》中说："夫风痱者，卒不能语，口噤，手足不遂而僵直者是也。"

这就是说，"风痱"的主要临床表现就是肢体废而不用，身无痛，四肢不收，即手足不遂而强直不收。就是指肢体功能障碍，或运动不协调，或不能随意运动，或出现肢体拘急痉挛的状态。病情轻者尚有知觉，智乱不甚，病情重者猝然不能说话，即卒口噤。

明代医家楼英在《医学纲目》中说："痱，废也。痱即偏枯之邪气深者……以其手足废而不收，故名痱。或偏废或全废，皆曰痱也。"

这里说明"痱"就是偏瘫，或全瘫。

清代医家尤在泾在《金匮要略心典》中也说："痱者废也。精神不持，筋骨不用。非特邪气之扰，亦真气之衰也。"

这里说明"痱"也是指肢体废而失用，病机主要为真气虚衰。

日本的汉医学家伊泽赏轩在《素问释义》中说："痱，即仲景中风篇所谓'邪入于脏，舌即难言'者。"

这里就将"痱"与《金匮要略》中所述的中风联系在一起了，说明"痱"与中风同义。

从上述历代医家的论述可知，这个"风痱"的病证表现，主要就是肢体功能障碍，手足瘫痪不收而"废也"，或伴有说话不清，或不能说话，但病人意识基本清醒。

而"风痱"的病因一是风，二是虚。正虚而风邪留滞是"风痱"的主要病机。

三、《古今录验》续命汤证解析

《金匮要略·中风历节病脉证并治》在附方中说："《古今录验》续命汤治中风痱，身体不能自收，口不能言，冒昧不知痛处，或拘急不得转侧。姚云：与大续命同，兼治妇人产后去血者及老人小儿。

麻黄、桂枝、当归、人参、石膏、干姜、甘草各三两，川芎一两，杏仁四十枚（笔者注：杏仁大者10枚约为4克）。

上九味，以水一斗，煮取四升，温服一升，当小汗，薄覆脊，凭几坐，汗出则愈。不汗，更服，无所禁，勿当风。并治但伏不得卧，咳逆上气，面目浮肿。"

这一条与续命汤系列方一样，主要是论述关于中风的证治，风痱是中风的一个类型。

中风痱，就是得了风痱，所表现的症状是身体不能自收，口不能言，冒昧不知痛处，或拘急不得转侧。

"风痱"就是孙思邈《千金要方·卷第八·诸风》中"岐伯"所说的中风病的一种。

既然是中风，病邪就必然与风有关，与头脑相关，与表相关，肢体筋骨属于表位，头脑也属于表位。

风邪致病，不论是从外而中于表，还是内伤化风夹血瘀痰饮上逆于脑而病证反应于表位，皆伤及营卫，继而损及气血。

《素问·逆调论》说："营气虚则不仁，卫气虚则不用，营卫俱虚则不仁且不用。"所谓不仁，就是指肢体麻痹，没有感觉。这个营卫虚不仅仅是指营卫不足，而且也指营卫功能障碍，也就是卫气失于温煦，营血失于濡养。

风邪入中而郁闭营卫，阻滞气血，致使营卫气血不能温煦濡养于内外，就会造成身体不用、机关不利、神机散漫等一系列的症状，如出现四肢痿软不能自持，也就是不遂，缓纵不收，口不能言语，或说话不太清楚，昏冒而知觉减弱，有拘急疼痛的地方也说不太清楚。

营卫郁闭，气血不畅，还能导致瘀血与痰饮互结阻滞于腰背四肢筋骨，会出现腰背部拘急疼痛，想翻翻身，但又转动不了身子，这主要也是四肢无力的症状。

得了"风痱"，就用《古今录验》续命汤治疗。《古今录验》续命汤方证病机为：正虚邪袭，营卫郁闭，瘀饮互阻，逆脑伤络。

四、中风病证候反应于表位，就要从表论治

《灵枢·五变》说"肉不坚，腠理疏，则善病风"，这就是说，这个中风，是虚为病本，风为病因。

风为百病之长，风邪致病的特点多与筋及精神异常有关，如昏仆、㖞僻不遂、语言不利等，正如张仲景在《金匮要略·中风历节病脉证并治》中所说："夫风之为病，当半身不遂。"

这个"风"，是一切外邪的总称。在人体里虚的情况下会入中于人体而引发中风。而这个"风"，不能简单理解为外风入中，慢性久病内伤而气虚血瘀或气滞血瘀与痰饮互结，即血瘀痰凝化热生风，亦可入中于人体而致病。

《金匮要略·中风历节病脉证并治》中说："寸口脉浮而紧，紧则为寒，浮则为虚；寒虚相搏，邪在皮肤；浮者血虚，络脉空虚，贼邪不泻，或左或右，邪气反

缓，正气即急，正气引邪，㖞僻不遂。

邪在于络，肌肤不仁；邪在于经，即重不胜；邪入于腑，即不认人；邪入于脏，舌即难言，口吐涎。"

这里详细论述了中风的主证及风中于络、经、腑、脏的不同见证，并从脉证来推论中风的病机是正虚，虚邪贼风是由络脉入于脏腑，留滞不出而为患。

中风，就是因正气不足，络脉空虚，虚邪贼风客于表，如孙思邈在《备急千金要方·诸风》中所说："风邪入深，寒热相搏则肉枯，邪客半身入深，真气去则偏枯。"或慢性久病内伤血瘀痰凝化热生风上逆于脑，侵蚀脑部脉络，外犯于四肢，造成肢体功能障碍及失语等。

中风与营卫气血的关系非常密切。

吉林的经方医家刘志杰先生对阴阳营卫气血的生成互化关系有着独到的见解，非常切合经方临床实际，他在《＜伤寒论＞师承课堂实录》中说："阴阳者，一身之气血也。营卫者，气血之阴阳也。……血行脉中，其气者，营也。气行脉外，其血者，卫也。卫者，津液也。营者，荣气也。气血，营卫之本；营卫，气血之用。津气营血互化，营卫相随，阴阳之道也。"

由此可知，气血是营卫的根本，营卫是气血的应用。

卫为气所化，营为血所生，气血主要体现在物质基础方面，也就是说气血为体。营卫主要体现在功能作用方面，通过气血的运行，发挥营卫的作用，也就是说营卫为用。这个营卫气血是相互和谐的，而气血的病理状态就是营卫失和。

不论外风和内风，风邪入中就会造成营卫功能失常，卫气郁闭，影响营血不畅，致使瘀血痰饮互结，又会加重脉络虚损，气血壅滞，从而使筋骨肌肉失去温煦濡养，废而不用，或呈弛缓软瘫状态，或呈拘急痉挛状态等。如大凡中风的病人，其偏瘫的一侧肢体温度都比健侧低，且出现淤肿或水肿。

中风，主要表现在肢体功能障碍、手足肢体瘫痪不收，说明这个病的主要病变反应体现在表位上，有表证存在。

因为，人体的四肢百骸是属于表的，治疗风痱、偏枯及风懿等中风病，从风中于脑或脏腑、而症状反应于表位来论治是符合《伤寒》义理的。

我们对于这个"表"的理解，思路不能过窄，不要认为表只指皮毛肌腠，实际上，人体除内脏以外的皮肤、肌肉、腰背四肢筋骨都可以看做是表位的。

胡希恕先生对于"表"的病位与病邪反应的部位的关系及"表证"的概念阐述得非常清晰明白，如他在《伤寒论通俗讲话》中说："表指体表，即由皮肤、肌肉、筋骨等所组成的机体外在躯壳，则谓为表。若病邪集中地反应于此体部，即称之为表证。"

为使医者进一步明白病邪反应的部位及表证的涵义，胡老又专门强调说："以上所谓病位，是指病邪所反应的病位，不是指病变所在的病位。虽然病变在里，但病邪集中反应于表位，中医称之为表证，或称之为邪在表，或病在表。"

从"病邪集中地反应于此体部"可以看出表证辨别的着眼点，就是症状反应的病位，也就是病机确定的关键点。

这也提示我们辨治表证时，不能以病因来判定，而应以症状反应病位的病机为准绳，要做到审证察机，而非审证求因，不必拘泥于"外风""内风""外感""内伤"的病因之争，而只以症状所反应病位的营卫气血的病机来定治法。

脑中风，病变部位在头部大脑内，头位于上焦，"颠顶之上，唯风可到"，因为正虚，风邪从外入中于头面部（如面瘫，即面部中风），或诱发脑部中风，或久病内伤瘀痰饮互结，化热生风上逆于脑络，致使营卫郁闭，气血瘀滞，症状反应于四肢，造成肢体功能障碍。

这就是病变虽在于脑，但病邪的反应部位却主要在表位，如《古今录验》续命汤证中"身体不能自收、口不能言，冒昧不知痛处，或拘急不得转侧"，小续命汤证中的"身体缓急""口目不正"，大续命汤证中的"半身不遂，口眼㖞斜"，以及《金匮要略·中风历节病脉证并治》中的"半身不遂""㖞僻不遂……肌肤不仁"等，都是表证的确证。有表证，就应当主要从风、从表来论治，就应当主要用麻黄、桂枝之类的解表药，如续命汤系列方。

综上所述，中风的证候特征主要是肢体偏瘫不用。《古今录验》续命汤证的病位在表，是因虚而致实，瘀血痰饮互结化热生风而上逆。病机为正虚邪袭，营卫郁闭，瘀饮互阻，逆脑伤络。病机的关键就是"不通"。这个不通，既是营卫的不通，也是气血的不通，所以，这个病不论是外邪犯表，还是内伤出表，治疗上都要以表证为重点，就要用《古今录验》续命汤来治风为主，开泄表闭，祛风通络，透达营卫，活血化瘀。

正如清代名医魏之琇在《续名医类案·卷二·中风》中说："华岫云曰：凡肢体拘挛，半身不遂，口眼歪斜，舌强言謇，此本体先虚，风阳挟痰火壅塞，以致营卫脉络失和。治法，急则先开关，继则益气充血，盈脉络通利，则病可痊愈。（徐灵胎曰：此数语是总诀）"

《古今录验》续命汤，是麻黄汤、桂枝汤的变方，方后注"并治但伏不得卧，咳逆上气，面目浮肿"，这也是风寒所致，还治疗妇人产后出血较多，以及老人、小儿见上述病机者。

这个方子因为组方中药物的性味较为复杂，寒热并用，不少医生把握不准这个方证的病机，不太理解方义，又加上这个方子录自《古今录验》，只是《金匮要略》中的一个附方，因而怀疑这个方子疗效的可靠性，很少使用这个方子。

第二节 自古续命盛 现今鲜会用

一、续命汤是古代治风的准绳

古代治疗中风，盛行应用续命汤。

续命汤自古以来就是历代医生治疗中风的重要方剂，如大、小续命汤，收录在《古今录验》里。

这些方子流传的时间很长，《金匮要略》中也有收录，孙思邈在《千金要方·卷八·诸风》中收录更全，是古代五脏偏枯中风的通治方，也就是中风的专病专方。

这些方子被唐宋医家奉为治风的准绳，在唐宋以前辨治真中风，主要就是用这些续命汤来加减化裁，治愈率是很高的。孙思邈深有体会，认为"以古法用大、小续命二汤，通治五脏偏枯贼风"，"续命汤……效如神"，"诸风服之皆验，不令人虚"。(《千金要方》)

明末清初医家汪昂在《汤头歌诀》中小续命汤下的按语里说"此方今人罕用，然古今风方，多从此方损益为治"。说明续命汤是古代治风的根本方。

陈修园在《医学三字经·中风第二》中对续命汤的理解更为深刻而简要："人百病，首中风，骤然得，八方通，闭与脱，大不同，开邪闭，续命雄。"

然而到了金元时期，对中风的认识便开始转变了，逐渐抛弃了中风从风论治的大法。

刘河间、李东垣、朱丹溪、张从正等医家各持一说，刘河间主心火暴盛；张从正主肝风内动；李东垣主形盛气衰，本气自病；朱丹溪主湿痰生热。

后世大都效法这些学说，以为中风是心火、痰热、肝风内动等所致，治之多用平肝潜阳、清火化痰等药，而将自古辨治中风的良方续命汤弃而不用，这实在是舍本逐末。

二、续命汤用途广泛，亟待广发潜力

对于中风，唐代医家孙思邈从临床特征上将中风分为偏枯、风痱、风懿、风痹四种类型，主要病因就是风邪。从严格意义上来说"风痹"不能算作中风病一类的病证，而应该属于风湿痹证的范畴。

对于中风的治疗，孙思邈在《备急千金要方·卷第八·治诸风方》中说："夫诸急卒病多是风，初得轻微，人所不悟，宜速与续命汤。"并在《千金要方》中收录了不少以治风为主的大、小续命汤等古方。

中风，不仅古代有，现代也是发病率非常高的大病、重病，如果得了中风，也就是现在的脑卒中，就可以据证应用续命汤，应用续命汤最好在 24 小时之内就开始服药，这样疗效是最好的。

大家在临床上也都看到了，西医治疗中风的方法就是大量地输液，这样的治疗，我个人认为大多数会留下偏瘫的后遗症，这种情况在临床上也是非常多见的。

中风就是一个寒热错杂的病证，得病后血瘀水饮互结痹阻不通。病人罹患中风，原本就因真阳虚损，气不化水饮为津液，瘀血水饮互结，而大量的输液，实际上就是增加了体内的水饮，加重了气机的不通、脉络的瘀凝，病邪不能祛除而滞留了，怎么能没有后遗症呢？

因此，得病后要通表透里，开门祛邪，以活血祛痰逐饮为治，不能太过增加水饮。

自古治疗中风盛行续命汤，而现今鲜有会用者。

由于续命汤被人忘却太久，现今，明白续命汤的奥旨、会用或善于应用续命汤的医生极少。中医辨治中风的有效率也大为下降，治疗中风的阵地现在竟主要是以西医为主了。

续命汤方药囊括多首经方，扶正祛邪，内通外透，寒热并用，攻补兼施，不仅治疗中风，而且可以治疗外感、内伤、皮肤等临床各科病证，应用范围很广，潜力很大，有待挖掘和发扬光大。

第三节 《千金》续命方 各自有特长

在《备急千金要方》中，孙思邈列出了系列续命汤的方药和主治，非常重要。

我归纳了一下，在《备急千金要方·卷八·诸风》中有9首方子，在《备急千金要方·卷十五·脾脏方·肉极第四》中有1首方子，总共有10首续命汤方。

这十首方子虽大都治疗中风，但在方药配伍主治上也有各自的特色。

现在简单来谈谈这些方子的功能主治，这些续命系列方除注明者外，都是《备急千金要方·卷八·诸风》中的方子。

一、小续命汤系列方

（一）小续命汤之一

主治：治猝中风欲死，身体缓急，口目不正，舌强不能语，奄奄忽忽，神情闷乱。诸风服之皆验，不令人虚。

药物：麻黄、防己（崔氏《外台》不用防己）、人参、黄芩、桂心、甘草、芍药、川芎、杏仁各一两，附子一枚，防风一两半，生姜五两。

用法：上十二味㕮咀，以水一斗二升，先煮麻黄三沸去沫，内诸药，煮取三升，分三服甚良。不瘥，更合三四剂必佳。

取汗随人风轻重虚实也。有人脚弱，服此方至六七剂得瘥。有风疹家，天阴节变，辄合服之，可以防暗。

加减：一本云，恍惚者，加茯神、远志。如骨节烦疼，本有热者，去附子倍芍药。

（二）小续命汤之二

主治：治中风冒昧，不知痛处，拘急不得转侧，四肢缓急，遗失便利，此与大续命汤同，偏宜产后失血，并老小人方。

药物：麻黄、桂心、甘草各二两，生姜五两，人参、川芎、白术、附子、防己、芍药、黄芩各一两，防风一两半。

用法：上十二味咬咀，以水一斗二升，煮取三升，分三服。

（三）小续命汤之三

主治：治风历年岁，或歌，或哭，或大笑，言语无所不及，宜服小续命汤方。

药物：麻黄三两，人参、桂心、白术各二两，芍药、甘草、防己、黄芩、川芎、当归各一两。

用法：上十味咬咀，以水一斗二升，煮取三升，分三服。日三。覆取汗。

二、小续命汤还可治疗痹证

小续命汤的用途很广，不仅能治疗中风，还可以治疗痹证。

清代医家汪昂在《医方集解》中说："小续命汤（六经中风通剂）治中风不省人事，神气溃乱，半身不遂，筋急拘挛，口眼㖞斜，语言蹇涩，风湿腰痛，痰火并多，六经中风，及刚柔二痉。

……按中风有解表攻里行中道三法。……此治冬月直中风寒之方。亦麻黄桂枝之变法……昂按：此方为治风套剂，今人罕用，然古今风方多从此方损益为治……本方去防风、防己、附子、白芍，加当归、石膏，即古今录验续命汤，治中风痱，身不自收，口不能言，冒昧不知痛处，或拘急不能转侧，录验方去人参，加干姜、黄芩、荆沥，即千金大续命汤，通治五脏偏枯贼风。"

清代名医魏之琇在《续名医类案·卷十三·痛痹》中举了一个痛痹的病案："陈良甫治一妇人，先自两足踝骨痛不可忍，次日流上于膝，一二日流于髀骨，甚至流于肩，肩流于肘，肘流于后溪。或如锤锻，或如虫啮，痛不可忍，昼静夜剧，服诸药无效。陈诊之，六脉紧，曰：此真历节症也，非解散之药不能愈。但用小续命汤一剂而效。"

从这个病案可以看出，小续命汤还可以治疗痹证，也就是现在的风湿热多关节炎。

三、大续命汤系列方

（一）大续命汤之一

主治：治肝疠风，猝然喑哑。依古法用大小续命二汤通治五脏偏枯贼风方。

药物：麻黄八两，石膏四两，桂心、干姜、川芎各二两，当归、黄芩各一两，杏仁七十枚，荆沥一升。《千金翼》有甘草。

用法：上九味㕮咀，以水一斗，先煮麻黄两沸，掠去沫，下诸药，煮取四升，去滓，又下荆沥煮数沸，分四服。能言未瘥，后服小续命汤。旧无荆沥，今增之，效如神。

（二）大续命汤之二

主治：大风经脏，奄忽不能言，四肢垂曳，皮肉痛痒不自知方。

药物：独活、麻黄各三两，川芎、防风、当归、葛根、生姜、桂心、茯苓、附子、细辛、甘草各一两。

用法：上十二味㕮咀。以水一斗二升，煮取四升，分五服，老小半之。若初得病便自大汗者减麻黄，不汗者依方。

上气者，加吴茱萸二两，厚朴一两。干呕者，倍加附子一两。哕者，加橘皮二两。若胸中吸吸少气者，加大枣十二枚。心下惊悸者，加茯苓一两。若热者，可除生姜加葛根。初得风未须加减，便且作三剂，停四五日以后，更候视病虚实平论之行汤，行针依穴灸之。

（三）大续命汤之三

主治：治与前大续命汤同（大风经脏，奄忽不能言，四肢垂曳，皮肉痛痒不自知），宜产妇及老小等方。

药物：麻黄、川芎各三两，干姜、石膏、人参、当归、桂心、甘草各一两，杏仁四十枚。

用法：上九味㕮咀，以水一斗，煮取三升，分三服。《外台》名续命汤，范汪同云，是张仲景方，本欠两味。

四、西州续命汤系列方

（一）西州续命汤之一

主治：治中风痱（一作入脏），身体不知自收，口不能言语，冒昧不识人，拘急背痛，不得转侧方。

药物：麻黄六两，石膏四两，桂心二两，甘草、川芎、干姜、黄芩、当归各一两，杏仁三十枚。

用法：上九味㕮咀，以水一斗二升煮麻黄，再沸掠去上沫，后下诸药，煮取四升。初服一升，犹能自觉者，勿熟眠也。可卧，厚覆小小汗出已，渐减衣，勿复大覆，可眠矣。前服不汗者，后服一升汗，后稍稍五合一服，安稳乃服，勿顿服也。汗出则愈，勿复服。饮食如常，无禁忌，勿见风。

并治上气咳逆。若面目大肿，但得卧，服之大善。

凡服此汤不下者，人口嘘其背，汤则下过矣，病人先患冷汗者，不可服此汤。若虚羸人，但当稍与五合为佳。有辄行此汤与产妇及羸人，多有死者，皆为顿服三升，伤多且汤浊不清故也。但清澄而稍稍服，微取汗者，皆无害也。

（二）西州续命汤之二

《备急千金要方·卷十五·脾脏方·肉极第四》

主治：肉极，虚热，肌痹淫淫如鼠走，身上津液开泄，或痹不仁，四肢急痛。

药物：麻黄、生姜各三两，当归、石膏各二两，川芎、桂心、甘草、黄芩、防风、芍药各一两，杏仁四十枚。

用法：上十一味㕮咀，以水九升先煮麻黄除沫，下诸药煮取三升，去滓，分四服，日再。

"日再"就是说，白天服用两次，夜晚服用两次。治疗中风，病如果不好，服药不要间断，也可以以每天两剂药，药力不能间断。

这个方子，疑似仲景《古今录验》续命汤，这比刚才说到的《古今录验》续命汤多了防风和黄芩，加了这两味药，疗效会更好。

大、小、西州续命汤都是古方，《外台》称小续命汤出自《小品方》，这些续命汤在一些古方书中的收载互有出入，如《千金》所载的大续命汤中有石膏、黄芩、荆沥等，都可以据证选用，不影响疗效。

五、续命散系列方

（一）大续命散

主治：八风十二痹，偏枯不仁，手足拘急，疼痛不得伸屈，头眩不能自举，起止颠倒，或卧苦惊如堕状，盗汗，临事不起。妇人带下无子。风入五脏，甚者恐怖，鬼来收摄，或与鬼神交通，悲愁哭泣，忽忽欲走。

药物：麻黄、乌头、防风、桂心、甘草、蜀椒、杏仁、石膏、人参、芍药、当归、竹茹（《千金翼方》作川芎）、黄芩、茯苓、干姜各一两。

用法：上十五味治下筛，以酒服方寸匕，日再。稍加，以知为度。

（二）续命煮散

主治：主风无轻重，皆治之方。中风，言语蹇涩，四肢疼曳。

药物：麻黄、川芎、独活、防己、甘草、杏仁各三两，桂心、附子、茯苓、升麻、细辛、人参、防风各二两，石膏五两，白术四两。

用法：上十五味粗筛下，以五方寸匕，纳小绢袋子中，以水四升和生姜三两，煮取二升半，分三服，日日勿绝，慎风冷。

吾尝中风，言语蹇涩，四肢疼曳，处此方日服四服，十日十夜服之不绝，得愈。

（三）李可老中医的加味续命煮散

说到了这个续命煮散，谈谈李可老中医的加味续命煮散。

2007年12月23日在广西南宁召开的首届扶阳论坛上，李可老中医介绍了他在这个《千金》续命煮散的基础上创制的加味续命煮散，加味续命煮散曾治好了他自己的中风。

主治：李可老中医说，加味续命煮散"主治诸风无分轻重，节至则发，这个方子比大小续命汤（应用）更广泛，可以治急中风、慢中风、中风后遗症都有很好的效果……出现中风的预兆，或者手指麻木，或者某个地方肌肉跳动抽搐，或者出现比较重的麻木，就可以用它预防"。

药物：麻黄、川芎、独活、防己、甘草、杏仁各三两，肉桂（用紫油桂较好）、附子（生附子比较好）、茯苓、升麻、辽细辛（辽细辛力量比普通的细辛效果好）、人参、防风各二两，生石膏五两，白术四两（一两按15g计算）。

用法：上药一并打成粉，混匀备用。一天服14g，用两层纱布包。

14g药粉加生姜45g，1000mL水煮到500mL左右，一天分4次服，3小时一次，如果病很重，就可以加倍，24小时不要断药，就是孙思邈说的"十日十夜服之不绝，得愈"。

李可老中医说，急性期用这个方子也有效。

　　急性期先用三生饮（生南星、生半夏、生川乌，加150g生蜂蜜，加适量水煮好后加九节菖蒲30g，麝香0.5g），分次服，把病人救醒以后再用这个方子（加味续命煮散）来纠正四肢偏瘫。

第四节　方药合法义　配伍最默契

一、续命汤方中药物的《本经》论述

　　续命汤方中药物的药性和主治症，《本经》的论述如下：

　　麻黄："味苦温。主中风，伤寒，头痛，温疟，发表，出汗，去邪热气，止咳逆上气，除寒热，破癥坚积聚。"麻黄是一个宣通表里、透达内外的良药，不仅"主中风，伤寒"，通腠宣郁，温经通阳，更重要的是，麻黄力能"破癥坚积聚"，通营血瘀滞。"治身上毒风顽痹，皮肉不仁"（唐·甄权《药性论》），"通九窍，调血脉"（《日华子本草》）。

　　桂枝："味辛温。主上气咳逆，结气，喉痹吐吸，利关节，补中益气。"桂枝入表与上焦，主太阳、太阴、少阴、厥阴在表的风邪，能宣散温通瘀痰饮互结阻滞的结气，疏利筋骨关节。

　　干姜："味辛温。主胸满，咳逆上气，温中，止血，出汗，逐风湿痹，肠澼下利。生者尤良，久服去臭气，通神明。"干姜温中降逆化饮，生姜解表止呕，还可助人参、甘草补养津液。

　　附子："味辛温。主风寒咳逆邪气，温中，金创，破癥坚积聚，血瘕寒湿，踒躄拘挛，膝痛不能行步。"附子扶真阳，解表通里，祛寒凝，除湿饮，破瘀阻，通经络，为中风必用之药。

　　石膏："味辛微寒。主中风寒热，心下逆气，惊喘，口干，舌焦，不能息，腹中坚痛，除邪鬼，产乳，金创。"石膏清阳明热邪结聚，重镇降逆气。

　　当归："味甘温。主咳逆上气，温疟，寒热洗洗在皮肤中。妇人漏下绝子，诸恶创疡，金创。"当归养血活血除寒热。

　　川芎："味辛温。主中风入脑，头痛，寒痹，筋挛，缓急，金创，妇人血闭，无子。"川芎主中风入脑而通行周身，祛除营血瘀滞。

人参："味甘微寒。主补五脏，安精神，定魂魄，止惊悸，除邪气，明目，开心益智。久服，轻身延年。"

甘草："味甘平。主五脏六腑寒热邪气，坚筋骨，长肌肉，倍力，金创尰解毒，久服轻身延年。"中风等久有营血瘀滞时，血不足而津液亦亏，可用人参、甘草益胃气补津液，还能坚筋骨，倍力气。

芍药："味苦平。主邪气腹痛，除血痹，破坚积寒热，疝瘕，止痛，利小便，益气。"芍药与桂枝相伍调和营卫阴阳，还有除营血瘀滞、清热利水饮之功。

黄芩："味苦平。主诸热黄疸，肠澼，泄利，逐水，下血闭，恶疮疽蚀，火疡。"黄芩去湿热，通瘀血。

防风："味甘温，无毒。主大风，头眩痛，恶风，风邪，目盲无所见，风行周身，骨节疼痹，烦满。久服轻身。"防风治疗诸风，通痹阻。

防己："味辛平。主风寒温疟，热气诸痫，除邪，利大小便。"防己清湿热，祛风邪，利水饮。治"诸痫"就是有较强的除风作用。

杏仁："味甘温。主咳逆上气，雷鸣，喉痹，下气，产乳，金创，寒心，奔豚。"杏仁散寒邪，化痰饮，降逆气，活血通络。

二、续命汤系列方用药分为五类

续命汤系列方子，主药基本相近，在用药上大体可分为五类：

第一类，是辛温祛风寒的药：麻黄、桂枝、附子、干姜、防风、防己、独活。

第二类，是活血化瘀的药：川芎、当归、芍药、黄芩。

第三类，是益胃气补津液的药：人参、白术、甘草。

第四类，是寒凉清热的药：石膏、黄芩、葛根。

第五类，是祛痰涎、化水饮的药：杏仁、茯苓、荆沥、细辛。

从这些药物来看，既有温药，又有凉药，既有补药，又有攻（祛瘀除痰饮）药，既有风药，又有血药，看似方药杂乱，无从下手，实则兼顾周全，寒热并用，攻补兼施，扶正祛邪，调营卫谐和，通气血瘀滞，除痰饮互阻。

因不少人不了解这个系列方的深义，又加之习惯偏见而畏麻黄、桂枝、附子，不仅不会用这个系列方，而且怀疑其疗效的可靠性。我认为，续命系列方剂既然在唐宋以前治疗中风流传了几百年，并有着良好的疗效，那这个组方肯定是合于经方义理的。

三、续命汤主要是麻黄汤、桂枝汤经方合方

续命汤系列方包括《古今录验》续命汤基本上都是用麻黄汤、桂枝汤这两个重要的经方合方来祛风除邪、通调营卫阴阳气血的，续命汤的主药实际上就是麻黄和桂枝。

续命汤寓麻黄汤和桂枝汤两个重要的经方于其中，但其所治并非这两方各自治疗表证的适应证之和，而是有着更深层次的意义。

我们看续命汤系列方子，几乎方方都有麻黄和桂枝这两味药，说明我们辨治这类特殊的中风，一定要以表证为关键点，从风来论治。

上面已经说了，我们对于"表"，要活看。这个表，不仅仅指的是皮毛肌腠，腰背四肢筋骨都可以看做是表的。

表证，不一定非得是外邪犯表，内伤病证也可以转化出表，症状反应于表位，出现肢体偏瘫不用为特征的临床表现，也是表证，因为四肢百骸是属于表的。如《伤寒论》第274条说"太阴中风，四肢烦疼"，这里所说的"四肢烦疼"，可以用桂枝加附子汤来辨治，这也就说明了四肢是属于表的。

四、麻黄在续命汤中的功能和用法

麻黄这味药是非常重要的，在《伤寒论》《金匮要略》中含有麻黄的方子有二十多首，如《古今录验》续命汤、麻黄汤、麻黄细辛附子汤、麻黄加术汤、桂枝芍药知母汤、乌头汤等，在这些方子里，麻黄大多是用于治疗肢体不用、身体痛、肢节疼痛等表现于表位的证候的。

麻黄在续命汤方中的重要功能：

一是开风邪（病邪的总称）所致的卫表郁闭，使气机内通外透，以达到气血升降流通恢复正常的作用。

中风时四肢偏瘫不用或疼痛，说明是有表郁的。续命汤方中用麻黄，在取其温通作用的同时，也发挥其发汗解表宣郁之功。

但这时发汗要注意，绝不能大汗淋漓，而是只能微微发汗，使药效达到外透而内通就行了。方后注说"汗出则愈"，就是说药物的作用能达到微汗出就可以了。

二是疏通经络血脉，行血破瘀，祛除邪滞。

由于中风因卫气虚郁而导致营血瘀滞，瘀痰饮互结化热上逆于脑络，阻于经脉而致肢体功能障碍。针对病机的主要矛盾，所以既用麻黄的宣通表里、透达内外之

功以透表降逆，又用麻黄的"破癥坚积聚"之功，深入脉络经隧，涤荡瘀痰阻滞，疏通血气，也就是达到现代医学所谓扩张血管、抗凝血、降血黏、改善微循环、促使侧支循支再通的作用，这对中风的治疗具有非常重要的作用。

对于麻黄的应用，不要畏惧什么升压的副作用。所谓的升压，这是西医的理论。我们中医只要辨证准确了，当用则用，一切以辨证为准。麻黄用好了，还有明显的降压和稳定血压的作用。

五、应用麻黄要注意四个要点

我临证体会，应用麻黄要注意四个要点：

第一点，不要大汗淋漓，而要微微取汗。

第二点，对于真阳亏虚较重的病人要慎用，或小量应用，或加附子、干姜同用。

第三点，为了避免麻黄所致的过汗，或有时会出现心悸、烦躁的副作用，较大剂量的麻黄煎煮时，要按照张仲景的要求，先煎麻黄去上沫。因为漂浮在药液上的沫子，有造成麻黄的副作用如心慌、心烦的成分，去掉了沫子也就减轻了这些副作用。

我在临床上用麻黄，一般在20g以上时，都要求单包，要求病人先煮10分钟后，将药液上的沫子撇去，再将其他药兑入一起煎煮，尚未出现应用麻黄而引发的心慌等副作用。

第四点，服用含有麻黄这味药的方子时，不论是一日两次，还是一日三次，一般晚上应服的那一次，我都要求病人在晚上6、7点以前就服，不宜延至睡前服，以免影响睡眠。

当然，治疗中风用续命汤时，为持续药力，晚上还要多服用一次。

六、桂枝在续命汤中的功能和配伍奥妙

桂枝辛散温通，外行于表，专散肌表风寒；横行四肢，善通经络而利关节，入里温通，可达活血通脉散寒的效能。

桂枝还有通阳化气之功，能治疗痰饮。清代药用植物家邹澍在《本经疏证》中对于桂枝的功效说得非常全面，他说桂枝："盖其用之道有六，曰和营，曰通阳，曰利水，曰下气，曰行瘀，曰补中。"

在续命汤中，桂枝的功能：一是益卫和营，补中益气和阴阳；二是通阳活血行

瘀，也就是通血分闭塞，使脉络通畅。

麻黄配桂枝，通表透里，调和营卫，通阳活血，降逆祛痰化饮。

续命汤中麻黄用于开郁闭和温通时，用量较大，桂枝还能减轻或制约麻黄的过汗及引发心悸的副作用。

张仲景的麻黄剂中有 14 首是与桂枝同用的，这其中的目的除了与麻黄相须为用外，还有监制麻黄所致心悸、心烦等副作用的功效。如《伤寒论》第 64 条说："发汗过多，其人叉手自冒心，心下悸，欲得按者，桂枝甘草汤主之。"这里的发汗过多，主要就是指用麻黄剂过汗，因而用桂枝、甘草来制约麻黄的副作用。由此可见，经方的配伍之妙也是不可思议的。

七、续命汤中用生石膏、黄芩等寒凉药的意义

续命汤为何配伍生石膏、黄芩等寒凉药？

因为中风属于脑病，头脑位属于阳明（奇恒之腑之一）、厥阴（阴阳气交汇于头脑），中风一发便多是寒热错杂，既有太阳或太阴、少阴中风，又有阳明热证（如谵语等），所以，续命汤配伍生石膏、黄芩等寒凉药，一是用生石膏和黄芩能够清解阳明热。二是因为用续命汤治中风，麻黄、桂枝或附子等辛热药有一定的燥热伤津弊端，可用清热药来监制。三是在治疗中风中，石膏还可重镇降逆气，宣透肌内所受的风邪，清阳明热邪结聚；黄芩可清利湿热，去血闭，通血脉。

孙思邈在《千金方》中说"凡风服汤药，多患虚热翕翕然"，这就是说，服这个方子，多有热证。我临床上就经常发现部分患者服药后头部、胸部感觉到烘热，或全身阵阵有热感。这时，就应当以寒凉的药来加以制约，所以加入石膏、黄芩等寒凉药可以减轻或制约麻黄、桂枝、附子等温热药的热燥，使药性趋于平和协调。

石膏的作用很重要。《本经》说石膏"主中风寒热"。张锡纯在《医学衷中参西录》中说石膏："解肌者，其力能达表，使肌肤松畅，而内蕴之热息息自毛孔透出也，其解肌兼能发汗者，言解肌之后，其内蕴之热又可化汗而出也。"清代医家陆懋修说："药之能起死回生者，惟有石膏、大黄、附子、人参。有此四药之病一剂可以回春，舍此之外则不能。"

由这些论述可知，石膏是一味清解宣透的良药，现代名医王季儒、章真如等治疗热痹都善于重用生石膏，并把石膏列为治疗热痹的必用之药。

八、续命汤中用干姜、杏仁、人参、甘草的意义

在续命汤系列方中，大部分方子有干姜、杏仁这两味药。

干姜在方中既能温中散寒通脉，又能降逆祛痰化饮。《唐本草》说干姜："治风，下气，止血，宣诸络脉，微汗。"《日华子本草》说干姜："消痰下气，治……瘀血。"《医学启源》说干姜："《主治秘要》云，通心气，助阳，去脏腑沉寒，发诸经之寒气。"

杏仁在方中的主要功能是降逆气而祛痰，《本草备要》说杏仁主"降气行痰"，大家在临床上可能都看得到，中风的病人大多喉中有逆气痰涎。

杏仁与麻黄相配，降逆祛痰力强，所以续命汤这个方子还可以治疗"但伏不得卧，咳逆上气"的哮喘，以咳逆上气不能平卧为特征的慢阻肺（慢阻肺包括慢性支气管炎和肺气肿）、肺心病、心源性哮喘等病证。

人参、甘草，主要功用在于补中焦，益胃气，养津液，扶正祛邪，以助通脉。

九、续命汤中用川芎、当归的意义

续命汤系列方中都有川芎这味药。川芎在方中主要是行气，活血，祛风。

川芎辛香走窜，"主中风入脑"，走而不守，能上行头颠，下达血海，外彻皮毛，旁通四肢，为血中之气药，以通为用，《本草纲目》引《大明本草》说川芎能"调众脉，破癥结宿血……消瘀血"，所以这味药有较强的活血行气祛风止痛之功，对于气滞血瘀之证有较好的疗效。

当归甘温而润，辛香善走，苦泄温通，既能养血又能活血，还兼有行气止痛之功，《本草纲目》引《大明本草》说当归"破恶血，养新血"。所以凡属于血虚气滞所引起的病证，用之良效。

当归在续命汤方中与川芎配伍，主要功用在于增强全方的活血祛瘀、养血通络的作用。

十、《古今录验》续命汤方义

综上所述，归纳一下《古今录验》续命汤的方义：

《古今录验》续命汤是个厥阴病寒热错杂的方子，方中麻黄开泄表郁，疏通脉络，行血破瘀，降逆气，祛痰饮。桂枝透达营卫，解肌祛风，温通血分闭塞。干姜与杏仁相伍，温中降逆，祛痰化饮。石膏既清解阳明外热，又制约麻黄、桂枝、干

姜温燥之性。人参、甘草益气扶正。当归养血活血通络。川芎行气化瘀祛风。方中诸药温清并用，攻补兼施，共奏开泄表闭、透达营卫、祛风清热、温通脉络之功。

清代医家喻嘉言在《医门法律》中分析《古今录验》续命汤的方义时说："此方则治外感之痹其荣卫者，故以得小汗为贵。然已变越婢之制，而加芎、归养血，人参益气矣。其内伤而致荣卫之痹者，于补气血药中，略加散风药为制，更可知矣。"

续命汤的临床应用范围是非常广泛的，可依据方证病机，圆机活法应用于脑卒中及脑卒中后遗症、重症肌无力、周期性瘫痪、急性感染性多发性神经炎、高血压病、冠心病、心绞痛、急性脊髓炎、肺心病、急慢性支气管炎、慢阻肺、颈椎病、三叉神经痛、带状疱疹后遗神经痛、风湿类风湿性关节炎、严重的皮肤瘙痒症、脂溢性皮炎等。

第五节　续命治中风　阴阳要分明

一、医案解析

（32）中风（脑梗塞）

于某，男，73 岁，2012 年 4 月 24 日初诊。

主诉：左侧肢体偏瘫 2 天（4 月 22 日早晨发病）。

病史：2 天前清晨起床发现左侧上下肢体无力，说话不受影响，立即去医院检查，颅 CT 示：1. 右侧基底节腔隙性脑梗塞。2. 老年性脑改变。因家中无人照料而无法住院治疗，求服中药。

患者既往有高血压病史 10 多年。

刻诊：左侧上下肢功能障碍，左上肢肌力 4 级，左下肢肌力 3 级+，头不晕不痛，口不渴不苦，无咽干。动辄汗出，纳差，眠可，畏寒，听力差，心烦，大便可，小便频，滴沥不尽，色黄。舌淡，苔白微干，舌体胖大，舌边、舌下瘀点，脉寸浮细微紧，关尺沉弦。血压 145/65mmHg。

六经脉证解析： 左侧上下肢功能障碍，畏寒，汗出，舌体胖大，舌淡苔白微干，脉寸浮细微紧，为少阴病。

纳差，小便频，滴沥不尽，舌体胖大，舌淡苔白，脉沉弦，为太阴病。

舌边、舌下瘀点，为瘀血。

心烦，小便黄，舌苔白微干，为阳明微热。

六经辨证： 少阴太阴阳明合病。

病机： 真阳亏虚，营卫闭表，瘀痰互凝上逆脑络。

治疗： 小续命汤加味：炮附子20g，生麻黄30g，桂枝20g，干姜20g，生石膏30g，防风30g，炙甘草20g，杏仁15g，党参15g，川芎20g，当归20g，黄芪60g。5剂，每日1剂，水煎分3次服。

二诊： 患者述，药后肢体功能好转，出汗减轻，二便调，舌暗苔白腻，脉沉弦。血压140/70mmHg。上方黄芪加至90g，继服5剂。

三诊： 患者口角向右侧稍偏歪，左上肢肌力4级，左下肢肌力4级，走路有力了。舌体胖大，苔白腻，脉弦。血压130/65mmHg。

原方稍作调整，去生石膏，加葛根：炮附子20g，生麻黄30g，桂枝30g，干姜20g，防风30g，炙甘草20g，杏仁20g，党参20g，川芎30g，当归20g，黄芪100g，黄芩20g，葛根30g。5剂。每日1剂，水煎分3次服。

四诊： 患者精神好了，走路有力。上方又服10剂，炮附子加至30g，黄芪加至120g。

五诊： 患者口角已正，左侧上下肢功能基本恢复，可外出锻炼。患者唯恐再次犯病，问还能吃啥药预防。我嘱患者规范服用降压药，戒烟限酒，少吃油腻，并开了侯氏黑散方，按《金匮要略》原方的比例打成散剂，每天1次，每次3克，用温黄酒调服，连服三个月。

六经方证病机辨析思路

该案患者主要表现为左侧肢体偏瘫，病位在表，即脑中风的症状反应于表位。

虽然不是外感风邪，但年高久病真阳虚损，内里瘀痰互凝化热生风上逆于脑络，外犯于肢体，营卫郁闭，邪气不得通透，致使肢体功能障碍，就应主要从风从表来论治。

所以方选小续命汤温阳开表透里，祛风降逆而除血瘀痰凝。

孙思邈《备急千金要方·卷第八·诸风》说："岐伯曰：中风大法有四。一曰偏枯，二曰风痱，三曰风懿，四曰风痹。夫诸急卒病多是风，初得轻微，人所不悟，宜速与续命汤。""小续命汤，治卒中风欲死，身体缓急，口目不正，舌强不能语，奄奄忽忽，神情闷乱，诸风服之皆验，不令人虚方，麻黄、防己、人参、黄芩、桂心、甘草、芍药、川芎、杏仁各一两，附子一枚，防风一两半，生姜五两。"

关于小续命汤，清代医家张秉成在《成方便读》中分析得非常精辟："此方所治之不省人事、神气溃乱者，乃邪气骤加、正气不守之象。筋脉拘急者，筋得寒则收引也。半身不遂者，乘人所禀阴阳之偏盛、气血之盈亏，以致虚邪客于身半也。语言謇涩者，风中于络而舌本强也。目眼㖞斜者，受邪之处反缓，正气为邪所引而急也。

方中用麻黄、桂枝、防风、防己大队入太阳之经祛风逐湿者，以开其表。邪壅于外，则里气不宣，里既不宣，则郁而为热，故以杏仁利之，黄芩清之。而邪之所凑，其气必虚，故以人参、甘草益气而调中。白芍、川芎护营而和血。用附子者，既可助药之力，又能济麻黄以行表也。姜、枣为引者，亦假之以和营卫耳。"

由这一段话可知小续命汤功能为调卫护营活血，开表宣里，祛风扶正。

加黄芪并重用，在于加强扶正补虚祛风之力，《本经》说黄芪："味甘微温。主痈疽久败创，排脓止痛，大风，痫疾，五痔，鼠瘘，补虚，小儿百病。"

黄芪能够补虚，治大风。这种风既包括外感风邪，也包括脑血管病之中风。

三诊加葛根意在加强开腠理、通痹阻之力，《本经》说葛根："味甘，平。主消渴，身大热，呕吐，诸痹，起阴气，解诸毒。"《本草纲目》引《别录》说葛根："疗伤寒中风头痛，解肌发表，出汗，开腠理。"

五诊时，患者左侧上下肢功能基本恢复，但还没有完全恢复，所以不再给其服汤药了，我给患者开侯氏黑散巩固疗效并预防再发病。

侯氏黑散出自《金匮要略·中风历节病脉证并治》："侯氏黑散治大风，四肢烦重，心中恶寒不足者。《外台》治风癫。

菊花四十分，白术十分，细辛三分，茯苓三分，牡蛎三分，桔梗八分，防风十分，人参三分，矾石三分，黄芩三分，当归三分，干姜三分，芎䓖三分，桂枝三分。

上十四味，杵为散，酒服方寸匕，日一服。初服二十日，温酒调服，禁一切鱼肉大蒜，常宜冷食，六十日止，即药积在腹中不下也，熟食即下矣，冷食自能助药力。"

侯氏黑散是治疗中风的良方，为少阴太阴阳明合病方，方证病机为正虚风邪侵袭，夹瘀饮逆脑伤络，阻滞营血，伤损津液。本方有祛风通络、养血活血、化痰饮而生津的功能，不仅可以治疗中风，还有预防中风的作用。

我对一些多次发作脑梗塞的病人，常开这个方子治疗或预防。让他们加工成散剂，服用 1~3 个月。服用量为每日 1 次，每次 2~3 克，可以用温开水送服，最好是用温黄酒送服。服药期间，禁鱼肉、大蒜等油腻辛辣刺激性食物。

二、医案解析

（33）中风（脑梗塞）

张某，女，72 岁。2012 年 11 月 14 日初诊。

主诉：头晕伴左侧肢体无力 6 小时。

患者昨夜 3 点多时发现左侧上下肢无力抬起，早晨起床后感头晕，肢体无力加重，遂来我院以"脑卒中"为诊断收入院。经头颅 CT 检查，未发现脑出血。但神经系统检查巴氏征阳性，左上肢肌力 2 级，左下肢肌力 3 级。以脑梗塞予以静脉点滴血栓通和川芎嗪粉针剂等治疗。

患者既往有高血压病史 10 余年。

刻诊：为争得最佳治疗时间，决定给患者服用中药。上午 9 点多诊见：神清，精神差，头晕，头重脚轻感，左侧肢体软弱无力，抬举障碍，活动不灵活。无头痛，无恶心呕吐，无汗，无口苦，纳可，眠可，口干渴，大便日 1 次，稍干，小便黄。舌质紫黯，舌体胖大，舌苔黄滑腻，脉细，寸浮微紧，关弦尺沉。

六经脉证解析：头晕头懵不适，头重脚轻，肢体无力，舌体胖大，舌苔滑腻，脉沉细弦，为太阴病，津血失于濡养，痰饮上犯。

肢体功能障碍，脉浮紧，为太阳表证，营卫郁闭，表不通透，血瘀痰凝。

口干渴，大便干，小便黄，舌苔黄，为阳明郁热。

六经辨证：太阳太阴阳明合病，属厥阴，寒热错杂，瘀痰互阻。

病机：营卫郁闭，表不通透，瘀痰凝滞化热生风上逆脑络。

治疗：《古今录验》续命汤：麻黄 15g，桂枝 15g，炙甘草 15g，干姜 15g，党参 15g，当归 15g，黄芩 15g，川芎 15g，杏仁 15g，生石膏 30g。3 剂，每日 1 剂，水煎分 4 次服。嘱服药后盖被微汗，不可大汗，并要避风。

二诊：患者头晕头懵明显减轻，下肢感到有力了，复查头颅 CT 示：右侧基底节区脑梗塞。药已对证，上方将麻黄、桂枝各加至 20g，加黄芪 60g，继服 3 剂。

三诊：患者上肢肌力 2+ 级，下肢肌力 4 级，上肢进步较慢，已可下地走动，上方将当归、川芎各加至 20g，黄芪加至 90g，继服 3 剂。

四诊：患者上肢肌力 3 级，感到有握力了，下肢肌力 4 级，口干不渴，大便偏稀，小便可。舌质紫黯，舌体胖大，舌苔白滑，脉细，寸浮滑，关尺沉弦。

六经辨证：少阴太阴阳明合病。

治疗：《千金要方》小续命汤加黄芪：炮附子 20g，麻黄 20g，桂枝 20g，赤芍 15g，炙甘草 15g，党参 15g，黄芩 15g，川芎 20g，杏仁 15g，防风 30g，生姜 30g（切片），黄芪 90g。服药加功能锻炼，病情持续好转。

五诊：上方炮附子加至 30g（先煎 1 个小时），出院带药 5 剂，后又门诊复诊 1 次，服药 7 剂，患者基本痊愈，没有留下后遗症。

六经方证病机辨析思路

从这个病案来看，患者主要表现为头晕伴左侧肢体无力，病位在头部和四肢。头位于上焦，而且"巅顶之上，唯风可到"，上焦属表，四肢百骸也属于表，脉证皆偏于表阳，所以这个表证就主要辨为太阳表证。

这个表证，是因虚损而风邪客于表，孙思邈在《备急千金要方·诸风》中说："风邪入深，寒热相搏则肉枯，邪客半身入深，真气去则偏枯。"该案虽然不是外感风邪，但久病内伤血瘀痰凝化热生风上逆于脑、外犯于四肢，造成肢体功能障碍，病证反应于表位，就应当主要从风从表来论治。

年高久病之人，素有太阴水饮，水饮上逆于清窍，会头晕头懵。营卫郁闭，表不通透，痰瘀互阻可以化热，所以还夹杂阳明热证，为寒热错杂之证。

患者急性期因痰瘀化热生风，方证病机有太阳表证中风、阳明热伤津液营血、太阴痰饮上犯，为厥阴寒热错杂之证而偏于阳热，所以用《古今录验》续命汤开表透邪，清热降逆，养血活血，祛瘀痰凝滞。

《古今录验》续命汤出自《金匮要略·中风历节病脉证并治》中的一个附方，附方条文说："《古今录验》续命汤，治中风痱，身体不能自收，口不能言，冒昧不知痛处，或拘急不得转侧。姚云：与大续命同，兼治妇人产后去血者及老人小儿。"

风为百病之长，风邪致病的特点多与筋及精神异常有关，如昏仆、喎僻不遂、语言不利等。正如张仲景在《金匮要略·中风历节病脉证并治》中所说："夫风之为病，当半身不遂。"

张仲景对这个特殊的表证冠以中风之名，就是指明此病要从风来论治。中风自古以来都是发病率非常高的大病、重病，如果得了中风，即现在的脑卒中，就可以据证应用续命汤来辨治。

四诊时改用《千金》小续命汤是因患者证舌脉已经变化了，证随机转，证变方亦变，观其脉证，知犯何逆，随证治之。

一般来说，中风急性期多见太阳阳明证。急性期过后，慢性久病和年高之人多会现出真阳虚损之象，少阴病的证舌脉就会显现，小续命汤证多见。

《备急千金要方·卷第八·诸风》说："小续命汤，治卒中风欲死，身体缓急，口目不正，舌强不能语，奄奄忽忽，神情闷乱，诸风服之皆验，不令人虚。"

小续命汤方证病机为：少阴表虚，太阴寒饮，营卫郁闭，瘀痰凝滞，兼夹阳明郁热。

小续命汤中有一味重要的药物，那就是附子，附子是治疗中风必不可少的一味药。

《本经》说附子"味辛温。主风寒咳逆邪气，温中，金创，破癥坚积聚，血瘕，寒湿，踒躄，拘挛，膝痛，不能行步"。血瘕，踒躄，即腿脚绵软无力，肢体功能障碍。破癥坚积聚，就是强力祛风通络化瘀，既通脑络血瘀而祛风邪，又达四肢通经活络而治四肢痿躄拘挛。

中风的根本在于虚损而风邪入中，《本经》说黄芪："味甘微温。主痈疽久败创，排脓止痛，大风，癞疾，五痔，鼠瘘，补虚，小儿百病。"黄芪能补虚祛大风，益气补津液。加黄芪并重用，也主要考虑患者年高久病，络脉正气虚损较重，加黄芪以加强温里达表、益气通络的力量。

中风的治疗，疗程较长，要说服患者坚持治疗。孙思邈在《千金要方·治病略例》中说："若治风病应服治风汤者，皆非三五剂可知也。自有滞风洞虚，即服十数剂，乃至百余日可瘥也。"

孙思邈在《千金要方》中收录了不少以驱散风邪为主的大、小续命汤等古方，经临证实践后认为"依古法用大、小续命二汤，通治五脏偏枯贼风"，"诸风服之皆验，不令人虚"。

续命汤治疗中风疗效是明显的。续命汤方证病机有太阳或少阴表证中风，络脉空虚，血瘀痰凝化火生风上逆，夹杂太阴寒饮上逆及阳明热伤津液。

续命汤的功能是：开泄祛风，透解太阳或少阴表邪，破除上焦血瘀痰凝，清热生津，降逆气而祛痰。主药就是麻黄和桂枝。

《本经》说麻黄："味苦温。主中风，伤寒，头痛，温疟，发表，出汗，去邪热气，止咳逆上气，除寒热，破癥坚积聚。"

麻黄是一个宣通表里、透达内外的良药，不仅"主中风，伤寒"（《本经》），通腠宣郁，温经通阳，更重要的是，麻黄还能"破癥坚积聚"，"通九窍，调血脉"（《日华子本草》）。

桂枝："味辛温。主上气咳逆，结气，喉痹吐吸，利关节，补中益气。"桂枝能宣散温通瘀痰饮互结阻滞的结气，疏利筋骨关节。

我们看续命汤系列方子，几乎方方都有麻黄和桂枝这两味药，说明中风的治疗一定要以表证为关键点，从风来论治。

麻黄配桂枝，通表透里，调和营卫，通阳活血，降逆祛痰化饮。

目前，明白续命汤的奥旨，会用或善用续命汤的医生不多见，中医辨治中风疗效并不尽如人意，中风的治疗主要以西医为主，这实际上是丢弃了我们中医辨治中风的一个正确的思路、一个有效的经方。

三、医案解析

（34）面瘫（面神经麻痹）

关某，男，60岁。2013年1月26日初诊。

主诉：左侧面瘫3个月余。

病史：4个月前，患者骑摩托车外出游玩4天，在此期间曾感到左侧面部不时有麻木感，没有在意。返回后，2012年9月7日上午8点多，突感说话不清，左侧面部麻木不适，左眼流泪，左眼无法完全闭合，口角向右侧歪斜，鼻唇沟偏向右侧，漱口漏水，舌头搅拌食物不灵活。

曾在某医院诊断为面神经炎。住院输液、针灸治疗半月，出院后又继续针灸1月余，口眼歪斜比以前有所好转，但至今仍然无法完全闭合左眼，口角仍然漏水漏食，舌头活动不灵活，患者非常忧愁，求服中药治疗。

患者既往有高血压病史10余年。

刻诊：左侧面部不适，口角歪向右侧，说话和笑时更甚，左眼上睑松弛，眼睑闭合不严，不时流泪，口角漏水漏食，伸舌歪斜，舌头转动不灵。头晕沉，患者说头上如扣个帽子似的，并伴晕晕乎乎感。乏力，畏风怕冷，心烦焦虑，口干不苦，不渴，无头痛身痛。无发热，无汗，纳可，二便可，舌质紫暗有瘀斑，舌体稍胖大，苔白腻，脉寸浮大，关尺沉弦。血压160/100mmHg。

六经脉证解析： 面部不适，口舌歪斜，畏风怕冷，脉寸浮大，尺沉，为少阴病，真阳不足，上焦中风。

头晕沉，乏力，流泪，舌体胖大，苔白腻，脉关尺沉弦，为太阴寒饮。

心烦焦虑，口干，为阳明郁热。

六经辨证： 少阴太阴阳明合病，属厥阴，寒热错杂。兼夹证：饮、瘀。

病机： 真阳不足，卫表不固，络虚邪滞。

治疗： 小续命汤加味：麻黄15g，桂枝15g，白芍15g，炙甘草15g，党参15g，黄芩15g，川芎15g，杏仁15g，防风30g，炮附子15g，生姜30g，黄芪60g，生石膏30g。

5剂。每日1剂，水煎1小时，只煎1次，取汁450mL，每天3次，1次150mL。

二诊： 患者说，除心烦有所好转外，其余无变化。我对患者说，你的病已经4个多月了，已经过了最佳治疗期，也就是说初发病1个月之内，愈早治疗愈好，现在只有坚持治疗一段时间看看。患者表示有信心坚持服药观察。

证舌脉基本同上，病机为：真阳虚损，津血不足，风夹饮瘀阻络。以温阳化气、补虚通络祛风为法，方拟小续命汤合《千金要方》治口耳僻方化裁：

麻黄20g，桂枝15g，白芍15g，炙甘草15g，党参15g，黄芩15g，川芎15g，杏仁15g，防风30g，炮附子20g，生姜30g，柏子仁15g，独活30g，葛根30g，黄芪90g。5剂。每日1剂，水煎1小时，只煎1次，取汁450mL，每天3次，1次150mL。

三诊： 患者述，已经见效，眼睑已经能够闭合，但还不甚严，口角漏水漏食明显减轻，患者的治疗信心大增。效不更方，此方逐步加黄芪至120g，共服用35剂，患者基本痊愈。

这一例患者因为病久，服药时间是比较长的，但经过治疗也基本治好了。

一般来说，面瘫病程超过一个月是比较难治的，而难治并不是不能治，只要把握准病机，还是有希望治好的。

六经方证病机辨析思路

面神经麻痹，又称面神经炎、贝尔麻痹、贝尔面瘫，是指临床上不能肯定病因的、不伴有其他体征或症状的单纯性周围面神经麻痹，属于中医面部中风的范畴。

中医认为，面瘫多因风邪中络所致。盖风邪中络，必先有内风之生成，这个内风与脏腑阴阳失调或虚损有关。

外风乘虚而入，与内风相搏，阻遏经络，郁而生痰，痰气交结，气机失畅，内痰壅滞，"风性善行而数变"，其性主动，故症见口眼歪斜。

从六经辨证上看，该案面瘫涉及了真阳虚损，辨为少阴表证。

头面为上焦表位，面部中风为风邪袭表，也就是风邪伤及左侧面部，左侧面部卫表不固，被风邪侵袭，痹阻经络，气血不畅而瘫痪。面部瘀痰交阻壅遏日久生热，寒热错杂，缠绵难愈。这个病的治疗关键应从风论治。

一诊病机既有少阴表证中风，又有少阴真阳亏损，太阴瘀血痰饮交阻，阳明郁热，津液不足，可以说是阴阳寒热错杂，属于厥阴。所以方子应当寒热并用，故选用《备急千金要方·卷八·诸风》的小续命汤。

小续命汤开泄风邪，祛除上焦的痰凝血瘀，方中的麻黄很重要，既开泄表闭祛除风邪，又破除血瘀痰饮。《本经》说麻黄："味苦温。主中风，伤寒，头痛，温疟，发表，出汗，去邪热气，止咳逆上气，除寒热，破癥坚积聚。"

方中附子非常重要，《本经》说附子："味辛温。主风寒咳逆邪气，温中，金创，破癥坚积聚，血瘕寒湿，踒躄拘挛，膝痛不能行步。"附子扶真阳，温通经脉络道，破瘀血积聚，化痰饮，为中风必用之药。

加生石膏协同方中的黄芩清阳明热。

加黄芪重在补虚祛风，《本经》说："黄芪味甘微温。主痈疽久败创，排脓止痛，大风，癞疾，五痔，鼠瘘，补虚，小儿百病。"黄芪能够补虚，治大风，这种风既包括外感风邪，也包括脑血管病之中风。

黄芪治大风，张锡纯在《医学衷中参西录》记录一案"以生黄芪二两为主药治愈一骤感风邪而半身偏枯的妇人"后说："《本经》说黄芪主大风者，诚有其效。"

因病久，一诊服药没有什么明显疗效。一般面瘫超过一个月就很难治了，但只要坚持治疗，很多时候还是有希望治好的。

二诊为加强方药力量，就合上了《千金要方》中的另一个治面瘫的方子，这就是《备急千金要方·卷八·诸风》中的"治口耳僻方，防风二两，柏实三两，独活、生姜各四两，麻黄三两，杏仁三十枚，附子、葛根各二两"。所谓"僻"，就是不正、歪斜的意思，正如《灵枢·经筋》所说："卒口僻，急者目不合。"

"治口耳僻方"配伍严谨，治疗面瘫如运用得当，疗效很好。方子里面除了麻黄升散开泄祛风、破血除痰饮之外，桂枝与独活相配，既加强了解表祛风的力量，又能定痉，解除面部肌肉组织绷紧僵化。《本经》说独活"味苦平。主风寒所击，金疮，止痛，贲豚，痫痓，女子疝瘕。"面部被"风寒所击"，用独活非常对症。

《本经》说柏实："味甘平。主惊悸，安五藏，益气，除湿痹。"用柏实以加强扶正益气除湿痹之力。

面瘫在临床中十分多见，在此给大家介绍《千金要方》中两个治疗面瘫的方子，用好了很有效，我在临床上治疗面瘫，常用这两个方：

一是上面所说的"治口耳僻方"；二是"附子散"："附子散，主中风，手臂不仁，口面喝僻方：附子、桂心各五两，细辛、防风、人参、干姜各六两。"

这两个方子用在面瘫的急性期疗效较好。

第十二章　厥阴三阴半表里寒热错杂临证多

第一节　阴阳气不通　寒热虚实杂

一、厥阴病脉证病机与治则

厥阴病是三阴的半表半里病，病位反应（病邪所反应的病位）在三阴之半表半里，病性（疾病性质）属于阴（半寒热，寒热错杂），病态（病理状态）属于半虚实，为半表半里阴证。

厥阴病的证候特点就是寒热错杂，厥热往复。

厥阴病的主要证候：消渴，气上撞心，心中疼热，饥而不欲食，食则吐蛔，或食则呕吐，下之利不止。久利，心下痞满，或痞硬，胸胁满微结，或胸胁胀痛，呃逆，泛酸，口腔咽喉或外阴溃疡疼痛，胃腹冷痛，四肢逆冷，或厥逆等。

厥阴病的病机：三阴虚寒水饮与阳明热互结夹杂，虚实夹杂，表里不和，上热下寒，营血阴阳不通，阴阳气不相顺接。

厥阴病的治则：温清并用。

二、厥阴病概说

厥阴病是六经病证的最后阶段，病入厥阴，易致阴阳失调。

厥阴为两阴交尽的状态。《素问·至真要大论》说："帝曰：厥阴何也？岐伯曰：两阴交尽也。"

什么是两阴？两阴就是指太阴和少阴。太阴和少阴两阴交尽了，就要去与阳气相接了，阴尽生阳了，所以，厥阴可以沟通阴阳，有阴尽阳生、极而复返的特性。

《伤寒论》第337条说："凡厥者，阴阳气不相顺接，便为厥。厥者，手足逆冷者是也。"这一条说的就是厥证的病机与特征性症状。

厥就是阴阳不和，即阴阳气运行失常而不能畅通无阻所致。

厥的证候特征就是手足逆冷，病机为阴阳气不相顺接。如休克等危重病人，阴阳营血不通，即现代医学的机体循环功能急剧减退，组织器官微循环血量灌流严重不足，就会表现为手足逆冷。

人体阴阳在正常时相互协调，相互既济，始终保持在相对平衡的状态。当这种平衡遭到破坏，就必然发生病变。

如寒盛至极，阴气独盛，阳气相对衰弱，不能通达于四肢，发生手足逆冷的情况就叫寒厥；如热盛至极而热深伏于内，阳气被遏，不能通达四肢，而发生手足逆冷的情况就叫热厥。

病入厥阴时，阴阳气不相顺接，营血阴阳沟通障碍，则营血不通，阴阳不通，从而导致气机逆乱，升降失常，上热下寒，寒热错杂，津液不足，血液虚损，虚实夹杂。不仅有阳证的热厥，而且有阴证的手足逆冷，甚至全身的厥寒。

所以，厥阴病常以上寒下热、寒热错杂为主，病之本就在阴阳。正如隋代医家巢元方在《诸病源候论》中所说："阴阳各趋其极，阳并于上则热，阴并于下则寒。"

慢性病和疑难病证、危重症，厥阴病者多见，所以病入厥阴者也最难调治。

三、厥阴病提纲证

《伤寒论》326条说："厥阴之为病，消渴，气上撞心，心中疼热，饥而不欲食，食则吐蛔，下之，利不止。"

这一条说的是厥阴病津液不足、血液虚损的证候。

上热下寒，上焦热重，下焦虚寒，水饮不化津液，津液不足，所以心里热。燥热又伤津液，口渴较重，欲多喝水自救，所以消渴。多饮入的水因为下焦虚寒，也不能化气为津液，都从小便排出去了，所以多饮多尿。

下焦的虚寒水饮多，就要乘虚上冲，与上焦的热互结，所以气上撞心，心中疼热，这就是寒热错杂的痞证病机。

中焦有虚寒水饮与热互结，寒热错杂，因有热故有饥饿感，但有寒饮则消化能力差，所以知道饥饿还不想吃饭。

如果硬食之，则会使胃气弱而难以消化，中焦更虚，寒饮加重而上逆就会呕吐，有蛔则吐蛔，无蛔则呕吐。

吐蛔是让你学会理解病机，因为蛔虫喜暖而畏寒，寒饮加重时蛔会不安而乱窜，寒饮上冲时，蛔虫会受波及，随之上越而致吐出。

所谓吐蛔，是以此来说明胃气虚寒，寒气水饮较重而上逆。

虚寒水饮证本来就会下利，但这是个寒热错杂的病证，如果辨证不细，误以为有心中疼热的证候出现就是实证而用了下法，则更伤胃气，导致严重的下利不止。

第二节　病上热下寒　温清药同用

一、厥阴病主方乌梅丸方证条文解析

《伤寒论》第338条说："伤寒脉微而厥，至七八日肤冷，其人躁无暂安时者，此为藏厥，非蛔厥也。蛔厥者，其人当吐蛔。今病者静，而复时烦者，此为藏寒。蛔上入其膈，故烦，须臾复止，得食而呕，又烦者，蛔闻食臭出。其人常自吐蛔。蛔厥者，乌梅丸主之。又主久利。"

这一条是详细论述厥阴病本证的证治。

"伤寒脉微而厥，至七八日肤冷，其人躁无暂安时者，此为藏厥"。这段话重点指出了脏厥的三个症状：脉微而厥、肤冷和躁无暂安时。

伤寒脉微，应当是少阴病的脉象，少阴病涉及真阳不足的状态。真阳虚衰则脉微；阴寒盛，阳气不能敷布四肢，则手足凉。

而到了七八天时，不仅手足发凉，而且因阳衰不能敷布周身而全身皮肤都发冷畏寒，这比四肢厥冷更严重，并且出现了躁乱不宁而没有安静的时候，这就是出现了危重症"脏厥"，即真阳虚衰、阴寒极盛而四肢厥冷、阳气欲脱之证。

临床上，烦躁都是一种不安宁的表现。烦是自觉的症状，而躁为他觉的症状。烦属阳热，阳热扰心则烦，虚阳上扰也会烦；躁属阴寒，阴盛格阳则躁。

一般来说，烦轻而躁重，烦而不躁，病势比较轻；躁而无烦时，病情危重。所

以《伤寒论》298 条说:"少阴病,四逆恶寒而身蜷,脉不至,不烦而躁者死。"凡是见到但躁不烦而且一刻也不得安宁,就是到了阴盛格阳外越、孤阳无依的地步,属于病情危重,多为纯阴无阳的危候。

上述脉证,说明了脏厥的病机为虚寒极盛,阴盛格阳外越,真阳将绝,预后不良,与蛔厥不同。脏厥的治疗,就要速予通脉四逆汤来破阴回阳,通达内外。

"蛔厥者,其人当吐蛔。今病者静,而复时烦者,此为藏寒"。这段话简明扼要地指出了蛔厥与脏厥的鉴别要点。

蛔厥,是厥阴病的一种,病人当吐出蛔虫。对于这句话要灵活看待,不一定都吐出蛔虫,没有蛔虫就是单纯的呕吐。

蛔虫虽然能致厥,但没有"躁无暂安时"的严重证候,而有"静而复时烦"的"脏寒"的证候表现。

"脏厥"与"脏寒"的程度不同。"脏厥"为阳衰寒盛,真阳将绝,四肢逆冷,全身皮肤都发冷,且"躁无暂安时";而"脏寒"只是里虚内脏有寒,并且时有烦的证候,即"病者静,而复时烦",这就是说还有些热邪参与,属于寒热错杂之证。

"蛔上入其膈,故烦,须臾复止,得食而呕,又烦者,蛔闻食臭出。其人常自吐蛔。蛔厥者,乌梅丸主之。又主久利"。这一段话指出了蛔虫不安的原因、引起的症状和治疗的方法。

蛔虫骚乱窜动的原因主要是里虚寒。蛔虫遇寒则动,遇热则静。今胃中有寒致蛔虫骚动不宁,当蛔虫随寒饮上逆窜到上焦时,入膈则烦,很快就得暖而安静,这些症状随之缓解,所以"静而复时烦"。

吐蛔者,是因胃中虚寒而迫使蛔虫上入于膈则烦作,不上入于膈则烦自止。蛔虫得闻食味而复出扰动,所以,呕、烦复作,将蛔吐出而可愈。此属蛔厥,乌梅丸可治疗。

乌梅丸也可以治疗寒热错杂的久利之证。

对于乌梅丸证,我们应当放宽思路,不要一见乌梅丸就认为是治疗蛔厥的,现在哪儿有这么多的蛔虫病及蛔虫所致的蛔厥呢?现在乌梅丸很不常用,之所以不常用,是因为不少医生思路都局限于"乌梅丸是治疗蛔虫病的"。

清代医家柯琴早就看出了医者对此方的不解,在《伤寒来苏集·伤寒附翼》中说:"仲景此方,本为厥阴诸证之法,叔和编于吐蛔之下,令人不知有厥阴之主方。观其用药,与诸症符合,岂只吐蛔一症耶?""厥利发热诸症,诸条不列方治,当知治法不出此方矣。"

乌梅丸方中暗含《伤寒论》中5个经方的方药及方义：四逆汤（干姜、附子）、大建中汤（蜀椒、人参、干姜）、当归四逆汤（细辛、桂枝、当归）、黄连汤（黄连、桂枝、干姜、人参）、干姜芩连人参汤（干姜、黄连、人参）。

这个方寒热药并用，有温阳通脉、清上温下、清热除烦、燥湿止利、化饮降逆、益气补津等诸多功效，寒热表里气血同治和通治，是治疗厥阴病本证的代表方，正如清代医家章虚谷在《医门棒喝·伤寒论本旨》中所说："乌梅丸为厥阴正治之主方也。"

所以，临床运用乌梅丸不能受蛔厥、久利证候的束缚。掌握乌梅丸证的证候表现，谨守阴阳不通、寒热错杂的病机，凡正虚邪亦不盛、上热下寒、寒热错杂、虚实互见、寒饮、气机上逆之证都可用乌梅丸来辨治。

二、厥阴病本证的脉证、病机、治则和方药

辨证要点：消渴，气上撞心，心中疼热，饥而不欲食，食则呕吐，下之利不止。溏便久利，厥热往复，上热下寒，手足逆冷，全身皮肤冷，心中躁乱不宁，时烦厥，口腔溃疡（口伤烂赤），胸胁烦满，胃腹冷痛，脉弦短而迟，或沉细而迟、脉微弱等。

证候特征：气上撞心，心中疼热，饥而不欲食，食则呕吐，手足逆冷，或皮肤畏寒，久利。

病机：上热下寒，寒热错杂，阴阳不通，寒饮上逆与热互结，营血虚瘀。

治则：清上温下（清上焦热，温下焦寒），温通血脉，温中止痛，益气补津，降逆除饮，燥湿止利。

方药：乌梅丸方（《伤寒论》第338条）。

乌梅三百枚，细辛六两，干姜十两，黄连十六两，当归四两，附子六两（炮，去皮），蜀椒四两（出汗，即微火炒蜀椒至油质渗出），桂枝六两（去皮），人参六两，黄柏六两。

煎服要点：上十味，异捣筛（药物分别捣碎，筛出细末），合治之，以苦酒渍乌梅一宿，去核，蒸之五斗米下，饭熟捣成泥，和药令相得，内臼中，与蜜杵二千下，丸如梧桐子大。先食（进食之前）饮服十丸，日三服，稍加至二十丸。

服药禁忌：禁生冷、滑物、臭食等。

第三节　厥阴中风证　治用柴桂姜

一、厥阴中风证条文解析

《伤寒论》第327条说:"厥阴中风,脉微浮为欲愈,不浮为未愈。"

厥阴中风为半表半里的阴证,脉应当是以沉迟细弱或沉弦为主,脉一旦见到微浮了,就是正胜而邪退的征兆,病由阴出阳了,阳气趋于来复了,要好了。如果没有出现微浮,说明病仍然维持原状。

这一条引出了厥阴中风的概念。

《伤寒论》第147条说:"伤寒五六日,已发汗而复下之,胸胁满微结,小便不利,渴而不呕,但头汗出,往来寒热,心烦者,此为未解也,柴胡桂枝干姜汤主之。"

柴胡桂枝干姜汤证,就是厥阴中风的典型证。

《金匮要略·疟病脉证并治》中说"柴胡桂姜汤(即柴胡桂枝干姜汤)治疟寒多微有热,或但寒不热",也是厥阴中风证。

伤寒五六日,是由表传入半表半里的时候,经汗后,又用下法,这种误治后不仅表邪不解,而且邪热内陷入于少阳、阳明,汗后泻下,耗损津液,又伤里气,里有太阴寒饮,是寒热错杂的厥阴病。

汗下之后,表邪内陷中上焦少阳病位,不仅可见往来寒热、胸胁苦满、心烦等半表半里的证候,还因少阳、阳明、太阴寒饮与热夹杂互结,有欲实之邪微结于胸胁的胸胁满微结之证。但这只是微有所结,不是像阳明水热与瘀血痰水互结胸腹所致之结胸证一样的结实特甚。

汗下伤及里气,里虚会有太阴虚寒水饮,阳气不能蒸化水饮为津液,津液不足则口渴。气不化水饮为津液,以及汗下伤津液都可致小便不利。胃中无停饮而不呕。

太阳中风表证不解和阳明之热上蒸上焦头部皆可导致头汗出。

寒热错杂,邪入少阳则往来寒热。少阳邪热阻于中上焦半表半里的部位,扰心则心烦，再者，阳明热伤津液，津不养心，心神不宁亦烦。

柴胡桂枝干姜汤证是少阳太阳太阴合病证，病机为枢机不利，表里不和，阴阳不通，水热微结，中虚津亏，寒热错杂。全方有调和枢机、解表清里、温中散结、清热养津、降逆除满等多重功效，所以这个方子临证用途最为广泛，用好了，疗效不可思议。

方中虽有少阳之邪，但不呕就不用半夏、生姜。

二、厥阴中风证的脉证、病机、治则和方药

辨证要点：胸胁或心下满微结，小便不利，渴而不呕，汗出或但头汗出，往来寒热，寒多微有热，或但寒不热，恶风或恶寒，四肢厥冷，心烦。口苦，或咽干口干，头晕目眩，或头痛，身痛，咽痛，耳鸣或耳聋，手足冷，脉沉弦。

证候特征：半表半里证偏于寒多微有热，或但寒不热，见四肢厥冷，口苦，或咽干口干，胸胁或心下满微结，汗出或但头汗出，心烦。

病机：枢机不利，表里不和，阴阳不通，水热微结，中虚津亏，寒热错杂。

治则：调和枢机，调和阴阳寒热，解表清里，温化水饮，清热养津，温中散结，降逆除满。

方药：柴胡桂枝干姜汤方（《伤寒论》第147条）。

柴胡半斤，桂枝三两（去皮），干姜二两，栝蒌根四两，黄芩三两，牡蛎二两（熬，即现在的煅），甘草二两（炙）。

煎服要点：上七味，以水一斗二升，煮取六升，去滓，再煮取三升，温服一升，日三服，初服微烦，复服汗出便愈。

服药禁忌：禁生冷、滑物、臭食，以及证见热多微有寒，或但热不寒等。

三、医案解析

（35）胁痛

江某，女，53岁，2012年2月20日初诊。

主诉：右胁部疼痛不适1月余。

病史：患者有胆囊炎病史，1个月前因参加一次婚宴吃油腻过多而发病，开始症状是胸闷伴胁腹部胀满疼痛不适，服用一些治疗胆囊炎的药后，胀满减轻，但一直感到右胁部疼痛不适，时轻时重。1个月来，口服中西药及输液等多方治疗始终

疗效不显，心烦不安，求治。

刻诊： 右胁部疼痛不适，严重时胸闷，饭后即胁腹胀满。头懵，困顿乏力，寐差，心烦，无寒热，时出虚汗，无头痛，口不苦，咽干，口渴，无干呕和呕吐，纳可，大便前干后稀黏，小便可，舌暗红苔白滑腻，脉弦，关尺沉细。

六经方证病机辨析思路： 胸闷，右胁部疼痛，时胁腹胀满，咽干，心烦，时出虚汗，脉弦，为少阳病。枢机不利，少阳中风。

胸闷，腹胀满，头懵，大便稀黏，舌苔白滑腻，脉沉，为太阴病，水饮上逆。

困顿乏力，寐差，脉沉细，为少阴病。

心烦，口渴，舌暗红，为阳明病。

大便前干后稀黏，为寒热错杂。

六经辨证： 太阴少阴少阳阳明合病，属厥阴。

病机： 阴阳不和，枢机不利，水饮上逆于胸腹，水热互结于心下及胁下成痞。

治疗： 柴胡桂枝干姜汤合金铃子散：柴胡30g，桂枝20g，干姜15g，全瓜蒌30g，黄芩20g，生龙骨、生牡蛎各20g，炙甘草15g，醋元胡30g，川楝子15g。3剂，每日1剂，水煎分3次服。

二诊： 患者高兴地说，药后诸症皆明显好转。效不更方，上方继服6剂，诸症悉除。

六经方证病机辨析思路

厥阴病的证候要点就是必须具有阴阳两经以上合病的条件，并具备寒热错杂，或寒热互结，以虚寒为主者，如该案即是。

该案证候比较复杂，但用六经框架一辨，就明晰了，这个病既有太阴寒饮、少阳枢机不利、少阴中风，还有阳明的一些微热。

证候病机为阴阳不和，枢机不利，水饮上逆于胸腹，水热互结于心下及胁下成痞。

临床上，凡见寒热错杂者基本上都存在痞证。

厥阴中风证的辨识，在辨为厥阴病的基础上，只要见到少阳提纲证，并兼见中风表证的证候，如身热汗出、颈项强痛、耳聋或耳鸣等证候者，即可辨为厥阴中风证。

《伤寒论》第147条说："伤寒五六日，已发汗而复下之，胸胁满微结，小便不利，渴而不呕，但头汗出，往来寒热，心烦者，此为未解也，柴胡桂枝干姜汤主之。"该案辨为厥阴病，与条文证候基本吻合，证候病机也与柴胡桂枝干姜汤方证病机相合，所以用柴胡桂枝干姜汤调和枢机，调和阴阳，温中散结，化饮降逆，除满止痛。

方中以全栝楼替换栝楼根。

《本草纲目》引《别录》说栝楼"治胸痹"。

明末清初医家刘若金在《本草述》中说："栝楼实，阴厚而脂润，故于热燥之痰为对待的剂，若用之于寒痰、湿痰、气虚所结之痰，皆无益而有害者也。"

清代著名医家张璐在《本经逢原》中说："栝楼实，其性较栝楼根稍平，而无寒郁之患。"

因患者偏于胸闷，所以以栝楼实宽中散结、清热化痰，以加强治疗胸膈痰滞、气机不畅。

胡希恕先生用柴胡桂枝干姜汤治疗胸痹时，常易栝楼根为栝楼，实为经验之谈。

我一般临证时，力求第一诊辨证准确，立方后如果见效了，基本上就不更换主方了，复诊时只是据证稍微加减个别药物，这样不会变动方子的大格局，实践证明这个思路是正确的。

（36）心悸，胁痛

喻某，女，42 岁，2013 年 7 月 3 日初诊。

主诉：心慌乏力伴胁腹胀痛 20 余天。

病史：患者 20 天前因感冒发热输液治疗 3 天，其中用药有地塞米松针、清开灵针等，输液后热退了，但出现了心慌、极度乏力、胁腹胀痛、动辄出大汗（以上半身为重）、心烦焦虑等症。曾在某县医院以心肌炎、胆囊炎住院治疗 10 天，不仅疗效不佳，而且症状有所加重。又去市某医院检查，并无明显阳性体征，亦要求患者住院治疗观察。患者不想再住院了，经人介绍找我治疗。

刻诊：心慌，极度乏力不想动，头晕，头痛，胁胀痛，右侧乳腺胀痛，右下腹阵痛不适，双手胀，自诉双手肿胀，但无实质水肿。动辄大汗，心烦焦虑，寐差，口苦，咽干，口黏，口渴不欲饮，纳差，即见饭不想吃，无恶寒发热，无干呕或呕吐，大便可，小便频、热，量少。舌体胖大边有齿痕，舌尖红，苔白滑，脉弦细数，尺沉。

心电图示：大致正常心电图（V4、V5、V6 S-T 低平）。心肌酶谱：CK-MB 46

（正常 0～25），其他指标在正常范围内。

六经方证解析：口苦，咽干，不欲饮食，心烦，出虚汗，脉弦，为少阳病。少阳枢机不利，少阳中风。

胁胀痛，右侧乳腺胀痛可视为"胸胁满微结"，为气机不利、寒热错杂互结。

胁胀痛，右侧乳腺胀痛，右下腹阵痛不适，也是少阳"邪高痛下"的证候表现。邪高痛下，即病邪的病位偏高而疼痛的症状偏下。

头晕，心慌，极度乏力，纳差，双手胀，口渴不欲饮，舌体胖大边有齿痕，舌苔白滑，脉沉细，为太阴病，水饮内停上逆。

心烦焦虑，口渴，舌尖红，脉数，为阳明病，上焦里热。

小便不利，水热互结于下焦，亦为阳明病。

六经辨证：太阴少阳阳明合病。属厥阴病，寒热错杂偏于里虚寒。

证候病机：阴阳不和，枢机不利，水饮上逆于上焦，水热互结于胸胁及下焦膀胱。

治疗：柴胡桂枝干姜汤合猪苓汤：柴胡 40g，桂枝 20g，干姜 15g，天花粉 30g，黄芩 20g，生龙骨、生牡蛎各 30g，炙甘草 15g，猪苓 20g，茯苓 30g，泽泻 30g，阿胶 15g（烊化），滑石 30g。4 剂，每日 1 剂，水煎分 3 次服。

二诊：患者说疗效奇好，服药期间症状一天比一天减轻。小便频、热而量少的症状基本消失。仍然心慌，头晕不适，但有所减轻。上方去猪苓汤，加泽泻汤，暗含苓桂术甘汤。

处方：柴胡桂枝干姜汤合泽泻汤、苓桂术甘汤：柴胡 40g，桂枝 20g，干姜 15g，天花粉 30g，黄芩 20g，生龙骨、生牡蛎各 30g，炙甘草 15g，茯苓 30g，泽泻 40g，生白术 15g。4 剂，每日 1 剂，水煎分 3 次服。

三诊：患者说，第一次来就诊的时候感觉非常痛苦，不想动，现在已经能干家务活了，精神好多了。又服 4 剂痊愈。

六经方证病机辨治思路

本案主要为半表半里阴证的柴胡桂枝干姜汤证，也就是厥阴病，厥阴中风证。

《伤寒论》第 147 条："伤寒五六日，已发汗而复下之，胸胁满微结，小便不利，渴而不呕，但头汗出，往来寒热，心烦者，此为未解也，柴胡桂枝干姜汤主之。"

柴胡桂枝干姜汤的方证病机为枢机不利，阴阳不和，表里不和，兼夹水饮内结。柴胡桂枝干姜汤寒热并用，能调和阴阳表里，温化水饮，温阳生津，主治寒热错杂、寒多热少或上热下寒的厥阴病。这个方子临床应用广泛，用好了，疗效非常明显。

该案主要以柴胡桂枝干姜汤调和阴阳表里，疏畅气机，温化水饮。

《伤寒论》第223条说："若脉浮发热，渴欲饮水，小便不利者，猪苓汤主之。"

猪苓汤方证病机为阳明热与太阴水饮互结，津血受损，与该案部分证候病机相应，所以一诊合用猪苓汤清阳明水热互结而利尿生津。

猪苓汤是太阴阳明方，有清热化气、养血利水的功能，药仅五味，但用药精当，配伍严谨。方中多是甘寒的药，能清热利水，又能养血，是通过利水而使热消，所以对于湿热互结的病证，能起到清热化气、渗利水湿而不伤阴，养血生津而不敛邪的良效。

猪苓汤临证多用于小便不利或淋沥、口渴欲饮等证候。对泌尿系统疾病如泌尿系感染、尿路结石、肾盂肾炎等症，凡辨证属于气化失司、水（湿）热互结、津血受损的，疗效都很好。我临床上常用这个经方。

二诊去猪苓汤是因为阳明水热互结于下焦的症状已经解除。加泽泻汤、苓桂术甘汤，主要是清水热，除水饮上逆，并温化水饮，重点治疗心慌、头晕等症。

（37）头痛（糖尿病血管神经性病变）

余某，60岁。2013年8月1日初诊。

主诉：左侧头热难受不适伴阵发性头痛4个月余。

病史：患者从今年3月起，感到头部一阵阵烘热难受不适，逐渐转为左半边头部烘热，伴阵发性如乱针扎着一般麻痛，去医院诊为糖尿病血管神经性病变。中西药多方治疗无明显疗效，非常痛苦，经人介绍来求治。

患者既往有高血压病史10余年，有糖尿病史8年。

刻诊：左侧头部烘热，伴阵发性针刺样麻痛。左侧半身虚汗阵作，心烦失眠，每晚须吃2片阿普唑仑片，才能睡2～3个小时，愈睡不着觉愈是心烦，乏力，口苦咽干，口渴，无恶心干呕，无寒热往来，纳差，大便可，小便黄，舌边尖暗红，舌体胖大边有齿痕，苔薄白滑，脉寸浮弦，关尺沉弦。

六经脉证解析：左侧头热头痛虚汗，心烦失眠，口苦咽干，脉弦，为少阳病。枢机不利，阴阳不和。

心烦，口渴，小便黄，舌边尖暗红，为阳明病，热扰津虚。

乏力，纳差，大便溏，舌体胖大边有齿痕，苔白滑，脉沉弦，为太阴病。水饮内停。

头部针刺样麻痛，为血瘀。

六经脉证： 太阴少阳阳明合病，属厥阴。兼夹瘀证。

病机： 枢机不利，阴阳不和，瘀饮互结于上焦。热扰津虚。

治疗： 柴胡桂枝干姜汤：柴胡40g，桂枝15g，干姜10g，天花粉20g，黄芩15g，生龙骨、生牡蛎各30g，炙甘草10g，川芎20g。6剂，日1剂，水煎分3次服。

二诊： 患者述，头热有所好转，头部麻痛明显减轻，出汗少了，仍然失眠，上方加茯苓30g，又服6剂。

三诊： 患者来时很高兴，精神好了，头热难受不适基本消失，头痛发作次数明显减轻，无心烦了，阿普唑仑片减为1片，也能安睡5个多小时了。大便溏。要求继续服药，原方减天花粉为15g，又服6剂。

后来，患者电话告知已经痊愈，能像往常一样去公园锻炼了。嘱其规范服用控制血糖和血压的药，按时作息，避免情志刺激。

六经方证病机辨治思路

《伤寒论》第327条说："厥阴中风，脉微浮为欲愈，不浮为未愈。"

厥阴中风就是半表半里的阴证，有厥阴病的寒热错杂、阴阳不和、阴阳气不相顺接的病机，又有中风证的阴阳营卫不和的病机。

《伤寒论》第147条说："伤寒五六日，已发汗而复下之，胸胁满微结，小便不利，渴而不呕，但头汗出，往来寒热，心烦者，此为未解也，柴胡桂枝干姜汤主之。"

柴胡桂枝干姜汤证，就是厥阴中风的典型方证。柴胡桂枝干姜汤方证病机为枢机不利、表里不和、阴阳不通、水热微结、中虚津亏、寒热错杂。本方有调和枢机、解表清里、温中散结、清热养津、降逆除满等多重功效。

厥阴中风证的辨识：在辨为厥阴病的基础上，只要见到少阳提纲证，并兼见中风表证的证候，如身热汗出、颈项强痛、耳聋或耳鸣等证候者，即可辨为厥阴中风证。

该案患者半边头热头痛，左侧半身虚汗，可视为阴阳不和，不相顺接。头热，伴左侧半身虚汗，可辨为但头汗出。头部刺痛可视为瘀饮互结于上焦。

从脉证来辨，该案患者左侧头热头痛、心烦、虚汗等症即属半表半里阴证的柴胡桂枝干姜汤证。证候病机与柴胡桂枝干姜汤方证病机相合，所以方用柴胡桂枝干姜汤，调和枢机，调和阴阳，祛除瘀饮互结，清热养津，实践证明疗效明显。

三诊减天花粉为 15g，是因为天花粉甘寒质润，有滑肠的副作用。

该案处方用量并不是太重，是因为患者说，她对不少中药和西药都很敏感，服用量大了容易心里难受。所以在辨证准确的前提下，应用轻量一样见效。可见用经方一是辨证要准，二是药物配比要大体遵循原方比例。

生龙骨、生牡蛎加量，意在交通精神以加强安神之力。

第四节　痞证属厥阴　泻心最常用

痞证，是患者的自觉症状，自觉心下窒塞胀闷不舒，但按之却柔软没有压痛，其特点可以概括为：外无形迹，内无压痛，自觉痞满不舒。

正如《伤寒论》149 条所说"但满而不痛者，此为痞"及《伤寒论》第 154 条所说"心下痞，按之濡"。

痞证多属于厥阴病的范畴，《伤寒论》的半夏泻心汤、生姜泻心汤、甘草泻心汤、黄连汤及旋覆代赭汤等都属于治疗寒热错杂厥阴痞证的方子。当然，痞证也有主证属于阳明病、太阴病等范畴的可能，如大黄黄连泻心汤证等。

一、痞证的病机关键

关于痞证，不少人认识比较模糊。有人问，都说痞证是厥阴病，或太阴阳明合病属于厥阴。那么，厥阴痞证，或太阴阳明合病属厥阴的痞证，到底与太阴阳明合病的其他病证的差异在哪里呢？

我认为，差异的关键点就在于太阴寒饮与阳明里热的"互结"二字。也就是说，有太阴虚寒水饮与阳明里热互结，就是厥阴病痞证；没有太阴虚寒水饮与阳明里热互结，就是太阴阳明合病。

"痞"有互结阻滞不通之意，这在中医病证中多有阐释，中医多指痞证为胸腹间满闷结滞、气机阻塞不舒的证候。

如中医病证中所指的痞满，即胸腹郁结满闷；痞利，即痞结又下利；痞气，即脘腹部有状如覆杯、痞结成块的病证，如脾脏肿大；痞疾，即腹内郁结成块的病证；痞结，即脘腹部郁结痞满、阻塞不通的病证；痞塞，即郁结、阻滞不通；心下痞硬，即正虚邪实、结滞于中焦而痞塞不通；心中痞，即胸中胃脘部痞塞互结不通，等等，都有一个关键字"结"。

综上所述，痞证的病位主要在中焦；痞证的病机，为太阴虚寒水饮湿邪与阳明热邪等病邪寒热错杂互结，致使阴阳不交、气机阻滞闭塞、升降失司而逆乱，中阻上逆下侵所致心下痞满、或呕、或下利等证候的一类病证。

如"心下痞"，就主要表现为胸腹间因气机阻塞而满闷不舒，一般为触之无形，按之柔软，压之不痛的症状。

痞证的病证主在厥阴、少阳，也可见于主证为阳明或太阴，即阳明太阴合病中的"或阳明热多而寒热互结，或太阴寒饮多而寒热互结"等。

二、厥阴痞证的泻心汤类的方证病机辨析要点

《伤寒论》中五个泻心汤证（半夏泻心汤证、生姜泻心汤证、甘草泻心汤证、黄连汤证及旋覆代赭汤证）为辨治厥阴痞证的典型代表方证，但各个泻心汤的辨治侧重点不同。

（一）半夏泻心汤证

《伤寒论》第149条说："伤寒五六日，呕而发热者，柴胡汤证具，而以他药下之，柴胡证仍在者，复与柴胡汤。此虽已下之，不为逆，必蒸蒸而振，却发热汗出而解。若心下满而硬痛者，此为结胸也，大陷胸汤主之。但满而不痛者，此为痞，柴胡不中与之，宜半夏泻心汤。"

这一条所说，是因胃气虚，太阳或少阴伤寒误下而病传厥阴所致但满而不痛的痞证。

这个"不痛"并不是说痞证没有疼痛，而是相对于大陷胸汤证"心下满而硬痛"的大实痛来说的。痞证也会有胀满而疼痛的证候，但这个疼痛不是太重。

《金匮要略·呕吐哕下利病脉证治》中说："呕而肠鸣，心下痞者，半夏泻心汤主之。"

这一条说的是痞证的主证：呕，肠鸣下利，心下痞满。

由上述可知，痞证的病机为胃气虚，虚寒水饮湿热互结交阻于心下，中焦胃脘

部痞结窒塞不通，气机升降逆乱，上逆则呕逆，下趋则肠鸣腹泻。

半夏泻心汤证辨治重点：心下痞满较重伴恶心呕逆，和／或下利。有时不一定有下利。

我临证的经验和体会：厥阴痞证者，气机升降失常所致的便秘或排便不爽（相当于西医所说的慢传输型便秘）也可以用半夏泻心汤辨治。

（二）生姜泻心汤证

《伤寒论》157 条说："伤寒汗出解之后，胃中不和，心下痞硬，干噫食臭，胁下有水气，腹中雷鸣，下利者，生姜泻心汤主之。"

这一条说的是胃中不和、水饮盛、食滞水停与湿热互结导致痞证的证治。

生姜泻心汤证的水热互结上逆和肠鸣下利较重，水饮较为突出，水多于热，所以方中有干姜又重用生姜，加大温化虚寒水饮而降逆的力度。

生姜泻心汤证辨治重点：心下痞满伴干噫食臭（嗳气而伴有食物的味道，这个"食"当为胃中不消化的馊腐的食物），腹中肠鸣下利。

（三）甘草泻心汤证

《伤寒论》158 条说："伤寒中风，医反下之，其人下利日数十行，谷不化，腹中雷鸣，心下痞硬而满，干呕心烦不得安。医见心下痞，谓病不尽，复下之，其痞益甚。此非结热，但以胃中虚，客气上逆，故使硬也。甘草泻心汤主之。"

这一条讲的是胃气虚弱，水饮盛，痞和下利都比较重的证治。

甘草泻心汤证寒多于热，胃气虚寒比较明显，所以方中重用炙甘草"主五脏六腑寒热邪气"（《本经》），补虚缓急益胃气。

胃中虚，寒热水饮错杂互结，结到心下就是痞证，结到口腔和前后二阴，会出现黏膜溃疡，也可以用甘草泻心汤治疗。

甘草泻心汤证辨治重点：心下痞满伴较严重的下利。

（四）黄连汤证

《伤寒论》173 条说："伤寒胸中有热，胃中有邪气，腹中痛，欲呕吐者，黄连汤主之。"

这一条说的是伤寒后，邪热入里而传阳明，上热下寒，邪热与寒饮错杂互结偏重于中上焦，气机逆乱而出现胸中有热，胃中有邪气（水热互结），腹中痛，欲呕吐，痞满和/或下利等证候，还有汗出、恶风等表证存在。

黄连汤证水饮较半夏泻心汤为盛。所以，在半夏泻心汤的基础上去黄芩加桂枝，桂枝既能解表，又能降逆气、温化水饮。重用黄连以加强清上焦阳明湿热之力。

黄连汤证辨治重点：心下痞满伴呕逆，腹中痛。阳明湿热比较明显。

（五）旋覆代赭汤证

《伤寒论》161条说："伤寒发汗，若吐、若下，解后，心下痞硬，噫气不除者，旋覆代赭汤主之。"

这一条是说，伤寒误用汗、吐、下法，伤津液损胃气，表证虽解，但表邪内入化热与水饮交阻于心下，气机上逆而致心下痞硬满、频频嗳气或呃逆等证候。

所以，以半夏泻心汤为基础，去黄芩、黄连，去干姜，重用生姜，加旋覆花、代赭石。药谚说："诸花皆升，唯旋覆花独降。"旋覆花"主治结气，胁下满……补中下气"（《本经》）。代赭石"主治蛊毒，腹中毒邪气"（《本经》）。二者相配，以加强降逆通下化水饮之力。

旋覆代赭汤证辨治重点：心下痞满伴噫气频作。水饮少，偏于阳明实热而无下利。

三、痞证的病机及辨证要点

综上所述，我认为，典型的痞证就是五泻心汤类方证（半夏泻心汤证、生姜泻心汤证、甘草泻心汤证、黄连汤证及旋覆代赭汤证）。

泻心汤类方证多与伤寒误汗吐下后，伤津损胃气而病传入里有关。

典型的痞证，病位在中焦，病证为心下胃脘部有痞胀满或硬满不舒，或伴轻度疼痛，上则恶心呕逆泛酸，下则肠鸣下利。

病机为：寒热互结交阻于心下，气机痞塞不通，升降失常。

这些痞证的病机基本相同而症状有所侧重，所以就应当据证选取方证病机都相应的泻心汤类经方辨治。

四、医案解析

（38）痞满，泄泻，狐惑病（外阴溃疡）

张某，女，44 岁。2012 年 7 月 4 日初诊。

主诉：肠鸣、腹胀、腹泻伴反复外阴溃疡 2 年余。

病史：每天三餐后便出现肠鸣、腹部胀满，立即就要排便，便出稀溏。便后肠鸣、腹胀即消失。自诉易上火，一上火就小便灼热，继之就外阴多处溃疡肿痛，尿灼热痛，此热痛是尿灼热刺激溃疡面所致，而非淋证疼痛。溃疡持续 1 周或 10 多天，愈后不久又会复发。食用油腻辛辣，或生活不规律、情志因素如熬夜、生气等，发病更频。曾多方治疗，一直疗效不好，非常痛苦，求治于我。

刻诊：餐后肠鸣、腹胀、腹泻，外阴溃疡，阴道干涩，尿灼热疼痛，饮食可，口不苦，时感口干，心烦，眠差，月经提前 10 余天，色深红，无血块，淋漓 10 天左右，小便黄，汗出正常，舌紫暗胖嫩边有齿痕，苔黄滑，脉沉弦略滑。

六经脉证解析：肠鸣、腹胀、腹泻，舌淡红胖嫩，苔滑，脉沉弦，为太阴病。中下焦水饮盛。

外阴溃疡，阴道干涩，尿痛，尿灼热，口干，心烦，眠差，月经先期量多淋漓色深红，舌苔黄，脉滑，为阳明里热证。津液亏损，热扰心神，热伤冲任。

舌紫暗，兼夹瘀血。

六经辨证：厥阴病。

病机：胃中虚（胃气虚），水热瘀血互结。

治疗：甘草泻心汤：炙甘草 40g，干姜 30g，黄连 10g，黄芩 30g，旱半夏 30g，生晒参 30g，大枣 10 枚（掰开）。7 剂。先泡半小时，水煎取汁 450mL，分 3 次饭后服。

二诊：患者家居西安，电话告知疗效很好，7 剂药后肠鸣、腹胀、腹泻明显减轻，外阴溃疡已经基本痊愈。嘱其原方不变再服 7 剂。

三诊：来诊时，诉外阴溃疡和肠鸣已经消除。大便还有些稀溏并夹杂块状便，气味臭秽，时嗳气，轻度腹胀，口中黏腻，时感眩晕。舌紫暗胖嫩边有齿痕，苔黄滑，脉沉弦滑，有水饮上逆的病机。

在一诊方基础上加白术 15g，桂枝 20g，茯苓 30g，暗合苓桂术甘汤，又服 12 剂痊愈。

六经方证病机辨析思路

该案患者素体胃虚，则饭后即发病。胃气虚，阳明热与太阴水饮互结，寒热错杂，结于心下成痞，则腹胀满；结于上焦则口腔溃疡，寒热水饮瘀血结于下焦外阴部位（孔窍），则外阴溃疡肿痛。饮与热合，寒饮偏多，趋于肠道则肠鸣腹泻，这可以认为是有阳明里热参与的协热利。

脉证合参，辨为太阴阳明合病，属于厥阴寒热水饮瘀血错杂互结之证。病机为胃中虚（胃气虚），水热瘀血互结。

《伤寒论》第158条说："伤寒中风，医反下之，其人下利日数十行，谷不化，腹中雷鸣，心下痞硬而满，干呕心烦不得安。医见心下痞，谓病不尽，复下之，其痞益甚。此非结热，但以胃中虚，客气上逆，故使硬也。甘草泻心汤主之。"

甘草泻心汤方证病机为胃中虚，水热互结，与该案证候病机相合，所以主方选用甘草泻心汤益胃消痞止利。

这个病案证候还符合"狐惑病"方证病机。《金匮要略·百合狐惑阴阳毒病证治》说："狐惑之为病，状如伤寒，默默欲眠，目不得闭，卧起不安，蚀于喉为惑，蚀于阴为狐，不欲饮食，恶闻食臭，其面目乍赤、乍黑、乍白，蚀于上部则声喝，甘草泻心汤主之。"

狐惑病属于西医的白塞氏综合征的范畴，即口、眼、肛（或外阴）溃烂，并有神志反应的综合征（口、眼、生殖器三联征），但狐惑病比白塞氏综合征的病证范围更广。

狐惑病是一种寒热错杂、水饮瘀血互结于上下焦的病证。

寒热水饮瘀血互结为毒邪，蚀于上部孔窍而口腔溃疡者，可用甘草泻心汤治之。那么，这个毒邪，也会蚀于下部孔窍即外阴或肛门溃疡，也一样可用甘草泻心汤。所以，方证病机相同，治方也相同。

三诊时，患者诸症皆有明显好转，但时有轻度眩晕发作。在一诊时，患者就诉有一阵阵眩晕，而辨治时，只顾及其他明显的症状忽略了此症。

所以，再辨治时，合用苓桂术甘汤以化饮降逆止眩。《伤寒论》67条说："伤寒若吐、若下后，心下逆满，气上冲胸，起则头眩，脉沉紧，发汗则动经，身为振振摇者，茯苓桂枝白术甘草汤主之。"

《金匮要略·痰饮咳嗽病脉证并治》说："心下有痰饮，胸胁支满，目眩，苓桂术甘汤主之。"

苓桂术甘汤方证病机为中焦水饮上冲，而无真阳亏虚。这个方子用途广泛，对于太阴虚寒不盛而水饮向上冲逆所致的头晕目眩、心悸、胸及两胁满闷、呕逆、肢体震颤、肌肉瞤动等疗效很好。

（39）便秘

王某，女，35 岁。2013 年 7 月 18 日初诊。

主诉：便秘 1 年余。

病史：患者过去没有便秘，自从一年前得了腹泻治好后，便开始出现便秘的症状，3～5 天排便一次，大便时干时溏，或前干后溏，排便困难，腹部胀满难受，有排便感也排不出大便，揉腹也不行。现在就靠几天吃一次芦荟胶囊排便，但吃后感到腹部难受不适。多方治疗无效，求治。

刻诊：便秘，大便时干时溏，或前干后溏，排便困难，大便黏腻，很难冲净。排便前腹胀满，口苦不干，无口渴，心烦，纳可，无恶心呕吐，小便可。舌淡暗，舌体胖大，舌苔黄腻，脉弦滑。

六经脉证解析：便秘，大便时干，口苦，心烦，舌苔黄，脉滑，为阳明病。

大便时溏，排便困难，大便黏腻难冲净，排便前腹胀满，舌淡暗，舌体胖大，舌苔腻，脉弦滑，为太阴病，湿阻气机。

六经辨证：厥阴病。

病机：水热互结，湿阻气机，气机升降失常。

治疗：半夏泻心汤：旱半夏 20g，干姜 15g，黄连 5g，黄芩 15g，党参 15g，炙甘草 15g，红枣 8 枚（掰开）。5 剂，日 1 剂，水煎分 3 次服。

二诊：患者说，吃第三剂药后，排便就比较顺畅了，现在一天一次大便，服药后最大的感受就是腹部不那么胀满了。

上方加生白术 30g，又服用 10 剂，诸症消失。嘱其多饮水，经常吃点水果，不要食用过多的油腻食品。

六经方证病机辨治思路

该案便秘并不全是阳明病热证，还有太阴水湿夹杂互结而阻滞肠道气机，是为寒热错杂的厥阴痞证，所以方选半夏泻心汤解除水热互结，恢复正常气机升降。

《伤寒论》149 条说："伤寒五六日，呕而发热者，柴胡汤证具，而以他药下之，柴胡证仍在者，复与柴胡汤。此虽已下之，不为逆，必蒸蒸而振，却发热汗出而解。若心下满而硬痛者，此为结胸也，大陷胸汤主之。但满而不痛者，此为痞，柴胡不中与之，宜半夏泻心汤。"

《金匮要略·呕吐哕下利病脉证治》中说："呕而肠鸣，心下痞者，半夏泻心汤主之。"

这都是说的寒热错杂痞证证治。痞证的主证就是心下痞，病机就是寒热互结，中焦失运，湿阻气机，升降失常。半夏泻心汤方证病机为胃气虚，水热互结交阻于心下，气机升降逆乱。

该案便秘的病机就是水热互结，湿阻气机，升降失常，致使排便困难，所以用半夏泻心汤正对方证病机。不要认为呕、下利、心下痞三症具备才能用半夏泻心汤，一切要以方证病机为辨治要点。

加白术，意在加强补益中气、化湿利水之力，促进运化以助通便。《本经》说白术："味苦温。主风寒湿痹、死肌、痉、疸，止汗，除热，消食，作煎饵。"

白术温中，入中焦，既补益中气又可化湿消食，促进运化。中气虚滞、气机不运而痞满、大便不爽者，重用白术可使中气健旺，津液得复，气机得运。

第十三章 辨证重在认证全 合并夹证须识清

第一节 《伤寒》合并病 涵义要心明

中医学的精髓，大家都知道是辨证论治，而辨证论治理念的形成，就是以《伤寒论》的问世为标志的，并且一直延续到现在。

在世界传统医学中，为何只有中医理论能够得以完整地传承下来呢？其中一个最重要的原因就是中医治病理论是以辨证为先的。辨证就是抓病证的根本，惟《伤寒论》一书，对于辨证理论阐释得完整而又全面，严谨而又不失于圆融。

《伤寒论》六经辨证是纲要，我们临证必须明确辨证，但又不能忽视六经病证中的合病、并病，以及所涵盖的所有兼夹证的病机。

因为，人的疾病绝不是单一不变的，而是错综复杂的，是处于不断地动态变化之中的，这就必然存在着各病种之间的交错和移行状态，常出现六经病证的互含和共存，这就是《伤寒论》中特有的合病与并病理念。

一、《伤寒论》关于"合病"的论述

关于"合病"，教科书认为，两经或三经的症状同时出现叫做合病，即两阳经和三阳经同时受邪发病。

合病强调多经病证的同时发生，没有先后之序。

《伤寒论》中论述太阳与阳明合病者有三条，太阳与少阳合病者有一条，阳明

与少阳合病者有一条，三阳合病者有两条，全部都在三阳病范围内论述。

如《伤寒论》第32条说："太阳与阳明合病者，必自下利，葛根汤主之。"

《伤寒论》第33条说："太阳与阳明合病，不下利，但呕者，葛根加半夏汤主之。"

《伤寒论》第36条说："太阳与阳明合病，喘而胸满者，不可下，宜麻黄汤。"

《伤寒论》第172条说："太阳与少阳合病，自下利者，与黄芩汤；若呕者，黄芩加半夏生姜汤主之。"

《伤寒论》第256条说："阳明少阳合病，必下利，其脉不负者，为顺也。负者，失也，互相剋贼，名为负也。脉滑而数者，有宿食也，当下之，宜大承气汤。"

上述条文所指就是病之始就表现为既有太阳病的症状，又有阳明病的症状，或既有阳明病的症状，又有少阳病的症状。

《伤寒论》第219条说："三阳合病，腹满身重，难以转侧，口不仁，面垢，谵语遗尿。发汗则谵语，下之则额上生汗，手足逆冷。若自汗出者，白虎汤主之。"

《伤寒论》第268条说："三阳合病，脉浮大，上关上，但欲眠睡，目合则汗。"

上述条文所指就是病之始就有太阳、阳明、少阳病的临床表现。

明代医家张景岳在《景岳全书·伤寒典》中说："合病者，乃两经三经同病也。如初起发热、恶寒、头痛者，此太阳之证，而更兼不眠，即太阳阳明合病也；若兼呕恶，即太阳少阳合病也，若发热不眠呕恶者，即阳明少阳合病也，若三者俱全，便是三阳合病。"

二、《伤寒论》关于"并病"的论述

关于"并病"，教科书认为，一经症状未罢，又出现另一经的症状，此时两经症状同时存在，但有先后之序者叫做并病。

并病强调两经病证的先后出现。

《伤寒论》中论述二阳并病，即太阳与阳明并病者有两条，太阳与少阳并病者三条，也都是在三阳病范围内论述的。

如《伤寒论》第48条说："二阳并病，太阳初得病时，发其汗，汗先出不彻，因转属阳明，续自微汗出，不恶寒。若太阳病证不罢者，不可下，下之为逆，如此可小发汗。设面色缘缘正赤者，阳气怫郁在表，当解之熏之。若发汗不彻不足言，阳气怫郁不得越，当汗不汗，其人躁烦，不知痛处，乍在腹中，乍在四肢，按之不可得，其人短气，但坐以汗出不彻故也，更发汗则愈。何以知汗出不彻？以脉涩故知也。"

《伤寒论》第 220 条说:"二阳并病,太阳证罢,但发潮热,手足漐漐汗出,大便难而谵语者,下之则愈,宜大承气汤。"

上述条文所指就是太阳病症状未罢,又出现阳明病的症状,两经症状同时存在,但发病有先后之序。

《伤寒论》142 条说:"太阳与少阳并病,头项强痛,或眩冒,时如结胸,心下痞硬者,当刺大椎第一间、肺俞、肝俞,慎不可发汗。发汗则谵语、脉弦,五日谵语不止,当刺期门。"

《伤寒论》150 条说:"太阳少阳并病,而反下之,成结胸,心下硬,下利不止,水浆不下,其人心烦。"

《伤寒论》171 条说:"太阳少阳并病,心下硬,颈项强而眩者,当刺大椎、肺俞、肝俞,慎勿下之。"

上述条文所指的就是太阳病症状未罢,又出现少阳病的症状,两经症状同时存在,但发病有先后之序。

从上述"合病"和"并病"的论述中,可以看出两个特点。一是这些"合病"和"并病"的论述,都是在三阳病的范围内,并没有三阴病"合病"或"并病"的论述,或三阴病与三阳病"合病"或"并病"的论述。二是"合病"有两经病同时存在,也有三经病同时存在,而"并病"都是两经病同时存在。

三、《伤寒论》条文中三阴病与三阳病"合病"的论述

如果只按照这些在三阳经范围内"合病"或"并病"的论述来辨证,在临床操作上会有很多困难。

在临床上,三阴病与三阳病"合病"或"并病"的情况是非常多见的,尽管《伤寒论》中并没有冠以三阴病与三阳病"合病"或"并病"的字样,但在条文叙述里可以明显看出这种情况。

如《伤寒论》第 282 条说:"少阴病,欲吐不吐,心烦,但欲寐,五六日自利而渴者,属少阴也。虚故引水自救,若小便色白者,少阴病形悉具。小便白者,以下焦虚有寒,不能制水,故令色白也。"这一条所论述的就是少阴病传入太阴的少阴太阴合病。

《伤寒论》第 147 条说:"伤寒五六日,已发汗而复下之,胸胁满微结,小便不利,渴而不呕,但头汗出,往来寒热,心烦者,此为未解也,柴胡桂枝干姜汤主之。"这一条论述的就是太阳少阳太阴合病,属寒热错杂的厥阴病。

《伤寒论》第321条说："少阴病，自利清水，色纯青，心下必痛，口干燥者，可下之，宜大承气汤。"这一条说的就是少阴病传入太阴和阳明，既有太阴虚寒下利清水伤耗津液，又有阳明里实伤津，为太阴阳明合病，必须先急下存津，然后再治疗太阴水饮。

《金匮要略·腹满寒疝宿食病脉证治》中说："胁下偏痛，发热，其脉紧弦，此寒也，以温药下之，宜大黄附子汤。"这一条说的就是真阳虚损，寒饮凝聚胁下，寒饮久蕴化热而致阳明里实的少阴阳明合病。

对于三阴病与三阳病的合病与并病，古代医家早有认识。清代医家任越庵在《伤寒法祖》中分析得就很透彻："病有定体，故立六经而分司之。病有变迁，更求合病并病而互参之，此仲景立法之尽善也。

……学人当于阴阳两症中，察病势合不合。更于三阳三阴中，审其症之并与不并。于此阴病治阳，阳病治阴，扶阳抑阴，泻阳补阴等法，用之恰当矣。

……若六经之合并，与内伤外感之合并，神而明之，不可胜极。以阴阳互根之体，见阴阳离合之用，是知六经之准绳，更属定不定法矣，何漫云三阴无合病并病也哉。"

四、病证共存可以统称合病

在临床上，疾病是多变且复杂的，大多数病人所患病证不是单一的病证，而是同时存在多种病证，所以，我们所面对的病人，常常就是一个"合病"或"并病"的综合体。所以，辨病的合病与并病是非常重要的一环。

而临证时，合病与并病中病证的先后之序是很难区分的。况且，合病、并病也都可以依据方证病机来合方治疗。

所以，我认为，临证时，两个或三个方证并存，不论是阴证还是阳证，不论它们之间是否有关联，我们都可称之为合病，都要顾全，可以用一方统之，也可以合方来治。

如有关联，我们就依据病机，可以独解一经之病，则他经病自然迎刃而解。

如无关联，也可以多经同治，表里双解。

总之，论治最终要落实到六经方证病机上。

第二节　六经多合病　辨证要顾全

一、医案解析

（40）眩晕（后循环缺血性眩晕）

赵某，女，60岁。2011年12月30日初诊。

主诉：眩晕半月余。

病史：半月前，患者因感冒诱发头晕目眩，时轻时重，低头或仰头，以及转颈过快时，眩晕就会加重，曾去某医院诊为后循环缺血性眩晕，经输液治疗1周，并服用不少活血化瘀等药，无明显效果。求治。

刻诊：精神差，眩晕，头部动作迟缓，后颈项部强硬不适，出虚汗，眩晕加重时出汗更多，无头痛，无寒热，无恶心呕吐，口渴，无口苦、咽干，纳差，多寐，大便可，小便黄。舌质暗，舌体胖大，边有齿痕，苔白水滑，脉寸浮弱关尺沉微弦。血压145/90mmHg。

既往有高血压病史10年，糖尿病史6年。

六经脉证解析：精神差，眩晕，纳差，舌暗，舌体胖大，边有齿痕，苔白水滑，脉沉弦，为太阴病，水饮上逆。

颈项部僵硬不适，虚汗，多寐，脉寸浮弱，为少阴中风证。

口渴，小便黄，为阳明微热。

六经辨证：太阴少阴阳明合病。

病机：虚寒水饮夹水热上逆，营卫不和，筋脉失养。

治疗：苓桂术甘汤、泽泻汤、桂枝加葛根汤合方：茯苓40g，桂枝30g，白术20g，炙甘草20g，泽泻50g，白芍30g，葛根40g，生姜30g（切片），红枣8枚（切开）。3剂，每日1剂，水煎分3次服。

二诊：患者说疗效很好，眩晕及颈项部强硬等症状都好多了。效不更方，守方又服6剂痊愈，血压也降至正常。

六经方证病机辨析思路

眩晕是目眩与头晕的总称，目眩即眼花或眼前发黑，视物模糊；头晕即感觉自身或外界景物旋转，站立不稳，二者常同时并见，统称眩晕。其轻者闭目可止，重者如坐车船，旋转不定，不能站立，或伴恶心、呕吐、汗出、面色苍白等症状，甚者可突然仆倒。

眩晕属于虚者居多，但多为虚中夹实之证，而这个实则以痰饮为多见。

在《伤寒论》和《金匮要略》中，张仲景称眩晕为"头眩""目眩"或"冒眩"，或与其他证候并称之为"癫眩""眩悸"等，认为痰饮是眩晕的重要发病原因之一，为后世痰致眩晕的论述提供了理论基础。

如《伤寒论》第67条说："伤寒若吐、若下后，心下逆满，气上冲胸，起则头眩，脉沉紧，发汗则动经，身为振振摇者，茯苓桂枝白术甘草汤主之。"

这一条头眩的病机就是中气损伤，水饮上冲。

《金匮要略·痰饮咳嗽病脉证并治》中说："心下有痰饮，胸胁支满，目眩，苓桂术甘汤主之。""心下有支饮，其人苦冒眩，泽泻汤主之。"

这一条就主要阐释了"目眩""冒眩"的病机是痰饮上冒清阳。

特别是《金匮要略》中治疗痰饮的大法"病痰饮者，当以温药和之"，以及苓桂术甘汤、泽泻汤、小半夏加茯苓汤治疗痰饮眩晕，至今仍具有重要的临床指导意义。

老年患者或有高血压病、糖尿病和脑动脉硬化症等慢性病者，其眩晕为本虚标实之证，本虚为气血阴阳亏虚，标实主要责之于痰饮。

该案年高久病，素有慢性病而气血郁滞，复因感冒而营卫不和，胃气亏虚，中焦运化失职则痰饮内生；痰饮久郁又生微热，饮热上冲于头而头晕目眩。

病机既有虚寒水饮夹水热上冒清阳，又有少阴表虚，营卫不和，筋脉失养。治疗重点应着眼于温化痰饮，利水降逆。

所以主以苓桂术甘汤温阳化饮，利水降冲，合以泽泻汤加强利水消饮，又可清阳明微热，以加强降逆止眩晕之力。

《本经》说泽泻"味甘寒。主风寒湿痹，乳难，消水，养五脏，益气力，肥健。久服耳目聪明，不饥，延年，轻身，面生光，能行水上"。说明泽泻有强力除水饮而生津液之功。

合桂枝加葛根汤，以桂枝汤调和营卫，加葛根升津舒经通络，除颈项痹阻。

《本经》说葛根"味甘平。主消渴，身大热，呕吐，诸痹，起阴气，解诸毒"。

该案颈项部僵硬不适，脉寸浮弱而辨为少阴中风证，为什么没有用附子？因为从脉证来看，真阳虚损的征象并不太明显，还有轻微阳明热象，可以不用附子。

二、医案解析

（41）不寐

陈某，女，39岁，2012年4月2日初诊。

主诉：失眠1个月余。

病史：近1个月来，因工作压力思虑过度及家务事生气而失眠，夜间很难入睡，且易早醒，并感到头昏蒙不清，心烦意乱，情绪低落，服用不少调节植物神经的西药，也服过中药汤剂，基本上无效，因怕镇静安眠之类的西药产生依赖，所以拒服阿普唑仑片。找我求服中药治疗。

刻诊：失眠，入睡困难，只能睡2、3个小时，且易早醒，有时彻夜不眠，心烦，头昏蒙，无头痛。颈部强硬疼痛不适，口苦，口干，口渴，纳差，出虚汗，无干呕或呕吐。二便调。舌淡红，边有齿痕，苔白微黄滑，脉弦细，寸关滑，尺沉。

六经脉证解析：失眠，为阳不入阴，六经病证皆可导致。

头昏蒙，心烦，口苦，不欲饮食，出虚汗，颈强痛，苔微黄滑，脉弦，为少阳中风证。

口干，口渴，心烦，舌淡红，苔微黄滑，脉弦细滑，为阳明病，热伤津液。

纳差，舌淡，边有齿痕，苔白滑，脉尺沉，为太阴水饮。

六经辨证：少阳阳明太阴合病。

病机：枢机不利，饮热上扰心神脑窍。

治疗：柴胡加龙骨牡蛎汤合酸枣仁汤加味：柴胡40g，黄芩15g，旱半夏30g，党参15g，桂枝15g，茯苓30g，生龙骨、生牡蛎各30g，炙甘草15g，炒酸枣仁30g，川芎20g，知母20g，灵磁石30g，生姜20g（切片），大枣6枚（掰开）。5剂，每日1剂，先浸泡半小时，煎取药汁400mL，分2次服（中午饭后半小时及晚上睡前服）。

二诊：患者说，这几剂药服后的最大改善就是情绪明显好转了，不那么心烦意乱了。睡眠也逐渐改善，入睡快了，可睡4个多小时。头仍昏蒙，颈部强痛不适。舌淡红，边有齿痕，苔黄滑，脉弦细滑。上方去灵磁石，加葛根30g。

柴胡 40g，黄芩 15g，旱半夏 30g，党参 15g，桂枝 15g，茯苓 30g，生龙骨、生牡蛎各 30g，炙甘草 15g，炒酸枣仁 30g，川芎 20g，知母 20g，葛根 30g，生姜 20g（切片），大枣 6 枚（掰开）。5 剂，每日 1 剂，先浸泡半小时，煎取药汁 400mL，分 2 次服（中午饭后半小时及晚上睡前服）。

三诊： 患者说，已经能够安睡 5 个多小时了，其他症状也明显好转，仍颈项强痛，但有所好转。舌淡红边有齿痕苔薄黄腻，脉弦滑。上方葛根加至 45g。又服 5 剂，痊愈。

六经方证病机辨析思路

失眠即不寐，《伤寒论》上又称"不得眠""不得卧""目不瞑"，是指经常不能获得正常睡眠为特征的一种病证。

《灵枢·大惑论》说："阳入于阴谓之寐，卫气昼行于阳经，阳气盛则醒，夜行于阴经，阴气盛则眠。"说明不寐病机总为阴阳失交，阳不入阴。这种阴阳失交的病位在心神，所以，明代医家张景岳在《景岳全书·不寐》中说："盖寐本乎阴，神其主也。神安则寐，神不安则不寐。"

不寐，在临床上非常多见，尤其是随着社会的发展，生活节奏不断加快，生存竞争日趋激烈，人际关系日趋复杂等因素，人们心理不平衡，精神压力大，工作超负荷，最容易导致失眠。长期睡不着觉的滋味是非常痛苦的，而治疗失眠也没有多少好办法。

中医治疗这个病，真正详细辨证者也不多，一见失眠，就在方中堆积一些重镇安神及养心安神药如琥珀、柏子仁、酸枣仁、合欢皮、夜交藤等，或开天王补心丹、养心安神丸或归脾丸等中成药。这样的治疗，疗效往往不太好。

用六经辨治失眠主要是辨好方证病机，因为阳不入阴，阴阳失交所致的失眠在六经病证中都会出现。

该案失眠主因少阳气机失畅，郁而化热与水饮夹杂上扰心神致使阳不入阴，阴阳不交。

从患者失眠等一系列证候及舌脉来辨，除少阳主证外，还合并阳明太阴等脉证，六经辨证为少阳中风、阳明外证及太阴水饮（水饮不盛）合病。病机为少阳枢机不利，气机郁滞，太阴饮与少阳、阳明之热相互夹杂上扰心神脑窍。

《伤寒论》第 107 条说："伤寒八九日，下之，胸满烦惊，小便不利，谵语，一身尽重，不可转侧者，柴胡加龙骨牡蛎汤主之。"

虽然该案没有条文所说的一系列证候表现，但柴胡加龙骨牡蛎汤有少阳、阳明热与太阴湿饮上犯的病机，所以主方就用柴胡加龙骨牡蛎汤调和少阳枢机，清阳明，化水饮，而通调阴阳。

《金匮要略·血痹虚劳病脉证并治》中说："虚劳虚烦不得眠，酸枣仁汤主之。"

这个"虚劳虚烦"就是脑力劳动过度，或思虑劳神过度，或熬夜等原因，致使虚热内生而烦。这种虚热与里之水饮夹杂上扰心神则不得眠。

酸枣仁汤的方证病机即为虚热夹饮，上扰心神。所以，应用酸枣仁汤，辨证要点就是虚热与水饮兼夹。

一诊加灵磁石，主要加强除烦热安心神之力。《本经》说磁石："味辛寒。……除大热烦满及耳聋。"

二诊加葛根通络除痹，以加强治疗颈项强痛不适，并可帮助除热。《本经》说葛根："味甘平。主消渴，身大热，呕吐，诸痹，起阴气，解诸毒。"

三、医案解析

（42）淋证（腺性膀胱炎）

杨某，女，57 岁，2012 年 6 月 6 日初诊。

主诉： 反复发作尿频、尿急、尿热痛伴小腹隐痛 2 年余，加重半年。

病史： 2 年来，患者一直困扰于尿频、尿急、尿痛等症，曾就诊于多家医院和诊所，多被诊为泌尿系感染，多方治疗罔效。去年 10 月份，在某医院诊为腺性膀胱炎而施行手术治疗，手术后，症状不仅没有减轻，而且逐渐加重。近半年来，每月都要静脉点滴头孢类及左氧氟沙星等抗生素治疗 10 天左右，疗效也不太好，自述痛不欲生。求治。

刻诊： 尿频、尿急，不分昼夜，10 ～ 20 分钟一次，尿道灼热疼痛，排尿不畅，小腹胀、隐痛，心烦易怒，焦虑。3 天前患感冒，头痛，畏冷，动辄出汗，口不苦，口微渴有热感，手心热，纳可，大便可，小便黄。舌暗，舌体胖大，苔微黄滑腻。脉细数，寸浮关尺滑。尿检：蛋白（−），白细胞 9 个 /HP。隐血（++）。

脉证解析： 头痛，畏冷，动辄出汗，脉寸浮，为太阳中风证。

尿频、尿急，排尿不畅，为淋证，此属于小便不利，六经都有。而在此案中因有尿道灼热，小便黄，口渴有热感，手心热，心烦易怒，焦虑，脉滑数，属于热淋，为阳明病。下焦里湿热证。

尿频，舌体胖大，苔滑腻，脉细，为太阴病，水饮内停。

尿血（隐血++），尿痛，舌暗，舌体胖大，苔滑腻，脉细，为太阴血分证。阳明热伤太阴血分，膀胱水热瘀血互结阻滞不通。

六经辨证：阳明太阴太阳合病。

病机：下焦水热瘀血结聚不通。营卫不和。

治疗：猪苓汤合桂枝加芍药汤：猪苓30g，茯苓30g，泽泻30g，阿胶（烊化）30g，滑石30g，桂枝20g，赤芍40g，炙甘草15g，生姜20g（切片），大枣8枚（切开）。5剂，日1剂，水煎分3次服。

嘱其停止静脉点滴任何抗生素等药。

二诊：患者说，服1剂药后，当夜尿频、尿急症状就有所减轻。5剂药服完，诸症明显好转，治病的信心倍增。感冒头痛出汗已经痊愈。仍有排尿不畅及尿道热痛。舌暗，舌体胖大，苔黄滑腻，脉滑。

六经辨证：阳明太阴合病。

病机：下焦水热瘀血结聚不通。

治疗：猪苓汤合当归贝母苦参丸：猪苓30g，茯苓30g，泽泻30g，阿胶（烊化）30g，滑石30g，当归20g，土贝母20g，苦参20g。5剂，日1剂，水煎分3次服。

三诊：患者说，服药后，诸症都在持续减轻。后来就在二诊方的基础上个别调整药量，又服药20剂，2年多的顽疾基本解除，患者非常感谢。

六经方证病机辨析思路

该案就是阴证阳证并存，阳明太阴互有关联，而与太阳病关联不大，依据病机合方治之。

腺性膀胱炎是指泌尿系感染、梗阻、结石等慢性膀胱刺激因素引起膀胱黏膜上皮化生所引起的良性病变。临床症状比较复杂，多表现为尿频、尿急、尿痛、排尿困难、肉眼或镜下血尿等症状。西医多是以药物治疗或手术对因或对症治疗，疗效并不尽如人意。

该案患者重点证候为尿频、尿急、尿痛，排尿不畅伴小腹胀痛，关键病机就是下焦水热瘀血结聚阻滞于膀胱，为阳明太阴合病。

血分病属于太阴病的范畴。因为，血乃水谷之精微所化，其生成在于中焦，中焦为太阴所属。该案淋证尿血的病机就是阳明热伤及太阴血分。

一诊时，患者还有外感表证，因为里证比较急迫，所以没有先解表后攻里，而是采取了表里双解的治法。

一诊辨证有太阳中风证又伴小腹胀痛。此小腹胀痛为下焦水热互结并伤及血分，气化不利，气机不畅而致，故以猪苓汤为主，清热利湿，化饮止血，利尿止痛。

《伤寒论》第223条说："若脉浮发热，渴欲饮水，小便不利者，猪苓汤主之。"猪苓汤方证病机为阳明水热互结，津血受损，与该案证候病机相应，所以一诊主用猪苓汤清水热瘀血结聚。

猪苓汤是太阴阳明方，有清热化气、养血利水的功能，药仅五味，但用药精当，配伍严谨，方中多是甘寒的药，能清热利水，又能养血，是通过利水而使热消，所以对于湿热互结的病证，能起到清热化气，渗利水湿而不伤阴，养血生津而不敛邪的良效。

猪苓汤临证多用于小便不利或淋沥、口渴欲饮的证候。对泌尿系感染、尿路结石、肾盂肾炎等症，凡辨证属于气化失司，水（湿）热互结，津血受损的，疗效都很好。

合桂枝加芍药汤，一是以桂枝汤调和营卫；二是加大桂枝汤中芍药的量，可起到表里双解的作用，可治腹痛，还利水。白芍可解表，又可清里热，利小便，除血痹而止腹痛。《本经》说芍药"主治邪气腹痛，除血痹……利小便"。

《伤寒论》第279条说："本太阳病，医反下之，因尔腹满时痛者，属太阴也，桂枝加芍药汤主之；大实痛者，桂枝加大黄汤主之。"桂枝加芍药汤方证病机为营卫不和，阳明里热兼夹太阴水饮血痹。

二诊时，太阳病罢。因患者病久，下焦湿热夹瘀结滞较重，致使病证寒热错杂，排尿不畅且尿道热痛，缠绵难愈，所以合当归贝母苦参丸，以加强清热活血通淋止痛之力。

《金匮要略·妇人妊娠病脉证并治》中说："妊娠，小便难，饮食如故，当归贝母苦参丸主之。"小便难就是尿痛艰涩不畅，一般都是寒热错杂的厥阴病，病机重点就是下焦湿热瘀血毒邪蕴结。

当归贝母苦参丸这个方子很好，不论男女，凡严重的小便困难、尿道热痛者皆可据证应用。

四、医案解析

（43）头痛，汗证，腰痛

王某，女，57岁。2013年1月28日初诊。

主诉：阵发性头痛、汗出伴颈腰背痛2个月余。

病史：2个月前，患重感冒头痛身痛发热，在诊所输液治疗5天。输液时加有地塞米松针，当时总是出汗。此后，每天动辄出汗，并有阵发性头痛，颈部及后背僵硬沉重疼痛不适，腰部沉酸疼痛。2个月来，到处治疗，服西药布洛芬缓释胶囊等对症治疗伤胃，无奈也服了20多剂中药，疗效不明显，并且病情逐渐加重，非常痛苦，求治。

刻诊：头痛，头顶及后头部较重，呈阵发性。头不晕。颈部、背部僵硬沉重疼痛及腰部沉酸疼痛，呈持续性。出汗多。无恶寒发热，无乏力，无干呕和呕吐，心烦，时心慌，口不苦，口干，口渴欲漱水（湿湿唇舌）不欲咽。纳可，二便可。舌质黯胖大，边有齿痕，舌苔黄腻。脉寸关浮滑，尺沉弦。

六经脉证解析：头痛，颈背及腰部疼痛，出汗多，脉寸浮，为太阳中风证。

口渴，欲漱水而不欲咽，舌质黯，脉弦，为瘀血。

颈、背僵硬沉重及腰部沉酸，脉滑，舌胖大，边有齿痕，舌苔腻，脉沉弦，为太阴饮逆，湿阻。

口干，心烦，脉滑，舌苔黄腻，为阳明微热。

六经辨证：太阳太阴阳明合病。

病机：风寒外束，营卫不和，津亏湿盛。

治疗：桂枝加葛根汤合肾着汤加味：桂枝30g，白芍30g，炙甘草20g，葛根40g，干姜40g，茯苓40g，生白术20g，生龙骨、生牡蛎各30g，生姜30g（切片），红枣12枚（切开）。4剂。日1剂，水煎分3次服。

二诊：患者说疗效很好，头痛、出汗明显减轻。仍然颈背部僵硬沉重疼痛及腰部沉酸疼痛，但较前减轻。上方加狗脊30g，又服8剂，诸症消失。

六经方证病机辨析思路

该案从证舌脉上辨主要是太阳病，但并非单纯的太阳病。

头痛，颈、背、腰沉重疼痛，是卫气凝聚与寒湿痹阻协同为患。汗出过多，伤损卫气津液，津液不足，津不养气，气盛为邪，里热内生，故见烦热；津液亏虚则血虚血瘀而水湿盛；因津液可补充血，津液亏虚则血少，水湿就盛。

证属太阳中风营卫不和，津亏湿盛。太阳中风与太阴寒饮夹杂，风、寒、湿三邪犯表，湿饮凝聚于肌表不化而成痹。治之方选桂枝加葛根汤合肾着汤加味。

《伤寒论》第14条说："太阳病，项背强几几，反汗出恶风者，桂枝加葛根汤主之。"

桂枝加葛根汤方证病机为风寒外束，营卫不和，津亏热燥，筋脉失养。以桂枝汤调和营卫，解肌祛风寒。加葛根"起阴气"，提升津液上布外达；治"诸痹"，除寒湿聚之痹。《本经》说葛根"味甘平。主消渴，身大热，呕吐，诸痹，起阴气，解诸毒"。

《金匮要略·五脏风寒积聚病脉证并治》中说："肾着之病，其人身体重，腰中冷，如坐水中，形如水状，反不渴，小便自利，饮食如故，病属下焦，身劳汗出，表里冷湿，久久得之，腰以下冷痛，腹重如带五千钱，甘姜苓术汤主之。"肾着汤为太阴方，方证病机为寒湿痹阻于腰间。

加生龙骨、生牡蛎，暗合桂枝甘草龙骨牡蛎汤以降逆定悸。

《伤寒论》第118条说："火逆下之，因烧针烦躁者，桂枝甘草龙骨牡蛎汤主之。"《伤寒论》第64条说："发汗过多，其人叉手自冒心，心下悸欲得按者，桂枝甘草汤主之。"桂甘龙牡汤就是桂枝甘草汤加龙骨牡蛎。以桂枝甘草汤解表降逆定心悸，加龙骨、牡蛎镇心安神。

狗脊有祛风湿、补肝肾、强腰膝之功。《本经》说狗脊："味苦平。主腰背强关机，缓急，周痹，寒湿，膝痛，颇利老人。"狗脊治疗风湿痹痛、腰膝酸软、下肢无力、尿频、遗尿等疗效很好，缺点是味苦。

该案的部分症状与柔痉相似，应做一鉴别：

所谓痉病，病位在筋脉，为外感风寒，津液不足，筋脉失养而致，以项背强急，口噤，甚至角弓反张为特征。如《金匮要略·痉湿暍病脉证》中所说："太阳病，发汗太多，因致痉"，"夫风病，下之则痉，复发汗，必拘急。"

痉病病机：津液不足，筋脉肌肉失去濡养，与误汗和误下有关。

痉病分为刚痉和柔痉。刚痉无汗，脉弦而紧，治以葛根汤。柔痉有汗，脉沉迟，治以栝蒌桂枝汤。

《金匮要略·痉湿暍病脉证》中说："太阳病，发热无汗，反恶寒者，名曰刚痉。"《金匮要略》柔痉条文说："太阳病，其证备，身体强，几几然，脉反沉迟，此为痓，栝蒌桂枝汤主之。"这是说太阳中风证具备，又有桂枝加葛根汤证的颈背强急，但这不是桂枝加葛根汤证，而是太阳阳明合病，汗出伤津，阳明里热上冲。

栝蒌桂枝汤证与桂枝加葛根汤证主要在脉象上鉴别。

桂枝加葛根汤证脉象为浮，柔痓脉不浮而是沉迟。这个沉迟脉不是主里寒证而是主严重的津液不足，阳明里实证脉也是沉实的。所以用桂枝汤解肌调和营卫，加栝蒌根清热生津。

五、医案解析

（44）奔豚病

钟某，男，48岁。2013年6月18日初诊。

主诉： 发作性胸闷憋气伴头懵眼昏6年，再发并加重1周。

病史： 6年前，患者晚间与朋友聚会时饮酒过量，回去睡觉时浑身是汗又没有任何覆盖，睡前开启的电扇吹了一夜，第二天即感胸闷难受，双下肢不时晃动，一阵阵自觉有一股气从腹部上冲至胸部，憋得缓不过来气，难受异常，心烦急躁。当时，去医院也没有检查出来是什么病。经服药输液（用药不详）后好转。此后，每年发作十多次，感冒时发作更加频繁。每次发作持续3~5天不等，每天发作7~8次，发作时间持续1分钟左右，可以自行缓解，但反复发作，非常痛苦。曾到处求治，中西药都用过，基本没什么疗效。

1周前又因感冒而发病，这次发病持续时间较长，发作时就自行服用速效救心丸，有时也可缓解。去医院也还是没有检查出任何阳性体征，按神经官能症治疗无效，来诊。

刻诊： 阵发性气冲至胸，憋闷难受，发病时头懵眼昏，心烦，双下肢隔20分钟左右晃动一次，无恶寒发热，出汗较多。口不苦不干不渴，无胸胁疼痛心下痞满。纳可，眠差，二便可。舌暗淡胖，边有齿痕，苔薄白水滑，脉寸浮关弦尺沉。有嗜烟酒史。

血压130/80mmHg。心电图提示：大致正常心电图。心脏彩超提示：各项指标在正常范围内。胸部X片提示：双肺纹理增粗。

六经脉证解析： 出汗多，舌苔薄白，脉寸浮，为太阳中风证。

气从腹部上冲至胸而胸闷憋气伴头懵眼昏，舌淡胖，边有齿痕，苔薄白水滑，脉关弦尺沉，为太阴水饮上逆。

　　六经辨证：太阳太阴合病。

　　病机：营卫不和，下焦阴寒之气夹水饮上逆。

　　治疗：桂枝加桂汤合茯苓桂枝甘草大枣汤：桂枝40g，白芍20g，炙甘草15g，生姜20g（切片），大枣10枚（切开），茯苓50g。3剂。每天1剂，水煎取汁450mL，分3次服。

　　二诊：患者说疗效非常好，1剂药服后就大为见轻，气从腹部上冲至胸而胸闷憋气眼昏的症状基本上没有再发作了。

　　患者后来又复诊3次，因该患者仍然有头懵和下肢不时晃动，就在桂枝加桂汤合茯苓桂枝甘草大枣汤的基础上，又加炮附子20g，生白术20g，暗合真武汤，服用9剂，诸症基本消失。

六经方证病机辨析思路

　　由此案来看，是《伤寒论》中的一个特定的病：奔豚。奔豚是一个以取象比类思维方法来命名的病证。豚即猪，奔豚是以猪的奔跑状态来形容患者自觉有气从少腹上冲胸咽的证候。奔豚病时发时止，发作时非常痛苦。

　　奔豚这个病证虽不多见，但从古至今一直存在，而西医对此病查不出任何阳性体征，就只能归属于神经官能症的范畴，治疗也没有任何好的方法。中医辨治这个病是有优势的。

　　《金匮要略·奔豚气病脉证治》中说："奔豚病，从少腹起，上冲咽喉，发作欲死，复还止，皆从惊恐得之。"这就是说，奔豚气病机是惊恐而致上焦心气虚馁，中下焦气机乘虚上逆。正如《内经》所说："惊则气乱。"

　　《伤寒论》第117条说："烧针令其汗，针处被寒，核起而赤者，必发奔豚。气从少腹上冲心者，灸其核上各一壮，与桂枝加桂汤，更加桂二两也。"这也证实奔豚发病是因火针开泄腠理，汗孔大开，肌表与上焦皆虚，大汗伤津且寒邪从针处入侵，阴寒内盛夹下焦水饮上逆所致。胡希恕先生阐释说："奔豚，为剧烈的气上冲。"（《胡希恕讲伤寒杂病论》）

　　该案治疗主方就是桂枝加桂汤合茯苓桂枝甘草大枣汤。

　　《伤寒论》第65条说："发汗后，其人脐下悸者，欲作奔豚，茯苓桂枝甘草大枣汤主之。"这一条主要是说过汗后中虚，水饮上逆，欲作奔豚。奔豚病水逆者多见。茯苓桂枝甘草大枣汤方证病机为水饮上逆，不论欲作奔豚还是奔豚发作后，都可以应用。

本案为酒后汗出复感风寒之邪而致病，系因外感诱发，桂枝加桂汤方证病机为阴阳不和，下焦阴寒之气夹水饮上逆，正合该案证候病机，所以用桂枝加桂汤调和营卫，降冲逆气。再合茯苓桂枝甘草大枣汤，化水饮，降冲逆。茯苓"主胸胁逆气"（《本经》），所以方中重用茯苓在于加强化饮降逆力度。

《伤寒论》第82条说："太阳病发汗，汗出不解，其人仍发热，心下悸，头眩身瞤动，振振欲擗地者，真武汤主之。"真武汤方证病机为真阳虚而水饮盛，水盛血虚，血不养筋，所以会振振欲擗地，与该案证候病机相合，所以合用真武汤以加强温阳化饮之效。

合病就用合方，合理的合方能加强疗效，既调和营卫，又化饮降逆，相得益彰，故取效快捷。

六、医案解析

（45）咳嗽、喘证

付某，女，44岁。2013年8月3日初诊。

主诉：咳嗽、喘息10余天。

病史：患者有慢性支气管炎病史，遇感冒易发病。10天前，因空调过凉而感冒，开始时头痛流涕喷嚏，静脉点滴治疗3天，药物为头孢哌酮加地塞米松针等，不仅没有好转，反而出现咳嗽咳痰并逐渐加重，又输液3天并服用不少药物，疗效不明显，求服中药治疗。

刻诊：精神差，频发咳嗽咳痰，痰黏稠，黄绿色。咳嗽严重时则出现喘息，心下有胀满感，头胀痛，畏空调冷气，见冷就咳嗽加重，手足凉，无发热，无头晕，无身痛，正常出汗，无口苦咽干，无恶心呕吐，心烦，口干渴而饮水多，纳可，因咳喘较频而难以入眠，大便溏，日1次，小便黄，舌暗胖大，舌边有齿痕瘀斑，舌苔黄腻水滑。脉细，寸浮弱，关尺沉弦。

六经脉证解析：精神差，咳嗽，喘息，头胀痛，畏凉气，手足凉，舌体胖大，边有齿痕，脉细，寸浮弱，为少阴伤寒证。

频发咳嗽咳痰，喘息，大便溏，舌体胖大，边有齿痕，苔腻水滑，脉关尺沉弦，为太阴病，水饮上逆。

痰黏稠，色黄绿，心烦，口干渴而饮水多，难以入眠，小便黄，舌暗胖大，舌边有齿痕瘀斑，舌苔黄腻，为阳明病，上焦郁热。

舌暗，舌边有瘀斑，脉关尺弦。

六经辨证：少阴太阴阳明合病，夹瘀。

病机：外感寒邪，勾动里饮，饮瘀化热，饮气上逆。

治疗：小青龙汤加石膏汤加味：生麻黄15g，桂枝15g，干姜15g，旱半夏20g，炙甘草15g，白芍15g，五味子15g，细辛15g，生石膏30g，厚朴20g，杏仁15g。3剂，每日1剂，水煎分3次服。嘱其停用一切抗生素等药物。

二诊：疗效明显，药后已不头痛。咳嗽、喘息等症皆明显减轻，夜间已可安睡。又服原方3剂，诸症消失。

六经方证病机辨析思路

该案患者因患外感后静脉输液治疗，应用抗生素和激素不当，表证不解，又加重水饮内停上犯，郁而化热所致。

素有伏饮，不当治疗又加重水饮，久则饮瘀互凝而气滞，加之感受外邪而勾动里饮，饮气不能外发而上逆。

表证有咳嗽，头痛，无热畏冷，手足凉，脉浮细弱等证候，为少阴伤寒证。

里证有咳嗽，咳痰，喘息，心烦，口渴等证候，为太阴水饮上犯。还有痰黏稠，色黄绿，心烦，口干渴而饮水多，小便黄等证候，为阳明上焦郁热。

总为少阴太阴阳明合病，饮瘀互凝上逆，阳明气机阻滞，郁而化热。证属外寒内饮，兼夹瘀热。

《金匮要略·肺痿肺痈咳嗽上气病脉证治》："肺胀，咳而上气，烦躁而喘，脉浮者，心下有水，小青龙加石膏汤主之。"方药组成为小青龙汤加生石膏，方证病机为外寒内饮夹热。主治伤寒表不解，心下有水气上逆，太阳或少阴表与太阴饮同病兼夹阳明里热所致的咳喘烦躁等症。

故以小青龙加石膏汤解表邪，降逆气，化瘀饮，兼以清热除烦。

《本经》说厚朴："味苦温。主中风，伤寒，头痛，寒热，惊悸气，血痹。"说明厚朴有表里双解之功，既能治疗中风，伤寒，又能治疗寒热惊悸，气机逆乱，加厚朴以加强理气降逆除饮之功。

《本经》说杏仁："味辛温，主咳逆上气，雷鸣，喉痹，下气，产乳，金疮，寒心，奔豚。"加之以加强降逆气止咳喘之力。

第三节　夹证病机明　选方才对证

一、胡希恕先生"论食水瘀血致病"观点的启发

胡希恕先生有一篇文章，名为"论食水瘀血致病"（《胡希恕讲伤寒杂病论》），其中谈到一个重要的论点，就是说食毒、水毒、瘀血是三种致病的重要因素。他认为："食、水、瘀血三者，均属人体的自身中毒，为发病的根本原因，亦是中医学的伟大发明。"

"食毒：大都不善摄生，饮食无节，因致肠胃功能障碍，或宿食不消，或大便秘结而使废物不得及时排出，促使毒物吸收因成自身中毒。仲景书中谓为宿食者，即食毒为病。"

"水毒：水毒大多由于肾功能障碍而使液体废物蓄积，他如汗出当风、久伤取冷亦往往使欲自皮肤排出的废物滞留于体内，因成自身中毒证。仲景书中谓为湿、饮、水气者，皆水毒之属。"

"瘀血：瘀血古人亦谓为恶血，它不但失去血液的功能，而反足以为害，故亦可称之为血毒。"

胡老还认为："人体本身有抗御疾病的良能……而人之所以发病，概由于患病的机体隐伏有食、水、瘀血三者中的一种、二种或三种，因自中毒而减弱其抗病功能的结果。"

这个说法实"可谓要言不烦"（《三国志·魏书·管辂传》）。

我认为，胡希恕先生所论述的食毒、水毒、瘀血三者，不仅是人体发病的根本原因，而且是人体病证的基本病机，非常符合《伤寒论》《金匮要略》法义。

如《伤寒论》256 条说："脉滑而数者，有宿食也，当下之，宜大承气汤。"这说的就是宿食结滞的脉证和病机。

《金匮要略·痰饮咳嗽病脉证并治》中说："问曰：夫饮有四，何谓也？师曰：有痰饮，有悬饮，有溢饮，有支饮。问曰：四饮何以为异？师曰：其人素盛今瘦，水走肠间，沥沥有声，谓之痰饮；饮后水流在胁下，咳唾引痛，谓之悬饮；饮水流

行，归于四肢，当汗出而不汗出，身体疼重，谓之溢饮；咳逆倚息，短气不得卧，其形如肿，谓之支饮。"

这就是说痰饮、悬饮、溢饮及支饮的病机为水饮停聚，停聚部位不同而证候各异。

《金匮要略·惊悸吐衄下血胸满瘀血病脉证治》中说："病人胸满，唇萎舌青，口燥，但欲漱水不欲咽，无寒热，脉微大来迟，腹不满，其人言我满，为有瘀血。"这些脉证的病机就是瘀血。

从《伤寒论》这些论述可知，"食毒""水毒"和"瘀血"是人们最常见的致病因素，也都是六经病所夹的证候病机。

二、水、湿、痰、饮、郁、瘀、痞七证病机理念

受胡希恕先生有关"论食水瘀血致病"观点的启发，我在临床实践中总结出了水、湿、痰、饮、气郁（滞）、瘀血、痞满七证病机理念。

这很有利于在辨治六经病证中，全面顾及六经夹证，辨治靶点更加准确。

我在临证中体会，人们所患病证中最多见的致病因素，也是最常见的病机有四大类：痰饮、瘀血、气郁（滞）和痞满。

其中，"痰饮"为张仲景首创的病名，是为广义的"饮"，是四饮的总称，虽名为"痰饮"，实际上是在论水饮。这个痰饮实际上包括水、湿、痰、饮四种水饮。

上述四大证的病机中，"痰饮"扩展为水、湿、痰、饮。加在一起，则六经病证中最常见的兼夹证病机就有七类：水、湿、痰、饮、气郁（滞）、瘀血、痞满。

人之病证是错综复杂和多变的，辨六经，辨方证，必须特别注重六经病证中所夹证的特征性证候病机。

因为，人体所患的病证大多不是单一的一经病变。六经病证常常以合病并病的形式相互兼夹互含。

所以，在病证的发生、发展和传变过程中，不仅有阴阳寒热虚实的错杂，而且有水、湿、痰、饮、瘀血的相互夹杂，或者存在有气机的郁滞逆乱，或者兼夹寒热错杂痞证等。

因此，水、湿、痰、饮、气郁（滞）、瘀血、痞（寒热错杂，虚实夹杂）这七个夹证是非常普遍的和最为常见的，这七证既是发病因素及病理产物，又是证候病机的关键所在。

一般来说，辨证时，六经病证定位定性之后，这七类病证病机就基本上显现出

来了。既然这七大证都涵盖在六经病证中，为什么还要单独在辨证中列出呢？就是为了更有针对性地选用经方治疗。

我们在辨六经方证时，明确主证后，再重视六经病证所夹杂的一种，或两种，或三种及以上的兼夹证的病机，然后据证选方用药。治疗主证的同时顾全夹证病机，通盘考虑，全面调治，这样就比较圆满和准确了。

在辨六经方证病机的临床实践中，为规范准确，我摸索出了一个比较切合临床实用、可操作性较强的辨治程序和方法，这就是"六经方证和夹证二元辨治"的理念和方法，简称"六经七证二元辨治法"。

"元"是指辨证的基本元素，在这里泛指病证中的多种"证"的要素，也可以说是辨证的单元。

所谓"二元"，就是两个辨证单元。一个辨证单元是指六经方证的本证，这就是太阳病、阳明病、少阳病、太阴病、少阴病、厥阴病的一经单病，或二经并病合病，或三经、三经以上并病合病。

另一个辨证单元是指六经病证的夹证。最常见的就是七证：水、湿、痰、饮、气郁（滞）、瘀血、痞。

三、医案解析

（46）心悸（心肌炎）

余某，女，44 岁，2013 年 4 月 11 日初诊。

主诉：发作性心慌胸闷 3 个月余，加重半月。

病史：患者说，去年底十二月初八（2013 年 1 月 19 日）因感冒在某诊所输液两天，第二天输液时出现严重的胸闷心慌症状，当时急去医院治疗后好转。此后，每周发病 3～5 次，无任何诱因就会出现胸闷心慌、惊悸，持续约 2 小时，服用速效救心丸等才能慢慢缓解。严重时胸中憋闷难受，出不来气儿，多次打 120 去医院经吸氧等治疗方才缓解。曾两次以疑似心肌炎住院治疗，加上在诊所的治疗，共输液约 50 天，疗效不好。近半月来，症状加重，平均每天都有发病，怕疾病突然发作而不敢活动，家务也无法干了，非常痛苦，听人介绍前来求治。

刻诊：阵发性胸中窒闷，心慌，惊恐，乏力，无汗，口渴口干，无口苦咽干，无恶寒发热，无头晕头痛，纳可，二便可，寐差。舌暗，舌体胖大边有齿痕，脉滑稍数，寸关弦尺沉。

心电图示：心率 88 次／分。心电图大致正常。心脏彩超无异常。

六经脉证解析： 胸闷心慌，惊恐，乏力，舌体胖大边有齿痕，脉滑，脉沉弦，为太阴病，水饮上凌。

心慌，惊恐，寐差，脉沉，为少阴病，上焦心神不安。

六经辨证： 太阴少阴合病。

病机： 水饮停于中焦，逆于上焦。

治疗： 苓桂术甘汤合茯苓杏仁甘草汤、桂枝甘草龙骨牡蛎汤：茯苓 40g，生白术 20g，桂枝 30g，炙甘草 20g，杏仁 20g，生龙骨、生牡蛎各 30g，灵磁石 60g，生姜 30g（切片），大枣 8 枚（掰开）。因是外县人，来一趟不容易，就开了 6 剂，每日 1 剂，水煎分 3 次服。

二诊： 患者说，你开的这中药别看药少，疗效真是太好了，吃后发病次数减少了，发病时心慌胸闷也减轻了，但发病时，仍然有胸中窒闷的症状，有阵发性腹痛。

原方加橘枳姜汤：茯苓 40g，生白术 20g，桂枝 30g，炙甘草 20g，杏仁 20g，生龙骨、生牡蛎各 30g，灵磁石 60g，枳壳 20g，陈皮 30g，生姜 30g（切片），大枣 8 枚（掰开）。7 剂，每日 1 剂，水煎分 3 次服。

三诊： 精神好转，心慌胸闷明显减轻，已不惊恐，但有心烦，腹已不痛，口苦，舌暗，舌体胖大边有齿痕，脉沉弦。

六经脉证解析： 心慌，舌体胖大边有齿痕，脉沉弦，为太阴病，水饮上凌。

胸闷，心烦，口苦，脉弦，为少阳病，枢机不利，气机失畅。

六经辨证： 太阴少阴少阳合病。

病机： 水饮上凌，枢机不利，气机失畅。

治疗： 苓桂术甘汤合小柴胡汤、桂枝甘草龙骨牡蛎汤加味：茯苓 30g，桂枝 20g，生白术 15g，炙甘草 15g，柴胡 40g，黄芩 15g，党参 15g，旱半夏 30g，生龙骨、生牡蛎各 30g，灵磁石 60g，生姜 30g（切片），大枣 8 枚（掰开）。7 剂，每日 1 剂，水煎分 3 次服。

上方共服 14 剂，痊愈。

六经方证病机辨析思路

心悸非常多见，原因很多，大多由禀赋不足、劳欲过度、久病失养、情志所伤等因素而致脏腑气血阴阳不足，心神失养，或瘀血、水饮、气郁扰动心神而发病。

心悸有惊悸和怔忡二证，一般来说，惊悸多由外因引起，怔忡则属内因所伤。

在《伤寒论》和《金匮要略》中，关于惊悸的条文有二十多条。归纳起来，心悸的病机有三：

一是津血不足，心失所养，如《伤寒论》第177条的"脉结代，心动悸"，《金匮要略·血痹虚劳病脉证并治》中的"男子面色薄者，主渴及亡血，卒喘悸，脉浮者，里虚也"，以及《金匮要略·惊悸吐衄下血胸满瘀血病脉证治》中说的"寸口脉动而弱，动即为惊，弱则为悸"，等等。

二是水气凌心，如《伤寒论》第378条"心下有痰饮，胸胁支满，目眩，苓桂术甘汤主之"，《伤寒论》第67条"伤寒，若吐、若下后，心下逆满，气上冲胸，起则头眩，脉沉紧，发汗则动经，身为振振摇者，茯苓桂枝白术甘草汤主之"，以及《金匮要略·痰饮咳嗽病脉证并治》"夫病人饮水多，必暴喘满；凡食少饮多，水停心下，甚者则悸，微者短气"，"水在心，心下坚筑，短气，恶水不欲饮"，"水在肾，心下悸"，等等。

三是枢机不利，气机不畅，血行受阻，阳郁不达，气机逆乱，或日久致气滞血瘀，心脉瘀阻而悸。如《伤寒论》第318条所说："少阴病，四逆，其人或咳，或悸，或小便不利，或腹中痛，或泄利下重，四逆散主之。"

该案主要是一派虚寒水饮上逆。凡见胸闷、心慌、惊悸者，就要考虑水饮上逆的病机。

一诊辨为太阴病，证属水饮停于中焦，逆于上焦，所以用苓桂术甘汤合茯苓杏仁甘草汤化气利水降冲。

《金匮要略·胸痹心痛短气病脉证并治》："胸痹，胸中气塞，短气，茯苓杏仁甘草汤主之。橘枳姜汤亦主之。"茯苓杏仁甘草汤方证病机为中焦水气内停而逆于上焦。方中杏仁温降逆气的功能较强，《本经》说杏仁"味甘温。主治咳逆上气，雷鸣，喉痹下气，产乳，金创，寒心，贲豚"。合茯苓杏仁甘草汤主要是加强去上焦瘀饮而降逆气的作用。

《伤寒论》第64条说："发汗过多，其人叉手自冒心，心下悸，欲得按者，桂枝甘草汤主之。"第118条说："火逆下之，因烧针烦躁者，桂枝甘草龙骨牡蛎汤主之。"桂枝甘草龙骨牡蛎汤的方证病机为饮气上冲，心神不安。

《本经》说龙骨："味甘平。主心腹鬼注，精物老魅，咳逆，泄利脓血，女子漏下，癥瘕坚结，小儿热气惊痫。"

《本经》说牡蛎："味咸平。主伤寒寒热，温疟洒洒，惊恚怒气，除拘缓，鼠瘘，女子带下赤白。久服强骨节，杀邪气，延年。"

龙骨、牡蛎所治的"咳逆，泄利脓血，女子漏下"及"鼠瘘，女子带下赤白"等症，都是水饮所致。

桂枝有温通膝理而降逆气之功，龙骨、牡蛎有交通精神，镇惊悸、安心神之效，所以我临床上治疗心悸，不论阴证和阳证，常合用桂枝甘草龙骨牡蛎汤，疗效很好，这也是一个临床经验。

二诊患者仍然有胸中窒闷的症状，还有阵发性腹痛，这说明不仅有水饮上逆，还有气滞，有饮阻气滞的病机，就在原方基础上加橘枳姜汤。枳壳、陈皮、生姜温中去饮，通气降逆，相得益彰。

三诊时除仍然有太阴水饮上凌病机外，还出现了少阳枢机不利、气机失畅的病机，证变了，就要谨守病机，所以治疗也要有变，就据病机合用小柴胡汤畅达气机，以利祛除水饮瘀血。

（47）心悸，不寐，虚劳，遗精，汗证

胡某，男，59 岁，2012 年 5 月 11 日初诊。

主诉：心慌失眠出虚汗伴遗精半年余。

病史：半年前，患者因长期忧郁及过劳而心身俱疲，出现失眠噩梦，阵发性心慌不适，出虚汗伴遗精等一系列症状。整天乏力没有精神，啥也不想干，曾到多家医院也没有检查出任何器质性病变，有诊为抑郁症的，也有诊为焦虑症的，到处治疗，也服过 40 多剂中药，不仅无明显疗效，而且病情有加重的趋势，非常忧愁痛苦，经人介绍求治。

刻诊：精神差，不时心慌，遇事便发作。失眠，一夜只能睡 4 个多小时，但噩梦多，时梦魇。夜间常遗精，时时出虚汗，手心热并出手汗较多，四肢酸懒，乏力不想动，心烦，无头晕头痛，无发热恶寒，口干不苦不渴，纳差，二便可。舌暗红，舌边齿痕，苔薄白滑腻，脉稍迟，寸关细弦尺沉。

血压 130/85mmHg。心电图示：1.窦性心律，心率 62 次/分。2.大致正常心电图。空腹血糖 5.6mmol/L。

六经脉证解析：失眠噩梦，时梦魇，心烦，手心热，口干，舌红，脉细，为阳明病，热扰神明，热扰精室，热伤津精。

舌暗，为血瘀。

失眠多梦，为阳不入阴，阴阳不和。

虚汗多，为太阴中风证，营卫阴阳不和。

心慌，纳差，四肢酸懒，舌边齿痕，脉迟，尺沉，为太阴病，水饮上逆，水湿困表。

六经辨证：太阴阳明合病，夹瘀、饮。

病机：营卫阴阳不和，阳明热伤津精，兼夹太阴水饮上逆。

治疗：桂枝加龙骨牡蛎汤加味：肉桂30g，白芍30g，炙甘草20g，生龙骨、生牡蛎各30g，菟丝子30g，生姜20g（切片），大枣8枚（掰开）。5剂，每日1剂，水煎分3次服。

二诊：精神好转，出汗好转，仍然乏力，心慌，遗精，舌暗苔白滑腻，脉沉细弦。

一诊方加仙灵脾：肉桂30g，白芍30g，炙甘草20g，生龙骨、生牡蛎各30g，菟丝子30g，仙灵脾30g，生姜20g（切片），大枣8枚（掰开）。5剂，每日1剂，水煎分3次服。

三诊：诸症明显减轻，梦魇消失，乏力好转，仍然心慌，遗精，肢体酸懒，特别是膝盖酸困，口中和，药后大便稀，舌暗苔白润，脉沉细。

二诊方加炮附子15g，山萸肉30g，继服5剂。

四诊：能吃饭了，有精神了，乏力明显减轻了，舌暗苔薄白，脉沉细。炮附子加至30g，继服5剂。

五诊：患者述，不乏力了，没有遗精现象了，睡眠也好了。脉左寸浮关尺弦。原方炮附子减为15g，继服5剂，痊愈。

患者对我开的药很佩服，认为我的方子好，药还少，疗效还好。患者说，第一次来看病时，见只开了几味药，心想每次吃中药都是一大包二三十味还不见效，这一点儿药能行？满腹狐疑，当时真是不想取药。及至服完药后才深为信服。

六经方证病机辨析思路

该患者长期心身疲劳，过劳伤阳，又久有气郁化热而伤津。阴阳两伤，寒热错杂而致诸症。证属太阴中风，阳明热燥津精亏损，夹瘀、饮。

从脉证上辨，津液不足的证候较明显，又出汗还遗精，津液亏损较重，加之热扰又遗精，津液亏损更重，因为精与津液同源，精血亦同源，津血不养心神就会失眠，噩梦多，而且梦魇。遗精可视为出汗，也是阴阳不和。

一诊辨病机为营卫阴阳不和，阳明热伤津精，兼夹太阴水饮困表和上逆，阳明热多而太阴饮少。因为存在太阴病的脉证，所以，营卫阴阳不和的中风证就归于太阴经，属于太阴外证而不辨为太阳中风证。

举这个医案就是给大家提供一个太阳中风证和太阴中风证的鉴别思路，因为桂枝汤也可用治三阴的中风证。

《金匮要略·血痹虚劳病脉证并治》中说："夫失精家，少腹弦急，阴头寒，目眩发落，脉极虚芤迟，为清谷，亡血失精。脉得诸芤动微紧，男子失精，女子梦交，桂枝加龙骨牡蛎汤主之。"桂枝加龙骨牡蛎汤就是桂枝汤加龙骨、牡蛎，方证病机为营卫阴阳不和，阴阳精神交接不通，兼夹痰饮。

该案主以桂枝汤调和营卫而固表，交通阴阳而守中。加龙骨、牡蛎一则潜镇固涩，治疗遗精和出汗，二则交通阴阳精神而通郁结，三则祛除痰瘀结聚。

《本经》说龙骨："味甘平。主心腹鬼注，精物老魅，咳逆，泄利脓血，女子漏下，癥瘕坚结，小儿热气惊痫。"

《本经》说牡蛎："味咸平。主伤寒寒热，温疟洒洒，惊恚怒气，除拘缓，鼠瘘，女子带下赤白。久服，强骨节，杀邪气，延年。"

由此可见这两味药能交通精神，还能降逆气，祛痰饮结聚。

关于这个病的辨证，一诊、二诊我都对久病而伤耗真阳的情况估计不足，总认为太阴病的阳虚寒饮之证所占的比例不大，虽然方子有效，但乏力困懒改善不大，这是一个失误之处。所以，从三诊起加了附子，病情就迅速见到起色，由此可见，六经辨治处处重视真阳之本是很重要的。

《本经》说山萸肉："味酸平，主心下邪气寒热，温中，逐寒湿痹，去三虫，久服轻身。"酸涩主收，温润主补，既可补阳又可益阴，加之以助温中固脱涩精敛汗之功。

《本经》说菟丝子："味辛平。主续绝伤，补不足，益气力，肥健。汁，去面皯。久服明目，轻身延年。"

《本经》说淫羊藿："味辛寒。主阴痿绝伤，茎中痛，利小便，益气力，强志。"

这两味药都有补不足、益气力的重要作用，加之意在加强补阳益阴的作用。

第十四章 六经既定证机显
选方更有针对性

六经病证定位定性之后，水、湿、痰、饮、郁、瘀、痞这七类病证病机就显现出来了。既然这七证都涵盖在六经病证中，之所以在辨证中又重点提出，就是为了做到心中有数，方药的靶点选取得更加准确，治疗更有针对性，这样疗效会更好。

第一节 《伤寒》重治饮 病本在虚寒

一、饮证简释

痰饮为阳虚寒盛，脏腑阴阳功能失调，三焦气化失常，机体水液运化输布障碍，停积于某些部位的一类病证，或病理产物及证候病机。

痰饮的病证主在三阴。

治病重视治水饮是最重要的辨治理念。《伤寒论》六经病证，大多就是治水。

明代医家李时珍在《本草纲目》中说："水为万物之源。"

《易经》亦说："天一生水。"

这就是说，天地大自然间的物质、能量和信息都储藏在水中，水孕育着天地万物。天人相应，水也是人体生命的本源。

正常的水，中医称之为津液，津液为生命之源、健康之本，人体就是由水津所主的。水津约占人体比重的 70%。人的五脏六腑、经脉络道、四肢百骸，无处不靠津血滋养，津液维持着血液、淋巴液等组织液的浓度，并促进其正常循环，是人类生命的第一要素。

正常的水津是人体生命的根本，而"水能载舟，亦能覆舟"，如果人体生命机能障碍，生病了，正常水津输布之处，便可成为病患之所，成为异常的水邪。

清代医家李用粹在《证治汇补·饮症》中说得非常明白："太阴所致为积饮，因而大饮则气逆，形寒饮冷则伤肺（《内经》）。水者，阴物也，积水不散，留而为饮。……停水则生湿。……饮者，蓄水之名，自外而入。痰者，肠胃之液，自内而生，其初各别，其后同归。故积饮不散，亦能变痰。是饮为痰之渐，痰为饮之化也，若其外出，则饮形清稀，痰形稠浊，又不同也。"

由上述论述可知，水、湿、痰、饮同出一源，都是人体脏腑功能失调，里虚寒盛，体内水液不能及时蒸化为津液而凝聚形成的一种病理产物。源虽同而流则异，各有不同的致病特点。

从形质上看，水为清液，饮为稀涎，湿性黏滞，痰多稠厚。

从病证特点上看，水之为病，易泛溢体表全身而为肿胀。

饮之为病多停于体内局部，依据所停留的部位不同而分为四饮：痰饮、悬饮、溢饮、支饮。

痰之为病，无处不到，常言道"百病多由痰作祟""怪病多痰"。

湿性重着黏滞，为病多端，最易伤及人体皮肤、下焦、肌肉筋骨、经络关节，其病变常缠绵留着，不易速去。

广义的痰饮，包括水、湿、痰、饮。为病常随其停留的部位不同而产生多种病证，变幻多端，最难医治，其临床表现可归纳为咳、喘、悸、眩、呕、满、肿、痛八大症。

《伤寒论》三阴病皆有寒饮。《伤寒论》《金匮要略》最重视寒湿水气痰饮的辨治，其治水的理法精要，方药完备，堪称治水的经典。

对于水饮的证治，张仲景将其分为"水气"和"痰饮"两大类。

所谓水气，即水饮之邪。所谓痰饮，就是广义的痰饮，其分为痰饮、悬饮、溢饮、支饮四饮的主证。

"水气"和"痰饮"的形成均与人体水液代谢失常密切相关，多由少阴真阳亏损，太阴虚寒水饮不化津液，或厥阴寒热错杂，阴阳不和影响气机运行等所致。

水、湿、痰、饮可相互转化，四者之间病虽有异，但在治疗原则上是互通的，所以，张仲景在《金匮要略·痰饮咳嗽病脉证并治》中说："病痰饮者，当以温药和之。"

水饮病证主在三阴，但辨治三阳病证亦不可忽视水饮。

如：太阳病有喷嚏、鼻塞、鼻流清涕等证候，实际上就是上焦的水饮。

少阳病有"喜呕""胸胁满微结"等证候，也是水饮上逆或水饮结滞。

阳明病有阳明上焦实热与痰涎水饮或瘀血互结于胸腹之大陷胸汤证。

二、医案解析

（48）头痛（血管神经性头痛），眩晕

翟某，男，46 岁。2012 年 8 月 20 日初诊。

主诉：反复发作头痛 10 余年，加重 2 年。

病史：10 年前，因大汗后用凉水洗头而患上头痛病，经常发作，每遇寒冷、阴雨或生气时立即发病。头痛偏于左侧，严重时满头都痛，每周发作多次，开始时是靠头痛粉（阿咖酚散：阿司匹林、对乙酰氨基酚、咖啡因）来止痛，后来靠速效感冒胶囊（对乙酰氨基酚、咖啡因、扑尔敏、人造牛黄）止痛。

近 2 年来发作频繁，几乎每天都发病，一痛就服速效感冒胶囊，对这个药已经产生了耐受，原来服 2 粒即可见效，现在已经加至每次服 35 粒才能止痛。头痛发作严重时还出虚汗，发作时头重脚轻，晕晕乎乎，一走路就想跌倒，手拿东西也直抖，有时痛得直哭。曾去医院诊为血管神经性头痛，经多方治疗无效，非常痛苦，求治。

刻诊：头痛，头顶、枕及颞部都痛，头晕。乏力欲睡。口不苦不干不渴。出汗，干呕，无恶寒发热。不发病时正常汗。面色晦暗，唇暗。大便可，小便淡黄。舌质紫暗胖大，舌边瘀斑，舌苔雪白水滑。脉寸浮关沉弦尺微细。血压 135/85mmHg。

六经脉证解析：头痛，出汗，乏力欲睡，手抖，舌体胖大，舌苔雪白水滑，脉寸浮关沉弦尺微细，为少阴病。真阳不足而寒饮盛。太阴中风证。

头晕欲倒，干呕，舌体胖大，舌苔雪白水滑，脉沉弦，为太阴寒饮上逆。

面色晦暗，唇暗，舌紫暗，舌边瘀斑，为瘀血。

六经辨证：太阴少阴合病，兼夹证：饮、瘀。

病机：真阳亏虚，寒饮内盛，瘀饮互阻，上逆脑窍。

治疗：吴茱萸汤合真武汤加味：炮附子15g，白术20g，白芍30g，茯苓30g，吴茱萸30g，白人参30g，川芎30g，生姜30g，红枣8枚（切开）。5剂。每日1剂，水煎分3次服。

二诊：患者很高兴，感到有治好的信心了。头痛次数减少。炮附子加至20g（先煎1个小时），加细辛20g，继服5剂。

三诊：疗效持续好转，头痛明显减轻，发病次数减少。后以二诊方加减共服用30剂，其中炮附子最多加至40g（先煎1个半小时），痊愈。

六经方证病机辨析思路

该案病机关键在于久病少阴真阳虚损，真阳藏于下焦而发于上焦。真阳虚损，太阴少阴寒饮上逆，水饮血瘀互结阻滞于脑窍，受风寒等诱因即发病。

脉证合参辨为太阴少阴合病，少阴真阳亏虚，寒饮内盛，太阴水饮上逆，太阴中风。方证病机抓住阳虚饮盛，饮瘀互阻，上逆脑窍。

《伤寒论》第378条说："干呕吐涎沫，头痛者，吴茱萸汤主之。"吴茱萸入颠顶而降逆，治疗久寒，寒饮上逆的头痛头晕疗效很好。

久寒是最顽固的病，所以用吴茱萸的量要大。头痛头晕，干呕或吐涎沫，为太阴病的上焦证，都是水饮上逆所致。太阴水饮上逆和太阴中风、少阴中风都能导致头痛头晕，该案用的是吴茱萸汤，所以辨为太阴中风证。

《伤寒论》第82条说："太阳病发汗，汗出不解，其人仍发热，心下悸，头眩，身瞤动，振振欲擗地者，真武汤主之。"该案有头晕、手抖的症状。手抖可视为"身瞤动"，符合该条症状。水饮上逆会导致头晕头痛。真阳虚损，寒饮内盛，水盛而血虚血瘀，津血不足以濡养筋脉，就会手抖。

加川芎意在加强行气止痛之力。《本经》说川芎："辛甘温。主治中风入脑，头痛，寒痹，筋挛，缓急，金创，妇人血闭无子。"川芎是一味治疗头痛的良药，还有温阳之功。对于阳虚水盛而津血亏，不养筋脉所致的头痛、眩晕，正合病机。

加细辛意在加强温通除饮降逆之功。《本经》说细辛："味辛温，主咳逆，头痛脑动，百节拘挛，风湿，痹痛，死肌。久服明目，利九窍，轻身长年。"这味药入少阴，也入太阴，搜饮止痛的力量强大，从内到外，从上到下，贯通周身，专门祛除寒饮郁阻，可有效治疗水饮上逆所致之头痛及四肢关节疼痛。

第二节　百病生于气　辨治主通郁

一、郁证简释

郁证，即气郁，为情志所伤，脏气易郁而致气机郁滞，脏腑功能失调所致的一类病证，或病理产物及证候病机（气机阻滞，气机逆乱）。

郁证的病证主在少阳、厥阴、阳明，但太阳太阴少阴病证亦可见到。

当今，现代社会生活和环境变化莫测，人心的浮躁，环境的污染，生活节奏的不断加快，人际关系的日趋复杂，生存竞争的日益激烈，不良生活习惯的影响，以及怒、恨、怨、恼、烦等情志过激的伤害等因素，使人们经常处于一种高度的精神压力、心理应激或心理不平衡状态。所以，郁证或在其他病证中兼夹伴随气郁（滞）病机者非常多见。

元代医家朱丹溪在《丹溪心法》中说："气血冲和，万病不生，一有怫郁，诸病生焉。故人身诸病多生于郁。"

这就明白地道出了气机条畅的重要性，也就是说机体气机顺达，则血行通畅，从而达到一种平衡、协调及有序的冲和状态，就能保持精力充沛，身心舒畅。在这种状态中，不仅不生诸病，而且可以益寿延年。

一旦气机郁滞，血行亦瘀，则阴阳就会失去平衡而病变丛生，正如明代孙一奎在《赤水玄珠》中所说："盖血随气行，气和则血循经，气逆则血乱。"

清代医家李用粹在《证治汇补·气症》中旁征博引，对气的生理病理特点分析得非常详尽："气者，氤氲浩大之元气，当其和平之时，源出中焦，总统乎肺（《原病式》），在外则护卫皮毛，充实腠理。在内则导引血脉，升降阴阳，周流一身，营运不息（《指掌》）。脏腑之所以相养相生者，皆此气也。盛则盈，衰则虚，顺则平，逆则病（《绳墨》）。

百病皆生于气也，怒则气生，喜则气缓，悲则气消，恐则气下，寒则气收，热则气滞，惊则气乱，劳则气耗，思则气结，忧则气沉（《内经》）。凡七情之交攻，五志之间发，乖戾失常，清者遽变而为浊，行者抑遏而反止，营运渐远，肺失主持，气乃病焉（《原病式》）。

气之为病，生痰动火，升降无穷，燔灼中外，稽留血液，为积为聚……为痞塞，为关格，为胀满……为胸胁胀疼，为周身刺痛，久则凝结不散，或如梅核，窒碍于咽喉之间，咯咽不下，或如积块，攻冲于心腹之内，发则痛绝（《汇补》）。"

由上述之论可见，气之为病，不仅气机运行不畅或气机逆乱，而且会使血行瘀阻，痰饮内生，诸症丛生。

因为，气为津血之帅，气行则血行津液化生，气郁则可以造成气血闭阻，或津液输布、代谢障碍，或气滞痰凝，或气血逆乱，或气血津液耗伤，或郁而化火等症，皆可使脏腑阴阳气机失调，出现心情抑郁，或精神恍惚，易怒善哭，或焦虑不安，或失眠，或胁肋胀痛，或心慌头晕，或胸痹，或中风，或咽中如有异物梗阻等病证。

所以，六经辨证，不可忽视气郁致病或因病而气郁。

少阳枢机不利，气机不畅，或厥阴阴阳不和，或太阴痰饮阻滞气机，或阳明热阻气机等都可导致郁证。

《伤寒论》第318条说："少阴病，四逆，其人或咳，或悸，或小便不利，或腹中痛，或泄利下重者，四逆散主之。"这说的就是少阳阳明合病，即少阳阳明气机郁阻，少阳枢转阴阳的功能失调所致的证候。

四逆散有枢转内外、通畅阴阳气机之功，常用于辨治郁证。

《伤寒论》第96条说："伤寒五六日，中风，往来寒热，胸胁苦满，嘿嘿不欲饮食，心烦喜呕，或胸中烦而不呕，或渴，或腹中痛，或胁下痞鞕，或心下悸，小便不利，或不渴，身有微热，或咳者，小柴胡汤主之。"

小柴胡汤有和畅气机、疏利三焦、调达上下、宣通内外之功，也常用于辨治郁证。

《伤寒论》第147条说："伤寒五六日，已发汗而复下之，胸胁满微结，小便不利，渴而不呕，但头汗出，往来寒热，心烦者，此为未解也，柴胡桂枝干姜汤主之。"

这个柴胡桂枝干姜汤证是少阳太阳太阴合病，属厥阴寒热错杂之证。柴胡桂枝干姜汤方证病机为枢机不利，表里不和，阴阳气机不通，水热微结。这个方子有调和阴阳气机，温中散结，清热养津，降逆除满等多重功效，也是一个治疗郁证的良方。

《金匮要略·妇人杂病脉证并治》中说："妇人咽中如有炙脔，半夏厚朴汤主之。"半夏厚朴汤方证病机为痰阻气滞。这个方子有降逆气、化痰饮、通郁滞之功，专治痰凝气郁诸症。如咽中自觉如有物梗阻，咯之不出，咽之不下的"梅核气"，以及情志抑郁、胸部满闷、脘腹胀满等气郁证。

半夏厚朴汤辨治郁证所致不寐的疗效也很好。

二、医案解析

（49）闭经

白某，女，18岁。2013年8月12日初诊。

主诉：月经逾3个多月未至。

患者过去月经基本正常，有时也有延后，但从没有超过1周者。患者自认为此次闭经3个多月，是因在外地上学，压力较大而且心情忧郁所造成的。曾服用益母草等中成药制剂，疗效不好，求治。

刻诊：闭经，口渴，口苦，心烦，乳房胀，纳可，手心热，正常出汗，腰酸凉，无头晕头痛，无恶心干呕，无腹痛，大便可，小便黄，舌红，舌胖大边有齿痕，苔薄白水滑，脉弦细，尺沉。

六经脉证解析：闭经，腰酸凉，脉沉，为少阴病，下焦冲任虚寒瘀滞。

舌体胖大边有齿痕，苔薄白水滑，脉弦细，为太阴水饮内停。

乳房胀，口苦，心烦，脉弦，为少阳病，气机不畅。

口渴，心烦，手心热，小便黄，舌红，为阳明病，热伤津液。

六经辨证：少阴太阴少阳阳明合病，属厥阴。

病机：冲任虚寒，气滞血瘀，水盛血虚，兼夹阳明津伤。

治疗：四逆散合温经汤：柴胡20g，枳壳20g，桂枝15g，赤芍15g，炙甘草15g，当归15g，川芎15g，旱半夏30g，麦冬30g，党参15g，丹皮15g，吴茱萸20g，阿胶15g（烊化），生姜30g（切片）。5剂，日1剂，水煎分3次服。

电话告知，服第4剂药时月经已经来了，问剩1剂药还吃不吃。我说，吃完停药，并嘱其调适情绪，生活规律。

六经方证病机辨治思路

该案证候复杂，病机多端，既有冲任虚寒，气机不畅，气滞血瘀，水盛血虚，又兼夹阳明津伤。总之，为阴阳气血不和，上热下寒，寒热错杂之证，所以辨证为厥阴病。主方用四逆散主要在于疏导少阳阳明所郁滞之气机，以利血行。

四逆散为少阳阳明合病的方子，方证病机为阴阳气机不通，有通和阴阳，透达气机之功。

《金匮要略·妇人杂病脉证并治》中说"问曰：妇人年五十所，病下利数十日不止，暮即发热，少腹里急，腹满，手掌烦热，唇口干燥，何也？师曰：此病属带下。何以故？曾经半产，瘀血在少腹不去。何以知之？其证唇口干燥，故知之。当以温经汤主之。"

温经汤寒温并用，组方严谨，配伍全面，方证病机为阴阳营卫不和，气血不畅，血虚血瘀，虚寒水饮，津液不足。

在该案中应用温经汤，有调和气血阴阳，温通经脉，温化水饮，养血祛瘀，兼以清热生津之功。

温经汤是中医妇科的一张调经的良方和效方，临床多用于月经病等，如妇女月经不调、带下、崩漏，痛经及更年期综合征等病证，还能以方证病机拓宽临证思路用于其他内伤杂病。

（50）心悸（心血管神经症）

范某，女，15岁。2013年8月8日初诊。

主诉：心慌伴惊恐1月余。

病史：患者是初中毕业生，6月25日参加中考后，怕考试不好而情绪一直处于紧张忧郁的状态，总是感到心慌不适，不时出现莫名的惊恐，坐卧不安。曾到某医院检查，没有发现任何阳性体征，诊为心血管神经症，服了一些西药和中成药，其家人也对其进行了心理劝导，没有明显疗效，家长很是着急，带患者来求服中药治疗。

刻诊：频发心慌，时轻时重，时惊恐不安，心烦，忧郁，全身感到一阵阵燥热出汗，睡眠差，口苦，无咽干，口渴饮水多，纳可，无胸胁满闷，无头痛头晕，大便稍干，二日一行，小便黄。舌淡嫩，舌尖红，苔薄白水滑，脉弦细数。

心电图示：窦性心律。心率87次/分。

六经脉证解析：心烦，忧郁，口苦，脉弦，为少阳病，枢机不利，气机不畅。

心慌，惊恐，舌淡嫩，苔薄白水滑，脉弦细，为太阴病，水饮上凌。

心烦，阵发性全身燥热汗出，睡眠差，舌尖红，脉数，为阳明病，烦热上扰。

六经辨证：少阳太阴阳明合病。

病机：枢机不利，水饮上凌，阳明热扰，神浮不敛。

治疗：柴胡加龙骨牡蛎汤：柴胡 30g，黄芩 10g，旱半夏 20g，党参 10g，茯苓 20g，桂枝 10g，生大黄 3g，生龙骨、生牡蛎各 30g，灵磁石 30g，大枣 8 枚（掰开），生姜 20g（切片）。4 剂。日 1 剂，水煎分 3 次服。

二诊：患者说，服药后感觉很舒服，已经不再惊恐了，心慌心烦明显减轻了，夜晚睡得也比以前安稳了，大便一天一次，已经不干了。效不更方，上方又服 4 剂，痊愈。

六经方证病机辨治思路

《伤寒论》第 107 条说："伤寒八九日，下之，胸满烦惊，小便不利，谵语，一身尽重，不可转侧者，柴胡加龙骨牡蛎汤主之。"

柴胡加龙骨牡蛎汤方证病机为枢机不利，水热互结而上凌，神浮不敛。胡希恕先生说"本方多用于精神失常症状"（《胡希恕讲伤寒杂病论》），实可谓经验之谈。

这个方子在临床上常用于治疗郁证、心悸、怔忡、善惊易恐、神志异常等病证，也就是西医所谓神经官能症、心血管神经症、癫痫、焦虑性神经症、小儿抽动秽语综合征等病证，但必须见有少阳太阴阳明合病的病机，辨证准确了，疗效很好。

该案患者是中考后因精神压力、忧郁过度而引起的心慌伴惊恐等症状，从脉证上看，枢机不利，气郁不得宣达为该案的关键病机。持续忧郁，郁而化热与水饮互结而上凌，扰动心神，神浮不敛而致诸症。这正与柴胡加龙骨牡蛎汤方证病机相应，所以用原方宣畅枢机，清热降逆除痰饮，镇惊安心神。

方中铅丹因为有毒，一般不用，我们医院药房也没进这个药。所以，我临证用这个方子，都是常用磁石来代替铅丹。

《本经》说磁石："味辛寒。主周痹风湿，肢节中痛，不可持物，洗洗酸消，除大热烦满及耳聋。"

《本草从新》谓磁石："治恐怯怔忡……明目，重镇阳气。"

由此可知，磁石质重性寒，有除郁热烦闷、重镇安神的功效。在该案中代铅丹能起到良好的镇潜浮阳、摄纳肾气、镇惊安神之功。

第三节　久病必有瘀　辨治分寒热

一、瘀血简释

瘀血既是某些致病因素引起病变的病理产物，又是引起许多疾病的致病因素及证候病机。

瘀血证是指全身血脉运行不畅，壅遏于经脉之内，或局部血行停滞，瘀积于脏腑组织器官，或体内存在离经之血未能消散等所致的一类病证。

瘀血证的病证主在太阴、少阴，也可见于阳明。

二、血的重要性

血是构成人体和维持人体生命活动的基本物质之一，具有很高的营养和濡润作用，正如《难经·二十二难》所说："血主濡之。"

血在脉中循行，充养五脏六腑组织器官，滋养四肢百骸皮肉筋骨，是人体生命活动的源泉和动力。

对于血的重要功能，古人早就有论述。

《内经》对血的功能做了全面的阐述："肝受血而能视，足受血而能步，掌受血而能握，指受血而能摄。"（《素问·五脏生成》）

《灵枢·本脏》中说："血和则筋骨劲强，关节清利矣。"

《灵枢·平人绝骨》中说："血脉和利，精神乃居。"

《素问·调经论》中说："人之所有者，气与血耳。"

《灵枢·本脏》中说："人之血气精神者，所以奉身丽周于性命者也。""血气不和，百病乃变化而生。"（《素问·调经论》）

明代医家张景岳在《景岳全书·血证》中也对血的生理功能作了高度的概括，他认为，血液"灌溉一身，无所不及，故凡为七窍之灵，为四肢之用，为筋骨之柔和，为肌肉之丰盛，以至滋脏腑，安神魄，润颜色，充营卫，津液得以通行，二阴得以调畅，凡形质所在，无非血之用也。是以人有此形，惟赖此血"。

清代医家李用粹论血也是旁征博引,在《证治汇补·血症》中说得很明白:
"血者,水谷之精气也(《玉机》),饮食入胃,取汁变化,生于脾,总统于心,藏于
肝,宣布于肺,施泄于肾(《内经》)。

和调五脏,洒陈六腑,其入于脉也,源源而来,灌溉一身(《玉机》),目得
血而能视,耳得血而能听,手得血而能摄,掌得血而能握,足得血而能步,脏得
之而能液,腑得之而能气(《内经》),是以出入升降之道,濡润宣通者,皆血之使
然也。"

三、血瘀和血瘀证

血瘀就是反映血液的瘀滞不通或运行不畅的状态,正如汉代许慎在《说文》中
所说:"瘀,淀滓浊泥也。""瘀,积血也。"

不少急慢性病证,特别是慢性久病者都兼夹有瘀血。对此,清代医家叶天士深
有体会,他在《临证指南医案》中曾多次论述久病入于血络的理念:"初病在经,久
病入络,以经主气,络主血。""初为气结在经,久则血伤入络。""病久、痛久则入
血络。"

病久而入血络,就是病久体内及脉络内基本上都有瘀血。

由瘀血内阻而引起的病变,即为血瘀证,又称瘀证。

瘀证是广泛出现于临床各科疾病过程中的重要的病理改变,是决定疾病发生、
发展与转归的主要因素之一。

李用粹在《证治汇补·血症》中将血瘀的证候描述为:"……血瘀者,其症在
上则烦躁,漱水不咽。在下则如狂谵语,发黄,舌黑,小腹满,小便自长,大便黑
而少,法宜下之。在女子则经停腹痛,产后小腹胀痛,手不可按,法宜破之。"

引起血瘀证的常见因素有不良生活习惯,情志失调,即气滞、气郁(精神压
力,心理失衡,情绪应激),寒凝,脏腑阴阳气血亏虚及外伤等。

四、《内经》中瘀血的论述

《素问·调经论》说:"血气未并,五脏安定,孙络水溢,则经有留血。"这里
称瘀血为"留血"。

《素问·缪刺论》:"人有所堕坠,恶血留内。"这里称瘀血为"恶血"。

寒凝可致瘀血。

《灵枢·痈疽》曰:"寒邪客于经脉之中则血泣,血泣则脉不通。"说明寒邪能

导致血脉不通。

《灵枢·贼风》曰："其开而遇风寒，则血气凝结，与故邪相袭，则为寒痹。"指出寒邪导致血凝而为痹证。

《素问·举痛论》说："人之五脏卒痛……经脉流行不止，环周不休，寒邪入经而稽迟，泣而不行，客于脉外则血少；客于脉中则气不通，故卒然而痛。"这就进一步论证了寒邪使血脉不通，气血不畅而引起疼痛的原因。

气滞可致瘀血。

《灵枢·百病始生》说："血脉凝涩则寒气上入于肠胃……若内伤于忧怒，则气上逆，气上逆则六输不通，温气不行，凝气蕴里而不散，津液涩渗，著而不去，而积皆成矣。"说明忧思恼怒等情志因素可导致气行不畅而血瘀入于肠胃成积。

实际上，情志过极，气机郁滞而致血证是比较多见的。气郁除可造成气滞血瘀外，气郁日久还能化火，灼破血络，迫血上逆，而发吐血、衄血、脑络出血等。

《素问·生气通天论》说："阳气者，大怒则形气绝，而血菀于上，使人薄厥。"这就是对肝气郁怒而致血瘀及气血逆乱所致严重后果的阐述。

气虚可致瘀血。

《灵枢·经脉》说："手少阴气绝则脉不通，脉不通则血不流。"手少阴为心，心气绝则脉不通，不通而为血瘀。血液在脉络之中环周不休，主要依赖气的推动，尤其是心气。当心气不足，推动无力可致气虚血瘀。

五、《伤寒论》《金匮要略》中瘀血的论述及重要方药

真正明确提出"瘀血"之名，并详尽地提出辨治方药者，就是张仲景。

张仲景继承和发展了《内经》有关瘀血的论述，并在瘀血的证治上颇多创见。

张仲景在《伤寒论》《金匮要略》中比较详尽地论述了瘀血证治，以及治疗瘀血方剂，如抵当汤、桃核承气汤、下瘀血汤、桂枝茯苓丸及当归芍药散等。

《金匮要略·惊悸吐衄下血胸满瘀血病脉证并治》说："病人胸满，唇痿舌青，口燥，但欲漱水不欲咽，无寒热，脉微大来迟，腹不满，其人言我满，为有瘀血。"

这一条详细地论述了瘀血的脉证，提出了"唇痿舌青，口燥，但欲漱水不欲咽"的证候与瘀血证的关系，以及"腹不满，其人言我满"的特征性症状。

《金匮要略·惊悸吐衄下血胸满瘀血病脉证并治》说："病者如热状，烦满，口干燥而渴，其脉反无热，此为阴伏，是瘀血也，当下之。"

这一条是论述瘀血化热的脉证和治则。

《伤寒论》第124条说："太阳病六七日，表证仍在，脉微而沉，反不结胸，其人发狂者，以热在下焦，少腹当硬满，小便自利者，下血乃愈。所以然者，以太阳随经，瘀热在里故也，抵当汤主之。"

这一条说的就是瘀热互结而致发狂的证治。

《伤寒论》第106条说："太阳病不解，热结膀胱，其人如狂，血自下，下者愈。其外不解者，尚未可攻，当先解其外；外解已，但少腹急结者，乃可攻之，宜桃核承气汤。"

这一条是论述瘀热互结于下焦而少腹急结，神识异常，小便自利，脉见沉涩的证治。

《金匮要略·妇人妊娠病脉证并治》中说："妇人怀娠，腹中疠痛，当归芍药散主之。"《金匮要略·妇人杂病脉证并治》中说："妇人腹中诸疾痛，当归芍药散主之。"

这一条说的就是水盛血虚血瘀所致腹痛的证治。

《金匮要略·妇人妊娠病脉证并治》："妇人宿有癥病，经断未及三月，而得漏下不止，胎动在脐上者，为癥痼害。妊娠六月动者，前三月经水利时，胎也。下血者，后断三月衃也。所以血不止者，其癥不去故也，当下其癥，桂枝茯苓丸主之。"

这一条说的是怀孕后瘀血积聚癥瘕的证治。桂枝茯苓丸具有活血化瘀，缓消癥块的功能，其特点是祛邪以固本，下瘀不伤正，行水不伤阴，阴阳兼顾，气血并调。

《金匮要略·妇人产后病脉证治》中说："产妇腹痛，法当以枳实芍药散，假令不愈者，此为腹中有干血着脐下，宜下瘀血汤主之，亦主经水不利。"

这一条说的是产后瘀血内结腹痛的证治，为阳明热性血瘀里实证，以下瘀血汤攻下瘀热。

六、瘀血的治疗应分寒热

（一）寒凝瘀血

瘀血大多本于寒，寒则血脉不通，寒则瘀血滞留。

如慢性久病患者，或久有瘀血证者，都有真阳亏损的病机，阳气亏虚则阴寒内盛，脏腑功能失衡，气血运行失畅，致使瘀血壅遏于经脉之内，或瘀积于脏腑组织器官而致重危疑难病证。

因而，辨治瘀血，应首重真阳，以温扶阳气而促通脉活血化瘀。

温，是指温扶真阳以促进生命机能振奋，脏腑阴阳协调平衡。

通，就是疏通阳气，通畅气血，以温通阳气达到祛除阴寒血瘀等病邪的方法。

关于通阳，张仲景在《金匮要略·脏腑经络先后病脉证》中说："若五脏元真通畅，人即安和。"这个元真，就是真阳，真阳是机体的动力，有温煦、推动、防御、气化的功能。真阳通畅则气血运行通畅，瘀血去而脏腑阴阳和调平衡。

关于温阳活血化瘀的经方，首推张仲景的四逆汤和通脉四逆汤，方中附子以其"温中，金创，破癥坚积聚，血瘕"（《本经》）的功能，而有强力的活血通脉化瘀的作用。桂枝茯苓丸及当归芍药散也有良好的温通活血的作用。

（二）热性血瘀

也有阳明邪热煎熬而成瘀血者，即血热互结，如《伤寒论》的抵当汤、桃核承气汤及下瘀血汤等，这种热性血瘀的治疗大法就是攻下热邪而逐瘀血。

七、医案解析

（51）闭经

王某，女，46岁。2013年8月16日初诊。

主诉：闭经4个月余。

病史：患者平素性情急躁易怒，近2年来，月经经常延后10余天，而且月经量少，色紫黯有血块。4个月前，月经一直没有再来，开始认为可能是进入了更年期，月经也该乱了，就没有刻意地去治疗。但月经几个月不来，愈加感到心烦焦虑，小腹部经常胀坠不适，不时疼痛。曾去医院查彩超示：1. 子宫内膜增厚；2. 右附件囊性回声；3. 盆腔积液。也服用过20多剂中药，没有明显疗效，求治。

刻诊：闭经，口渴不苦，心烦焦虑，易发脾气，小腹部胀坠不适，时胀痛，时轻时重。带下较多，色黄，质黏腻，纳可，眠差，无腹痛，无恶心干呕，大便干，二日一次，排便困难，小便稍黄，舌暗，舌体胖大边有齿痕，苔黄腻，脉弦，关尺沉实。

既往有高血压病史3年。刻诊时血压：145/85mmHg。

六经脉证解析：闭经，口渴，心烦焦虑，易发脾气，小腹部胀坠不适，时胀痛，带下色黄，大便干，小便稍黄，舌暗，苔黄，脉弦，关尺沉实，为阳明病，气血瘀滞，湿热下注。

带下，舌体胖大边有齿痕，苔腻，脉弦，关尺沉，为太阴水饮。

六经辨证：阳明病，兼夹瘀血、水饮。

病机：气滞血瘀，瘀热互结，湿热下注。

治疗：下瘀血汤合桂枝茯苓丸、枳实芍药散：生大黄15g（后下），桃仁20g，土元15g，桂枝15g，茯苓30g，丹皮15g，赤芍20g，枳壳20g，蜂蜜30g。4剂。日1剂，水煎分3次服。

二诊：患者述，药后月经仍然没来，但小腹部胀坠不适感减轻，心烦减轻，大便已通，一日一次。上方减生大黄为10g，继服4剂。

三诊：患者来电话说，这次服第二剂药后，月经已经来了，但量不大，有不少紫黯血块，小腹部胀坠不适明显减轻了，没有阵发性的胀痛感了。大便溏泄。嘱其停药观察，月经过后可来治疗带下。

六经方证病机辨治思路

该案患者平素性情即急躁易怒，又加之月经几个月不来，心情更加郁闷烦躁，这种恶性循环，加重了气机不畅和瘀血阻滞。

气郁日久化热，瘀热互结壅阻冲任而致胞脉不通等诸症。从脉证上辨，病机关键在于血瘀，所以，主方选用下瘀血汤攻逐血瘀。

《金匮要略·妇人产后病脉证治》中说："师曰：产妇腹痛，法当以枳实芍药散，假令不愈者，此为腹中有干血着脐下，宜下瘀血汤主之。亦主经水不利。"

下瘀血汤方证病机为瘀血内结。方中的大黄、桃仁和土元三味药都有强力攻逐瘀血的功能。

《本经》说大黄："味苦寒。主下瘀血，血闭，寒热，破癥瘕积聚，留饮宿食，荡涤肠胃，推陈致新，通利水谷，调中化食，安和五脏。"

《本经》说桃仁："味苦平。主瘀，血闭，癥瘕，邪气，杀小虫。"

《本经》说土元："味咸寒。主心腹寒热洗洗，血积癥瘕，破坚，下血闭。"

这三味药配伍，破除血闭瘀结、推陈致新的力量比较强大。

在该案中，患者还有气滞的病机，所以，合用枳实芍药散也在于通畅气机以助活血化瘀。

加蜂蜜是遵照下瘀血汤方后注中的要求。原方是三味药为末，炼蜜为丸以酒煎服。我们可以直接以原方水煎服，加蜂蜜。

这样用法，一是因为土元有小毒，可起缓和药性的作用；二是可以在大队寒凉药中起到顾护中气的作用。《本经》说蜂蜜："味甘平。主心腹邪气，诸惊痉痫，安五脏，诸不足，益气补中，止痛解毒，除众病，和百药。"

《金匮要略·妇人妊娠病脉证治》中说："妇人宿有癥病，经断未及三月，而得漏下不止，胎动在脐上者，为癥痼害。妊娠六月动者，前三月经水利时，胎也。下血者，后断三月衃也。所以血不止者，其癥不去故也。当下其癥，桂枝茯苓丸主之。"

桂枝茯苓丸方证病机为营卫气血不和，瘀饮与热互结。功在调和营卫，祛瘀化饮，散结消癥，通脉活络。方中药物寒热并用，实际上是厥阴病的方子。在该案中治疗瘀饮与热互结，壅阻冲任而致胞脉不通的闭经，有协同作用。桂枝茯苓丸也能治疗带下。

（52）头痛

康某，女，38岁。2013年9月22日初诊。

主诉： 发作性头部枕后疼痛10余天。

病史： 10天前，患者曾有一次瞬间眩晕，几乎晕倒，持续约10分钟后又突发头部枕后疼痛，频繁发作，一天发作数十次，呈针刺样跳痛，瞬间即缓解，但间隔几秒或1分钟左右又发，每次发作持续约10分钟。间隔2～3小时又发，夜间也是如此，正在睡觉时常被痛醒，严重时痛得直掉泪。在医院经检查后诊为血管神经性头痛，服西药疗效不好，求治。

刻诊： 发作性头部枕后跳痛，疼痛呈针刺样，一天数十次频繁发作。出汗。当初发病时有瞬间眩晕，此后再无眩晕发作。无恶寒发热，时恶心，无口苦咽干，口渴饮水多。纳可，心烦，眠可，但常被痛醒，二便可。舌质暗，舌体稍大，边有齿痕，苔白水滑，脉弦细，尺沉。

六经脉证解析： 频繁发作头部枕后跳痛，时恶心，舌体稍大边有齿痕，苔白水滑，脉弦细，尺沉，为太阴病，水饮上逆动经。太阴中风。

心烦，口渴，为阳明病，热扰心神，热伤津液。

枕后跳痛呈针刺样，舌质暗，为瘀血。

六经辨证： 太阴阳明合病，兼夹瘀血。

病机： 瘀饮上逆动经，津伤热扰。

治疗： 当归芍药散、苓桂术甘汤合五苓散：当归20g，白芍30g，川芎30g，茯苓30g，桂枝20g，生白术15g，炙甘草15g，猪苓20g，泽泻30g。5剂。日1剂，水煎分3次服。

　　二诊：电话随访告知，吃第二剂药后已经不痛了，5剂药服完后一直没有再犯病。

六经方证病机辨治思路

　　该案患者频繁发作头部枕后跳痛，疼痛呈针刺样，可以辨为水饮与瘀血互结上乘上焦阳位，伤动经脉。所以，主方选用当归芍药散祛瘀养血利水，通脉止痛。合以苓桂术甘汤化饮降逆。合以五苓散化气利水饮兼清阳明微热。

　　三方相合，全面兼顾，方证病机皆相应，所以疗效很好。

　　《金匮要略·妇人妊娠病脉证并治》中说："妇人怀妊，腹中疞痛，当归芍药散主之。"条文虽然说的是妇人怀孕腹中拘急而绵绵作痛的证治，但从当归芍药散方药组成来看，当归芍药散的方证病机为水盛而血虚血瘀，方中白芍一斤，泽泻半斤，茯苓四两，这三味药主要是治水的。

　　《本经》说芍药："味苦平。主邪气腹痛，除血痹，破坚积，寒热，疝瘕，止痛，利小便，益气。"芍药有益气、祛瘀止痛、利尿之功，并"利小便"，就是去水。

　　《本经》说泽泻："味甘寒。主风寒湿痹，乳难，消水，养五脏，益气力，肥健。久服，耳目聪明，不饥，延年轻身，面生光，能行水上。"泽泻有消水渗湿泄热，化气生津之功。

　　《本经》说茯苓："味甘平。主胸胁逆气，忧恚惊邪，恐悸，心下结痛，寒热烦满，咳逆，口焦舌干，利小便。久服安魂魄养神，不饥延年。"茯苓有化水饮为津液，止水饮上逆之功。

　　《本经》说白术："主治风寒湿痹，死肌，痉，疸，止汗，除热，消食，作煎饵。久服轻身，延年不饥。"白术有燥湿利水之功。

　　由上述可知，当归芍药散利水除饮而养血活血的功能很强。临床凡见水盛而血虚血瘀的病证皆可应用，并不局限于妇科腹痛的治疗。

　　《伤寒论》第67条说："伤寒，若吐若下后，心下逆满，气上冲胸，起则头眩，脉沉紧，发汗则动经，身为振振摇者，茯苓桂枝白术甘草汤主之。"苓桂术甘汤方证病机为水饮上冲。

　　《伤寒论》第74条说："中风发热，六七日不解而烦，有表里证，渴欲饮水，水入则吐者，名曰水逆。五苓散主之。"

　　《伤寒论》第386条说："霍乱，头痛，发热，身疼痛，热多欲饮水者，五苓散主之。"

《金匮要略·痰饮咳嗽病脉证并治》中说："假令瘦人脐下有悸，吐涎沫而癫眩，此水也，五苓散主之。"

上述条文表明五苓散的方证病机就是气化不行，水饮上逆，或兼表邪未解。

第四节　痞证两大类　临床最多见

一、痞和痞证

痞和痞证临床上非常多见，而且非常重要，现在就谈谈我的思考。

《说文》释义为："痞，痛也。"痞乃腹内结滞不通而痛。

《中医大辞典》（第二版）说："痞，病证名。1.指胸腹部痞满，按之不痛的证候。2.指胸腹部有癖块，属积聚一类。"

《周易》有"天地否"卦，古"否"通"痞"，乾在上，阳气上升，坤在下，阴气下沉，阴阳相背。"天地否"就是天地阴阳阻塞而不交、天地不通之象。

正如胡希恕先生所说："'痞'为卦名，'地天泰，天地痞'，即地在上，天在下，则地气上升，天气下降，万物生长安泰；天在上，地在下，其气不可交流，则痞塞不通。医家借此而有'痞块'及'闭塞'二意。"（《胡希恕讲伤寒杂病论》）

人身之"痞"，亦为阴阳不交，气机郁结，闭塞不通。

痞证，病位主要在中焦，为虚寒水饮湿热等病邪互结而阻塞不通，致使阴阳不交、气机升降失司而逆乱，中阻上逆下侵所致心下痞满等证候的一类病证。

如"心下痞"，就主要表现为胸腹间因气机阻塞而满闷不舒，一般为触之无形、按之柔软、压之不痛的症状。

痞证的病证主要在厥阴、少阳，也可见于阳明、太阴等。

二、临证辨治注重痞证

在临床上，痞证有时作为主证而单独为病，但多数是急、慢性病中的兼夹证。

我临证时，就经常遇见不少病人述说腹部撑胀难受不适，或胁腹部胀满，或大便溏等。

在辨治时不论痞满是主证还是客证兼夹，都要将这个痞满的证候考虑进去，因为，这个痞满在很大程度上是病人所苦的症状，必须尽快解除。

《伤寒论》中论述痞证的证治最为全面也最为详尽。

《伤寒论》第151条说："脉浮而紧，而复下之，紧反入里，则作痞，按之自濡，但气痞耳。"这一条说的是太阳伤寒误下而病邪入里，造成心下痞闷而硬满，但按之柔软散开。病机是气机窒塞不通。

《伤寒论》第153条说："太阳病，医发汗，遂发热、恶寒；因复下之，心下痞。"这个心下指中焦胃脘部。

《伤寒论》第154条说："心下痞，按之濡，其脉关上浮者，大黄黄连泻心汤主之。"心下痞、按之濡，即中焦胃脘部气机窒塞痞闷，按之不硬。

明代医家孙一奎在《赤水玄珠》中详细解析了痞证及证候病机特征，很有参考意义。书中说："刘宗厚曰：痞之为病，由阴伏阳蓄，气上不运而成，处心下，位中央，膜满痞塞，皆土之病也。胀满有轻重之分，痞则内觉痞闷，而外无胀急之形；前人所论皆指误下而致之，亦有不因误下而然者，如中气虚弱，不能运化精微，则为痞；饮食痰积不能施化则为痞；湿热太盛，土乘心下则为痞。"

这段话就是说，痞病位在心下，病机乃中气虚弱，饮食痰积湿热为患，气机不运，乃虚实夹杂之证。

我认为，痞证应当定义为"痞证"和"类痞证"两类病证。这样简洁易记，容易理解，辨证明晰。

三、痞证和类痞证

上面已经说到，"痞"为病邪互结而致阴阳不交、气机郁结、阻滞不通。

应注意这里有两个关键词："互结"和"阻滞不通"。"互结"乃虚寒水饮互结，或虚寒水饮与湿热互结，或湿热气互结积聚等；"阻滞不通"乃为中焦气机"阻滞不通"。

我认为，为便于理解和临证辨治，痞证应当分为两大类：痞证和类痞证。

痞证就是指五个泻心汤证，即半夏泻心汤证、生姜泻心汤证、甘草泻心汤证、黄连汤证和旋覆代赭汤证，这些方证的病机基本上都是比较典型：虚寒水饮与湿热互结而交阻于心下，气机痞塞不通，升降失常。

而其他痞证则为类痞证，如大黄黄连泻心汤证、附子泻心汤证、厚朴生姜半夏甘草人参汤证及五苓散痞证等。

类痞证涵盖范围较广，可以称之为广义的"痞"。因为，凡是病机为"病邪互结""阻滞不通"所致的胀满疼痛之症，都可称之为"痞"。类痞证多为虚实夹杂之证。

痞证的共同病机就是病邪"互结"，中焦气机"阻滞不通"而见心下痞满，或腹部胀满，心烦呕逆，或腹中雷鸣下利等。

四、"类痞证"的重点方证病机辨析要点

（一）大黄黄连泻心汤证

《伤寒论》154 条说："心下痞，按之濡，其脉关上浮者，大黄黄连泻心汤主之。"

《伤寒论》164 条说："伤寒大下后，复发汗，心下痞，恶寒者，表未解也，不可攻痞，当先解表，表解乃可攻痞。解表宜桂枝汤，攻痞宜大黄黄连泻心汤。"

上述说的是伤寒误下又发汗，或表邪入里化热而致中上焦无形之湿热积聚，阻滞气机。热多而湿少，为湿热气结，出现心下痞满、按之柔软的痞证。病在气分，气机痞结而无热实结胸。

病机为：中上焦无形湿热积聚，气机痞结。

大黄黄连泻心汤证为较轻的阳明湿热痞证，所以，用大黄、黄连泡服取其气之轻扬而清中上焦无形湿热郁结。阳明热清，则无形之湿热气消，阴阳调和，气机通畅而病愈。不能久煎服用，久煎是取其味之沉降入于中下焦消有形之积滞。

《本经》说黄连："味苦寒。主热气，目痛，眦伤，泣出，明目，肠澼，腹痛下利，妇人阴中肿痛。"

《本经》说黄芩："味苦平。主诸热黄疸，肠澼，泄利，逐水，下血闭，恶疮疽蚀，火疡。"

《本经》说大黄："味苦寒。主下瘀血，血闭，寒热，破癥瘕积聚，留饮宿食，荡涤肠胃，推陈致新，通利水谷，调中化食，安和五脏。"

从《本经》药性来看，这三味药都有清利湿热的功能。

大黄黄连泻心汤证辨治重点：心下轻度痞满而伴心烦，按之柔软。

（二）附子泻心汤证

《伤寒论》155 条说："心下痞，而复恶寒，汗出者，附子泻心汤主之。"

这一条说的是中上焦无形之湿热积聚，阻滞气机，湿热气结而致之心下痞兼阳虚的证治。为上焦无形之湿热气积聚，中焦痞结阻滞，下焦真阳蒸腾无力，三焦不畅，津液生化输布障碍而卫气（津液）不足，失于外固，加之阳虚而机能沉衰，表邪内入，病有由阳转阴的趋势，出现了恶寒、汗出的少阴中风证。

病机为：中上焦无形湿热积聚，气机痞结，下焦真阳不足。上热下寒，虚实并见。

《本经》说附子："味辛温。主风寒咳逆邪气，温中，金创，破癥坚积聚，血瘕寒湿，踒躄拘挛，膝痛不能行步。"附子有温通表里祛湿的功效。

胡希恕先生说："以泻心汤治痞，加附子补虚温阳。附子为亢进机能之药，何处机能沉衰皆可用之。"（《胡希恕讲伤寒杂病论》）方中用大黄、黄连泡服取其气之轻扬而清中上焦无形邪热郁结。加附子温扶下焦真阳以亢进机能。

本方配方巧妙，大温大热的附子与大苦大寒的大黄、黄连、黄芩同用，能达到寒温并用、补泻兼施、辛苦除痞、交通阴阳之功。

附子泻心汤证辨治重点：心下痞满伴心烦、畏寒、汗出、肢冷。

（三）厚朴生姜半夏甘草人参汤证

《伤寒论》66 条说："发汗后，腹胀满者，厚朴生姜半夏甘草人参汤主之。"

这一条说的是太阳病汗后伤津，病传太阴，又有阳明微热（胃中津虚），胃虚气滞而腹胀满。

厚朴生姜半夏甘草人参汤方证病机为胃虚气滞。太阴中虚气滞为主的痞满。

厚朴生姜半夏甘草人参汤证辨治重点：胃虚气滞而胃脘腹胀满，或单纯腹部胀满，或有腹胀隐痛，无便秘或腹泻，寒热错杂不明显。

（四）五苓散痞证

《伤寒论》156 条说："本以下之，故心下痞，与泻心汤。痞不解，其人渴而口燥烦，小便不利者，五苓散主之。"这一条是说，水饮内停、聚阻心下而致的痞证。

五苓散方证病机为：水饮上逆，结聚心下，上下痞阻不通。

五苓散痞证辨治重点在于：心下痞满以泻心汤不解，伴渴而口燥烦，小便不利，或心悸。

综上所述，痞的本质为寒热错杂，虚实夹杂。

痞证的病机：寒热互结，虚实夹杂，气机窒塞于心下，升降失常。

辨证关键在于掌握八个字：正虚邪结，气机失畅。

正虚——胃气虚弱。邪结——虚寒水饮湿热错杂互结。气机失畅——气机升降失常。

典型的痞证如厥阴痞证的五个泻心汤证病机为：寒热互结交阻于心下，气机痞塞不通，升降失常，是为真正的痞证。

而大黄黄连泻心汤证、附子泻心汤证、厚朴生姜半夏甘草人参汤证和五苓散证的痞证病机，或中上焦无形湿热积聚，气机痞结；或中上焦无形湿热积聚，气机痞结而兼下焦真阳不足；或为胃虚气滞，或为水饮结聚逆阻，但都有心下胃脘腹部痞塞症状，类似痞证，应辨为"类痞证"。

五、医案解析

（53）胃痛，泄泻

徐某，52 岁，2013 年 9 月 2 日初诊。

主诉： 胃痛、腹泻半年余。

半年前，患者因便秘，先是喝了 10 多天的土蜂蜜无效，又去一家大药房找坐诊中医开了 6 剂中药，服后就开始腹痛腹泻，开始想着这个药就是专门治泻的，便没有停药。吃完后，腹泻加重，每天 5 次左右，稀便或溏便，又服药止泻，但止不住。曾去某医院做了几项检查：上消化道造影示：1. 胃蠕动减弱。2. 所见消化道未见器质性病变。胃镜示：慢性浅表性胃炎。肠镜示：镜下所见大肠未见明显异常。半年来，腹泻不止，消瘦几十斤，吃过很多消肠炎止泻的中西药，到处治疗无效，非常痛苦。经人介绍求治。

刻诊： 腹泻，每天大便 4～5 次，稀便，量较多。乏力，腹胀满，胃隐痛，不敢吃多，吃多就想腹泻。经常有泛酸烧心感，胃部怕凉，也忌讳吃凉东西，见凉就胃痛腹泻。无膈气。口苦，时口渴，无恶心干呕，纳差，小便黄。舌暗，舌体胖大，苔黄腻，脉微数，寸滑关尺沉。

六经脉证解析： 腹泻，稀便量多，乏力，腹胀满，胃隐痛，纳差，吃多就泻，胃部怕凉，见凉就胃痛腹泻，舌体胖大，苔腻，脉关尺沉，为太阴病。水饮内停，下趋于肠道。

泛酸，口苦，口渴，小便黄，舌苔黄，脉微数，寸滑，为阳明病。

六经辨证： 太阴阳明合病，属厥阴。

病机： 胃中虚寒，水热互结。

治疗：甘草泻心汤合诃黎勒散加味：旱半夏30g，干姜15g，黄连5g，黄芩15g，白人参15g，炙甘草30g，煨诃子20g，茯苓30g，红枣8枚（掰开）。患者是外市人，说来一趟不容易，就开了10剂药，日1剂，水煎分3次服。

二诊：9月25日来诊。患者说，服第3剂药后就腹泻次数减少了，胃痛明显减轻。服完第7剂药时，虽然还有腹泻，但胃已经不痛了，其他症状也减轻很多。但因患者当时又患上了严重的带状疱疹，去当地的某医院住院治疗，遂停服余下的中药。

在医院输液时，患者要求一并治疗腹泻，就同时静脉点滴了抗生素如左氧氟沙星等药，没想到输液10天之后，腹泻又加重了，除了胃没有痛外，腹泻等症状又与以前一样。住院14天出院之后，这才又来我处治疗腹泻。

刻诊：腹泻，每天5次左右，稀便，量多。饭后腹胀满，胃部怕凉，时泛酸，纳差，口苦，口渴，无恶心干呕，小便可。舌紫暗，舌体胖大，苔白腻，脉寸关弦尺沉。

六经脉证解析：腹泻，稀便量多，腹胀满，胃部怕凉，纳差，舌暗，舌体胖大，苔白腻，脉寸关弦尺沉，为太阴病。寒饮内停，下趋于肠道。

泛酸，口苦，口渴，为阳明病。

六经辨证：太阴阳明合病，属厥阴。

病机：胃中虚寒，水热互结。

治疗：甘草泻心汤合诃黎勒散加味：旱半夏30g，干姜18g，黄连6g，黄芩18g，白人参18g，炙甘草30g，煨诃子30g，生白术15g，茯苓30g，红枣8枚（掰开）。10剂，日1剂，水煎分3次服。

三诊：患者述，腹泻好多了，每天2次，虽仍然稀溏，但量少了。已经恢复食欲了。患者深有感触地说，看来，慢性腹泻输液没有中药效果好。

上方又开12剂，后来患者电话告知，已经痊愈。患者说，我这个病从3月底得病以来，已经大半年了，到哪儿都没有治好，在你这儿治好了，非常感谢。

六经方证病机辨治思路

该案患者是因便秘过用寒凉误治而致泄泻。寒凉伤中，胃中虚寒，加之阳明热邪参与，形成寒热错杂之痞，以及协热利，而经久不愈。病机关键在于胃中虚寒，水热互结。该案误下久泻，胃气虚弱，水饮盛，痞和下利都比较重。正与甘草泻心汤方证病机相应，所以主选甘草泻心汤温中降逆化饮消痞，补虚益胃气而缓急止利。

《伤寒论》第158条说："伤寒中风，医反下之，其人下利日数十行，谷不化，腹中雷鸣，心下痞硬而满，干呕心烦不得安。医见心下痞，谓病不尽，复下之，其痞益甚。此非结热，但以胃中虚，客气上逆，故使硬也。甘草泻心汤主之。"

甘草泻心汤方证病机为胃气虚弱，水饮盛。辨治重点在于心下痞满伴较严重的下利。寒多于热，胃气虚寒比较明显，所以方中重用炙甘草（《本经》："主五脏六腑寒热邪气"）补虚缓急益胃气。

加茯苓以加强化饮止利之力。清代医家张璐在《本经逢原》中如此解说茯苓："大便泻者，胃气不和，不能分利水谷，偏渗大肠而浇注也。茯苓分利阴阳，则泻自止矣。"

加白术，意在加强补中益胃气、助运化、化湿消食止泻之力。《本经》说白术："味苦温。主风寒湿痹、死肌、痉、疸，止汗，除热，消食，作煎饵。"

金代医家张元素在《珍珠囊》中说白术"除湿益气，和中补阳，消痰逐水，生津止渴，止泻利"，实在精辟。

（54）疖病（多发性疖肿）

张某，男，20岁。2013年5月23日初诊。

主诉：头部多发疖肿10余天。

病史：10天前，患者头部出现2个绿豆大小的疖子，当时也没在意，就随便口服一点儿头孢类抗生素，后来疖肿愈起愈多，头上有七八个疖子，有的如豌豆大，有的如绿豆大，局部红肿热痛。去某医院诊为多发性疖肿，说用点儿青霉素就行了，而静脉点滴青霉素5天，虽然疖肿没有再发，但原有疖子的红肿热痛症状基本没有减轻，求服中药治疗。

刻诊：头顶及周围有七个小疖肿，红肿热痛，夜间影响睡眠，心烦，口干口苦不渴，无恶寒发热，出汗正常。纳可，大便干，3天1次，小便稍黄。舌尖红，舌苔黄滑腻，脉弦，滑实有力。

六经脉证解析：头部疖肿，红肿热痛，心烦，口干口苦，大便干，3天1次，小便黄，舌尖红，舌苔黄滑腻，脉弦，滑实有力，为阳明病，热毒壅聚。

六经辨证：阳明病。

病机：湿热毒邪壅聚，津液伤损。

治疗：大黄黄连泻心汤加减：大黄20g（后下），黄芩30g，黄连20g，连翘30g。5剂，日1剂，水煎分3次服。忌吃辛辣及肉食。

二诊：患者说，中药真是比输液有效，服第二剂药后大便通畅了，头上的疖肿红肿热痛明显减轻，5剂药吃完，疖肿基本上全消了，大便次数增多而溏。患者害怕再起，想再吃几剂药巩固一下疗效。嘱其停药观察，忌吃辛辣，忌饮酒，饮食清淡一些。

六经方证病机辨治思路

该案病机为阳明湿热毒邪壅聚蕴阻于头部皮肤，方选大黄黄连泻心汤攻逐湿热毒邪，5剂即获痊愈，凸显经方疗效良好。

《伤寒论》154条说："心下痞，按之濡，其脉关上浮者，大黄黄连泻心汤主之。"

《伤寒论》164条说："伤寒大下后，复发汗，心下痞，恶寒者，表未解也，不可攻痞，当先解表，表解乃可攻痞。解表宜桂枝汤，攻痞宜大黄黄连泻心汤。"

上述说的是伤寒误下又发汗，或表邪入里化热而出现心下痞满、按之柔软的痞证，为阳明湿热气聚的痞证。大黄黄连泻心汤方证病机为：中上焦无形邪热壅聚，气机痞结。

《本经》说大黄："味苦寒。主下瘀血、血闭、寒热，破癥瘕积聚，留饮宿食，荡涤肠胃，推陈致新，通利水谷，调中化食，安和五脏。"攻逐湿瘀热毒互结。

《本经》说黄连："味苦寒。主热气，目痛，眦伤，泣出，明目，肠澼，腹痛下利，妇人阴中肿痛。"清湿热而解毒。

《本经》说黄芩："味苦平。主诸热黄疸，肠澼泄利，逐水，下血闭，恶疮疽蚀火疡。"祛阳明湿热，通湿瘀互结。

从《本经》所述大黄黄连泻心汤各药的组成来分析，大黄黄连泻心汤能破湿热毒邪互结积聚，对于阳明湿热毒邪壅聚、恶疮疽蚀火疡也有很好的疗效。

原方应有黄芩。大黄、黄连、黄芩三味药是以滚沸的水浸泡服用，这种用法是取其气，针对阳明中上焦无形邪热壅聚而致气机痞结。而对于该案的阳明湿热毒邪蕴阻，就应当以煎煮的方法将药物的性味充分煎出，才能药力大、疗效好。

连翘是一味清热解毒、消肿散结的良药。《本经》说连翘："味苦平。主寒热，鼠漏，瘰疬，痈肿恶疮，瘿瘤结热，蛊毒。"连翘既能清心泻火，又能宣畅气血，且清轻上浮，善能透达表里，以散上焦热毒血结气聚。该案加连翘，正合药症。

凡用攻下药物，必须中病即止，谨防伤正，医者必慎之。

第十五章　疗病察原候病机
证机相合思路宽

第一节　辨证察病机　证据须全面

一、谨守方证病机的基本意义

我们辨六经，辨方证，还要掌握辨方证病机的方法。

辨六经方证的实质就是辨六经，更进一步辨方证病机，再选择合适的经方，即谨守经方方证病机而辨治。

我们学习《伤寒论》，学条文，是要理解和掌握条文的辨证理法，而悟透这些理法后，要能够做到进得去，出得来，学会跳出条文，深入条文方证实质，探求方证病机去应用经方。

有人说，方证相应是僵化地套着条文去治病，是以方套症。

这是一种片面的认识，是没有深入学习《伤寒论》，没有真正理解六经方证辨证的实质。

用经方是要依据《伤寒论》条文，但不能简单地去套条文，套条文治病是有局限的。特别是对于一些疑难病证，仅靠套条文有时会无所适从。

严谨的辨证，不仅要辨方证相应，还要辨方证病机都相应。要深入方证的实质，依据证舌脉，探求经方方证病机。只有做到了辨方证而识病机，方证病机皆相应，才能不囿于条文中所叙述证候的局限，达到活用和拓展应用经方的境界。

准确辨明六经方证病机的前提条件是证候搜集必须全面，而如何做到证候搜集全面呢？

我认为，应当按照清代医家陈修园《医学实在易·问证诗》中"十问歌"的顺序来问诊。这个"十问歌"的内容首见于张景岳《景岳全书·传忠录·十问篇》，后来经陈修园完善后收入《医学实在易》一书中。

按照"十问歌"问诊，一般不会遗漏症状。这是我们中医问诊的一个很好的方法。

"十问歌"的内容为："一问寒热二问汗，三问头身四问便；五问饮食六问胸，七聋八渴俱当辨；九问旧病十问因，再兼服药参机变；妇人尤必问经期，迟速闭崩皆可见；再添片语告儿科，天花麻疹全占验。"

证候搜集全面后，先辨六经，再从六经病证候中梳理出证候病机，最后依据经方的方证病机，选出最切合证候病机的经方。

这个经方，并不一定是条文方证主治范围内的方子。因为，方是药物所组成的，证是症状所归纳的，方药组成的各味药都能主治很多病证，而一个证的病机只有一种，而一个方子可能对应很多病机去治疗。这就要求我们必须尽可能熟悉经方中每一味药物的主治性能，也就是熟悉《本经》中的药症。

不同的病证在相同的病机下，如果出现了经方中药物所能主治的证，就可以用这个经方来进行治疗。

二、医案解析

（55）头痛（血管神经性头痛），汗证

袁某，女，51岁。2013年4月26日初诊。

主诉：头痛伴出汗1月余。

病史：患者平素体虚，易患感冒。1个月前患感冒，出现头痛发热鼻塞流涕等症状，经服药及输液5天治疗，发热等感冒症状消失，但一直反复发作头痛并伴虚汗，头痛时轻时重，严重时头部如箍着一般疼痛难受并且干哕。每天多次出汗，汗后畏风怕冷，受风即又感冒。服药不少，疗效不好，求服中药治疗。

刻诊：反复发作头痛，上午较重，严重时头痛如箍并且干哕，出虚汗，动辄汗多，畏风怕冷，无发热，无头晕，口唇干，手心热，口渴不欲饮，无口苦咽干，纳可，二便可，唇暗，舌紫黯，舌体胖大边有齿痕，苔黄滑，脉细涩，尺沉。

鼻窦瓦氏位片示：额窦、筛窦及上颌窦无异常。TCD 示：脑血管痉挛。

六经脉证解析： 头痛，上午较重，重时干哕，出虚汗，畏风怕冷，舌紫黯，舌体胖大边有齿痕，苔滑，脉沉细，为太阴病，太阴中风，太阴饮逆。

口唇干，口渴不欲饮，唇暗，舌紫黯，脉涩，为瘀血内阻。

手心热，口渴，苔黄，为阳明病，热伤津液。

六经辨证： 太阴阳明合病，兼夹瘀血。

病机： 营卫阴阳不和，水饮上逆，瘀血内阻，阳明津伤。

治疗： 温经汤：桂枝 20g，赤芍 20g，炙甘草 20g，当归 20g，川芎 20g，旱半夏 30g，麦冬 30g，党参 20g，丹皮 15g，吴茱萸 20g，阿胶 15g（烊化），生姜 30g（切片）。5 剂，日 1 剂，水煎分 3 次服。

二诊： 患者说，这个中药虽然苦一些，但喝了后感到心里很舒服，效果也好，不像以前喝了汤药就心里闹得慌。现在出汗少了，头痛也减轻了。原方又服 5 剂，诸症消失。

六经方证病机辨治思路

该案患者头痛伴出汗日久，病证寒热错杂，既有太阴中风，太阴水饮上逆，又有阳明热伤津液，并夹瘀阻。

证候病机主要就是营卫阴阳不和，瘀饮热互结上逆，实际上是属于厥阴病，正合温经汤方证病机，所以就用温经汤调和营卫阴阳，祛瘀饮上逆，兼以清热生津。

《金匮要略·妇人杂病脉证并治》中说"问曰：妇人年五十所，病下利数十日不止，暮即发热，少腹里急，腹满，手掌烦热，唇口干燥，何也？师曰：此病属带下。何以故？曾经半产，瘀血在少腹不去。何以知之？其证唇口干燥，故知之。当以温经汤主之。"

温经汤寒温并用，组方严谨，配伍全面，方证病机为阴阳营卫不和，气血不畅，血虚血瘀，虚寒水饮，津液不足。不仅治疗妇科月经病等，而且能灵活应用于临床各科病证。

所以，我们应用经方，要拓宽临证思路，要辨病机。方证相应是应用经方的前提，而病机相应是活用经方的关键。

温经汤在《金匮要略》中，属于一张较大的方子，方内含有多个经方方义，如桂枝汤、吴茱萸汤、炙甘草汤、麦门冬汤、胶艾汤、当归四逆汤，当归四逆加吴茱萸生姜汤，临证辨治范围很广。

温经汤的病机关键就是阴阳营卫气血不和。

有学者认为，温经汤的"温"应当理解为"和"。我认为，这种理解是比较切合温经汤方证病机的。温经汤的治疗重在调和阴阳营卫，养血活血，祛饮降逆，通表透里，清热生津。

应用温经汤要把握病机辨证的四个要点，一是营卫阴阳不和；二是血虚或血瘀；三是水饮内停或上逆；四是燥热津伤。

应用温经汤的主要证候有：一是中风证如头痛，身热，汗出，恶风等；二是太阴病证，如腹满而吐，食不下，自利，时腹自痛，或腹部拘急，吐涎沫或带下等；三是血虚或血瘀证，如面色无华或萎黄，唇口干燥，唇色淡白或青紫，或肌肤甲错，头晕心慌，手足麻，或腹部刺痛，痛有定处等；四是阳明热证，如手足心热，心烦，失眠等。

第二节 证机皆相应 用方范围广

一、观其脉证，知犯何逆，随证治之

辨方证与辨病机相结合是高层次的辨证方法，是拓展经方应用范围的方法。

《伤寒论》第16条说："太阳病三日，已发汗，若吐、若下、若温针，仍不解者，此为坏病，桂枝不中与之也。观其脉证，知犯何逆，随证治之。"

对于这个"随证治之"，胡希恕先生说："此四字体现了贯穿全书的辨证论治的精髓，不可轻看。"（《胡希恕讲伤寒杂病论》）

"观其脉证，知犯何逆，随证治之"这个辨证思想不仅体现了《伤寒论》坏病的治则，更重要的是对辨证具有广泛指导意义，是中医辨证论治的方法学。

我认为，这12个字就是辨六经方证病机的核心。

观其脉证，就是辨六经证候；知犯何逆，就是通过六经之证而察知证候病机；随证治之，就是方证病机相应而选方治之。

《本经》说："欲疗病先察其原，先候病机。"这句话也可以说是方证病机辨治的真言。就是辨证时要做到见病知源，察病识机。

也就是说，见到一个病，要知道是表证，还是里证，是寒证还是热证，虚证还是实证，是水饮还是瘀血等，这就需要我们辨六经，辨方证，察知病机，这样才能准确地选方直达病证的靶点。

我们唯有透彻理解"观其脉证，知犯何逆，随证治之"的深刻内涵，才能在动态中随时把握病机的变化，在治疗中做到证机相合，方证病机皆相应。

举几个方证来说明方证病机的应用。

真武汤方证。

《伤寒论》第 82 条说："太阳病发汗，汗出不解，其人仍发热，心下悸，头眩，身瞤动，振振欲擗地者，真武汤主之。"

"少阴病，二三日不已，至四五日，腹痛，小便不利，四肢沉重疼痛，自下利者，此为有水气。其人或咳，或小便利，或下利，或呕者，真武汤主之。"

真武汤为太阴少阴合病方，方证病机为真阳不足或虚衰，虚寒水饮盛，即少阴或（和）太阴里虚寒停水，水气泛滥。

真武汤有较强的温阳祛寒化水之功，能破阴凝，利水气，并化水饮为津液，无论是水气停留于全身或是局部，只要同时具备真阳虚损，寒饮内停病机的，都可以应用或合方中应用真武汤。

真武汤中的芍药还能清阳明微热，因为水饮停聚日久可化郁热，芍药苦寒有清泄水饮郁热的作用，照顾非常全面。所以，凡心力衰竭、肺心病、慢阻肺、慢性肾病、肾病综合征等病证有虚寒水盛病机的，都可以应用真武汤，并非局限于条文所包含的病证。

《古今录验》续命汤方证。

《金匮要略·中风历节病脉证并治》附方中说："《古今录验》续命汤，治中风痱，身体不能自收，口不能言，冒昧不知痛处，或拘急不得转侧。……并治但伏不得卧，咳逆上气，面目浮肿。"

《古今录验》续命汤及《千金》大小续命汤系列，就是麻黄汤、桂枝汤的变方，方中生石膏、干姜或附子等寒温药并用，有开表泄邪，祛风通络，通达营卫，清热生津，降逆祛痰化饮，活血化瘀之功。主治风痱，身无痛，四肢不收，智乱不甚，是介乎于偏枯和风懿（中脏腑，舌强不能言，奄忽不识人）之间的中风证。

《古今录验》续命汤为寒热错杂的厥阴病（阳明太阴合病，少阴阳明合病）方。方证病机为营卫不和或郁闭，津液不足，营血虚瘀，痰饮互阻。

该方临床应用范围很广，不仅限于主治中风、风痱。凡症见上述病机的外感或内伤杂病，如感冒、咳嗽、喘证、冠心病、肺心病、心力衰竭及皮肤病等都可以应用续命汤。

栀子豉汤方证。

《伤寒论》第76条说："发汗后，水药不得入口为逆，若更发汗，必吐下不止。发汗吐下后，虚烦不得眠，若剧者，必反复颠倒，心中懊恼，栀子豉汤主之；若少气者，栀子甘草豉汤主之；若呕者，栀子生姜豉汤主之。"

《伤寒论》第77条说："发汗，若下之，而烦热，胸中窒者，栀子豉汤主之。"

《本经》说栀子："味苦寒。主五内邪气，胃中热气，面赤，酒疱，皶鼻，白癞，赤癞，创疡。""胃中热气"和"赤癞""创疡"，就是指湿热。

栀子豉汤为阳明上焦湿热证的方子，有清宣郁热利湿之功。方证病机为湿热上扰心胸。

栀子豉汤除治疗虚烦不得眠，心烦郁闷懊恼外，凡有湿饮郁热上扰上焦的呕吐、咳嗽、喘证、头痛、眩晕、耳鸣、目赤等症都可应用。

二、从王祥徵先生的一则医案谈六经方证病机辨治

冯世纶教授主编的《百年百名中医临床家·胡希恕》中曾记载一个案例："瓜蒌薤白治遗精疑"，其中说道："诊余，胡老谈及自己的老师一事，上中学时，胡老曾患遗精病，王祥徵老师开了瓜蒌薤白加四逆散、山栀，服一剂即愈，至今百思不得其解。"

从这则医案中应用的方药可以推知，该案"遗精"主要为少阳阳明太阴合病。少阳邪郁，枢机不利，三焦失畅，湿饮内生，久郁化热入于阳明，阳明热与太阴湿饮蕴阻，是为湿热，湿热下注，扰动精室则遗精。以方测证，还应当有口苦、脉弦、心烦等证候。该案的证候病机为邪郁少阳阳明，三焦气机失畅，蕴湿生热，扰动精室。

王祥徵先生方拟瓜蒌薤白加四逆散、山栀，是非常契合方证病机的。瓜蒌薤白加四逆散、山栀，实际上就是瓜蒌薤白白酒汤去白酒合四逆散加山栀。

《金匮要略·胸痹心痛短气病脉证并治》中说："胸痹之病，喘息咳唾，胸背痛，短气，寸口脉沉而迟，关上小紧数，栝楼薤白白酒汤主之。"这一条主要是论述治疗胸痹病的主证主脉和主方。胸痹病主要是阴邪痰浊停留胸中，阳气不得流通，久郁化热，阳明郁热与太阴痰饮湿浊互壅上逆而阻滞上焦，胸阳不宣，以致喘息咳唾，胸背作痛。栝楼薤白白酒汤方证病机为中焦寒饮凝滞，郁而化热，上逆

心胸。所以主用瓜蒌涤痰除饮而清胸中郁热；用薤白温中通阳，祛水饮痰湿而行滞气。

关于瓜蒌薤白白酒汤方中主要药物瓜蒌、薤白的性味和主治，我们可以看看《本经》等药学著作的释义。

《本经》记载栝楼根："味苦寒，主消渴，身热，烦满，大热，补虚安中，续绝伤。一名地楼。"这里所说的"地楼"即指栝楼，说明《本经》认为栝楼的性味主治与栝楼根基本相同。

清代医家张秉成在《本草便读》中说："瓜蒌，性味与花粉相同，惟润降之功过之。"

清代医家张璐在《本经逢原》中说："栝楼实，其性较栝楼根稍平，而无寒郁之患。"

明代贾所学在《药品化义》中说："瓜蒌仁体润能去燥，性滑能利窍。……若郁痰浊，老痰胶，顽痰韧，食痰粘，皆滞于内不得升降，致成气逆胸闷，咳嗽烦渴少津，滑润之力以涤膈间垢腻，则痰消气降，胸宽嗽宁，渴止津生，无不奏效。"

《本经》说薤白："味辛温。主金疮，疮败。轻身不老，耐饥。"

金代医家李东垣在《用药法象》中说薤白："治泄痢下重，能泄下焦阳明气滞。"

《本草纲目》引《别录》说薤白："温中，散结气。"

由上述论述可知，栝楼甘寒，有清化痰热内结，补虚安中除烦之功。薤白温中散寒祛痰湿，上开胸痹，下泄气滞。这两味药一寒一温，互为反佐，既清热通滞调畅气机，又散寒祛痰饮湿浊，兼以补虚。一般对于寒热错杂之证，非反佐则无以调和之。

胡希恕先生的老师王祥徵先生，依据病机，巧妙地将"瓜蒌薤白白酒汤"这个经方用于治疗遗精，因病在下焦而不用白酒，主要用瓜蒌、薤白来解决下焦郁滞不通而痰湿蕴热扰动精室的问题。该案遗精虚实夹杂，栝楼可"补虚安中"，薤白主"轻身不老"，说明这两味药还都有补虚的作用。这就是针对病机而用药。

《伤寒论》第318条说："少阴病，四逆，其人或咳，或悸，或小便不利，或腹中痛，或泄利下重者，四逆散主之。"四逆散方证病机为郁热结滞，气机不畅。合以四逆散，重点疏通少阳阳明气机，以绝痰湿蕴热的后路。

《本经》说栀子："味苦寒。主五内邪气，胃中热气，面赤，酒疱，皶鼻，白癞，赤癞，疮疡。"从《本经》论述来看，栀子既能清热除烦，又能祛除湿热内扰。

所以，该案虽然不是上焦"胸痹"之证，但因湿热郁阻、气机不通的病机相同，下焦"遗精"之证亦可应用瓜蒌、薤白之类方药辨治。

由此案也可看出王祥徵先生深谙《伤寒论》经方理法实质，是应用方证病机辨治的高手。

我曾用"枳实薤白桂枝汤"辨治过"腹痛"，疗效很好，简单介绍如下：

张某，女，32岁。2012年10月12日初诊。小腹部阵发性坠胀疼痛半月余。患者每天多次发作小腹部胀满隐痛，伴有肛周下坠不适感，时轻时重，非常难受。曾去医院检查，但查不出任何阳性体征，诊为肠痉挛，多方治疗无明显疗效。来找我治疗时，小腹部坠胀疼痛正在发作，无胸闷胸痛胁痛，心烦，口干不苦，无腹泻，小便微黄。舌淡，舌体胖大，边有齿痕，苔白腻，舌根部有轻度黄滑苔，脉寸关滑尺沉。脉证合参，辨为太阴阳明合病，属厥阴。病机为下焦寒饮郁而化热，湿饮郁热互结，壅滞气机。方拟枳实薤白桂枝汤原方，1剂症状减轻，3剂而愈。由此可知，辨六经方证病机而施治，确可拓宽经方应用的范围。

三、医案解析

（56）眩晕，头痛，胁痛

王某，男，49岁，2011年9月28日初诊。

主诉： 眩晕、头痛伴左胁部疼痛4个月余。

病史： 4个月前，因感冒输液大汗退热后出现眩晕，头懵沉，以及前额至颠顶头痛伴左胁部窜痛，每于上午10点左右发作，起卧瞬间眩晕更重，眩晕阵发，头痛持续，时轻时重，并在眩晕发作时出汗。多方治疗无明显疗效。求治。

刻诊： 眩晕，头懵沉，眩晕发作时出汗。头痛，多在前额至颠顶处。左胁部疼痛，时恶心干呕，无发热恶寒畏风，无胸胁满闷，无心烦，口稍有干苦，但不渴，纳可，二便调，舌暗苔白腻水滑，脉弦，寸浮关尺沉。

腹诊： 胁部触诊无胁下痞硬，无压痛。血压135/85mmHg。

六经脉证解析： 眩晕，恶心干呕，口苦，胁痛，脉弦，为少阳病。

前额头痛，出汗，脉寸浮，为太阳中风证。

头懵沉，颠顶头痛，舌苔白腻水滑，脉寸浮关尺沉，为太阴病，太阴寒饮上逆。

六经辨证： 太阳少阳太阴合病。

病机：枢机不利，经络气机阻滞，三焦失畅，营卫不和，寒饮上逆。

治疗：柴胡桂枝汤合苓桂术甘、吴茱萸汤：柴胡40g，黄芩15g，党参15g，炙甘草15g，生白术15g，旱半夏30g，桂枝20g，白芍20g，茯苓30g，吴茱萸30g，生姜30g（切片），红枣8枚（掰开）。6剂，每日1剂，水煎分3次服。

二诊：患者很高兴地说，我这病已经4个多月了，到处治疗治不住，没想到你开的中药怎有效。现在头痛、自汗消失，左胁部窜痛明显好转。还是有一阵阵儿的眩晕、头懵，口苦，但也比以前强。还说，你这个药太苦了，要不是想早点儿好，我真是吃不下去了。舌暗苔白腻，脉寸关弦，尺偏沉弦。

上方去吴茱萸汤、柴胡桂枝汤，拟小柴胡汤合苓桂术甘汤、泽泻汤：柴胡40g，黄芩15g，党参15g，炙甘草15g，生白术15g，旱半夏30g，桂枝20g，茯苓30g，泽泻45g，生姜30g（切片），红枣8枚（掰开）。7剂，每日1剂，水煎分3次服。

此后患者电话告知，病已经痊愈，表示感谢。

六经方证病机辨析思路

该案患者是因外感病误治，表未解而又邪入少阳太阴，乃少阳枢机不利、太阳营卫不和合太阴饮逆之证。

病机重点在于枢机不利，经络气机阻滞，三焦失畅，中、下焦水饮上逆。

《伤寒论》第146条说："伤寒六七日，发热微恶寒，支节烦痛，微呕，心下支结，外证未去者，柴胡桂枝汤主之。"柴胡桂枝汤方证病机为表邪未解，邪犯少阳，表里不和，营卫不和兼夹湿饮蕴表。所以一诊方主拟柴胡桂枝汤和解少阳兼以解表。

柴胡桂枝汤为小柴胡汤与桂枝汤合方，方中小柴胡汤调节枢机，疏利三焦，枢机动转则上下调达，内外宣通，两胁经气得以畅达。以桂枝汤调和营卫，透表通里。

《伤寒论》第67条说："伤寒，若吐、若下后，心下逆满，气上冲胸，起则头眩，脉沉紧，发汗则动经，身为振振摇者，茯苓桂枝白术甘草汤主之。"苓桂术甘汤方证病机为水饮上逆而虚寒不重。因为该案主证为眩晕，病机为寒饮上逆，所以，合苓桂术甘汤利水降逆止眩。

《伤寒论》第378条说："干呕吐涎沫、头痛者，吴茱萸汤主之。"吴茱萸汤方证病机为寒饮上逆于上焦。该案合以吴茱萸汤上达颠顶降水饮逆气而止头痛。

二诊患者已经没有自汗，且头痛也消失了，但仍有眩晕，头憎，口苦，舌暗苔白腻，脉寸关弦，尺偏沉弦，说明表证已解，但少阳病仍在，太阴病尚未完全解除。

虽然眩晕用吴茱萸汤也很对病机，但因太苦会影响患者继续彻底治疗。为了保证疗效，又避免难以入口的苦味，除仍以小柴胡汤合苓桂术甘汤疏利三焦化饮降逆之外，再合以泽泻汤以加强消水化饮的力量。

方证病机相应，方药配比谨遵经方法度，就会有很好的疗效。

（57）咳嗽，感冒

张某，男，9岁。2013年8月13日初诊。

主诉：咳嗽伴发热1周余。

病史：1周前，患者因空调过凉而患上呼吸道感染，喷嚏，流涕，咽痛，体温39.5℃，静脉点滴4天，药物为阿莫西林克拉维酸钾针剂，加地塞米松针，发热退而又起，反复不愈，并出现咳嗽咳痰等症状，又服用多种退热止咳化痰等中西药，无明显疗效，影响上学。求服中药治疗。

刻诊：咳嗽频作，咳稀白痰，喷嚏，流黄浓涕，咽痛，发热，一阵阵儿怕冷，用退热药后汗出热退，而不久又恶寒无汗，体温再起。无头痛身痛，无口苦咽干，口稍渴，饮水多，纳可，二便可，舌淡苔薄白水滑，脉寸浮微紧，关尺弦。咽后壁充血，淋巴滤泡增生，左侧扁桃体红肿Ⅱ°大。

体温37.8℃。CR片示：两肺纹理增粗。

六经脉证解析：咳嗽，喷嚏，流涕，恶寒发热，舌淡苔薄白，脉寸浮微紧，体温37.8℃，为太阳伤寒证。

咳嗽频作，咳稀白痰，流涕，舌淡苔薄白水滑，脉关尺弦，为太阴病，水饮上逆。

口渴，流黄浓涕，咽红肿痛，为阳明病，上焦郁热。

六经辨证：太阳太阴阳明合病。

病机：感受外邪，水饮上逆，上焦郁热。

治疗：小青龙加石膏汤：生麻黄9g，桂枝9g，干姜9g，旱半夏15g，炙甘草9g，白芍9g，五味子9g，细辛9g，生石膏30g。3剂，每日1剂，水煎取汁300mL，分3次温服。

二诊：患者的母亲说，患者服1剂药后体温即退，3剂药服完，咳嗽、咳痰、喷嚏、流涕等诸症都明显减轻，咽痛基本消失。效不更方，上方又服2剂，痊愈。

六经方证病机辨析思路

该案就是阴证阳证并存，互有关联，依据病机而用一方统之。

患者外感表证为太阳伤寒证，有发热恶寒、喷嚏流涕、脉浮紧等证候。而咳嗽、流黄浓涕、咽红肿痛、口渴等症为太阴水饮上逆，兼夹阳明上焦郁热所致。所以方拟小青龙加石膏汤解表清热，温化寒饮，降逆止咳，表里双解。

小青龙加石膏汤出自《金匮要略·肺痿肺痈咳嗽上气病脉证治》："肺胀，咳而上气，烦躁而喘，脉浮者，心下有水，小青龙加石膏汤主之。"其方药组成为小青龙汤加生石膏，方证病机为外寒内饮夹热。主治伤寒表不解，心下有水气上逆，太阳或少阴表寒与太阴饮同病，兼夹阳明里热所致的咳喘、烦躁等症。

患者发病时正是高温酷暑，是因空调冷饮过度等因素，感受外邪而发病的。口服或静脉点滴抗生素再加激素治疗，不仅疗效差，而且有使病情缠绵难愈的倾向。而中医治疗夏季感冒、上感合并或诱发支气管炎等是有优势的。

由这个医案可知，经方治病，主要在辨六经方证病机。应用小青龙加石膏汤治疗咳喘，不要圈于什么风热犯肺、风寒袭肺等固定证型条框，只要证候病机为外寒内饮夹热，不论冬夏，皆可应用。

第十六章　方证对应是关键
欲求疗效在此端

第一节　治病辨方证　首推张仲景

一、病皆与方相应者，乃服之

"辨方证"及"方证相应"或"方证相对"这个治病方法，自《伤寒论》问世以来，实际上已经应用近两千年了。张仲景就是应用"方证相应"理念的鼻祖。

《伤寒论》中虽然没有见到"方证"一词，但方证的理念却贯穿于全书。

如《伤寒论》第317条中在"通脉四逆汤"方后特别注明一句话："病皆与方相应者，乃服之。"这就明确提出了"方证相应"的主旨，就是说所辨的证与某经方相符合，就是这个经方的应用指征，而这个对证的经方就是方证。

《伤寒论》有不少条文都是有方有证，只讲病证，不涉及病因等，直观简洁明了。如桂枝证，就是指桂枝汤这个经方所对治的证候。

柴胡证，就是指小柴胡汤经方对治的证候。

白虎汤证，就是指白虎汤这个经方所对治的证候。

承气汤证，就是指承气汤类经方所对治的证候。

"四逆辈"，即《伤寒论》第277条所说："自利不渴者，属太阴，以其脏有寒故也，当温之，宜服四逆辈。"就是指四逆汤类方如四逆汤、通脉四逆汤、四逆加人参汤等经方所对治的证候，等等。

《伤寒论》中的每一个经方，都是对应着一个特定的证候群，其中暗含着方证病机，与证是紧密地结合在一切的，方证相应，就会效如桴鼓，这是一个非常方便的法门。

二、孙思邈最早提出"方证"的理念

最早直接提出"方证"的，是唐代医家孙思邈。

孙思邈毕生都在想方设法搜集研究仲景的经方，在《备急千金要方》卷九、卷十，已经搜集了一部分，但并不完整。及至其晚年著《千金翼方》时已经比较系统地搜集到了《伤寒论》的原文，并将《伤寒论》重新整理，收录于《千金翼方》卷九"伤寒上"、卷十"伤寒下"中。

编排方式也别具一格，是按六经病来分证，如将太阳病篇以"太阳病用桂枝汤法第一，太阳病用麻黄汤法第二，太阳病用青龙汤法第三，太阳病用柴胡汤法第四，太阳病用承气汤法第五，太阳病用陷胸汤法第六"等来分证，先列出同用一"方"一"法"的一系列的证，然后在证下列方，并将此类编排方法定名为"方证同条，比类相附"。

这个"方证同条"，不仅列出了六经有关方证、方药的配伍配比及煎服法等，更重要的是凸显了一个方证相对的重要理念，示人以用方的法则，针对性强，非常方便临证应用。

我们要注意的是，这里面辨六经病有证有法又有方，凸显辨方证，不能理解为方和证的机械套用。

孙思邈在《千金翼方·卷九》中道出了他这种方证相附的感慨和用意：

"论曰：伤寒热病，自古有之。名贤睿哲，多所防御。至于仲景，特有神功，寻思旨趣，莫测其致。

……遂披《伤寒大论》，鸠集要妙。以为其方行之以来，未有不验。旧法方证，意义幽隐，乃令近智所迷览之者，造次难悟；中庸之士，绝而不思。故使闾里之中，岁至夭枉之痛，远想令人慨然无已。今以方证同条，比类相附，须有检讨，仓卒易知。"

这就是"方证相对"的基本阐释。孙思邈"以方证同条，比类相附"的归纳方法，使方证重点更加突出，更贴近于临证实用，可以说是《伤寒》经方研究和应用的一个创新。

《千金翼方》一书写成后，以其翔实的内容及极为切合临床实用方证归纳及经方应用法则，在传统医学史上影响深远，流传甚广。不仅在国内广为流传，而且早就流传到了日本，日本就藏有元大德梅溪书院的《千金翼方》刻本。

三、《金匮要略方论·序》中凸显方证相对的重要性

宋代林亿、高保衡、孙奇也深谙"方证相对"的重要性，如在其校正的《金匮要略方论·序》中说："张仲景为《伤寒杂病论》合十六卷，今世但传《伤寒论》十卷，杂病未见其书，或于诸家方中载其一二矣。翰林学士王洙在馆阁日，于蠹简中得仲景《金匮玉函要略方》三卷：上则辨伤寒，中则论杂病，下则载其方，并疗妇人，乃录而传之士流，才数家耳。尝以对方证对者，施之于人，其效若神。……今又校成此书，仍以逐方次于证候之下，使仓卒之际，便于检用也。"

四、日本汉医学家吉益东洞的"方证相对"学说

在"方证相应"这个学说上，不能不提到江户时期的古方派医家吉益东洞。

我有一套上海陈存仁在20世纪30年代编校的《皇汉医学丛书》，这套丛书汇集了日本汉医学家研究我们祖先医学经典的学术精华，特别是集《伤寒论》《金匮要略》及《内经》等经典研究成果之大成，很有参考借鉴意义。

读了这套丛书后，对我启发很大。希望同道有余力时可以看看这套丛书，特别是看看其中研究《伤寒论》《金匮要略》的部分，都是各有所长，各有独到的见解。学术无国界，他山之石可以攻玉，不论是谁的学术思想，我们都应当学习，开卷总会有益。

吉益东洞是日本一位特立独行、有独创精神的医家，他殚心汉医，立志复兴古"疾医"汉方，决心"道不古则不从，方不古则不取"（《古书医言·序》），认为张仲景是真正治病的"疾医"，《伤寒论》理论没有臆测，不强求病因，以见证为立论准则，是明白的治病方法。

如他在《医事或问》中说："古昔医有三，曰疾医、曰阴阳医、曰仙家医也。《周礼》所谓疾医见定病毒所在，视其毒，处方取去病毒，故尽愈诸病疾苦，扁鹊仲景所为是也。阴阳医不视病之所在，唯以阴阳五行相生相克论病，皆臆见，故非明白之治。"

吉益东洞对《伤寒》经方极为推崇，独尊仲景。

他曾在《类聚方·自序》中说："医之学也，方焉耳……当汉之时，张氏之为方也，虽复稍后扁鹊，而其药剂之富，法术之存，盖莫古焉。"还认为，"汉长沙之

方，乃古之医学，舍此而莫依也"。也就是说，治病除张仲景的药方之外，没有可依可用的方。

吉益东洞在深研并施用《伤寒论》经方中独树一帜，务求实效，反对李东垣、朱丹溪的"思辨医学"，从而提出了"方证相对"的学说。

如他在《家塾方与方极·方极序》中说："夫仲景之为方也有法，方证相对也，不论因也。"这实际上是对《伤寒》经方的应用指出了一个全新的途径。这也是吉益东洞在对古医学的长期临证实践中不断地全面而深入思考的结晶。

不可否认，日本汉方医家提出的方证相对学说，一定是受到孙思邈等古医家学术思想的启迪，因为，中国古代很多著名医家的学说，都曾流传到日本，很受日本汉医学家的重视和研究。

五、方证相应是一种严谨的辨治方法学

方证相应的辨治方法，实际上是一种非常严谨的辨治方法学，是中医学几千年来，在临证实践中经过反复验证后自然选择的一种行之有效的辨治路径。这种方法在经方派医学中是始终遵循的规范。

而唐宋以降，特别是金元以来，一些医家用《内经》解读《伤寒论》经方学术，各家学说蜂起，理论混杂，学术偏执，追求理论的玄奥繁杂，将至简至明的古经方学术弄得艰涩难懂，不易掌握。

这种《内经》化的《伤寒》学术，理论夹杂，辨证脉络不清，即使难以临床应用，但因是经典，也趋之若鹜，没有多少人提出异议。

虽难入纯正的六经辨治法门，但姑且章法不明地以经方掺杂大量时方临证，延续至今。而比较纯正的《伤寒》六经方证相应的经方方证辨治体系却被排挤在中医主流学术之外，以至于中医疗效日渐滑坡，日渐被西医学边缘化，这是令人忧虑的。

现在有必要回归到真正的经方学术辨证的路径上来。

六、医案解析

（58）泄泻

阮某，男，56岁，2012年7月22日初诊。

主诉：腹泻2个月余。

病史：2个月前，患者因酒后而腹泻，自此一直持续。每天腹泻4～6次，泻前腹部胀满肠鸣难受不适，一难受就要立即去厕所排便，排出或水样便，或稀溏便。每餐饭不敢多吃，更不敢吃冷食或油腻或饮酒，否则就要加重腹泻。2个月来，消瘦较快。为治疗此病，曾去多家医院，服过西药，也服过不少中药汤剂，基本无效。经人介绍来找我治疗。

刻诊：发作性腹满肠鸣腹泻，时有嗳气。无腹痛，无恶心干呕或呕吐，口不苦、不干，口渴欲饮。纳可，小便黄。舌暗苔薄白腻，脉缓，寸关弦尺沉。心率58次/分。

六经脉证解析：腹满肠鸣腹泻，嗳气，舌暗苔薄白腻，脉缓，寸关弦尺沉，为太阴病。

口渴欲饮，小便黄，为阳明病。

六经辨证：太阴阳明合病，属厥阴。

病机：胃中不和，水热互结而下趋。

治疗：生姜泻心汤合诃黎勒散：半夏20g，干姜10g，生姜20g，黄连5g，黄芩15g，党参15g，炙甘草15g，诃子30g，茯苓30g，赤石脂30g，大枣8枚（切开）。3剂。每日1剂，水煎取汁600mL，分3次服。

二诊：患者说，这个中药很有效，服2剂后，腹泻次数就减少了。肠鸣腹胀也明显减轻了。仍然腹泻，水样便偏多，口渴欲饮，小便淡黄偏少。舌暗苔薄白腻，脉沉弦。

六经脉证解析：腹泻，水样便偏多，舌暗苔薄白腻，脉沉弦，为太阴病，水饮趋于下焦。

口渴欲饮，小便淡黄偏少，为阳明微热，气化不行，津液不布。

六经辨证：太阴阳明合病。

病机：三焦气化不行，津液不布，水饮下趋。

治疗：五苓散加味：茯苓20g，生白术20g，猪苓20g，肉桂10g，泽泻30g，煨诃子30g。4剂，每日1剂，水煎取汁600mL，分3次服。

三诊：患者说，我的腹泻2个多月来到处治疗，曾去多家医院吃过不少中药都治不住，你这药真是有效，现在我啥都敢吃了，你真是个高手。

现在已基本不太腹泻了，无口渴，小便正常，舌暗苔薄白腻，脉沉弦。效不更方，上方加怀山药30g，又服4剂，痊愈。

六经方证病机辨证思路

《伤寒论》第157条说："伤寒汗出解之后，胃中不和，心下痞硬，干噫食臭，胁下有水气，腹中雷鸣，下利者，生姜泻心汤主之。"生姜泻心汤方证病机为胃中不和，水饮盛，食滞水停与湿热互结而致痞，呕逆及下利。

该案一诊时，脉证表现为寒热错杂，水热互结于中下焦，胃中不和，水饮较为突出，水多于热，所以出现腹满肠鸣腹泻、嗳气等证候。所以主方用生姜泻心汤除痞止利，方中有干姜又重用生姜，意在加大温化虚寒水饮而降逆的力度。

《金匮要略·呕吐哕下利病脉证治》中说："气利，诃黎勒散主之。"

诃黎勒散就一味药：诃子。诃子味苦、酸、涩，性平，在《本草备要》中说："涩肠敛肺泻气……生用清金行气，煨熟温胃固肠。"由此可知，诃子能通能下，双向调节。

诃黎勒散的方证病机就是虚寒水饮兼夹已衰的些许阳明实邪，适用于泄泻痢疾等邪气已衰而经久不止者。所以在治疗气利，也就是气胀和稀水便或溏便上，有很好的涩肠止泻作用。

二诊时腹泻次数虽然减少了，肠鸣腹胀也减轻了，但仍然泻下水样便，并伴口渴欲饮，小便淡黄偏少。这就是有三焦气化不行而津液不布，水饮下趋的病机。

所以，重新调整辨治思路，重点用五苓散温三焦而气化生津，去水饮而分消二便。正如清代医家钱潢在《伤寒溯源集》中说五苓散："其立方之意，用桂以助肾蒸腾之气，更用诸轻淡以沛肺家下降之功，使天地阴阳之气交通，气化流行，而上下之气液皆通矣。"

五苓散主治是以太阴水饮为主，还可治太阳、阳明而见水湿内停不化津液的诸多病证。

用五苓散要注意药物的配伍比例，泽泻能利太阴水，化水为津液，又能清阳明热，用量一定要大于其他的药，否则疗效不好。泽泻与猪苓、茯苓、白术、桂枝的比例大致为 3:2:2:2:1。

一诊加赤石脂是为了加强固下涩肠止泻之力。《本经》说赤石脂："味甘平。主黄疸，泄利，肠澼脓血，阴蚀，下血赤白，邪气，痈肿，疽痔，恶创，头疡，疥搔。久服，补髓益气，肥健不饥，轻身延年。"

因为患者腹泻已久，中气比较虚弱，又加怀山药补中气而利湿生津。山药又称薯蓣，既能补气又能养阴，补而不滞，滋而不腻，为久泻后补中益气的良药。

《本经》说:"薯蓣(薯蓣)味甘温。主伤中,补虚羸,除寒热邪气,补中,益气力,长肌肉。长肌肉。久服耳目聪明,轻身不饥,延年。"

明代医家陈嘉谟《本草蒙筌》中说山药:"南北州郡俱产,惟怀庆者良。"怀庆位于河南焦作区域。所以,入药最好用怀山药。

由这个医案可知,辨六经方证,可直切主证而不论病因病理,不用繁琐的脏腑阴阳五行的推理,简洁明快。从一诊、二诊的辨证可以看到,我们遇见任何病证,都必须谨守方证病机,证变机变方亦变,方能更有针对性地治疗。

(59)崩漏

吴某,30岁。2013年6月13日初诊。

主诉: 月经淋漓不断半个月。

病史: 2个月前患者做过人流术,半月前来月经,但月经淋漓不断,经医院妇科检查说是子宫内膜修复障碍,服用西药消炎止血药等没效。求服中药治疗。

刻诊: 月经淋漓不断,量少,色红,质黏稠,小腹不时隐痛,喜按揉,乏力,易感冒,畏风,时出虚汗,心烦,咽干口干不渴,纳可,眠可,无恶寒发热,无手足心热,二便可,唇淡白不干,舌淡暗,舌苔薄黄,脉细,关尺沉弱。

六经脉证解析: 月经淋漓不断,畏风,出虚汗,小腹不时隐痛,喜按揉,乏力,唇淡白,脉细,关尺沉弱,为太阴病,太阴中风,阴阳营卫不和,气血不足。

月经量少色红质黏稠,心烦,咽干口干,舌苔黄,为阳明病,热伤津液,热扰冲任。

六经辨证: 太阴阳明合病。

病机: 阴阳营卫不和,气血不足,热扰冲任,热伤津液。

治疗: 黄芪建中汤合当归补血汤:黄芪30g,桂枝20g,白芍40g,炙甘草20g,当归12g,大枣8枚(掰开),生姜30g(切片),蜂蜜50g(冲化)。4剂,日1剂,水煎分3次服。

二诊: 患者述,药后精神好多了,出虚汗明显好转,小腹隐痛基本消失。第3剂药后逐渐下血减少了。上方加黄芪至50g,继服4剂,痊愈。

六经方证病机辨治思路

该案患者素体正虚,人流术后,阴阳营卫不和,气血亏虚,津液不足,伤及冲任而出现寒热错杂诸症,正与黄芪建中汤方证病机相合。所以,主用黄芪建中汤补中益胃气，调和阴阳营卫，清热生津，去瘀生新。

《金匮要略·血痹虚劳病脉证并治》中说："虚劳里急，诸不足，黄芪建中汤主之。"黄芪建中汤就是小建中汤加黄芪。

《金匮要略·血痹虚劳病脉证并治》中说："虚劳里急，悸，衄，腹中痛，梦失精，四肢酸痛，手足烦热，咽干口燥，小建中汤主之。"这一条所说的虚劳里急的病机为阴阳营卫不和，气血虚损，血燥津伤，也是小建中汤的方证病机。

气血营卫来源于中焦之气，中气不足则阴阳不和，营卫不调，气血津液不足。

清代医家尤在泾在《金匮要略心典》对小建中汤证分析得很精辟，说小建中汤为："和阴阳，调营卫之法也。夫人生之道，曰阴曰阳，阴阳和平，百疾不生。若阳病不能与阴和，则阴以其寒独行，为里急，为腹中痛，而实非阴之盛也；阴病不能与阳和，则阳以其热独行，为手足烦热，为咽干、口燥而非阳之炽也。……

故中气立则营卫流行而不失其和。又，中者四运之轴而阴阳之机也。故中气立则阴阳相循，如环无端，而不极于偏。是方甘与辛合而生阳，酸得甘助而生阴，阴阳相生，中气自立。是故求阴阳之和者必于中气。求中气之立者必以建中也。"

加黄芪是因为气血虚损更重。《本经》说黄芪："味甘微温。主痈疽久败创，排脓止痛，大风，癞疾，五痔，鼠瘘，补虚，小儿百病。"

黄芪是太阴药，不仅治疗表虚大风，而且能补里虚，即气血两虚，这从《本经》的叙述中就能明显得知。黄芪能治"小儿百病"，是因为小儿以气血虚弱不足为特征，正如《灵枢·逆顺肥瘦》所说："婴儿者，其肉脆、血少、气弱。"由此说明黄芪能补气血之虚而治疗里虚"诸不足"。

当归补血汤是金元医家李东垣在《内外伤辨惑论》中所创的益气补血方剂，由黄芪和当归两味药以5:1的配比组成的，具有益气生血的功效。广泛用于劳倦内伤、气虚血亏诸症。在该案中合用这个方子，意在加强益气补虚摄血之力。

举这个医案是要说明，我们用经方，但也不要忽视历代医家所创制的行之有效的时方，很多著名的时方，也都是在张仲景经方学术理论的启发下创制的，临证疗效很好。但用时方也要注意辨证，不能以方套病或以方套证。

（60）云雾移睛（飞蚊症，玻璃体混浊）

王某，男，33岁，2013年8月29日初诊。

主诉：眼睛飞蚊症9个月。

病史：2012年10月，患者发现眼前出现点状、线状暗影，随着眼球的转动来回飘动，如飞蚊一般，视物不适。2013 年 5 月在某医院诊为近视引起的玻璃体混浊。服过一些中西药，也点过眼药，没有明显疗效，想服中药试试。

既往患者经常在电脑前工作，且高度近视多年，曾于 1999 年时做过准分子激光手术治疗。

刻诊：眼前有点状、线状暗影，如飞蚊，畏光，时感头痛、头懵晕，口不苦不干不渴，正常出汗，无恶心呕吐，纳可，大便溏，小便可。舌暗，边有齿痕，苔白水滑，脉寸浮细微紧，关尺沉。

六经脉证解析：头懵晕，眼前有点状、线状暗影，如飞蚊，畏光，大便溏，舌暗，边有齿痕，苔白水滑，脉关尺沉，为太阴病，寒饮内停上犯。

头痛，脉寸浮细微紧，为少阴病，上焦寒饮。

六经辨证：太阴少阴合病。

病机：中焦寒饮痰浊，逆于上焦。

治疗：小青龙汤加味：麻黄 15g，桂枝 15g，干姜 15g，旱半夏 30g，炙甘草 15g，白芍 15g，五味子 15g，细辛 15g，野菊花 30g，茯苓 30g。5 剂，日 1 剂，水煎分 3 次服。

二诊：患者说，飞蚊症好转，眼睛已经不太怕光了，方同上，继服 5 剂。

三诊：患者说，没想到这药还真有效，眼前的暗影明显减轻了，已经没有头痛、头懵晕症状了，药后精神很好，夜晚睡眠不佳。

效不更方，上方继服 5 剂，嘱其每天早晨和中午服药，不要在晚上睡前服药。

四诊：诸症基本消失，上方又服 5 剂以巩固疗效。嘱其不要在电脑前时间太长，避免眼睛过度疲劳。养成正常作息、生活规律的习惯，特别要保证睡眠充足。

六经方证病机辨治思路

飞蚊症又称"玻璃体混浊"，或称"玻璃体浮游物"。一般是由玻璃体变性引起自觉症状，多是一种中老年人自然退化的生理现象，以及部分眼病的病理现象。

随着年龄的增长，或高度近视，或做过白内障手术，以及眼内的炎症性病变或视网膜血管病变等，都会形成玻璃体"液化"，产生一些混浊物。

目前这种退化性的病变已经出现在不少年轻人的眼中，这与部分年轻人生活不规律，熬夜过度，过度用眼及过度看电脑等不良习惯，致使眼睛过度疲劳有关。

"玻璃体混浊"属于中医"云雾移睛"的范畴，其病变在于神膏。病因病机多责之于肝、胆、肾，如湿热郁蒸或痰湿内蕴，浊气上泛；肝气郁结，气滞血瘀；肝肾亏损，精血不足，目窍失养；阴虚火旺，灼伤目络等。

该案用六经方证病机辨治，思路虽然比较独特，但仍然是基于六经方证病机的。

"玻璃体混浊"可以视为水饮。

眼睛位于上焦，为表，上焦表位有寒饮，加之脉寸浮细微紧，可辨为少阴病。证舌脉又是寒饮偏多，辨为太阴寒饮内停上犯。

总之证候病机为中焦寒饮，逆于上焦，表里皆病。所以方用小青龙汤通表透里，温化寒饮。

《伤寒论》第40条说："伤寒表不解，心下有水气，干呕，发热而咳，或渴，或利，或噎，或小便不利，少腹满，或喘者，小青龙汤主之。"

从条文上看，小青龙汤并没有治疗"云雾移睛"的描述，但只要抓住小青龙汤表寒里饮，即外有伤寒表证，里有水饮内停的方证病机，就可以应用。

用小青龙汤治疗该证，方中的几味主药在《本经》的药症中都有很强的针对性：

《本经》说麻黄："味苦温。主中风，伤寒头痛，温疟，发表出汗，去邪热气，止咳逆上气，除寒热，破癥坚积聚。"入于上焦和体表，功能透达发散，破癥坚积聚。

《本经》说细辛："味辛温。主咳逆，头痛，脑动，百节拘挛，风湿痹痛，死肌。久服明目，利九窍。"细辛善于温通降逆，搜除寒饮而通窍活络。

麻黄与细辛配伍，可上入头面而通头部诸窍的痰饮。

《本经》说桂枝："味辛温。主上气咳逆，结气，喉痹吐吸。利关节，补中益气。"

麻黄与桂枝配伍，既温散表邪，又温化水饮而降逆气。在该案中用于治疗痰饮内蕴，浊气上泛的"玻璃体混浊"正对病机。

加茯苓以加强利水渗湿之力。清代医家陆懋修在《世补斋医书》中说："茯苓一味，为治痰主药，痰之本，水也，茯苓可以行水；痰之动，湿也，茯苓又可行湿。"茯苓治痰水，有助于减轻"玻璃体混浊"。

加野菊花意在加强明目之功。《本经》说菊："味苦平。主风，头眩肿痛，目欲脱，泪出，皮肤死肌，恶风湿痹。久服利血气，轻身耐老延年。"

清代医家陈修园在《神农本草经读》说菊花："凡芳香之物，皆能治头目肤表之疾，但芳香则无不辛燥香，惟菊花得天地秋金清肃之气，而不甚燥烈，故于头目风火之疾尤宜焉。"

清代医家张秉成在《本草便读》中说菊花："平肝疏肺，清上焦之邪热，治目祛风，益阴滋肾。"

由上述可知，菊花治疗上焦目疾眩晕为常用之药，而野菊花清上焦风热，养肝明目之力大于菊花。

三诊嘱患者每天早晨和中午服药，是因为晚上睡前服药，易于兴奋睡不着觉。调整服药时间是为了既要治病，又不能影响睡眠。

用经方，重在深透理解条文背后隐藏的方证病机，只有方证病机相应，才能活用和广用经方。

第二节　方证最严谨　施治目标明

一、方证集合的涵义

辨证论治是中医的学术精髓，这个辨证的结果最终就是要落实到方证上，以辨证后的方证病机来对证选方，证机相合，方证相应，所以胡希恕先生说"辨方证是辨证的尖端"，并特别强调"中医治病有无疗效，其主要关键就在于方证辨得是否准确。"（《胡希恕讲伤寒杂病论》）

辨方证可以说是《伤寒论》独特的诊治模式，经方治病就是要直接切入主题，直接将相对应的经方射中证候病机的靶点。

经方医学几千年来屡经临证实践而疗效不衰，实际上就归功于方证相应。

对于这个方证相应，不能单纯理解为一个具体的方药适应证，不能理解为机械地以方剂去对号入座，头痛医头，脚痛医脚，以方药套症，而是应当将方证理解为一种六经"方证集合"。

《伤寒论》六经就是六大"方证集合"。这个方证集合是一个动态变化的疾病辨治状态，涵盖了经方所对治的证候群，方证病机，证候病机，治疗原则、适用经方、药物的剂量和配比及个体体质状态（因为用药的量必须考虑个体差异）等。

辨证时，要依据病证的发生、发展和变化所反映出来的六经证候表现，充分以

"方证集合"的思维来考量辨治，目标更加明确，施治更为有效。

二、六经方证辨治可达阴阳动态平衡

六经"方证集合"是整体和宏观的临证思维视角，我们将辨方证和方证相应理念放在六经"方证集合"这个框架体系内，更能把握准六经方证病机，有针对性地用经方治疗，纠正阴阳的偏盛或偏衰。

尽管病证错综复杂，变化多端，阴阳寒热虚实错杂，只要谨守六经方证病机去遣方用药，证机相合，方证相应，就能使患病后的人体阴阳保持在一种动态平衡之中。

这个阴阳平衡，有正常人的阴阳平衡，有疾病状态下低水平的阴阳平衡，不论何种阴阳平衡，皆可使病情稳定在一个适宜的状态，或临床治愈病证。

辨六经方证的关键在于辨识这个"证"，这个认证是非常重要的，认证准确，再加之用方学会知常达变，常中求变，圆机活法，一方可以治疗多种病证；而认证不清，思路太窄，百方不能治疗一个病。

对于经方的认识，关键就在于辨好方证，把握住方证病机，方证和方证病机辨准确了，接下来的选方也就有明确的目标了。

三、"精准辨证"的相对性

有人说，辨方证要"精准"，要"精确认证"，能不能制定一个方便辨证的精确标准，让人们按图索骥，对号入座来选方，这不就更有利于医生们用经方吗？

这个想法是对的，但说着容易做着难。

我认为，关于这个制定"精确标准"是不太符合《伤寒论》六经方证辨证的具体运用的，也是固化辨证思维的。

实际上，准确辨证的这个"精准标准"，精确认证的这个"精确"，应当是相对"精确"或"精准"的，只要是基于六经的大框架内，所辨出的病证不失六经大法就行了，有时是无法做到标准化、精确化的。对于人体来说，也无法做到严格的标准化和精确化。有时的辨证还可能呈现一种哲学意义上的模糊状态。

因为，人体是个复杂的系统，彼此互相影响，相互联系。如六经病，三阴三阳常互含，三阳都有津液不足，三阴都有水饮，只是多少而已。

而人身阴阳气血津液是不断变化的，是处于一种动态平衡的状态中的，虽说三阴病都是一种阴寒的状态，都有寒饮证存在，但三阳病也会有少许的水饮；三阳病都是一种阳热的状态，都有热证伤耗津液，津液不足或亏虚的现象存在，而三阴病有时也会有些许的阳明微热伤损津液。

所以我们所说的这个"精确""精准"，应当将这些因素考虑在内，不能机械地认为三阳病就不会有水饮，就不考虑治疗水饮；三阴病就不会有热，就不考虑治疗热证。因为，人的病证是复杂多变的，三阴证、三阳证不明显的交错移行或互相夹杂的状态是多见的，辨证也都是应当顾及的。从严格的意义上来讲，人体所患的任何病证，都是一种寒热错杂证，只不过程度不同而已。

人体生命科学是非常复杂的一门科学系统，人们至今都没有彻底探索清楚。因此，人的疾病所反映的病证变化及病理表现也是错综复杂的。当人体的病证愈来愈错杂变化多端的时候，我们对它的掌控能力就愈来愈弱，如六经病的寒热错杂、虚实夹杂就难以精确地辨清。

有时，许多事物过分地追求精确反而更加模糊，而适当的模糊反而可以达到相对精确的目的。这是符合中医整体地、宏观地认识人体，认识生命，认识人身疾病的理念。

因为中医学术本身就是圆机活法的，无法形成一个固定的模式和精细的标准，没有一加一等于二的绝对公式，而是一种相对模糊的选择，有时候这种相对模糊，实际上是一种相对的精确。如古代流传下来的太极图，图中阴阳相抱，所谓负阴而抱阳，而在阴阳中间的那条曲线就是一个模糊的地带，你无法明确地界定它是属阴还是属阳。

很多事物都是一样的，没有必要用一种过于精确的标准来衡量。临证时，辨六经方证秉持一种矛盾着、对立着，同时又是统一着的模糊哲学状态，可使我们进入一个灵活多变而又耐人寻味的辨治境界。

但要注意，我说的这个辨证的模糊状态，并非是辨证的糊涂状态，而是说不要固化思维，钻牛角尖，临证是要多考虑人体所患病证的寒热错杂、虚实夹杂的状态，不能说是寒证就不顾及所存在的热象，说热证就不考虑有寒饮。

这实际上也是一种相对精确的辨证方法。

四、应用经方要谨遵六经方证病机的经旨理法

应用经方既要不离《伤寒论》六经方证的经旨理法，以及经方方药之间的基本配伍规则，又不能拘泥。

可以据证应用原方，也可以据证合方或加减方药，但是要注意，经方的加味一

般据药症最好只加一二味药，最多不超过三味药。加味过多不仅失去了经方证治的法义，而且打乱了经方配伍及配比的格局，影响疗效。

如果加药超过三味，就须重新辨证，选用其他对证经方来合方，尽量避免不讲法度地去自拟方，或乱加药。

五、医案解析

（61）发热

孙某，女，40岁，2012年4月12日初诊。

主诉：发热20余天。

病史：患者20余天前因感冒开始出现发热等症状，当时最高温度为38.4℃，经治疗后体温降至37.5℃左右，持续20余天。患者自己曾在晚间量过几次体温，一般夜间12点以后体温正常，早晨7点左右就开始发热，但较低，为37℃左右，下午较高，最高37.6℃。曾输液6天并服各类药物无效。

既往在2年前出现过这样长期低热的症状，当时持续了1个多月，曾到几家医院检查，也没有发现器质性病变，也是多方治疗，没少花钱，才慢慢好转。这次一见发热又是持续不见好转，心里有些害怕，经人介绍来找我治疗。

刻诊：热起时感到头懵，四肢酸痛乏力，无恶寒，无眩晕头痛，时有干呕，口苦，咽干，口不渴，纳可，时出汗，吃热饭时汗出更重，二便调。舌暗苔薄白腻微干，脉细稍数，寸关弦尺沉弦。体温37.4℃。心率92次/分。

六经脉证解析：头懵，发热，干呕，口苦，咽干，脉弦稍数，为少阳病。

四肢酸痛乏力，汗出，舌苔薄白腻，脉细尺沉，为太阴中风证。

六经辨证：少阳太阴合病。

病机：邪犯少阳，表里不和，枢机不利，营卫不和，湿饮蕴表，

治疗：柴胡桂枝汤：柴胡40g，黄芩15g，党参15g，旱半夏30g，炙甘草20g，桂枝30g，白芍30g，生姜30g（切片），大枣10枚（掰开）。4剂，每日1剂，水煎分3次服，嘱其每次服药后喝一点儿热稀面汤，然后盖上薄被子微微发汗，切不可大汗，汗后避风。

二诊：患者来说，这个方子喝1剂就退烧了，感觉身体还是有些不舒服，胳臂腿还是有点儿困痛懒抬，上方又开4剂，服后痊愈。

六经方证病机辨析思路

本案患者长期低热，脉证合参辨为少阳太阴合病。少阳病证见邪犯少阳，表里不和，枢机不利；太阴中风证见营卫阴阳不和，兼夹湿饮蕴表。

《伤寒论》第 146 条说："伤寒六七日，发热微恶寒，支节烦痛，微呕，心下支结，外证未去者，柴胡桂枝汤主之。"柴胡桂枝汤方证病机为表邪未解，邪犯少阳，表里不和，营卫不和兼夹湿饮蕴表。

所以该案用柴胡桂枝汤既疏解少阳，和解表里，又调和营卫，宣散风邪，还温通化饮。方证相应，病机相应，一方就能解除所有症状，不必画蛇添足再加其他方药。

我认为，用经方辨治以精为贵，但这个精必须体现在辨证准确，方证病机皆相应的基础上。

我们的辨证思路一切应以六经脉证为依据，譬如说这个病案，不要一见到柴胡桂枝汤就认为是少阳太阳合病的方子，思路一定要宽，要灵活，不要钻牛角尖。

本案脉证合参辨为少阳太阴合病，而非少阳太阳合病。因为什么呢？

因为四肢酸痛乏力，汗出，舌苔薄白腻，脉细尺沉，皆为阴证。脉细在此是主湿的，因为，湿饮之邪压阻脉道，也可见到细脉。四肢酸痛乏力，为湿饮蕴表，四末失养而致。但该案湿饮之邪并不是太重，所以症状较轻，直接应用桂枝汤就可以解除。

《本经》说桂枝："味辛温，主上气咳逆，结气，喉痹，吐吸。利关节，补中益气。"有解表宣散温通之功。

《本经》说白芍："味苦平。主邪气腹痛，除血痹，破坚积、寒热、疝瘕，止痛，利小便，益气。"有清热除饮止痛之功。

因此，桂枝汤外调营卫，内和阴阳，解肌祛风，不仅可退热，而且可止汗除湿饮。太阴中风证一样可用桂枝汤。《伤寒论》第 276 条说："太阴病，脉浮者，可发汗，宜桂枝汤"。

陆渊雷在《伤寒论今释》中说："《方极》云：柴胡桂枝汤，治小柴胡汤与桂枝汤二方证相合者……《温知堂杂著》云：风湿肢节疼痛者，柴桂加苍术多有效，不必拘风湿门诸方……元坚云：此病涉太少，而兼饮结，亦冷热病有者也。此条，诸注为津乏解，然今验治饮甚效。"这些论述可谓深得仲景心法。

（62）呕吐

李某，男，7岁。2011年12月3日初诊。

主诉：发作性干呕和呕吐。

病史：1周前，患者感冒期间过食油腻，开始出现阵发性干呕和呕吐，每天10余次，服吗丁啉、四磨汤等药无效。其母亲带来求用中药治疗。

刻诊：一阵阵干呕，严重时呕吐，无腹胀腹泻，无腹痛，怕冷，无发热，心烦，呕时出汗，口干渴欲饮凉水，二便可，舌淡，苔薄黄微腻，脉浮滑。

六经脉证解析：怕冷，干呕，出汗，苔薄，脉浮，为太阳中风证。

呕吐，心烦，口干渴欲饮凉水，舌淡，苔黄腻，脉滑，为阳明病。

六经辨证：太阳阳明合病。

病机：表邪未解，中虚津亏，热扰气逆。

治疗：竹皮大丸改汤剂加味：竹茹12g，生石膏12g，桂枝6g，白薇6g，生白术10g，炙甘草20g，红枣6枚（掰开）。3剂，水煎取汁分3次服。

二诊：其母说，这个药，小孩吃1剂减轻，3剂就好了，疗效真好。问还吃不吃药，我说不服汤药了，注意饮食不要油腻。

六经方证病机辨析思路

《金匮要略·妇人产后病脉证治》中说："妇人乳中虚，烦乱呕逆，安中益气，竹皮大丸主之。"

竹皮大丸是治疗中焦烦热干呕或呕吐的好方子。其方证病机为中焦津亏，热扰气逆。

该案患者是因感冒后胃气虚弱，又过食油腻化热上扰而致诸症，而表邪尚在。证候病机为表邪未解，中虚津亏，热扰气逆。所以用竹皮大丸解表祛风，补虚清热，安中益气，补津止呕。方中加白术意在加强补中益气，止汗之力。《本经》说白术："味苦，温。主治风寒湿痹、死肌、痉、疸，止汗除热，消食。"

（63）咳嗽（支气管肺炎）

余某，女，6岁。2012年12月20日初诊。

主诉：咳嗽伴头痛发热10余天。

病史：10天前，患者受寒感冒发热咽痛，输液治疗3天，咽痛消失，但出现咳嗽并逐渐加重，发热，时轻时重，最高至体温 38.8℃。曾在某医院拍 X 片提示：支气管肺炎。又用抗生素等输液 4 天，疗效不显且有加重的趋势，求治。

刻诊：咳嗽，咳黄痰，晨起咳嗽咳痰较频，咳嗽剧烈时小腹部胀痛不适，咳后缓解。阵发性发热，晚间较高，发热前有怕冷感，服退热药后出汗，平时无汗，头痛，流清涕，口渴，饮水多，口不苦，无汗，纳可，二便调，舌质淡嫩，舌苔薄白腻。脉数浮细微紧。体温 38.1℃。

腹诊：腹部坦软，无拒按，无压痛和反跳痛。

六经脉证解析：咳嗽，咳痰，流涕，舌质淡嫩，舌苔薄白腻，为太阴水饮上逆。

咳嗽剧烈时小腹部胀痛不适，为太阴水饮下趋于少腹。

头痛，咳嗽，无汗，脉浮紧，为太阳伤寒证。

口渴，饮水多，脉细数，为阳明微热伤津。

六经辨证：太阳太阴阳明合病。

病机：风寒束表，水饮内停，兼夹阳明郁热。

治疗：小青龙加石膏汤：麻黄 6g，桂枝 6g，干姜 6g，旱半夏 15g，炙甘草 6g，白芍 6g，五味子 6g，细辛 6g，生石膏 20g。3 剂，每日 1 剂，水煎取汁 300mL，分 3 次温服。

二诊：其母诉，药后咳嗽咳痰明显减轻，仍然发热，体温最高 37.5℃。效不更方，上方加款冬花 10g。继服 3 剂，痊愈。

六经方证病机辨析思路

寒冬季节，咳嗽、喘证发病率较高

小儿易寒易热，"肺常不足"，卫外功能较弱，外邪入侵，常先伤肺，出现感冒、咳嗽、哮喘等肺系病证。

该患者的咳嗽因外感诱发，多日静脉输液，表证不解又加重水饮，所以有加重的趋势。

小儿生机旺盛，多为阳热之体，太阳表证多见。该患者既有外寒束表，又有寒饮气逆，还夹杂些许上焦郁热，证属寒热错杂。

《金匮要略·肺痿肺痈咳嗽上气病脉证并治》中说："肺胀，咳而上气，烦躁而喘，脉浮者，心下有水，小青龙加石膏汤主之。"

该案证候病机一是外有太阳表寒，二是有寒饮内停，兼夹阳明郁热。正与《金匮要略》小青龙加石膏汤方证病机相合。所以用小青龙加石膏汤解表降逆化痰止咳，兼以清热除烦。

二诊加款冬花，《本经》："冬花，味辛温。主咳逆上气，善喘，喉痹，诸惊痫，寒热邪气。"加之以加强祛邪退热，止咳降逆之力。

咳嗽剧烈时小腹部胀痛不适，应当视为太阴腹满，太阴病提纲证有"腹满而吐，食不下，自利益甚"。小青龙汤证，既有"伤寒表不解"，又"心下有水气"，不是单纯的表证，而且还有太阴水饮的病机。

水饮结于心下，上逆会出现咳喘，下趋会出现腹满或腹痛。这是表里同病，所以就表里同治。

小青龙汤治疗咳嗽疗效很好，而且可重复性强。

C 第十七章 先天之本为真阳
hapter 生命之根不可伤

人生命的重要支柱就是两本：一是先天之本真阳，即元阳、真火，张仲景称之为元真；二是后天之本胃气，胃气根于真阳，立极于中焦，也称之为中阳。

而治病重视人身两本是非常重要的一个环节，这里面就牵涉到"扶阳"这个重要命题。

《伤寒论》全书397法，实际上就是扶正而祛邪的大法，扶正占有非常重要的地位。

《伤寒论》的主旨就是保胃气，存津液，扶阳气，而贯穿全书的扶正思想就是这三大法。

扶正重在人身的两个根本（两本）：先天之本真阳和后天之本中阳，中阳足则胃气旺盛。我们辨六经，辨方证，辨方证病机，活用经方，重视扶阳气（先天之本），保胃气（后天之本），是至关重要的。

第一节　扶阳重温法　肇始郑钦安

一、扶阳学说的基本特点

近些年来，中医界逐渐兴起了一个以重点应用四逆汤、麻黄细辛附子汤及桂枝汤等温热类经方为代表的学术流派叫做"扶阳学派",又称为"火神派"。

扶阳学说的基本特点是重视人体真阳（元阳、真火），擅长治疗阴寒之证，临床上善于应用附子、姜（生姜、干姜、炮姜）、桂（肉桂、桂枝）等辛热回阳、温阳、通阳药物，特别是擅长大剂量应用附子，并将附子的功效发挥到极致而屡起沉疴大症。

"火神派"是在清末才形成的一个比较年轻的学术流派。这个学术流派的创始人为清末的伤寒大家郑钦安。

二、郑钦安学术思想概要

郑氏在学术上理宗《周易》《内经》，法尊《伤寒》奥旨，学术思想的精髓是以阴阳为纲，认为万病不出六经宗旨，临证首重真阳气机，强调坎中一点真阳"乃人立命之根"（《医理真传·卷一》），以及真阳气机在六经中的重要性，将《伤寒论》三阴病的理法方药理论应用发挥到了极致，辨证多考虑元气盈虚损伤情况，治病重视阳虚阴盛病机，善用大剂四逆汤、白通汤及桂枝汤等含有附桂姜等辛热辛温方药，治愈诸多外感内伤杂病、疑难病证及大病重症，被誉为"郑火神"。

郑钦安临证重阳，但并非偏激，而是针对清末温病学派过用寒凉而致阴阳失衡的纠偏救弊之举，其用药从不偏执于一端，而是辨证论治，始终着眼于人体阴阳平衡。

郑氏临证，"总以阴阳两字为主。阴盛则阳必衰，阳盛则阴必弱"（《医理真传·卷二》）。临证既有真阳发病，阳虚阴寒盛之"阳虚症门"（《医理真传·卷二》）及"辨认一切阳虚证法"（《医理真传·卷一》）的认证要点和治法；又有元阴不足，邪热旺盛之"阴虚症门"（《医理真传·卷三》）及"辨认一切阴虚证法"（《医理真传·卷一》）的辨治理法和方药。

辨治大法"贵在认证之有实据耳。实据者何？阴阳虚实而已"（《医法圆通·卷一》），处处权衡一元妙义，阴阳二气盈虚消长机关，不偏不倚。

治病强调"凡三阴症，以温补为要，是阴盛阳必衰，故救阳为急。三阳症，以解散清凉为主，是阳盛阴必亏，故救阴为先"（《医理真传·卷一》）。始终不忘平调阴阳"以协于和平"，"而使之和平"。

郑氏还深有体会地说"千古以来，惟仲景一人，识透一元至理，二气盈虚消息，故病见三阴经者，即投以辛热，是知其阳不足，而阴有余也，故着重在回阳；病见三阳经者，即投以清凉，是知其阴不足，而阳有余也，故着重在存阴"（《医理真传·卷二》)。

郑氏诚心劝导医者学好仲景学术,在《医法圆通·卷一》中推心置腹地说:"余实推诚相与,愿与后世医生,同入仲景之门,共用仲景之法,普济生灵,同登寿域,是所切望也。"

郑钦安既重阳又重阴,为何人们独称郑氏为"火神派首领"(《邛崃县志》)呢?

这是因为郑氏所处的清代为温病学说盛行,医者广用、滥用寒凉攻伐之风盛行。郑氏感叹当时医者对"仲景一生心法,知之者寡",不辨"阴阳界限","以三阳之方治三阴病,则失之远矣"(《医理真传·卷二》)。所以,独具一格地将仲景《伤寒论》三阴病辨治思想及扶阳方药广泛应用于临证,纠偏救弊,屡起沉疴,在当时引起了人们的高度关注。

自从郑氏撰写的《医理真传》《医法圆通》和《伤寒恒论》三部著作问世以来,因书中所阐释的独特扶阳理法用于临证而疗效卓著,所以,扶阳学说便渐入人心,以扶阳为主的学派也就渐成体系。

为传承其学说,郑钦安曾设帐授徒,所以师承者不少,私淑者也不少,得其真谛且有较高学术造诣的传人有卢铸之、吴佩衡、范中林、祝味菊、唐步祺等,他们以扶阳学术特点临证而享誉一方。

为让大家了解扶阳学说的独特学术观点,现举几位重要的扶阳派临床家,简要谈谈他们各自的基本学术特点。

三、卢铸之学术特点

近代四川名医卢铸之是郑钦安的高徒,深得郑氏真传。卢氏长期苦读《周易》《内经》《伤寒论》等经典著作,深得仲景立法治疗之旨,学验俱丰,学术上重视扶阳,提出"阳气者,乃化生精血津液之本源,为人生立命之根本……治病立法,必须重在温扶阳气"的治疗原则。

卢氏"人身立命在于以火立极,治病立法在于以火消阴"(《扶阳讲记》)的理念凸显其重视人身阳气,以大热药力逐阴寒之证的学术特点,临证善用大剂桂附姜,治病疗效甚佳。

四、祝味菊学术特点

近代上海名医祝味菊好学不倦,博览群书,特别对《伤寒论》体悟较深,其学术观点融汇中西，独具一格。他提出六经之五段辨证方法，辨治病证首重阳气，但也同时重阴。

如他在《伤寒质难》中说："重阳之说，由来久矣。吾人有此生者，以有阳也。所谓阳者，动力是也。……夫阴生于阳，阳用不衰，则阴气自然滋生。"

"及其既病，则当首重阳用，阳衰一分，则病进一分，正旺一分，则邪却一分，此必然之理也。"所以"邪正消长之机，一以阳气盛衰为转归，善护真阳者，即善治伤寒。此要诀也。"

祝味菊临证善用附子激发人体抗力，恢复机体"自然疗能"，由此提出了阴阳平衡的关键是："阴不可盛，以平为度；阳不患多，其要在秘。"

祝氏认为"附子通十二经，可升可降，为百药之长，能随所伍而异其用"（《中国百年百名中医临床家丛书·陈苏生》）。但其善用附子并不偏激，常"八法并用，惟症是适；可清可下，惟里是从"（《伤寒质难》），还经常以附子与石膏寒热并用，"清热与扶阳并重"（《伤寒质难》）。

祝氏临证用附子较广，从其医案中可见，应用附子的方子占70%以上，但附子的用量不太大，一般在12～15g，多则30g，没有超过45g者。但由于其辨证准确，配伍合理，临证疗效甚佳，有"祝附子"之誉。

五、吴佩衡学术特点

近现代云南名医吴佩衡毕生精研《伤寒论》，极为推崇仲景回阳通阳之法，临证擅长使用四逆汤、通脉四逆汤等经方，屡起危重大症。

经长期临床验证，吴氏在《吴佩衡医案》中对四逆汤赞誉有加，说："此方起死回生，易如反掌，实乃补火种之第一方也，使用得当，因病加减，应用无穷，可以治数百病。"吴氏特别擅长大剂量应用附子，曾深有体会地说："附子固肾，温癸水补命门，扶少火而生气，故其效卓著。"（《吴佩衡医药简述》）

六、范中林学术特点

近现代蜀中名医范中林潜心研究《伤寒论》，对张仲景六经辨证思想的见解尤为深刻，认为万病皆可用六经分型，万病皆不出六经范畴。临证以六经铃百病，特别以舌诊见长，善用四逆汤、麻黄细辛附子汤和桂枝汤。

我曾研究过范中林1876年的一部分原始医案记录，从这些医案来看，深感范中林特别擅长应用麻黄细辛附子汤。

在他的这些医案中，绝大部分案例都是应用麻黄细辛附子汤的，也有一小部分用麻黄附子甘草汤的。范氏常将麻黄细辛附子汤与四逆汤、桂枝汤同用，生姜与干姜同用，其组方药少而精，唯附子量独重，辨治诸多外感内伤杂病，疗效不可思议。

范氏在《范中林六经辨证医案选》中认为麻黄细辛附子汤内外兼治，"内护真阳而散寒，外开腠理而固中"，确实是其长期的经验之谈。

范中林临证最重舌诊，很有启发意义，现简要谈谈范中林辨识阴证的舌诊特点。

范中林在辨识阳虚证，应用附子时，重视舌诊更胜于脉诊。

如在他的"原始医案记录"中，方中用大剂量（二两以上）附片的舌象有："舌淡红，苔白厚，心微黄，滑润"，"舌淡红，苔嫩黄厚"，"舌淡红，苔前半无苔后根黄白"，"舌边尖部红而微蓝，苔心黄白"，"舌淡红，苔满白，后根部微黄，舌体胖，边有齿痕"，"舌底红，淡红，边有齿痕，苔白满厚腻干"，"舌淡白，苔灰白厚腻"等，观察得非常细致入微，且大都是舌淡红，淡白，边有齿痕，苔厚腻，苔白滑或白苔与黄苔相间。

由此可见，范氏对于"阴寒证"舌诊的辨证眼目就是舌质"淡"，苔"白腻"或白苔中含"黄腻"。

七、唐步祺学术特点

近现代四川名医唐步祺的《内经》《伤寒论》理论功底扎实，私淑郑钦安，尤其对郑氏三书《医理真传》《医法圆通》和《伤寒恒论》有独到的见解，并潜心整理阐释，尽得郑钦安三书真传。

唐氏辨证首明阴阳，重视肾命水火，曾在《咳嗽之辨证论治》中说："肾为水脏，主火主精，而水中又潜藏命门真火，即生气之相火，为安身立命之主。"

唐氏最爱引用郑钦安《医法圆通·卷四》中的一句话来说明他临证辨治时重视阴阳的学术观点："'余非爱姜、附，恶归、地，功夫全在阴阳上打算耳'。这是一把金钥匙，你难道不愿意掌握它？"

唐氏基于郑钦安学术思想，临证擅用附子、干姜、桂枝等温热之药，治愈不少疑难杂症，时人称之为"唐火神"。由于其良好的口碑，曾多次应邀到德国、瑞士、荷兰等国讲学，使不少医者受益匪浅。

八、李可学术特点

当代临床家李可老中医从医几十年来，研读《伤寒论》，深得仲景心法，在《李可老中医急危重症疑难病经验专辑》中深有体会地说："伤寒六经辨证之法，使我们洞悉病机，见病知源，以病机统百病，则百病无所遁形。""难症痼疾，师法仲景。"

李老在临床上特别重视先后天之本，曾说"五脏之伤，穷必及肾。生死关头，救阳为急！存得一丝阳气，便有一线生机"，"正邪交争的焦点，全看阳气的消长进退，阳虚则病，阳衰则危，阳复则生"。

在治疗上李老但求扶阳、回阳、救阳。在扶阳经方上李老也有创新，如在四逆汤的基础上创制的"破格救心汤"，辨治心衰等急危重症，可力挽垂绝之阳，救暴脱之阴，有较强的可重复性。

李可老中医最大的学术贡献是重新开启了应用大剂量附子治疗急危重症疑难病的大门。所以，被国医大师邓铁涛誉为"能用中医药治疗急危重症、疑难病证的人才"（邓铁涛为《李可老中医急危重症疑难病经验专辑》的题词）。

李老在《李可老中医急危重症疑难病经验专辑》中将附子大剂量和超大剂量应用的临证经验和盘托出，这在中医界引起了不小的震动，如此使用附子等峻药，让医者耳目一新，深受启迪，从此拓宽了应用大剂量附子辨治急危重症疑难病的思路。

也因为李老的著作，才逐渐在中医界掀起了一股复兴扶阳学说的热潮。自此，清末以来"火神派"郑钦安、卢铸之、吴佩衡、范中林、祝味菊、唐步祺等医家的学术观点才浮出水面，渐被人们所重视，并引发不少追随者学习和研究。国内应运而生的"扶阳论坛"学术会议也得以连开数届，参加人数也确实不少。

因为，此前中医们对于附子的应用一般是不太重视的，因为畏惧其毒性，大多数中医不敢使用，不常使用，或极小剂量使用，基本上没有一位医家或医生将这么大剂量应用附子的方法和经验公之于众的。

民间也流传有一些有胆有识的中医敢于大剂量应用附子治疗疑难杂病的，但这其中的很多人可能是不擅长文字总结，或师承于一些民间老师，会用但讲不出道理，或不想透露自己的祖传经验和秘方，以至于都没有将其经验总结出来，导致中医界大多数人不了解可以如此用附子的特色。

从上述扶阳派医家的学术生涯及学术特点来看，其理论根基都离不开《伤寒论》。可以说这些临证擅长扶阳的医家，也都是《伤寒》研究大家。

第二节 扶阳有争议 内涵须澄清

一、扶阳学说的争议焦点和原因

"扶阳学派",也就是"火神派",在临床疗效受人瞩目的同时,其学说也备受争议。

质疑扶阳学说和流派者,主要观点就是认为"火神派"理论偏颇,重阳而忽视阴,偏执温法,用药偏激,滥用大剂量附子,误导医者,弊大于利等。

这种质疑观点的出现,我认为有三个方面的原因:

一是部分医者将扶阳学派所说的人体病理上的"阴邪"与生理上阴阳二气中的"阴气"概念混为一谈,自觉或不自觉地偷换了概念,因而产生了一些对扶阳学术观点的误解。

二是部分"火神派"医家或医者,并没有学好和参透《伤寒论》六经辨证理法方药的要旨,没有真正领悟"钦安三书",即《医理真传》《医法圆通》和《伤寒恒论》的学术真髓,不明白郑钦安不仅重阳,而且重阴,既用温热药,也用寒凉药,"万病总在阴阳之中"(《医法圆通·自序》),"病之当服,附子、大黄……皆是至宝"(《医法圆通·卷一》)。所以,这些人虽崇尚扶阳,却说理不透,辨理不明,给人一种独重阳而忽视阴的学术偏颇的印象。

三是一些热衷于"扶阳学说"的医者学习不扎实,临证功底浅,热衷于寻求治病捷径,并没有完全弄明白扶阳学术思想中所扶的这个"阳"的真实涵义,只是了解了一些"扶阳学说"的基本观点,看了"火神派"的几个医案,便敢抛弃辨证论治的理念,不论证候表现的阴阳虚实证据,盲目认定百病皆为"阳虚"。遣方用药更是不分病证轻重和个体差异,滥用四逆汤类方药。

特别是对于附子、姜、桂等药的应用,不论是对于这些药物的功效、剂量,还是作用靶点等,都不做深入的探析理解,本就心中无数,也敢盲目大剂量或超大剂量应用,甚至在同道间攀比谁敢大剂量应用附子,将敢于大剂量或超大剂量应用附子自诩为"火神派"或"火神高手"而沾沾自喜。如此心态浮躁,孟浪用药,全然不顾"人命至重，有贵千金"之古训，以致人们颇有微词。

二、郑钦安的忠言实乃医医金针

这些"高手"的医道所为，正如郑钦安所批评的那样："用药一道，关系生死，原不可以执方，亦不可以执药，贵在认证之有实据耳。实据者何？阴、阳、虚、实而已……

无奈仲景而后，自唐、宋、元、明以逮本朝，识此者固有，不识此者最多。其在不识者，徒记几个汤头，几味药品，不求至理，不探玄奥，自谓知医。一遇危症，大海茫茫，阴阳莫晓，虚实莫辨，吉凶莫分，一味见头治头，见脚治脚。幸而获效，自夸高手，若不获效，延绵岁月，平日见识用尽，方法使完，则又借口曰：'病入膏肓，药所难疗。'殊不知其艺之有未精也。"（《医法圆通·卷一》）

这些话，实乃医医金针，应引以为戒。

总之，疗效是硬道理，扶阳学派既然能够存在和兴起，自有其不可否认的、独特的临床疗效。关键是应当将其理法观点的核心所在阐释清楚，才能让人理解和认同。

第三节　扶阳即扶正　正本清源流

一、扶阳学说的理论根基就是《伤寒论》

扶阳学说的学术渊源和理论根基就是《伤寒论》。

我认为，要想掌握好扶阳学说的精髓，必须首先学好《伤寒论》，打好《伤寒论》的理论根基。光想绕开经典而寻求走捷径的方法是学不透和用不好扶阳学说的。

《伤寒论》六经辨治大法的主旨就是保胃气，存津液，扶阳气（真阳）。这9个字里蕴涵着一个重要的理念就是扶正，即促进人体正气的修复，以助驱邪外出。

实际上，真正的扶阳学说创始人应当是张仲景，《伤寒论》中扶阳的理法方药是最完美的。张仲景是最擅长应用扶真阳、温中阳、回阳通阳的方药的。

《伤寒论》的六经辨治精髓除了保胃气，存津液外，还有一个重要特点就是处处以顾护阳气为要。

六经方证，有不少是虚寒证，经方中有不少应用附子、桂枝、干姜、生姜等温热药的方子，如四逆汤、通脉四逆汤、白通汤、附子汤、真武汤、理中汤、桂枝汤及其衍生方，以及不少加用附子的方子等，都是治疗真阳亏损或虚衰，阴寒内盛之大病、重症及难症的，这些方子的要旨就是扶阳助正而祛邪。

四逆汤等经方用活了，附子用好了，的确是能够扶助人身正气，大大提升中医临床疗效的，可以说，扶阳学说的理论本源就是《伤寒论》。

二、扶阳学说的学术核心是扶正

贯穿《伤寒论》全书的理念就是扶正祛邪，三阴病重在扶正以助祛邪，三阳病重在祛邪而助扶正，人体愈病最终要靠正气的建立，即机体自身的修复能力恢复常态。

扶正就是增强或修复机体祛除病邪的能力。

人体有强大的自我修复能力。外邪侵袭人体，人体正气会奋起而抗邪，如太阳伤寒或中风证出现的"脉浮，头项强痛而恶寒"等证候，就是因为卫气（津液）趋于体表聚集抗邪而致。病机为风寒束表，或营卫失和。治用汗法如麻黄汤或桂枝汤，即是祛邪而帮助正气来复。

少阴伤寒证出现的脉沉或微细，精神萎靡，反发热，恶寒，头痛，身痛，咳喘，手足寒，尿频色白等证候，就是因为正气不足以抗邪而致。病机主要为真阳不足，我们就主要用温扶真阳的治法和方药，如麻黄细辛附子汤等，就是扶正而助祛邪外出。

扶阳学说所扶的"阳"，就是扶助人体的正气，而正气充足就是自我修复能力恢复的前提条件。这个正气包括机体阴阳的全部，即整体阴阳。

人身的整体阴阳，就是人体的正气，包括真阳、真阴、气、血。气属于阳，血属于阴，万病不离阴阳气血。《素问·调经论》中说："人之所有者，血与气耳。"清代医家吴澄在《不居集》中说："气即无形之血，血即有形之气。"《内经》论疾病发生之理，就是基于阴阳而归结于气血。所以，阴与阳、气与血相辅相成，互生互用，二者是一个整体，不可分割。

三、扶阳学说扶正的基本内核就是阴阳平衡

扶阳学说的核心理念是扶正，而扶正的基本内核就是阴阳平衡。

在人体生理上，功能属阳，物质属阴。脏腑组织器官和精、气、血、津液的生理功能属阳，组织结构和精、气、血、津液等物质属阴。

阴阳之间是相互制约，相互消长，互根互用，相互转化的，"阳气根于阴，阴气根于阳，无阴则阳无以生，无阳则阴无以化"（唐·王冰注《素问》），二者缺一不可。

《内经·生气通天论》说："凡阴阳之要，阳密乃固。""阴平阳秘，精神乃治。"这就是说，阳是主动的，是矛盾的主要方面，只有阳气致密，阴气才能固守，从而保持二者的平衡，并非不重视阴。

四、阴阳平衡的关键在于阳气一方

扶阳学派治病重视扶阳，就是抓主要矛盾的立足点。扶阳重视应用附子，体现了阴阳平衡的关键在于阳气一方。

阳气亏损了易于及时快速补救，如可速用附子等药回阳救阳。

而阴是主静的，基础的，亏损了不容易快速纠正，只能在阳气恢复的情况下，慢慢靠自身正气逐渐恢复重建之后而调理修复。

中医讲阳气旺可以生阴血，因为"有形之血不能速生，无形之气所当急固"（清·程国彭《医学心悟·论补法》）。

所以，附子通过扶阳固脱，攻逐邪气而达到"少火生气"，进而有助于阴血的恢复，达到阴阳平衡的目的，达到扶助和促进人体自我修复功能而愈病的目的。所以，重病大症救阳为急，这也是扶阳学说治病抓主要矛盾的关键所在。

对此，祝味菊体会得比较深刻，曾说："抗力之消长，阳气实主持之，阳气者，抗力之枢纽也。""及其既病，则首重阳用，阳衰一分，则病进一分；正旺一分，则邪却一分，此必然之理。"（《伤寒质难》）

五、"扶阳抑阴""扶阳救阴"的真正涵义

扶阳学说中有句话"扶阳抑阴"，最容易遭到曲解。

刚才已经谈到，扶阳学说所扶的"阳"，就是扶助人体的正气。

而所抑的这个"阴"，不是生理上的真阴及其所属的阴津和阴血，而是阴邪，

即阴寒凝聚及痰饮瘀血等病邪。

因为，在病理上，生病就是阴阳平衡的格局被打破，阴阳失衡了。

中医治病的关键就是调和阴阳，纠正阴阳的偏盛偏衰，使人体重新达到一种动态的阴阳平衡状态，这就是治本。这个本，既包括阳也包括阴，正如《素问·阴阳应象大论》所说："阴阳者，天地之道也，万物之纲纪，变化之父母，生杀之本始，神明之府也，治病必求于本。"就是说，阴阳是宇宙间万事万物运动变化的基本规律和普遍法则，是万物变化的纲领，是事物发生、发展和衰退、消亡的根本，治病也必须从阴阳这个本上去推求。

治本，促使阴阳平衡，要从两端来考量：正气虚弱之人，首先要着眼于扶正，人身自我修复能力建立和增强了，也就很容易祛除病邪了。反之，正气不虚或不太虚之人，可以扶正祛邪同步进行，或首先祛邪，邪气祛除了，有助于人身自我修复能力的重新建立而愈病。这两端，都离不开"扶阳（正气）"和"抑阴（阴邪）"。

"扶阳救阴"就是扶正，扶助人身的整体阴阳。

扶阳学说临证辨治特色是在扶阳的基础上来救阴，这个阴是生理上的阴，即以扶阳的理法方药通过回阳、通阳来达到救助机体真阴及其所属的阴津、阴血的目的，从而修复机体正气，以助祛除病理上的阴邪，纠正阴阳互损，或防止阴阳离绝的现象发生，使机体恢复并维持"阴平阳秘"的状态。

阴阳二者惟有平衡才能无病，这实际上在重阳的同时也是重阴的。

所以说，扶阳学说的临证辨治关键不仅扶阳，而且救阴，是在扶阳的基础上来救生理上的阴，二者绝不偏废。

在深刻理解《伤寒论》扶正和祛邪之旨，以及通过扶阳来救阴的理念上，郑钦安的体悟最为深刻，他对"仲景立方立法之旨"极为推崇，曾"沉潜于斯二十余载，始知人身阴阳合一之道，仲景立方垂法之美"（《医理真传·序》）。

郑钦安对阴阳合一的观点分析得非常精辟，说："水火（水即血也，阴也；火即气也，阳也）相依而行，虽是两物，却是一团，有分之不可分，合之不胜合者也。……二物合而为一，无一脏不行，无一腑不到，附和相依，周流不已。气无形而寓于血之中，气发乎上，故从阳；血有形而藏于气之内，血法乎下，故从阴。"（《医理真传·卷二》）

所以，郑氏重视扶阳，主导思想是扶阳救阴，着眼于修复机体一元正气，使阴阳"二气均平"。

第四节　附子双重效　扶阳关键药

一、阳气虚阴寒盛者非附子不能救阳

谈到扶阳，不能不提到附子这味关键的药物。

附子是一味具有强大的回阳温通功效的药物，在扶阳用药中无可替代，但对其应用不当又极易产生毒副作用。所以，近现代伤寒医家恽铁樵曾说："最有用而最难用者为附子。"（《论药集》）

附子难用，但必须善用，阳虚阴盛者非附子不能救阳，附子用好了，能治不少急危重症及疑难杂症，能治病救命。

张仲景最擅长应用附子以回阳救逆，破阴回阳，通达内外，如《伤寒论》中的著名方剂四逆汤和通脉四逆汤等。

日本《康平本伤寒论·辨少阴病》中，在关于四逆汤和通脉四逆汤的条文中将"四逆汤"和"通脉四逆汤"写成"回逆汤"和"通脉回逆汤"。

如："少阴病，脉沉者，急温之，宜回逆汤。""少阴病，下利清谷，里寒外热，手足厥逆，脉微欲绝，身反不恶寒，其人面色赤，或腹痛，或干呕，或咽痛，或利止脉不出者，通脉回逆汤主之。"原方是否此名，虽有存疑，但这个方名是符合仲景本义的，使四逆汤回阳救逆的功效更加明晰直观。

古今扶阳派医家皆擅长圆通活用四逆汤或通脉四逆汤，善于应用方中的附子回阳救逆治疗大病重症。

可以说，附子是扶阳学派的主药，要弄懂扶阳学说，了解扶阳学派的用药特点，必须悟透附子的功效及作用机理，从而掌握附子的运用规律。

用好附子，最大限度地提升疗效，最大限度地降低毒副作用，才是我们所要达到的目的。

二、附子的功效特点及主治病证

关于附子的性味主治及煎服法，李经纬、余瀛鳌等主编的《中医大辞典（第二版）》中记载得比较详细。

"附子，辛，甘，热，有毒。入心、脾、肾经。回阳救逆，补火助阳，散寒除湿。1.治亡阳汗出，四肢厥冷，脉微欲绝。2.治脾胃虚寒，心腹冷痛，呕吐，泄泻，冷痢，小儿慢惊，阳虚外感。3.治肾阳不足，畏寒肢冷，阳痿，尿频，阴寒水肿。4.治风寒湿痹，阴疽，疮漏。

煎服：制附子，3~9g，回阳救逆可用18~30g，宜久煎。反贝母、白蔹、半夏、栝楼、白及。本品中毒反应与草乌同，参见草乌条（草乌：内服过量或煎煮不当，易致中毒，出现唇舌、手足发麻，运动失灵，心律不整，甚至心脏及呼吸麻痹而死亡）。孕妇忌服。服药时不宜饮酒，不宜以白酒为饮"。

这是当今中医界比较认同的说法，也是各类教科书所依据的说法。

而我们可以上溯源流，看看《神农本草经》是怎么说的。

最早记载附子性味主治的就是《本经》。

《本经》说附子："味辛温。主风寒咳逆邪气，温中，金创，破癥坚积聚，血瘕，寒湿，踒躄拘挛，膝痛，不能行步。"

《本经》所述附子的性味主治应当是附子应用的重要指南。

陈修园是一个善于思考的医家，对《本经》中的药性都有自己独到的见解，他依据《本经》将附子的功效做了详尽阐释，并对张仲景应用附子的法义分析得非常透彻。

他在《神农本草经读》中说："《素问》谓以毒药攻邪是回生妙手，后人立补养等法是模棱巧术，究竟攻其邪而正气复，是攻之即所以补之也。

附子味辛气温，火性迅发，无所不到，故为回阳救逆第一品药。

《本经》云：风寒咳逆邪气，是寒邪之逆于上焦也；寒湿、痿躄、拘挛、膝痛不能行步，是寒邪着于下焦筋骨也；癥坚、积聚、血瘕，是寒气凝结，血滞于中也。考《大观本》，咳逆邪气句下，有'温中金疮'四字，以中寒得暖而温，血肉得暖而合也。大意上而心肺，下而肝肾，中而脾胃，以及血肉筋骨营卫，因寒湿而病者，无有不宜。即阳气不足，寒气内生，大汗、大泻、大喘、中风、卒倒等症，亦必仗此大气大力之品，方可挽回。此《本经》言外意也。

又曰：附子主寒湿，诸家俱能解到，而仲景用之，则化而不可知之谓神。且夫人之所以生者，阳也，亡阳则死。亡字……音忘，逃也，即《春秋传》出亡之义也……误药大汗不止为亡阳，如唐之幸蜀，仲景用四逆汤、真武汤等法以迎之；吐利厥冷为亡阳，如周之守府，仲景用通脉四逆汤、姜附汤以救之；且太阳之标阳外呈而发热，附子能使之交于少阴而热已。

少阴之神机病，附子能使自下而上而脉生，周行通达而厥愈……然《本经》说'气味辛温有大毒'七字，仲景即于此悟出附子大功用。"

由这些论述可知，张仲景深谙《本经》中附子的药性，其活用广用又比《本经》有过之而无不及，在《伤寒论》三阴病中将附子应用得出神入化。

对于这一点，郑钦安也深有体会，曾在《医理真传·卷二》中说："姜、附、草三味，即能起死回生，实有令人难尽信者，余亦始怪之，而终信之，信者何？信仲景之用姜、附而有深义也。考古人云'热不过附子'，可知附子是一团烈火也。凡人一身，全赖一团真火，真火欲绝，故病见纯阴。仲景深通造化之微，知附子之力能补先天欲绝之火种，故用之以为君。"

附子这味药火性迅发，无处不到，以其雄壮之质，温热之性，助火之原，上助心阳以通脉，中温脾阳以健运，下补肾阳以益火，外固卫阳以祛寒，为扶真阳、祛阴寒、回阳救逆的圣药。

正如清末医家张山雷在《本草正义》中所说："附子，本是辛温大热，其性其性善走，故为通行十二经纯阳之要药，外则达皮毛而除表寒，里则达下元而温痼冷，彻内彻外，凡三焦经络，诸脏诸腑，果有真寒，无不可治。"

附子还有强大的通阳作用，能以迅雷之势将十二经脉打通，使残留在身体各处的残阳回纳下元，有效地追复散失之亡阳。

正如明代医家张介宾在《景岳全书·本草正》中所说："虞抟曰：附子禀雄壮之质，有斩关夺将之气，能引补气药行十二经，以追复散失之真阳；引补血药入血分，以滋养不足之真阴；引发散药开腠理，以祛除在表之风寒；引温暖药达下焦，以祛除在里之冷湿。……有退阴回阳之力，起死回生之功。"

三、附子有扶正和祛邪的双重功效

上面已经提到，扶阳学说的核心理念是扶正，而附子就能很好地体现这个目的。

中医的一切治疗手段，实际上就是扶助人体自身的正气而驱邪外出，修复人体的自我抗病机能而愈病。附子用途广泛，辨证准确了，应用得当了，正气足，疗效好，且见效迅速，其治病功效的关键在哪儿呢？

就在于附子有扶正和祛邪的双重功效，而重点在于扶正。

附子辛热燥烈，有很大的温通之功，其回真阳、续绝阳之力无药可以替代，又有强力的驱邪之力，驱阴寒，逐寒湿（饮），攻坚克难，破阴回阳，而其祛邪之力是建立在扶正基础上的，作用于人体主要是能够强力修复和启动机体正气，即扶真阳，固元气，迅速改善人体自我修复机能而抵抗病邪。

附子扶正和祛邪的双重功效，这在《本经》及历代医家的著作中都有阐述。

《本经》说附子："味辛温。主风寒咳逆邪气，温中，金创，破癥坚积聚，血痕，寒湿，踒躄拘挛，膝痛，不能行步。"

金代医家张元素在《医学启源》中说附子"去脏腑沉寒，补助阳气不足，温热脾胃"。

清代医家汪昂在《本草备要》中说附子："补肾命火，逐风寒湿。"

上述所说的"温中，金疮，痿躄，拘挛，膝痛，不能行步"，"补助阳气不足，温热脾胃"，"补肾命火"，就是扶阳助正。

而"主风寒咳逆邪气，破癥坚积聚，血痕，寒湿"，"去脏腑沉寒"，"逐风寒湿"就是祛邪。祛邪亦是助正，正如陈修园在《神农本草经读》中所谓："究竟攻其邪而正气复，是攻之即所以补之也。"所以，附子一药用好了，双向调节，奥妙无穷。

四、附子合理应用乃是少火

我们中医理论中，有"少火"一说。

《素问·阴阳应象大论》中说："……壮火之气衰，少火之气壮，壮火食气；气食少火，壮火散气，少火生气。"文中原意是论述药食气味的基本属性，药食气味纯阳者为"壮火"，温和者为"少火"。

"壮火之气衰""壮火食气""壮火散气"就是说药食气味纯阳的壮火之品，服食之则耗伤人体的正气，亦即壮火能消耗人体的正气。

"少火之气壮""气食少火""少火生气"就是说药食气味温和的少火之品，服食之则能使正气壮盛，亦即人体能够接受药食气味的温和之气的温煦补养，以使正气渐为壮盛。

后世医家在此基础上对"壮火""少火"的基本含义做了合理的发挥，即将少火理解为生理之火，壮火理解为病理之火。

少火就是阳气温和并与阴气平衡的生理状态，对人体脏腑经络表里内外，四肢百骸有温养、气化推动及卫外固密功能；壮火就是一种阳热过亢，损耗阴气的病理状态。

附子辨证准确而应用，就是将附子的纯阳大热之性，转化为扶助少火的温和生气之性，从而能与人体生理的温煦之气同气相求，促进生精生津化气，修复和重建人体正气；如果滥用附子，则药性亢热，则是"壮火"，能衰耗人体正气。

所以说，附子是把双刃剑，正确用如"少火"，可以增强人体的正气；错误用如"壮火"，可以损伤人体的正气。药虽好，但用之道宜明，用之法宜慎。

第五节　应用四逆辈　学风需严谨

一、应用四逆汤类方要有严谨的学风

扶阳学派的临证主方就是四逆汤类方，扶阳医家也都特别擅长应用四逆汤类方，如四逆汤、麻黄细辛附子汤等。

四逆汤类方的代表方剂就是四逆汤、麻黄细辛附子汤，如果会用和善用这两个方子，不论是外感病证、内伤杂病及疑难病，还是急危重症，都有不可思议的疗效。

而要应用好四逆汤、麻黄细辛附子汤等方，必须严格依据病情轻重和个体差异，认证准确，辨明病机。

应用附子，关键在于方药剂量之间的配伍比例要基本遵照《伤寒论》原方配比法则，方中各味药的剂量要大皆大，要小皆小。具体使用多大剂量，可因个体差异而宜，因病证病机而宜，灵活掌握，圆通应用。

对于急危重症及疑难杂症，需要应用大剂四逆汤时，必须准确把握方证病机，胸有定见，心中有数，当用时既要敢用，又要小心谨慎，用药期间，勤观察，勤随访，把握好病证机转，随症加减，要有"胆欲大而心欲小，智欲圆而行欲方"（后晋·张昭远《旧唐书·孙思邈传》）的用方用药智慧。

总之，一切应谨守方证病机来立法处方。在没有真正学好《伤寒论》的六经辨治精髓，没有掌握好四逆汤类方的证治规律及附子等峻药临床应用技巧的情况下，切不可盲目滥用大剂量或超大剂量！

在如何应用四逆汤类方，如四逆汤、通脉四逆汤和麻黄附子细辛汤时，郑钦安在《医理真传·卷二》中曾生动地阐说其理："按四逆汤一方，乃回阳之主方也。世多畏惧，由其不知仲景立方之意也。夫此方既列于寒入少阴，病见爪甲青黑，腹痛下利，大汗淋漓，身重畏寒，脉微欲绝，四肢逆冷之候，全是一团阴气为病，此际若不以四逆回阳，一线之阳光，即有欲绝之势。仲景于此，专主回阳以祛阴，是的确不易之法。"

他还在《医法圆通·卷四》中列出23条病证治则及用方，唯恐医者不明如何辨治。并深有感触地说："按少阴乃水火交会之地，元气之根，人身立命之主也。病至此际，是元气衰极，剥至于根。仲景立四逆，究竟是专为救这点元气说法。

主方又云：治三阴厥逆，可知这一点元气，彻上彻下，包罗天地。此方不独专为少阴立法，而上中下三部之法俱备。知得此理，便知得姜附之功用也。今人不知立极之要，不知姜附之功，故不敢用也。非不敢用也，不明也。

……按此方功用颇多，得其要者，一方可治数百种病，因病加减，其功用更为无穷。余每用此方，救好多人，人咸目余为姜附先生，不知余非专用姜、附者也，只因病当服此。……余非爱姜、附，恶归、地，功夫全在阴阳上打算耳。学者苟能洞达阴阳之理，自然头头是道，又奚疑姜、附之不可用哉！"

郑氏如此不厌其烦地教诲医者，可谓学风严谨，用心良苦。

二、应用附子贵乎明理，综合评估病人基本状况

张景岳在《景岳全书》中将附子列为"药中四维"之一，誉为治乱世之良将。他说："夫人参、熟地、附子、大黄，实乃药中之四维……人参、熟地者，治世之良相也；附子、大黄者，乱世之良将也。"

附子回阳救急，力大峻猛，实可用战场上攻坚克难之将军来比拟。附子如此峻烈，所以应用附子就要辨证准确，胆大心细。

应用附子，首先要明确辨证，同时要综合权衡评估病人的基本状况，如证候轻重、素体及证候的寒热虚实、年龄大小、体质胖瘦、个体差异、慢性久病、内伤宿疾、体质敏感程度等诸种因素。做到整体考量，细心评估，才能避免偏差。

因为，临床病证绝非单纯阴证寒象，或者阳证热象，而大多可能是阴阳证互涵、寒热错杂，虚实夹杂的格局，这就需要明辨阴证、阳证，仔细鉴别寒热虚实真假，只有这样，才能正确应用好附子。

附子的用量不能一概而论，也要根据病人病情、病机，体质情况，用药敏感程度等综合考虑，绝不可为了标新立异而滥用大剂量附子，但也不能墨守成规，不敢

通权达变地根据病情需要使用较大剂量的附子，致使许多本可救治，或能早日痊愈的疾病，得不到有效的治疗。

之所以会出现附子中毒的情况，除辨证不准，配伍不当，煎煮不当，服法欠妥及机体对药物的敏感性差异等原因之外，剂量失宜也属常见。

扶阳派医家的临证特色就是善用附子，且都超常剂量使用，将附子运用得灵活自如，炉火纯青，屡起沉疴大症。由此可见，附子的应用剂量是密切关系到疗效的重大问题。

过去，大多数医生对附子的大剂量应用都是畏惧的，因为《药典》规定附子剂量为 3～15g。而自从《李可老中医急危重症疑难病经验专辑》出版以后，才使人们大受启迪，由此而重新审视附子的用法用量与疗效的关系，重新审视以郑钦安为代表的"火神派"医家的学术思想及应用附子的胆略。

对于急危重症大病疑难病，附子用量回归经典是必要的。

应用附子要明确辨证，即临证首明阴阳，不要偏执于一法。

阴寒之证当用附子则大胆使用，而也不要认为学了扶阳观点了，就认为万病皆须温阳，以至于真热假寒者也误辨为寒证而用附子或滥用附子，以至于酿成变证，不可不慎。

祝味菊在《伤寒质难》中有一段话说得非常精辟："医之治病，贵乎明理，识力不到则宗旨游移。彼自鸣聪慧者，正之不治则反之，热之不却则寒之，以为尽医工之巧，不明真理，率多弄巧成拙，岂足取法哉。"

由此可知，当医生，明理是非常重要的，不论是阴证阳证，都要透过现象看本质，辨明方证，识清病机，准确投药，不可自作聪明，违背经典大旨而误治。

三、我应用附子的基本经验

我在 2010 年元月出版的《经方活用心法》中，曾将自己临床应用附子的一个经验写在书中。

这就是：阴寒大证，回阳救逆防脱须用较大剂量，但须据证从适宜的剂量开始，逐渐加量。

而一般阴证温阳通阳时，主证在上焦者，附子轻量即可见效。

主证（症）在中焦者，附子须中等剂量方可达到应有的效用。

主证（症）在下焦时，附子须较大剂量方可振奋真阳而益火。

此也正应了清代医家吴鞠通在《温病条辨》中的一个治疗法则："治上焦如羽，

非轻不举；治中焦如衡，非平不安；治下焦如权，非重不沉。"

我的专业特长是治疗心血管病，多用经方辨治。所以，临证应用四逆汤等经方的机会较多，经历过各类病人的用药状况。我发现，在临床上有一些比较危重的心衰水肿病人，真阳虚衰，阴寒水饮极盛，应用四逆汤或真武汤等方，对于其中的附子的用量，必须考虑个体差异。

有一部分老年病重的患者，虽然辨证并没有错，煎服法也正确，但开始就用较大剂量附子30g或以上，会出现一些不良反应，患者服后出现心慌不适、烦躁不安、失眠等症状，而改用小剂量时这些症状消失，但也有一定的疗效。

这些原因，可能是这些患者体质较为敏感，对附子的毒性（这种毒性实际上就是药性）不能耐受，稍大剂量的附子进入体内就难以耐受，出现反应。抑或是患者体质较弱，应用附子后，附子较强的温热之性进入体内，正邪相争反应较剧，患者出现的应激反应。

在医患关系相对较为紧张的现阶段，即使是"瞑眩反应"，也要小心对待。

所以，现在我用附子，总结出一个原则，从小剂量开始，只要辨证准确，有时小剂量即可见效，小剂量不行时，可再据证逐渐加量，直至达到最佳有效使用量，即病人的最佳耐受量为止。

我一般从10g开始，逐日加量，或每服3~5剂后复诊时经辨证后再加量，直至达到患者最佳耐受量为度，这个耐受度就是既产生了疗效，又不至于出现一些毒副作用。

我发现，不少病人加至45g左右时就疗效良好，可以守方，而有些病人还须据证加量，但必须加强随访。现在信息发达，手机随访非常方便。

部分慢性重症病人，需用附子时，只要辨证准确，即使是较长期地应用，也没有发现有肝肾损伤等副作用。

如一位患冠心病缺血性心肌病的男性病人，52岁。心力衰竭，心律失常（频发室早），左心室扩大，心脏彩超示：左心室收缩期末内径47mm（正常男25~37mm），舒张期末内径63mm（正常男45~55mm）。左室射血分数43%（正常52%）。曾多次住院治疗，西药只能勉强维持低水平的疗效，仍然症状频发，就找我想服中药治疗。

经辨证为少阴太阴合病，病机为真阳虚衰，瘀饮寒凝互结。主方就用四逆汤合真武汤、桂枝甘草龙骨牡蛎汤化裁。以这个方子加减化裁，附子从小剂量15g开始，最终加到90g，症状持续减轻。服药5个月后，查心脏彩超示：左心室收缩期末内径 37mm，舒张期末内径 58mm。左室射血分数 57%。从原来的不能平卧，不能活动，动辄心慌胸闷难受不适，不能正常上班，到能够正常工作，且自己可开车几千公里也没有什么异常，疗效是非常明显的。我嘱其停服中药观察。

但他唯恐犯病，非要持续服药，我就嘱他在天冷的深秋和冬季遇寒冷易犯病时服药。再开药时附子就一般用 30g 左右，不超过 40g。断续服药近 1 年，每三个月查一次肝功能和肾功能，皆无任何异常。

还有一位内蒙古的男性病人，62 岁。有冠心病、高血压病史 10 余年。2005 年曾因心梗昏迷 4 个小时，急行 PTCA 及支架置入术，因冠状动脉狭窄比较严重，安放了 3 个支架。但术后仍然经常发作胸闷不适及心绞痛，非常痛苦，为治病曾去国内不少大医院，西药无明显疗效，来诊辨证为少阴太阴合病，病机为真阳亏虚，瘀饮痹阻胸阳兼以津伤。主方就用茯苓四逆汤合枳实薤白桂枝汤化裁。持续加减服药 5 个多月，症状基本消失，冠脉 CT 复查情况良好。每 3 个月查一次肝功能和肾功能，也无任何异常。

当然，上述所说的只是我个人用附子的经验和体会，说出来谨供参考，绝不要不辨证地仿效我的用法。

四、行医治病，当处处以人的生命安全为最高准则

现今的一部分医者，或扶阳学说的追随者，不学或没有学好《伤寒论》的辨证大法，没有真正领悟扶阳学说的基本理念，没有完全弄明白附子的功效应用要领，只是学了一点儿扶阳学说的皮毛，看了几个扶阳派医家的医案，认证并不明晰，胸中也无定见，只凭主观意念认定阳虚，就敢滥用附子，甚至盲目大剂量或超大剂量应用附子。

这种行为，正如吴鞠通在《医医病书》中所指出的某些"医病"之表现："甚至仅读《药性赋》《汤头歌》，便欲行医。"

更有甚者，还沾沾自喜地以敢于大剂量应用附子作为其炫耀的资本，错误地认为姜、桂、附的用量大，就是"火神派"了，这是一种理解上的褊狭，学风上的浮躁，学术上的不严谨，不仅严重曲解了扶阳学说的内涵，而且容易出现医疗事故。

总之，人命关天，行医者，当处处以人的生命安全为最高准则。

第六节 附子有指征 法遵《伤寒》用

一、张仲景《伤寒论》中应用附子的主要指征

现今，在人们心目中似乎都有一个习惯的看法："中医是慢郎中。"这种认识的形成，实际上是缘于西医传入中国以来并逐渐发展壮大的几十年间，中医自己逐渐失去了理论自信，在治疗急危重症领域里不作为，或不太想作为，或不懂如何作为，而逐渐让出了治疗急症的阵地。

这其中的根本原因还是在于相当一部分中医不读《伤寒论》等古经典，不打牢经典理论的根基，已经不懂得如何在急危重症领域发挥中医的特色了。

中医治疗急危重症的历史是十分悠久的，内容也是非常丰富的。《伤寒论》中的四逆汤类方、承气汤类方等都是治疗急危重症的有效方剂。

所以，应该说：中医不是慢郎中。但这句话的意义主要体现在《伤寒论》中。

自古以来，中医治疗急危重症是得心应手的，而急危重症主要表现在三阴病中，三阴病是会危及生命的。就是因为《伤寒论》中有不少主药为附子的汤方能够扶阳救危，所以，古代中医并不是慢郎中。

人活一口气，这口气就是真阳之气，真阳充足，五脏六腑之气皆旺盛，所以，真阳是人生命的先天之本，而附子的正确应用，乃是少火，不仅可助温生人身少火，激发和回复真阳之气，也可以在阴阳欲脱的危急关头，力回真阳而救脱。

这些理法方药都蕴涵在《伤寒论》中，一张四逆汤，千古救命第一方，自古在有胆识的医家或医者手中，曾演绎了多少惊心动魄、起死回生的生动案例。在这方面，张仲景实在是功不可没。

而现今的医生却不会应用，或不善于应用四逆汤等含有附子的治病救命的汤方，以至于中医治疗危急重症的能力逐渐被边缘化，这是中医经典传承的不足，不能不令人深思。

张仲景之所以被称之为"医圣"，其中一个重要原因就是"活人无数"。而"活人无数"这个赞誉主要就是指张仲景将人所罹患的急危重症都概括于三阴病中，将

三阴病治疗大法演绎得至臻至善，将四逆汤的圆通应用阐释得至精至明，医者如悟透而善用之，确可救人于生死之间。

所以，张仲景是最擅长应用四逆汤，最善于应用附子活人救命的医圣。

《伤寒论》应用附子的主要指征：

《伤寒论》第 323 条："少阴病，脉沉者，急温之，宜四逆汤。"

这是真阳亏虚，一派虚寒水饮的脉象。四逆汤方中主用附子温阳驱寒，温化水饮。

《伤寒论》第 286 条："少阴病，脉微，不可发汗，亡阳故也。阳已虚，尺脉弱涩者，复不可下之。"

"脉微"，阳气津液极虚，"脉弱涩"，精血也亏虚，急用四逆汤，方中主用附子温扶真阳，化气生津生精生血。

《伤寒论》第 324 条："少阴病，饮食入口则吐，心中温温欲吐，复不能吐。始得之，手足寒，脉弦迟者，此胸中实，不可下也，当吐之。若膈上有寒饮，干呕者，不可吐也，当温之，宜四逆汤。"

这一条的脉证为表里皆虚寒而饮盛。急以四逆汤，方中主用附子扶阳祛寒化水饮。

《伤寒论》第 60 条："下之后，复发汗，必振寒，脉微细。所以然者，以内外俱虚故也。"

此为少阴虚寒的脉证，是应用附子回阳的指征。

《伤寒论》第 61 条："下之后，复发汗，昼日烦躁不得眠，夜而安静，不呕，不渴，无表证，脉沉微，身无大热者，干姜附子汤主之。"

此病机是少阴阳气将脱，阴寒内盛。急用干姜附子汤，方中主用生附子急救回阳，防脱救脱。

《伤寒论》第 317 条："少阴病，下利清谷，里寒外热，手足厥逆，脉微欲绝，身反不恶寒，其人面色赤，或腹痛，或干呕，或咽痛，或利止脉不出者，通脉四逆汤主之。"

这一条说的是真阳虚衰，真寒假热，阴阳将要离绝的危重脉证。急用通脉四逆汤，方中主用生附子扶阳温里，防脱救脱。

《伤寒论》第 315 条："少阴病，下利，脉微者，与白通汤。利不止，厥逆无脉，干呕烦者，白通加猪胆汁汤主之。服汤，脉暴出者死，微续者生。"

这一条说的是真阳虚衰，阳气欲脱的危重脉证。急用白通汤或白通加猪胆汁汤，方中主用生附子回阳救脱，通达上下内外。

《伤寒论》第82条："太阳病发汗，汗出不解，其人仍发热，心下悸，头眩，身眴动，振振欲擗地者，真武汤主之。"

《伤寒论》第316条："少阴病，二三日不已，至四五日，腹痛，小便不利，四肢沉重疼痛，自下利者，此为有水气。其人或咳，或小便利，或下利，或呕者，真武汤主之。"

这两条的病机皆为真阳不足或虚衰，寒水（饮）不化或泛滥。真武汤方中主用炮附子扶助真阳，温化寒水（饮）。

《伤寒论》第277条："自利不渴者，属太阴，以其藏有寒故也，当温之，宜服四逆辈。"

这一条病机为真阳虚而损及中阳，阳虚寒盛，水饮不化津液。四逆辈方中主用附子以温阳驱寒，温化水饮。

《伤寒论》第281条："少阴之为病，脉微细，但欲寐也。"

此病机为少阴真阳虚衰，这是张仲景应用附子的重要脉证。

《伤寒论》第282条："少阴病，欲吐不吐，心烦，但欲寐，五六日自利而渴者，属少阴也。虚故引水自救。若小便色白者，少阴病形悉具。小便白者，以下焦虚，有寒，不能制水，故令色白也。"

这一条是少阴传入太阴，病机为真阳不足，中焦、下焦皆虚寒水饮不化。可用四逆汤，方中附子扶真阳，温中阳，温化水饮。

二、郑钦安应用附子的依据

郑钦安毕生深研《伤寒论》，对张仲景的扶阳心法领悟得非常透彻，所以应用附子也是得心应手。

郑钦安在《医理真传》中有两段重要论述，可作为应用附子的重要依据：

《医理真传·卷一·辨认一切阳虚证法》中说："凡阳虚之人，阴气自然必盛，近似实火，俱当以此法辨之，万无一失。

阳虚病，其人必面色唇口青白无神，目瞑倦卧，声低息短，少气懒言，身重畏寒，口吐清水，饮食无味，舌青滑，或黑润青白色，淡黄润滑色，满口津液，不思水饮，即饮亦喜热汤，二便自利，脉浮空，细微无力，自汗肢冷，爪甲青，腹痛囊缩，种种病形，皆是阳虚的真面目，用药即当扶阳抑阴。

然又有近似实火处，又当指陈。

阳虚症，有面赤如朱而似实火者。有脉极大劲如石者。有身大热者。有满口齿缝流血者。有气喘促、咳嗽痰涌者。有大、小便不利者。"

上述所说，就是郑钦安在《伤寒论》三阴病理法的启发下，积累历代医家的研究的成果，再参以自己数十年的临证经验所形成阳虚证辨识要点。这些论述既全面，又便于理解和应用。

我临床上辨认真阳不足或虚衰，阴寒内盛证，基本上不出张仲景和郑钦安的上述基本理论要点。

第七节　附子要安全　务必正确煎

吴佩衡在《吴佩衡医药简述·卷二》中有句话，可以说是一语道破附子的安全服用要点："其实附子只在煮透，不在制透，故必煮到不麻口，服之方为安全。"（《吴佩衡医案》）

应用附子要做到安全有效，不论是生附子，还是制附子，关键在于煎煮，并且煎透。

一、《伤寒论》中附子的用量及附子类方剂的煎煮法

张仲景《伤寒论》中的附子用量与现在药典规定相比，是相当大的，附子论"枚"而用。

如四逆汤、干姜附子汤及白通汤等方用生附子"一枚"，真武汤用炮附子"一枚"，都约合15g。

通脉四逆汤用生附子"大者一枚"，合20～30g。

附子汤、桂枝芍药知母汤用炮附子"二枚"，约合30g。

桂枝附子汤用炮附子"三枚"，约合45g。

附子的这些剂量，才是经方的真正有效剂量。

有研究表明，附子经过长时间的煎煮，毒性显著降低而疗效不减，这就说明附子的有效成分与有毒成分是附子中所含的两类不同的成分，久煎只是破坏了附子的有毒成分，而对附子的有效成分没有影响。

张仲景对于含有附子的方剂的煎服方法，一般是依据方中附子生、熟、大、小的不同而不尽一样，常以煎煮的量来定煎煮时间。

一是附子不先煎。

如将附子与其他药一同煎煮，如四逆汤，用"生附子一枚"，"以水三升（600mL），煮取一升二合（240mL）"；通脉四逆汤，用"生附子大者一枚"，"以水三升（600mL），煮取一升二合（240mL）"；干姜附子汤，用"生附子一枚"，"以水三升（600mL），煮取一升（200mL）"。一般来说，600mL用文火煮取200mL，或240mL，时间在1小时左右。

二是对于附子用量大的煎煮的时间也长。

如桂枝附子汤，用"炮附子三枚"，"以水六升（1200mL），煮取二升（400mL）"；甘草附子汤，用"炮附子二枚"，"以水六升（1200mL），煮取三升（600mL）"。这些剂量用文火煎煮，时间在1个半小时左右。

二、吴佩衡应用附子的量及附子类方剂的煎煮方法

在《吴佩衡医案》中，吴佩衡治病，附子的用量很大，一般在20～300g。但是，吴佩衡大剂量使用附子，是建立在严格的辨证基础上的，辨证准确而又胆大心细。

吴氏虽然善用姜附等温热剂，但临证时并不拘泥于此，而是因人因病而施治，他并不主张"附子万能"，更不主张"万病用附子"。

吴氏用附子必久煎3小时后先尝，如不麻口，才与其他药同煎服之。

他用附子特点有三：一是用炮附子；二是与干姜、上肉桂（研末泡水冲入）配伍使用，处方中常用四逆汤配伍肉桂；三是久煎，大剂量者必煎3个小时以上。

三、范中林应用附子的量及附子类方剂的煎煮方法

在《范中林六经辨证医案》中，范中林治病应用附子的量，通常都在30～120g，治疗急危重症曾用至250g以上，附子都注明久煎。

四、李可应用附子的量及附子类方剂的煎煮方法

在《李可老中医急危重症疑难病经验专辑》中，李可治疗急危重症用附子一剂药可达200g以上，通常在30～300g之间。

李可用附子剂时不先煎附子。如"破格救心汤"，附子与方中其他药物一起煎煮。

对于亡阳竭阴之格局已成或垂死状态，急症急治，不分昼夜，按时连服，以保证血药浓度，有效挽救病人生命，极重症 24 小时连服 3 剂，附子总量在短期内可达 500g 以上。

第八节　附子须配伍　应用防中毒

一、附子必须在复方中配伍应用

在《伤寒论》和《金匮要略》中，凡用附子，均入复方。凡是含有附子的复方，其配伍既奇妙，又严谨，都含有制约附子毒性的药物。

如四逆汤和通脉四逆汤中的干姜和炙甘草；白通汤中的干姜；附子汤中的芍药；真武汤中的芍药和生姜；麻黄附子甘草汤中的炙甘草；乌头汤中的炙甘草，等等。

干姜、甘草、桂枝或肉桂、芍药这些药物与附子配伍，既可拮抗附子的毒性，又与附子功效有协同作用。

二、应用附子的注意事项

应用附子除了辨证准确，掌握好剂量外，还要注意这几个方面：

凡用附子，均要入复方，严格按照经方的法度使用，不可单味煎服。

尽量用炮附子，不要轻易应用生附子。病情需要应用生附子时，必须从小量开始，逐渐加量，并密切观察，水煎煮透。

附子禁止打成散剂服用。有国家批准文号的含有附子的中成药制剂，应当严格按照说明服用，不可擅自加量服用。

附子禁止泡酒服用。

三、附子中毒的基本症状

附子虽有毒性，但只要辨证准确，配伍合理，剂量适当，煎煮得法，应用是比较安全的。

附子的毒性主要是对心血管及神经系统的损害。

轻度中毒可见口唇舌发麻，干呕恶心，头晕，视物昏花等症状。

重度中毒会出现手足发麻（从指头开始渐达全身），继之运动不灵活。恶心呕吐，心慌，面色苍白，肤冷，胸闷，烦躁。进而昏迷，四肢及颈部肌肉痉挛，呼吸急促或呼吸缓慢，肢冷脉弱，吞咽困难，言语障碍，血压及体温下降，心律失常，频发室性早搏，急性心源性脑缺血综合征，严重者可危及生命。

四、附子中毒的预防与救治

轻度中毒可选取以下措施救治：

立即将大剂量蜂蜜兑入少量热水中内服，一次可服 60～500g。

立即用炙甘草 60g，绿豆 60g，防风 30g，水煎服。

立即用银花 90g，生姜 90g，生甘草 90g，绿豆 250g，水煎服。

重度中毒应分秒必争，立即去医院急救。

李可老中医在《李可老中医急危重症疑难病经验专辑》中，详细介绍了解救乌头及附子中毒的几点重要经验，很有参考价值。

1. "凡用乌头剂，必加两倍量之炙甘草，蜂蜜 150g，黑小豆、防风各 30g；凡用附子超过 30g 时，不论原方有无，皆加炙甘草 60g，即可有效监制"。

2. 乌头、附子剂量超过 30g 时的煎法："凡剂量超过 30g 时，乌头剂，加冷水 2500mL，文火煮取 500mL，日分 3 次服，煎煮时间 3 小时左右，已可有效破坏乌头碱之剧毒。附子剂用于慢性心衰，加冷水 1500mL，文火煮取 500mL，日分 2～3 次服。"

3. 李老曾参与抢救川乌中毒濒危症 2 例，方法："以生大黄、防风、黑小豆、甘草各 30g，蜂蜜 150g，煎汤送服生绿豆粉 30g，均在 40 分钟内救活。"

4. "余凡用乌头剂，必亲临病家，亲为示范煎药，病人服药后，必守护观察，详询服后唇舌感觉，待病人安然无事，方才离去。"

为病人开含有附子、乌头的方剂后，注重随访这一点很重要，可以随时了解病人服药后的情况。

服用附子、乌头类方剂，只要剂量适宜，煎煮得当，大多数病人是没有副反应的。但因为存在着个体差异，同样口服这类药，有些人可能会有不同程度的反应，所以，为保证服药安全，应当及时了解病人的用药情况。现在通讯发达，一个电话打去，什么都清楚了，我们作为医生，必须随时对生命负责。

第九节　附子治病广　谨守病机用

医案解析

（64）胁痛（胆囊炎），淋证（泌尿系感染）

王某，女，70岁，2012年2月17日初诊。

主诉：胸胁部隐痛不适伴尿频尿急20余天。

病史：患者平素体虚，思虑过多且易生闷气，所以，平时经常胸胁满闷，喜叹息。20天前胸胁部满闷加重并隐痛，伴尿频尿急尿痛，去某医院诊为胆囊炎、泌尿系感染。在某诊所服药并输液4天，没有明显疗效，求治。

刻诊：胸胁部满闷，走窜隐痛不适，尿频尿急，小便时淋漓涩痛。干呕，全身肌肉酸痛，口苦无咽干，口稍渴，无恶寒发热，出虚汗较多。大便可，舌淡暗，舌体胖大边有齿痕，苔黄腻，脉弦细稍数，寸浮尺沉。

尿化验：尿隐血：（++）；白细胞（+++）。彩超示：胆囊壁毛糙。

六经脉证解析：胸胁部满闷，走窜隐痛，干呕，口苦，脉弦稍数，为少阳病。

尿频尿急，小便时淋漓涩痛，口渴，尿隐血，苔黄腻，脉弦数，为阳明太阴水热互结。

全身肌肉酸痛，出虚汗，寸脉浮细，为少阴中风证。全身肌肉酸痛不是太重，平时就经常有，这次得病时稍有加重，但能够忍受。

舌淡，舌体胖大边有齿痕，苔腻，脉沉弦，为太阴病，水饮内停。

六经辨证：少阳阳明太阴少阴合病。

病机：气机不畅，气化不行，水热互结伤及下焦血分。

治疗：四逆散合猪苓汤：柴胡20g，白芍20g，枳壳20g，炙甘草20g，猪苓20g，茯苓30g，泽泻30g，阿胶15g（烊化），滑石30g。5剂，日1剂，水煎分2次服。

二诊：患者诉口已不苦，口渴，胸胁部胀满窜痛不适明显减轻。尿频尿急明显减轻，出虚汗，全身肌肉酸痛，头懵，大便溏，小便时尿道仍然涩痛。舌淡暗，舌体胖大边有齿痕，苔白腻，脉弦细，寸浮尺沉。尿隐血：（＋）。

证舌脉皆有变化，重新辨证：

头懵，大便溏，舌淡暗，舌体胖大边有齿痕，苔白腻，脉沉弦，为太阴水饮证。

全身肌肉酸痛，出虚汗，寸脉浮细，为少阴中风证。

口渴，小便时尿道涩痛，为阳明病。

六经辨证：太阴少阴阳明合病。

病机：阴阳不和，虚寒水饮，兼夹阳明微热，津伤不养下窍。

处方：禹余粮丸（改汤剂）：炮附子15g，禹粮石30g，党参20g，五味子20g，茯苓30g，干姜20g。4剂。

三诊：阴痛明显减轻，全身酸痛和出汗也减轻，头懵，口中和，不苦，胸部时有气塞的胀满感。舌淡暗，舌体胖大边有齿痕，舌苔已经变薄，脉寸浮细，关尺沉弦。尿隐血：（+-）。

上方已经见效，效不更方，再合枳橘姜汤：炮附子15g，禹余粮石30g，党参20g，五味子20g，茯苓30g，干姜20g，枳壳30g，陈皮30g，生姜20g（切片）。4剂。药后痊愈。

六经方证病机辨析思路

从该病案的证候上来看，病机比较复杂，既有少阴中风表证，又有少阳气机不畅，气化不行，又有阳明和太阴的水热互结于下焦。

一诊时，有少阴表证夹杂太阴水饮的证候。因为表证并不是太重，而少阳阳明太阴水热互结伤及下焦血分的里证为急，所以应先治疗里证之苦。

《伤寒论》第318条说："四逆，其人或咳，或悸，或小便不利，或腹中痛，或泄利下重者，四逆散主之。"

《伤寒论》第223条："若脉浮，发热，渴欲饮水，小便不利者，猪苓汤主之。"

一诊辨为少阳阳明太阴合病，既有少阳之邪内郁，气机阻滞，气化不行的病机，又有阳明热与太阴水饮互结于下焦的病机，故主以四逆散舒畅气机，透达郁阳，通利下焦。合猪苓汤清热养血，化饮利水道。

二诊少阳病罢，仍然有太阴少阴阳明之证，证候病机有阳气亏损，阴阳不和，津液不足，寒饮内停，兼阳明微热，津伤不养下窍。

寒饮内停于下焦则小便不利，特别是小便时尿道涩痛较重。寒饮滞于筋骨肌肉则全身疼痛。因患者久病真阳不足，且一诊用药偏于寒凉，所以患者大便有所溏泄。

证候病机与禹余粮丸方证病机基本相合，所以扩大禹余粮丸应用范围，以禹余粮丸温阳化饮除痹，清热养津利尿。这个方子不仅治疗水热互结的淋证，而且也解除了少阴表证的身疼痛，因为，二诊附子与生姜合用可以有效解表。

禹余粮丸出自《伤寒论》第88条："汗家重发汗，必恍惚心乱，小便已阴疼，与禹余粮丸。"条文所述意义系各种病症所致的大汗患者，本身就出汗而又重复发汗，致使津液虚损严重，津伤阳耗，阴阳两伤，上不养心脑，而恍惚心乱，下因津伤而尿道失养则便后涩滞疼痛。

宋本《伤寒论》有方没药，而桂林古本《伤寒论》有方有药。这个方的方证病机为津伤阳耗，阴阳两伤，寒饮内停，兼夹阳明瘀热。

虽然桂林古本《伤寒杂病论》被一些医者质疑为托名仲景的伪本，但其中条文方药基本上都是《伤寒论》的法度，如真是托名所作，能编出这本书的人也确实功力不浅，值得学习应用，这些方药确能指导临证，应搁置真伪之争，重视其中方药的实践验证，因为，疗效是判定理法是否正确的唯一标准。我临床上凡见临证阴痛较剧而证属太阴少阴证者，应用禹余粮丸，疗效都是比较明显的。

（65）胁痛（带状疱疹后遗神经痛），咳嗽，眩晕

赵某，女，74岁，2012年3月26日初诊。

主诉：胁痛伴眩晕、咳嗽10余天。

病史：10天前，右侧第3、4肋间出现带状疱疹，经治疗结痂后疼痛持续，时轻时重，重时疼痛剧烈难忍，并伴咳嗽咳痰，咳嗽时疼痛也加重。服用不少中西药物疗效不好，经人介绍来求服中药。

刻诊：右侧第3、4肋间疼痛，连及背部亦酸痛不适，咳嗽咳痰，头晕昏沉，无汗，无恶寒发热，口不苦不干不渴，口黏，纳可，因胁痛而睡眠差，大便溏，小便可。舌淡舌体胖大，苔白滑，脉寸关弦细，尺沉。

六经脉证解析：带状疱疹后遗胁痛，连及背部酸痛不适，眠差，苔白滑，脉寸关弦细，尺沉，为少阴伤寒表证。

咳嗽咳痰，头晕昏沉，口黏，大便溏，舌淡舌体胖大，苔白滑，脉寸关弦，尺沉，为太阴病，水饮上逆。

六经辨证：少阴太阴合病。

病机：真阳不足，表寒饮盛阻络，水饮上逆。

治疗：桂枝去芍药加麻黄细辛附子汤合苓桂术甘汤：炮附子20g（先煎1小时），生麻黄15g，细辛15g，桂枝20g，茯苓30g，生白术15g，炙甘草15g，生姜30g（切片），大枣8枚（掰开）。5剂，每日1剂，水煎分3次服。

二诊：患者说，没想到疗效恁明显，胁肋部疼痛逐渐减轻。效不更方，原方又服5剂，痊愈。

六经方证病机辨析思路

该案患者带状疱疹后遗胁肋部疼痛。病证反应的病位在表，皮肤为一身之大表。患者年高正气虚弱，患病10多天了仍然剧烈疼痛，说明有少阴真阳不足，表阴寒盛而寒饮阻络的病机，不通则痛。还伴有咳嗽头晕，说明有太阴水饮上逆的病机。总之，是一派阴寒水饮凝聚上犯之证。

《金匮要略·水气病脉证并治》中说："气分，心下坚，大如盘，边如旋杯，水饮所作，桂枝去芍药加麻黄细辛附子汤主之。"

桂枝去芍药加麻黄细辛附子汤实际上就是麻黄细辛附子汤加桂枝去芍药汤，这个方子的方证病机为真阳亏虚，阴寒水饮凝聚。这种阴寒水饮不论凝聚在表还是在里，都可以应用这个经方。

所以说，我们应用经方不一定都是条文所说的证候，关键在于谨守方证病机。

该案主方应用桂枝去芍药加麻黄细辛附子汤温阳祛寒逐饮，开表透里通络。

方中附子破阴凝，祛寒饮，止疼痛，功效强大。

麻黄、细辛开腠散寒去饮，寒饮疼痛必不可少。

桂枝"味辛温。主上气咳逆，结气喉痹，吐吸，利关节，补中益气"（《本经》），不仅益气扶正，而且通阳活络散结利水，功效全面。所以，治疗表位疼痛，桂枝必用。

清代药用植物家邹澍在《本经疏证》中全面概括了桂枝的功效："盖其用之道有六，曰和营，曰通阳，曰利水，曰下气，曰行瘀，曰补中。其功之最大，施之最广，无如桂枝汤，则和营其首功也。"

《伤寒论》第67条说："伤寒，若吐、若下后，心下逆满，气上冲胸，起则头眩，脉沉紧，发汗则动经，身为振振摇者，茯苓桂枝白术甘草汤主之。"用苓桂术甘汤以加强温化寒饮，并能有效治疗寒饮上逆的眩晕、咳嗽。

（66）咳嗽，喘证（慢性阻塞性肺疾病）

夏某，女，74 岁，2013 年 3 月 8 日初诊。

主诉： 间断喘息咳嗽咳痰 20 余年，加重 1 月余。

病史： 患者是新疆人，有慢性支气管炎病史 20 余年，经常发作咳嗽咳痰喘息，冬季寒冷时易发病，还易感冒，一感冒就诱发并加重病情。长期以来，一发病即输液，曾在多家医院诊为慢阻肺，经常住院治疗。1 个月前，回家乡探亲，又因感冒而发病，咳嗽咳痰加重伴喘息，在诊所输液、打针等治疗无明显疗效，经人介绍找我求服中药治疗。

刻诊： 频频咳嗽，咳白痰量较多，不太黏，伴喘息，夜间时喘憋，可以平卧。乏力，恶寒，无发热，无汗，双下肢沉重发凉，膝关节痛，纳可、口不渴、不苦、无咽干。二便可，双踝部无水肿。舌紫暗，舌体胖大、边有齿痕，舌苔白水滑，脉寸浮微紧，关尺沉弦。

六经脉证解析： 咳嗽，恶寒，双下肢发凉，膝关节痛，脉寸浮微紧，尺沉，为少阴病。少阴伤寒，少阴真阳不足。

乏力，咳白痰量多，喘息，夜间时喘憋，舌暗，舌体胖大、边有齿痕，苔白水滑，脉关尺沉弦，为太阴病，寒饮上逆。

舌紫暗，为瘀。

六经辨证： 少阴太阴合病，兼夹饮、瘀。

病机： 真阳不足，外有表寒，内有瘀饮互结上逆。

治疗： 小青龙汤加炮附子：生麻黄 15g，桂枝 15g，干姜 15g，旱半夏 30g，炙甘草 15g，白芍 15g，五味子 15g，细辛 15g，炮附子 20g，杏仁 20g。4 剂。每日 1 剂，水煎 1 小时，只煎 1 次，取汁 450mL，每天 3 次，1 次 150mL。

二诊： 患者说，药后疗效很好，症状明显减轻，以前我每次这么犯病了都要住院治疗，为此已经花了几万块钱，这个中药还挺管事儿，比吊瓶强多了。现在已经不怕冷了，还咳嗽，但次数减少了，痰还比较多，夜间不太喘憋了，能够睡好觉了。

刻诊： 双下肢发凉减轻，时腿软，膝关节疼痛，大便溏，舌暗，舌体胖大，边有齿痕，苔白滑，脉寸关弦尺沉。辨为少阴太阴合病，兼夹饮、瘀。

病机： 真阳不足，寒湿内盛，寒饮上逆。

治疗： 小青龙汤合附子汤：生麻黄 15g，桂枝 15g，干姜 15g，旱半夏 30g，炙甘草 15g，白芍 15g，五味子 15g，细辛 15g，炮附子 30g，生白术 30g，茯苓 30g，党参 20g。4 剂。每日 1 剂，水煎 1 小时，只煎 1 次，取汁 450mL，每天 3 次，1 次 150mL。

三诊：病情持续好转。在二诊方基础上逐渐增加附子量又服 12 剂，诸症悉除。附子最大量用到 45g。

六经方证病机辨析思路

该患者有长期咳嗽咳痰喘息病史，说明素体阳虚，素有伏饮，易于为外邪引动而发。此次发病，为外感风寒引动伏饮，加之真阳不足，寒饮内盛而上逆。

一诊之所以首选小青龙汤，是因为外寒内饮病机比较明了，为少阴太阴合病。辨证的要点是：咳痰量较大，喘息和畏寒。

这位患者不发热而恶寒，肢体凉痛，寸脉微浮，并且伴真阳不足、虚寒饮盛等脉证，应当是少阴伤寒证。少阴伤寒伴心下有水气，即水饮结于心下或上逆的咳喘等症，就可用小青龙汤治疗。小青龙汤方证病机为虚寒水饮逆于上焦而表寒不解，正合这个患者的证候病机。

加附子，一是附子可温化寒饮而止咳喘逆气，二是附子可治痹痛。

《本经》说杏仁："味辛温，主咳逆上气，雷鸣，喉痹，下气，产乳，金疮，寒心奔豚。"杏仁与麻黄为咳喘对药，对于寒饮咳喘，常相须为用。

麻黄"主中风，伤寒，头痛，温疟，发表，出汗，去邪热气，止咳逆上气，除寒热，破癥坚积聚"，偏于发散风寒，外通内透而止咳喘。杏仁偏于强力降逆气，去虚寒水饮而定喘止咳，寒心奔豚就是虚寒水饮上逆。

二诊时在继续治疗寒饮上逆的同时，加大治疗患者下肢凉、腿软、膝关节疼痛的力度，这也是使病人所苦的病证，必须考虑解决。

用什么方子呢？这就要看病机了，从患者证候表现来看，有少阴太阴寒湿内盛的病机，就选方附子汤。《伤寒论》第 305 条说："少阴病，身体痛，手足寒，骨节痛，脉沉者，附子汤主之。"附子汤方证病机就是阳虚寒盛，湿饮不化而痹阻。患者虽然不是全身都痛，但关节痛的病机就是寒湿不化，正对方证病机，可以用附子汤温化寒饮水湿而止痹痛。

因出现了大便溏，咳喘也减轻了，故去掉了杏仁。

这个病案就是辨六经，识病机，随机施治的，观其脉证，知犯何逆，随证治之。辨方证就是辨整体，辨方证集合。因为证是一个个特定的症状群组成的，是一个集合。辨病机，就是辨识这个整体症状群的证候发生、发展及变化的病机。也是找准方药治疗的作用靶点，所以说，方证相应也同时必须是证机相合。方证相应不是对一个症状的治疗，而是这个整体的治疗，这样才能最好地体现中医治病的整体观念。

（67）遗尿症

王某，女，18岁，2013年7月19日初诊。

主诉：遗尿16年。

病史：患者从小就尿床，冬天比较严重，冬天几乎每天都尿，夏天减轻，因为夏天出汗多，平时靠控制饮水来减轻尿床，晚上不敢喝稀饭，不敢饮水。曾到处求医治疗，基本无效，已经失去了治疗的信心，上学不敢住校，患者非常自卑。经人介绍来求治。

刻诊：遗尿，尿多，如果不控制饮水，几乎每天晚上不止一次遗尿，有尿不能被憋醒，腰部有沉重感，口不苦，口干渴，心烦焦虑，睡眠沉，正常出汗，无恶心呕吐。纳可，大便可。舌淡胖，边有齿痕，舌苔薄黄水滑，脉细迟，寸关弦，尺沉。

六经脉证解析：遗尿，尿多，腰部有沉重感，舌淡胖，边有齿痕，舌苔水滑，脉弦，尺沉，为少阴病。水饮下注于下焦，寒湿痹着于腰部。

尿多，腰部有沉重感，舌淡胖，边有齿痕，舌苔水滑，脉细迟，寸关弦，尺沉，为太阴病。湿饮内停，不化津液。

口渴，心烦焦虑，舌苔薄黄，为阳明病。阳明热扰心神，热伤津液。

六经辨证：太阴少阴阳明合病。

病机：表里湿饮，兼夹阳明微热扰心伤津。水饮下注于下焦，寒湿痹着于腰部。

治疗：肾着汤合葛根汤加炮附子：炮附子10g，葛根30g，麻黄15g，桂枝12g，白芍12g，炙甘草12g，干姜30g，茯苓30g，生白术15g，生姜30g，红枣7枚（掰开）。5剂，日1剂，水煎分3次服。嘱患者服药期间正常饮水，不能再刻意去限制饮水。

二诊：患者说，已经见效，有被尿憋醒了，上方炮附子加至15g，又开5剂。

三诊：药后腰也不沉重了，已经能够自己起床排尿了，也敢下午饮水了。患者要返回外地，上方又带10剂，巩固疗效。

六经方证病机辨治思路

该案遗尿 16 年，久治不愈，给患者造成很大痛苦。辨治该病，关键在于辨准病机。从证舌脉上看，患者一派湿饮，湿饮不化津液，会下注于下焦膀胱，膀胱开合失司而致遗尿；湿饮痹着于腰部而致腰部沉重。患者还兼夹阳明微热，因为湿饮久郁也会化热而扰心、伤津。

《素问·灵兰秘典论》："膀胱者，州都之官，津液藏焉，气化则能出矣。"唐·王冰注曰："位当孤府，故谓都官。居下内空，故藏津液。若得气海之气施化，则溲便注泄；气海之气不及，则閟隐不通，故曰气化则能出矣。"

气化则能出，这个"出"，是膀胱的开合功能正常的尿液排出。这个"气化"就是指下焦真阳的气化功能，下焦肾与膀胱互为表里，肾中真阳有助于膀胱的气化功能和膀胱的开合功能的正常运行。

所以，方拟肾着汤合葛根汤加炮附子，温真阳，助膀胱气化开合，化水饮为津液而止遗尿。

《伤寒论》第 31 条说："太阳病，项背强几几，无汗，恶风，葛根汤主之。"《伤寒论》第 32 条说："太阳与阳明合病者，必自下利，葛根汤主之。"从这两条来看，葛根汤的方证病机为风寒袭表，太阳经输不利，邪迫大肠。

而从葛根汤方药组成来看，《本经》说麻黄："味苦温。主中风，伤寒头痛，温疟，发表出汗，去邪热气，止咳逆上气，除寒热，破癥坚积聚。"《本经》说桂枝："味辛，温，主上气咳逆，结气，喉痹吐吸。利关节，补中益气。"

这两味药主要入于上焦和体表，功能透达发散，能解表通里，上焦表通则下焦里也能透，可助膀胱气化及开合正常。

《本经》说葛根："味甘，平。主消渴，身大热，呕吐，诸痹，起阴气，解诸毒。"葛根入阳明，除诸痹，就是解除痹阻不通；起阴气，就是可将中下焦水热化为津液升达外布，这也可助膀胱气化及开合正常，并有助于解除腰部寒湿痹着。

方中暗含麻黄加术汤。《金匮要略·痉湿暍病脉证》中说："湿家身烦痛，可与麻黄加术汤发其汗为宜，慎不可以火攻之。"

麻黄加术汤主要辨治中湿，说明麻黄解表通透，有利于祛除在里之湿饮。所以，白术配麻黄，能行表里之湿。

肾着汤即甘姜苓术汤，《金匮要略·五脏风寒积聚病脉证并治》中说："肾着之病，其人身重，腰中冷，如坐水中，形如水状，反不渴，小便自利，饮食如故，病属下焦，身劳汗出，衣里冷湿，久久得之，腰以下冷痛，腹重如带五千钱，甘姜苓术汤主之。"

肾着汤方证病机为中下焦寒湿痹阻，是治疗寒湿留滞于腰部经络肌肉所致腰及腰以下沉重或疼痛的良方。这个方子用途非常广泛，可与附子汤、麻黄细辛附子汤合用治疗太阴、少阴阳气痹阻，寒湿留滞所致身痛腰痛，如关节炎、腰肌劳损、腰椎间盘突出症等。

用这个方子要注意方药比例：干姜、茯苓与甘草、白术的比例是 2:1。用经方，有时只要配比准确，小量亦可取得良好的疗效。

因为患者久病难以治愈，必有真阳不足存在，加炮附子主要是温扶真阳以助膀胱气化开合正常，以及祛寒除湿，化水饮为津液。

方中葛根、白芍皆有助于清除阳明微热。

（68）痹证（膝关节滑膜炎）

路某，女，17 岁。2013 年 8 月 7 日初诊。

主诉：右侧下肢疼痛 11 个月余。

病史：去年 9 月，患者开学军训时，因运动量过大而引起右下肢疼痛，膝关节疼痛较重，走路不到 500 米就开始疼痛。在某医院诊为膝关节滑膜炎，吃了不少中成药，无明显疗效。服过双氯芬酸钠肠溶片或布洛芬缓释胶囊等西药，只能暂时缓解疼痛，但不能停药，停药又恢复原状。求治。

刻诊：右下肢疼痛，膝关节较重，走路稍远一点儿即疼痛。口渴，无口苦，无头痛眩晕，无胸闷气短，无恶心呕吐，正常出汗。纳可，大便可，小便黄。舌红，舌体胖大，苔黄滑腻，脉细弦，寸关滑尺沉。

膝关节屈伸活动受限，浮髌试验阳性。

六经脉证解析：右下肢疼痛，膝关节较重，舌体胖大，苔滑腻，脉细弦，为少阴病，寒湿痹阻于表。

舌体胖大，苔滑腻，脉细弦，尺沉，为太阴寒湿。

口渴，小便黄，舌红，苔黄，脉寸关滑，为阳明病。

六经辨证：少阴太阴阳明合病。

病机：寒湿痹阻于筋脉关节，营卫气血不通，兼夹阳明津伤。

治疗：桂枝芍药知母汤合麻黄细辛附子汤：炮附子 10g，防风 25g，生麻黄 12g，细辛 12g，生白术 30g，桂枝 25g，白芍 18g，炙甘草 12g，知母 25g，生姜

30g（切片）。5剂，日1剂，水煎分3次服。

同时开了外敷方：制川乌30g，桂枝30g，当归30g，红花30g，威灵仙30g，透骨草60g，白酒4两，陈醋4两。3剂。上药多加水，第一次煎煮1小时以上，滤出药渣后，加适量白酒、陈醋。等温度适宜时，用毛巾蘸药液热敷患处，每天2次。

二诊： 患者说，疼痛减轻了，能坚持行走七八百米了，髋关节疼痛减轻，膝关节仍然疼痛，舌脉同上，原方继服5剂。

三诊： 患者说，一天比一天好转，现在已经能坚持走1公里多了，上方将炮附子、麻黄和细辛各加至15g，继服5剂。

四诊： 患者说，症状持续好转，走路时基本上不太疼痛了，又服5剂。自己感觉病情明显好转，因嫌药苦难喝，不想再服药了。

2013年10月15日，患者因咳嗽来找我开中药时说，她的右下肢疼痛吃了中药后，现在已经好了。我嘱她现在还不能剧烈运动，以防再次损伤。

六经方证病机辨治思路

滑膜主要分布于关节周围，与关节腔相通，分泌润滑液以润滑关节。

滑膜炎是在多种原因，如骨关节炎、关节结核、风湿病和骨质增生等，以及外伤、骨伤、关节内损伤和周围软组织损伤等作用下而致病，这些原因可直接造成关节滑膜损伤而产生炎症反应，大量分泌渗出液，同时滑膜细胞活跃，产生大量黏液素等致病因子，致使关节疼痛和功能受限。

中医学认为滑膜炎属于"痹证"范畴。

该案患者是因为外伤造成髋、膝关节滑膜损伤，膝关节有积液，久治不愈。依据患者证舌脉，用六经辨证比较全面，既有太阴、少阴寒湿痹阻于表，营卫气血郁滞不通，又有阳明微热伤津。因为四肢是属于表的，在表的营卫气血郁滞不通，湿郁日久会化热伤津。

《金匮要略·中风历节病脉证并治》中说："诸肢节疼痛，身体魁羸，脚肿如脱，头眩短气，温温欲吐，桂枝芍药知母汤主之。"

桂枝芍药知母汤方证病机为风寒湿痹阻于筋脉关节，营卫气血不通，兼夹阳明津伤。与该案证候病机相合，主方选桂枝芍药知母汤以温阳祛寒，化湿除痹，通透营卫气血，兼清热补津。桂枝芍药知母汤是治疗痹证的良方，临床应用范围很广。

合麻黄细辛附子汤主要是加强温阳祛寒搜饮除痹之力。

方证病机相应，最终治愈，中医治疗这个病比西医所顾全面而有优势，且副作用小。

（69）虚劳

翟某，52 岁，2013 年 9 月 16 日初诊。

主诉： 全身乏力 2 年，加重半年余。

病史： 2 年前，患者不明原因出现全身困懒乏力，不想动，时轻时重，严重时啥也不想干，只想睡觉。半年前症状加重，自述开车时连刹车都踩不动，下班回家就睡在床上，散步都没有力气。曾去省内外多家医院检查，部分结果如下：血化验检查：空腹血糖 12.9mmol/L。血常规正常。肝功能正常。肾功能正常。电解质示：钾 4.25mmol/L，钠 143.8mmol/L，氯 99.4mmol/L，钙 2.23mmol/L。

心脏检查：心电图示：1. 窦性心律（心率 61 次 / 分）；2. 非特异性室内传导延迟。心脏彩超示：1. 心内结构未见明显异常；2. 左心功能正常（左室射血分数：62%）。

头颅、颈部影像检查：CT 示：1. 左侧椎动脉略细，考虑发育异常；2. 左椎动脉远段基本未见显影，考虑狭窄或闭塞；3. 头部 CT 未见明确病变。MRI 示：颈 3～4、4～5、5～6 椎间盘呈等 T1 短 T2 信号改变，且向后突，相应平面黄韧带增厚，硬膜囊受压。

血管超声检查：经颅多普勒示：左侧大脑 MCA（大脑中动脉）、ACA（大脑前动脉）、PCA（大脑后动脉）血管痉挛。

曾去某精神病院诊为抑郁症。既往有 2 型糖尿病史 6 年，因服药不规范，血糖控制不理想。

因为这个乏力困懒等症状，曾在国内多家知名中医院服中药 300 多剂，都不见明显疗效，几乎失去治疗信心。经人介绍来找我治疗。

刻诊： 精神差，全身乏力，白天强撑着上班，晚上下班回家如散了架，困懒嗜卧，想睡又睡不着，不想睁眼，说话也没力气。腰凉，膝盖凉，踝部凉，双腿发沉抬不动。无畏寒发热，无口苦咽干，无口渴，时出虚汗。时腹胀，纳差，大便溏泄不爽，小便清长。舌紫暗，舌体胖大边有齿痕，苔白水滑，脉缓，寸浮弱，关尺沉。

六经脉证解析： 精神差，困懒嗜卧，想睡又睡不着，不想睁眼。出虚汗，腰凉，膝盖凉，踝部凉，双腿发沉抬不动，小便清长。舌暗，舌体胖大边有齿痕，苔白水滑，脉寸浮弱，关尺沉，为少阴病。真阳亏虚，营卫阴阳不和，寒湿困表。

全身乏力，腹胀，纳差，大便溏泄不爽，舌紫暗，舌体胖大边有齿痕，苔白水滑，脉关尺沉，为太阴病，水饮内停。

舌紫暗，为瘀。

六经辨证：少阴太阴合病，兼夹瘀血。

病机：真阳亏虚，中阳不运，营卫阴阳不和，寒湿困表，饮瘀互阻。

治疗：四逆汤合真武汤、理中汤、当归四逆汤：炮附子20g（先煎1小时），干姜20g，炙甘草20g，生白术20g，白芍20g，茯苓30g，党参20g，当归20g，桂枝20g，细辛20g，川木通15g，生姜30g，红枣8枚（掰开）。5剂，日1剂，水煎分3次服。

二诊：患者说，药后感觉比以前吃的中药效果好，乏力困懒有所好转，还是光想睡觉，不想睁眼。上方将炮附子加至30g（先煎1个半小时），干姜加至30g，继服5剂。

三诊：患者说，疗效很好。乏力、困懒明显好转，腹胀消失，腰、膝、踝部凉明显减轻，食欲有所恢复，已经想外出散步了，仍然出虚汗。舌紫暗，舌体胖大边有齿痕，苔白滑，脉沉弦。

治疗：四逆汤合真武汤、理中汤、桂枝加黄芪汤：炮附子40g（先煎1个半小时），干姜30g，炙甘草20g，生白术20g，桂枝30g，白芍30g，茯苓30g，党参20g，黄芪30g，生姜30g，红枣8枚（掰开）。5剂，日1剂，水煎分3次服。

四诊：患者说，以前吃的中药每剂都是一大包二三十味，都没有这个方子好，药味少效果还好。症状持续好转。这次感到颈部和右耳疼痛，上方加葛根40g，仙灵脾30g，继服5剂。

五诊：好多了，晚饭后能散步几里地了，睡眠也好了，腰膝部也不凉了，右耳不痛了，还有乏力困懒的感觉，但明显减轻。上方炮附子加至50g（先煎1个半小时），黄芪90g，继服5剂。

六诊：患者说全身乏力等症状明显减轻了，精神好了，这次要出差半个月，不想停药，叫开方在外地抓药，请药店代为煎煮。上方又开10剂，我怕外地其他人煎药时附子煮不透，就将炮附子减至15g，嘱咐可与其他药一起煎煮，但必须煎煮1个小时。

患者出差返回后说，诸症已经基本消失。要求再服药，怕再犯病，我嘱其停服汤药观察，可服用桂附地黄丸巩固疗效。

六经方证病机辨治思路

该案患者有糖尿病史多年，且血糖控制不好，以致阴阳俱虚而真阳亏虚较重，阳虚寒凝，又可导致血瘀。

依据患者证舌脉分析，六经辨证为少阴太阴合病，兼夹瘀血。证候病机的根本在于真阳亏虚。由此可致中阳不运，营卫阴阳不和，寒湿困表，饮瘀互阻而致诸症。

所以，一诊主方就是四逆汤，《伤寒论》第 323 条说："少阴病，脉沉者，急温之，宜四逆汤。"因为患者出现乏力，但欲寐，腰、膝、踝部凉，双腿沉重及小便清长等一派少阴病证候，所以，首选四逆汤扶阳温通，祛阴寒逐瘀饮，益中气，养津液。

合真武汤主在镇寒化水，以治阴寒水湿痹着于四肢。《伤寒论》第 316 条说："少阴病，二三日不已，至四五日，腹痛，小便不利，四肢沉重疼痛，自下利者，此为有水气。其人或咳，或小便利，或下利，或呕者，真武汤主之。"

真武汤方证病机为虚寒水盛，是治疗少阴虚寒及太阴停水的祖方，是震慑水府之剂，有较强的扶真阳、温中阳、镇寒化水之功。

合理中汤主要是加强温运中阳、散寒化湿饮的功效。《伤寒论》第 396 条说："大病差后，喜唾，久不了了，胸上有寒，当以丸药温之，宜理中丸。"

这条虽然说的是大病后出现里虚寒饮而喜唾的治法，但我们要拓宽思路，不仅大病后，在大病中出现中焦阳虚气弱、寒饮内盛者亦可用理中丸温补温运中阳，散寒化饮。

理中丸为太阴虚寒证的主方，因有温运中阳、调理中焦的功效，所以方名叫"理中"。《伤寒论》第 159 条说"理中者，理中焦"，就是说这个方子有温运中阳、调理中焦的功能。

该案方中理中丸加附子，有附子理中丸方义，这就加强了扶真阳，振中阳，两本兼顾，祛寒化饮之力。

合当归四逆汤，主要是加强治疗少阴表寒，重在温通血脉利关节。患者腰、膝、踝部发凉，可以视为手足厥寒。《伤寒论》第 351 条说："手足厥寒，脉细欲绝者，当归四逆汤主之。"

当归四逆汤方证病机为营血虚瘀，寒凝经脉。对营血亏虚或瘀阻，经络血脉不通畅，阴阳不相顺接所致的手足厥冷、脉细欲绝等症有很好的疗效。

方中桂枝汤调和营卫，温通血脉关节。因为桂枝"辛甘温……利关节，补中益气"，白芍"除血痹……益气"（《本经》）。

细辛"主百节拘挛，风湿痹痛"（《本经》），可入阴搜饮，温通关节经脉。

通草"除脾胃寒热……通利九窍血脉关节"（《本经》）。这个通草就是现今的川木通，不是关木通。

宋代药学家苏颂《本草图经》中说："俗间所谓通草，乃通脱木也，今园圃间亦有种两者。古方所用通草，皆今之木通，通脱稀有使用者。"

李时珍在《本草纲目》中也说："通草，有细细孔，两头皆通，即今之木通也；今之通草，乃古之通脱木也。"

由此可知，当今所用的通草，古代称"通脱木"。名称不同，性味有别，必须详细区分，不可用错。

三诊合桂枝加黄芪汤，主要在于加强补中益气、调和营卫阴阳之力。《金匮要略·水气病脉证并治》中说："黄汗之病，两胫自冷；假令发热，此属历节。食已汗出，又身常暮盗汗出者，此劳气也。若汗出已，反发热者，久久其身必甲错；发热不止者，必生恶疮。若身重，汗出已辄轻者，久久必身𥆙，𥆙即胸中痛，又从腰以上必汗出，下无汗。腰髋弛痛，如有物在皮中状，剧者不能食，身疼重，烦躁，小便不利，此为黄汗，桂枝加黄芪汤主之。"

这个条文主要说的是黄汗病的证治，但我们应当跳出条文，以方证病机来用方。桂枝加黄芪汤方证病机为表虚恶风，营卫不和。

在该案中用桂枝加黄芪汤主要就是补虚和调和营卫阴阳。

《本经》说黄芪："味甘微温。主痈疽久败创，排脓止痛，大风，癞疾，五痔，鼠瘘，补虚，小儿百病。"

《珍珠囊》说黄芪："治虚劳，自汗，补肺……实皮毛，益胃气。"这些论述都说明黄芪具有强力的补虚作用。该案中用黄芪并逐渐加量，是因为患者病久而虚劳较重之故。

（70）胸痹，喘证（心肌炎）

杨某，29 岁，2013 年 10 月 21 日初诊。

主诉： 心慌胸闷喘息气短 8 天。

8 天前，患者因月经量过大，在当地县医院静脉输液止血，点滴 2 瓶药液后感觉胸中憋闷，喘息气短，出不来气儿，随即停止输液，经吸氧等治疗后有所减轻。

自此之后胸闷喘息气短的症状一直没有消失，动辄加重。

在县医院查胸部CT提示：右下肺下叶炎性病变。心电图示：1.异位心律；2.房性逸搏心律；QRS电轴左偏。又诊为心肌炎，肺部感染，在医院输液治疗7天，所用药物有左氧氟沙星及阿奇霉素等。感到没有效果，而且症状有加重的趋势。每天夜里不能平卧，平卧就感到气喘加重，胸闷出不来气儿，只能在床上坐一夜。经人介绍来找我治疗。

刻诊：痛苦病容，精神差，胸闷喘息气短，心慌，手捂胸口，不敢挺胸，挺胸就会加重气短，出不来气儿。不能活动，动辄气喘加重。极度乏力，手足凉，无头晕头痛，无恶心呕吐，无口苦咽干，无汗，口干不渴，无恶寒发热，大便可，小便微黄。唇暗，舌暗，舌苔白水滑，脉缓，沉细无力。

血压90/60mmHg。在我院查心脏彩超示：心率52次/分；左室收缩期末内径31mm；左室舒张期末内径47mm；左室射血分数63%；缩短分数34%。电解质正常。血常规无异常。

六经脉证解析：精神差，心慌，手捂胸口，手足凉，舌暗，舌苔白水滑，脉细缓无力，为少阴病，真阳亏虚。

心慌，手捂胸口，胸闷喘息气短，极度乏力，舌苔白水滑，脉沉缓无力，为太阴病，水饮上逆。

唇暗，舌暗，为瘀血。

口干，小便微黄，为阳明微热。

六经辨证：少阴太阴合病，兼夹瘀血。

病机：真元亏虚，瘀饮互结上凌而气失摄纳，心阳不振，心神不宁，兼阳明微热。

治疗：四逆汤合真武汤、桂枝甘草龙骨牡蛎汤加味：炮附子15g，干姜20g，炙甘草15g，生白术20g，白芍30g，茯苓30g，肉桂20g，生龙骨、生牡蛎各30g，灵磁石30g，大枣8枚（掰开），生姜30g（切片）。6剂，日1剂，水煎分3次服。嘱其停止一切输液治疗。

二诊：患者来时比上次有精神了，说那天上午看完病回家时，一路上在车内憋闷喘息，出不来气儿，非常难受，回家就吸上氧了（氧气袋）。下午3点半将药煎好服了第一汁，晚上9点多服了第二汁，两次服完1剂药后，夜间胸闷喘息气短等症状就逐渐有所缓解，第二天就感到不憋气怎重了。

现在症状都在逐渐好转，效不更方，原方将炮附子加至20g（先煎1个小时），加炒枣仁 30g，继服 6 剂。

三诊：患者诸症明显好转，全身已经有力了，已经能够正常睡眠。上方将炮附子加至 30g（先煎 1 个半小时），继服 6 剂。后来电话随访痊愈，恢复正常生活。

六经方证病机辨治思路

该案患者发病时月经量过大就伤耗元气；加之输液时突发严重的胸闷喘息气短等反应，可能是药物过敏反应所致心肌损伤，此也可使真阳虚损；又加之后来大量应用抗生素等输液，亦伤真阳，诸种原因致使患者根本不固，气失摄纳。又水饮与瘀互结上凌而心阳不振，心神不宁，出现比较严重的心慌胸闷喘息气短等症状。

治疗思路是顾护真阳与温饮祛瘀并重。

《伤寒论》第 323 条说："少阴病，脉沉者，急温之，宜四逆汤。"

《伤寒论》第 372 条说："下利腹胀满，身体疼痛者，先温其里，乃攻其表。温里宜四逆汤，攻表宜桂枝汤。"

《伤寒论》第 377 条说："呕而脉弱，小便复利，身有微热，见厥者，难治，四逆汤主之。"

从上述条文来看，四逆汤是回阳温里、祛饮逐瘀的重要经方。所以该案主用四逆汤温固真阳，治疗瘀饮上逆。

《伤寒论》第 316 条说："少阴病，二三日不已，至四五日，腹痛、小便不利，四肢沉重疼痛，自下利者，此为有水气。其人或咳，或小便利，或下利，或呕者，真武汤主之。"

真武汤是治疗虚寒水饮的祖方。"其人或咳……或呕"，说明真武汤有水饮上逆的病机。合用这个方子能温阳祛阴寒，破除水饮瘀血上逆而助纳气归元，振奋心阳。方中的白芍还能清除病证中的阳明微热。

《伤寒论》第 118 条说："火逆下之，因烧针烦躁者，桂枝甘草龙骨牡蛎汤主之。"

桂枝甘草龙骨牡蛎汤方证病机为饮逆上扰心神。元代医家王好古在《汤液本草·卷上》中说："重可以去怯，磁石、铁浆之属是也。"桂枝甘草龙骨牡蛎汤为桂枝甘草汤加龙骨、牡蛎，不仅能温通心阳，化饮平冲降逆，而且可以达到"去怯"而镇心安神，收敛元气之功。

加灵磁石维系阴阳，纳气定喘，镇悸安神；加生龙骨、生牡蛎镇心安神，收敛元气。

方证病机相应，确实效如桴鼓。

第十八章　后天之本是胃气
处处顾护即生机

第一节　胃气五藏本　保胃助扶正

一、胃气的基本涵义

胃气，是人生命机能的依托，根于先天之本真阳，是中焦脾胃发挥生理功能的动力，为五脏六腑之气的后天本源。

所以，具体地讲，胃气主要是指能够温煦、推动和运化脾胃受纳、腐熟及化生水谷精微的功能，而这些"水谷精微"营养物质则是人身后天生命健康所必需的物质。

人身之气有赖于胃气而生。

胃气强则受纳谷气之力旺盛，则正气强盛，人能抗病祛邪；胃气弱、受纳之力不足，则正气衰减，就会发病或病情加重。

人活着，能吃并且能够正常地消化吸收营养就是本，就能健康无病，或少生病；得病了，如果能吃点饭，恢复就快。年纪大了，如果食欲还好，消化功能较强，就能少得病，保持健康的生命质量，这都是有胃气的体现。

人的血脉，不仅可以反映人体的正气强弱，而且能够测知疾病的进退，这也都是胃气的作用。

脉来不浮不沉，不疾不徐，从容和缓，节律一致，无太过，无不及，就是有胃气，表示正气还比较强。即使有病了，而在脉象上不论浮、沉、迟、数，相对来说也不失冲和之象，也容易治疗。

若脉无和缓之象，或脉见"但弦""但毛""但石"之象，说明胃气已严重损伤，胃气一伤则真脏脉现，提示病情较重，预后不良。

二、古医家关于胃气的论述

对于胃气的重要性，古人早就有一系列精辟的阐述。

《灵枢·五味》指出："胃者，五藏六府之海也，水谷皆入于胃，五藏六府皆禀气于胃。"

《素问·玉机真藏论》中说："五藏者，皆禀气于胃，胃者，五藏之本也。"这都说明了胃是后天之本，护胃气而固本也是扶正的一个重要环节。

《素问·平人气象论》中有一段话说："平人之常气禀于胃，胃者，平人之常气也，人无胃气曰逆。……人以水谷为本，故人绝水谷则死，脉无胃气亦死。……夏以胃气为本……春以胃气为本……长夏以胃气为本……冬以胃气为本。"

这段话提示了正常人的脉气运行状况。平人之常气，就是指阴阳平和之人，正常人的脉气，也就是胃气，正常人五脏四时之脉，皆以胃气为本。

清代医家汪宏在《望诊遵经》中深有体会地说："凡诊脉有胃气者生，无胃气者死。"

这就说明了胃气对心血脉正常运行的重要性。

金代医家李东垣《脾胃论》中的立意主旨就是"人以胃气为本"，特别强调胃气的重要性。还在《脾胃论·脾胃虚则九窍不通论》中说："胃气者，谷气也，营气也，运气也，生气也，清气也，卫气也，阳气也。"

这是将胃气扩大到人身整个正气的范畴，这也的确是说到了治病的根本上。

明代医家张景岳也说："胃者，人之根本也，胃气壮，则五脏六腑皆壮。"（《中藏经·论胃虚实寒热生死逆顺脉证之法》）

通过这些论述，可以说，我们治病处处顾护胃气是无比重要的。处处顾护胃气，就是不要伤了中焦脾胃的受纳、腐熟及化生水谷精微的功能，以保证生命健康，确保生病了能够尽快痊愈。

第二节　胃气根真阳　仲景心法彰

一、关于真阳与胃气的关系

关于真阳与胃气的关系，古代医家也阐述得非常清楚。

张景岳在《类经·卷十三》中对胃气根于真阳和与营卫、宗气、中气等的关系解读得非常明白："真气，即元气也……气在阳分即阳气，在阴即阴气，在表曰卫气，在里曰营气，在脾曰充气，在胃曰胃气，在上焦曰宗气，在中焦曰中气，在下焦曰元阴真阳之气。"

李东垣则认为脾胃为元气之本，说"真气又名元气，乃先身生之精气也，非胃气不能滋之"（《脾胃论·脾胃虚则九窍不通论》），又说："夫元气、谷气、营气、卫气、生发诸阳之气，此数者，皆饮食入胃上行，胃气之异名，其实一也。"（《内外伤辨惑论·辨阴证阳证》）

由上述可以看出，先天之本真阳与后天之本胃气（中气）是辩证的关系，真阳旺盛则中焦胃气健运，而胃气功能强健又能支持真阳之气的充足。

而"元气之充足，皆由脾胃之气无所伤，而后能滋养元气。若胃气之本弱，饮食自倍，则脾胃之气既伤，而元气亦不能充，而诸病之所由也"（李东垣《脾胃论·脾胃虚实传变论》）。这就是说，中焦胃气伤则元气衰，元气衰则疾病就会因此发生，这里将胃气的功能提高到了一个关系人生命健康的重要的地位。

所以，"凡欲察病者，必须先察胃气；凡欲治病者，必须常顾胃气。胃气无损，诸可无恙"。（张景岳《景岳全书·十七卷·脾胃》）

二、《伤寒论》处处体现"保胃气"

陈修园在《医学三字经》中归纳《伤寒论》"保胃气"，是深谙仲景心法的。

明代新安医家徐春甫在《古今医统》也说："汉张仲景著《伤寒论》，专以外感为法，中顾盼脾胃元气之秘，世医鲜有知之者。"

《伤寒论》太阳病条文占一大部分，误治最多，汗、吐、下之误用，皆伤及胃气，胃气一伤，中焦虚损，脏腑阴阳失调，病情传变，坏证丛生，所以救误方法亦最多。救误也时刻不离保胃气，有胃气则生，无胃气则危。所以，疑难病证，危急重症，久病痼疾，必先救胃气，处处顾护胃气，保得一分胃气，便有一分生机。

张仲景《伤寒论》六经辨治始终都贯穿着保胃气的思想。

《伤寒论》中有多处条文阐述胃气的理念，全书开首就将胃气所派生的营卫之气作为太阳病发生的主要原因，并进一步结合胃气的强弱及是否能食，作为六经病证发展、变化及转归的基本依据。

治则中特别强调"无犯胃气"，"令胃气和则愈"。全书有 113 方和 93 味药，在组方中，多见人参、白术、茯苓、甘草、大枣、干姜、生姜等。在煎药、服药及药后调护等各个环节也都处处体现顾护胃气的原则。

如汗法的桂枝汤，用炙甘草、大枣补中益胃气，特别在药后调护法中强调药后喝热稀粥，粥有内充谷气的作用，既可益胃气以扶正，又可助发汗以祛邪。药后禁忌生冷、黏滑、肉面、五辛、酒酪、恶臭等物，也是考虑预防伤及胃气。

下法的调胃承气汤，虽苦寒攻下，但方中有炙甘草甘缓和中，既可缓芒硝、大黄的峻下之力，使之偏于泻热和胃，又可保护胃气，以防伤中。

和法的小柴胡汤，以人参、炙甘草、大枣和中益胃气；大柴胡汤和解少阳之中偏于苦寒通下，为防伤及胃气，仍以大枣和中益胃气。

清法的白虎汤辛寒清热，易伤人的胃气，则加入粳米、炙甘草益气和中，补益津液，既能防寒药伤正，又可补汗血之源，助胃气以利祛邪。

总之，张仲景在教我们辨证施治时，遣方用药处处注意不可伤及胃气。扶正自然是保胃气，而祛邪时也多是兼顾保胃气以助药力，以助愈病。

张仲景的保胃气思想，对后世影响深远。特别是李东垣在《伤寒论》保胃气思想观念的启发下，独创了一个流派"补土派"，将保胃气的思想落实在治疗内伤杂病中，成效斐然。

第三节　辨治有真机　处处护胃气

一、医案解析

（71）发热

王某，男，27岁，2012年9月30日初诊。

主诉：发热20天，加重4天。

病史：20天前患感冒，发热，头痛，全身疼痛，当时体温39.8℃，曾静脉输液治疗4天，每次输液后就出大汗而热退，但热退不久又起，头痛身痛等症消失，但发热一直是断断续续，曾去医院检查排除了结核等传染性疾病，一直在口服抗生素及退热药等治疗，体温依然在38℃左右。近4天来体温又高了起来，达39.5℃，又静脉输液3天没效，非常发愁。求服中药治疗。

刻诊：发热，没有规律，服药大汗后可以退热，出汗较多。乏力，动辄头昏晕，心慌，心烦，口干渴饮水较多，无口苦，无咳嗽咳痰，无胸胁苦满，无头痛身痛关节痛，不怕冷，怕热。纳可，二便可，舌质红，苔黄滑，脉弦数有力。

体温39.2℃，心率105次／分。X片示：两肺纹理增粗。嗜烟酒。

六经脉证解析：高热无规律，汗多，乏力，动辄头昏晕，心慌，心烦，口干渴饮水较多，不怕冷而怕热，舌质红，苔黄滑，脉弦数有力，为阳明病，热盛伤津，津不养心神清窍，不养形骸。

六经辨证：阳明病。

病机：邪热盛而津气损伤。

治疗：白虎加人参汤：生石膏90g，知母30g，炙甘草20g，党参20g，粳米50g。4剂，每日1剂，水煎取汁600mL，分3次服。

嘱其停服任何抗生素，体温不超过39℃时不要服用任何退热药，要避风，不要再出大汗。

二诊：患者说，药后发热渐退，没有服用任何退热药物，体温一直保持在

37℃左右。全身感到轻松了。心率每分钟90次,体温37℃。方同上,又服4剂痊愈。

六经方证病机辨析思路

该案患者的长期发热就是因为感冒治疗多次大汗,津液损伤过重,热入阳明所致。

现在不少患者一旦感冒,发烧并不是太高也是先想着如何去赶紧退烧,我们的部分医生也是急着为患者想法去退热。所以,就又是打针又是输液等,特别是还大量应用地塞米松等激素退热,这是一个很大的误区。张仲景在《伤寒论》中就多次呼吁不能误汗,误汗会产生诸多变证,这应当引起我们的警醒。

《伤寒论》第26条说:"服桂枝汤,大汗出后,大烦渴不解,脉洪大者,白虎加人参汤主之。"

《伤寒论》第168条说:"伤寒若吐若下后,七八日不解,热结在里,表里俱热,时时恶风,大渴,舌上干燥而烦,欲饮水数升者,白虎加人参汤主之。"

《伤寒论》第170条说:"伤寒脉浮,发热无汗,其表不解,不可与白虎汤。若渴欲饮水,无表证者,白虎加人参汤主之。"

《伤寒论》第222条说:"若渴欲饮水,口干舌燥者,白虎加人参汤主之。"

该患者既有大热反复不退,又有伤津口渴,而没有阳明里实的病机,也没有表证,这就是阳明外证,就可以用白虎加人参汤。

白虎加人参汤的方证病机为邪热盛而津气损伤。白虎汤也是邪热盛,但津伤不如白虎加人参汤证严重,没有口干燥的症状,所以,不加人参补津液。由此可见,《伤寒论》经方的配伍是很严谨的。

谈谈人参。

人参,"味甘微寒",在《本经》中列于"上品",具有"主补五脏,安精神,定魂魄,止惊悸,除邪气,明目,开心益智。久服,轻身延年"之功,后世多将人参用作补气养身之品,固脱救急之用。

但如此一味常用的药,对其"气"的认识并不太明确,古今认识不一。《本经》中首言人参气"微寒",而后世医家在临证中多以"气温"使用。

清代医家陈修园在《神农本草经读》中对此发过一番议论:"自时珍之《纲目》盛行,而神农之《本草经》遂废。即如人参,《本经》明说微寒,时珍说生则寒,熟则温,附会之甚。"又说:"今人辄云以人参回阳,此说倡自宋、元以后,而大盛于薛立斋、张景岳、李士材辈，而李时珍《本草纲目》尤为杂沓。学者必于此等书焚去，方可与言医道。"

白人参或称生晒参，实际上是一种微寒的药而非燥热的药，炮制过的人参如红参才是温热药。所以《本经》中言人参"主补五脏"实际上就是说白人参主补胃气及五脏津液。

该案证候病机与白虎加人参汤方证病机相同，所以选用白虎加人参汤疗效明显。

二、医案解析

（72）呕吐（胃炎）

王某，女，80 岁。2013 年 1 月 4 日初诊。

主诉：呕吐伴纳差 1 月余。

病史：1 个月前，患者因吃水饺过量，难以消化而胃中难受，上吐下泻，经治疗后腹泻已经止住，但恶心干呕一直存在，每吃过饭就想吐，多吃一点儿就呕吐，食欲极差，每天只能吃点儿稀面条或稀米饭，吃馒头就吐。去某医院诊为胃炎、胆囊炎，没有其他恶性病变。口服并频繁更换不少治疗胃病和胆囊炎的药物，也服过 10 多剂中药，没有明显疗效。眼看患者一天天消瘦，家人非常着急，经人介绍求我治疗。

既往有胆囊炎病史 12 年，冠心病史 6 年，高血压病史 15 年。

刻诊：精神差，阵发性恶心干呕，吃东西就吐，胸胁和心下如有物塞堵一般难受不适，纳极差。口苦，口渴不欲饮水。无腹胀腹痛，无恶寒发热，无汗，无心烦。大便 2 日 1 行，不干但排便较难，小便稍黄。舌淡暗，舌体胖大边有齿痕，苔薄白滑，脉弦缓，关尺沉。

腹诊：两胁部触诊轻度抵抗，胆囊莫菲征（＋），无胁下痞硬，腹部坦软，无压痛，无反跳痛，无胀满。血压 145/80mmHg。心率 62 次 / 分。

六经脉证解析：恶心，干呕，口苦，胸胁不适，脉弦，为少阳病。

食后即吐，口渴不欲饮水，纳差，心下如有物塞堵，舌淡暗，舌体胖大边有齿痕，苔薄白滑，脉弦缓，关尺沉，为太阴病。

六经辨证：少阳太阴合病。

病机：枢机不利，气机阻滞，中焦寒饮，胃气上逆。

治疗：小柴胡汤合《外台》茯苓饮：柴胡 24g，黄芩 10g，党参 20g，旱半夏 30g，炙甘草 10g，茯苓 30g，枳壳 20g，陈皮 25g，生白术 20g，生姜 30g（切片），大枣 8 枚（掰开）。5 剂，每日 1 剂。为防止呕吐，嘱其水煎分多次频服。

二诊：患者说，服第 2 剂药后就感觉症状大减，吃东西已经不吐了，5 剂药服完，胸胁和心下如有物塞堵一般难受的感觉基本消失。原方又服 5 剂，食欲已经逐渐恢复，诸症消失。嘱其停药，吃易消化食物，并服中成药保和丸 1 周以理气化湿，消食和胃。

六经方证病机辨析思路

该案呕吐是因饮食不当造成胃失和降，气机逆乱所引起。证候表现既有邪阻少阳，枢机不利所致之诸症，又有太阴中焦寒饮，胃气上逆所致之诸症。

因为胸胁部位于上焦、中焦之间，为少阳病位，胸胁部塞堵难受不适，应辨证为少阳病气机失畅。该案主证为少阳病，证属寒热错杂，虚实夹杂。看似复杂，抓住中上焦枢机不利和中焦寒饮气逆的证候病机，就能准确选方治疗。

《伤寒论》第 96 条说："伤寒五六日中风，往来寒热，胸胁苦满，嘿嘿不欲饮食，心烦喜呕，或胸中烦而不呕，或渴，或腹中痛，或胁下痞鞕，或心下悸，小便不利，或不渴，身有微热，或咳者，小柴胡汤主之。"小柴胡汤方证病机为枢机不利，不仅能和解内外，而且能疏导上下，所以用途广泛，用治该案主证主要是畅达气机，降逆化饮。

《金匮要略·痰饮咳嗽病脉证并治》附方："《外台》茯苓饮，治心胸中有停痰宿水，自吐出水后，心胸间虚，气满不能食，消痰气，令能食。"《外台》茯苓饮方证病机为中上焦痰饮气滞。合在小柴胡汤方中有温中理气、祛痰化饮之功，以助气机调畅，降逆止呕。

《外台》茯苓饮是一个很好用的理气化痰开胃的方子，很多食欲差的患者都可以据证应用。

该案患者年龄较大，小柴胡汤中各药用量较小，但药物配比基本符合小柴胡汤法度，也很有效。

因患者纳差较重，所以其中党参用量主要以《外台》茯苓饮而定，用党参而不用人参，是因为人参价格较高，基层百姓承受不了。经长期临床验证体会，一般病证，党参代人参疗效基本不减，还能减轻患者的经济负担。

该案主要说明小柴胡汤可以据证合入任何经方。

小柴胡汤证为半表半里阳证，所以小柴胡汤既能和解表里，又能疏导上下内外，偏于表和上焦的病邪能向表疏散，偏于里的病邪可向里疏导。这个方子清邪热，降逆气，化痰饮，益胃气，生津液，面面俱到，用途广泛，所以要据证、据病机活用和广用。

三、医案解析

（73）痞满（贲门癌术后）

刘某，男，63岁。2013年4月7日初诊。

主诉： 上腹部胀满伴膈气2年余。

病史： 患者因贲门癌于2010年7月17日做手术治疗，胃切除3/4，贲门部切除8cm。术后就一直感到胃部撑胀难受不适，打嗝频繁，不能吃饭。因为西药治疗无效，就从2011年元月份开始到处求有名的中医治疗，两年来已经断断续续服用中药500多剂。药后除了食欲有所改善以外，上腹部胀满伴膈气频繁的症状一直没有明显减轻。

这个症状发作还有时间性，每天上午11点、下午4点和凌晨2点左右发作较重，特别难受的是每天凌晨2点左右发病时无法平躺，必须坐起来，不论春夏秋冬，都得坐起来3个多小时，直至5点多缓解后才能睡觉。到处治疗无效，痛不欲生。求治。

刻诊： 上腹胀满，膈气频繁，上午11点、下午4点和凌晨2点左右加重，不时泛酸，乏力，心烦，口干口苦不渴，无胃痛，无恶心干呕，纳尚可，大便稀溏，小便黄。舌暗红，苔白腻根黄腻，脉弦，寸关滑，尺沉。

六经脉证解析： 上腹胀满，乏力，大便稀溏，舌苔白腻，脉弦，寸关滑，尺沉，为太阴病，水饮内停。

泛酸，膈气频繁，口苦口干，小便黄，舌暗红，苔根黄腻，脉滑，为阳明病，热结气逆。

六经辨证： 太阴阳明合病。

病机： 胃中虚损，饮热互结，痞结于中焦而气逆。

治疗： 半夏泻心汤合橘皮竹茹汤、橘枳姜汤：旱半夏30g，干姜18g，黄连6g，黄芩18g，党参18g，炙甘草18g，陈皮30g，竹茹20g，枳壳30g，大枣10枚（掰开），生姜30g（切片）。5剂。日1剂，水煎分3次服。

二诊： 患者来诊时高兴地说，疗效不错，药后上腹胀满伴膈气减轻了，凌晨症状推迟到 3 点才发作，坐的时间缩短了，治疗信心大增。原方又服 5 剂。

三诊： 患者说，现在病情在持续好转，凌晨发病减轻了，现在只坐 1 个多小时就缓解了。又说我原来吃的中药，一剂药就二三十味，还不如你这不到十味药有劲儿（除生姜、红枣外不到十味药，一般生姜和红枣都是嘱患者自己煎药时加上）。现在腹部还是有些撑胀。上方加陈皮至 60g，又服 5 剂。

四诊： 患者说，现在上午 11 点和下午 4 点左右上腹胀满伴膈气加重的情况没有了，饭后还有些撑胀，凌晨 4 点左右发作一阵儿，只起床坐半小时左右就行了。

上方主方半夏泻心汤不变，合方又加减继续服用。总共服药 35 剂，诸症消失。

六经方证病机辨治思路

《伤寒论》第 149 条说："伤寒五六日，呕而发热者，柴胡汤证具，而以他药下之，柴胡证仍在者，复与柴胡汤。此虽已下之，不为逆，必蒸蒸而振，却发热汗出而解。若心下满而硬痛者，此为结胸也，大陷胸汤主之。但满而不痛者，此为痞，柴胡不中与之，宜半夏泻心汤。"

这个条文里主要说的是胃气虚，太阳或少阴伤寒误下，病传厥阴而致但满而不痛的痞证。

《金匮要略·呕吐哕下利病脉证治》中说："呕而肠鸣，心下痞者，半夏泻心汤主之。" 这个条文里主要说的是痞证的主证：呕、肠鸣下利和心下痞满。

由这两个条文可知，半夏泻心汤方证病机为胃气虚，虚寒湿饮与热互结交阻于心下，致使中焦胃脘部痞结窒塞不通，气机升降逆乱，为寒热错杂互结的厥阴病。

该案患者是因为贲门癌重病，本已正气亏虚，又加之术后胃气大伤，以致阴阳失和，寒热错杂，中焦气机升降失常，寒饮湿热互结于心下而痞满气逆。

对于这种寒热错杂互结，气机痞塞逆乱的病证，治疗的关键就是阴阳同调，寒温并用。所以主方选用半夏泻心汤温中焦，益胃气，清热结，化湿饮，降逆气，以复气机升降而消痞满气逆。

《金匮要略·呕吐哕下利病脉证治》中说："哕逆者，橘皮竹茹汤主之。"橘皮竹茹汤方证病机为胃气虚而津伤气逆。

考虑到患者久病术后，既有太阴里虚寒，又有阳明津不足而寒热错杂气逆之证，所以合用橘皮竹茹汤以加强治疗寒热错杂、正虚津伤气逆之力。

《金匮要略·胸痹心痛短气病脉证治》中说："胸痹，胸中气塞，短气，茯苓杏仁甘草汤主之。橘枳姜汤亦主之。"橘枳姜汤方证病机为饮阻气滞。

该案患者不仅有水饮上逆，还有气机壅滞，所以，合用橘枳姜汤。方中枳壳、陈皮、生姜可加强温中去饮、通气降逆之功。

患者说，过去服 500 多剂药，都不如这个经方合用的 30 多剂药。可见经方用好了，疗效真是不可思议。

四、医案解析

（74）痢疾，泄泻

范某，男，11 个月。2013 年 9 月 30 日初诊。

主诉： 痢疾伴发热 1 周。

病史： 1 周前，患儿腹泻，开始是稀便夹杂奶块状物，继之脓性黏液便，量少，便次多，每日 10 多次，每次排便时就哭闹不安。发热，体温在 38℃左右。服药无效。输液时，扎针多次静脉穿刺不成功，家长心痛惠儿不愿再给患儿打点滴。求治。

刻诊： 发热，脓性黏液便，时哭闹烦躁不安，饮水多，舌红，苔薄黄水滑，指纹青紫郁滞，接近气关。体温 38.5℃。粪常规：脓液（++），WBC 10 个 /HP，RBC 10~12 个 /HP。

六经脉证解析： 发热，脓性黏液便，便量少，便次多，烦躁不安，饮水多，舌红，苔薄黄水滑，指纹青紫郁滞，接近气关，粪常规：脓液（++），WBC 10 个 /HP，RBC 10~12 个 /HP，为阳明病。湿热下迫大肠，脉络腐灼。

六经辨证： 阳明病。

病机： 津液伤损，湿热下迫大肠，脉络腐灼，气机阻滞。

治疗： 白头翁汤：白头翁 10g，黄连 6g，黄柏 6g，秦皮 6g。3 剂。每日 1 剂，水煎取汁约 150mL，每 1~3 个小时 1 次，分多次频频少量温服。

二诊： 患儿的母亲说，效果不错，服 1 剂药后，发烧就逐渐减退，哭闹减少。3 剂药后，排便次数减少了，没有脓性黏液便了。虽然不拉黏便了，但又拉稀便，每天六七次。仍然饮水较多，无呕吐。又查粪常规：脂肪球少许。

六经辨证： 太阴病。

病机： 中虚湿盛，津气不足。

治疗： 理中汤合参苓白术散：党参 6g，干姜 6g，生白术 6g，茯苓 10g，炙甘草 6g，莲子 6g，桔梗 3g，炒薏仁 10g，砂仁 6g，白扁豆 6g，怀山药 10g，大枣 6

枚（切开）。4剂。每日1剂，水煎取汁约150mL，每1～3个小时1次，分多次频频少量温服。

电话追访，告知痊愈，患儿精神很好。

六经方证病机辨析思路

该案一诊时，患儿证候表现是典型的热利，即西医学的细菌性痢疾。

患儿发热，排脓性黏液便，便量少，便次频，烦躁哭闹不安等一系列症状，皆因湿热毒邪下迫大肠，灼伤肠道脉络，肠道气机壅滞不畅所引起的腹痛，里急后重的感觉，但患儿不会说，只能以烦躁哭闹不安来表现。

《伤寒论》第371条说："热利下重者，白头翁汤主之。"白头翁汤方证病机为阳明湿热壅滞内迫大肠，气机阻滞。正与该案证候病机相应，所以方选白头翁汤清热解毒利湿而止脓血便，除气滞血瘀而治里急后重。

治疗痢疾的疗效虽然是明显的，但该案的辨治还是有失误的，只顾考虑尽快解决发热和热毒痢疾的问题，而忽略了小儿的脏腑娇嫩，正气易伤，用药有些偏寒，量偏大，导致病入太阴的寒湿泄泻。

二诊因患儿又拉稀便，每天6～7次，仍然饮水较多，辨为太阴病，赶紧以理中汤合参苓白术散来温中利湿，益气补津以纠偏救弊。

举这个病案是想提醒大家，不论是辨治大人或小儿都要注意处处顾护胃气。

对于该案的辨治，除必须考虑小儿的生理病理特点外，小儿胃气较弱也必须考虑周全。古代医家早就认识到"婴儿者，其肉脆，血少，气弱"（《灵枢·逆顺肥瘦》）；小儿"五脏六腑，成而未全……全而未壮"。（宋·钱乙《小儿药证直诀》）

所以，治小儿，要注意小儿脏腑娇嫩、形气未充的生理特点，即小儿机体各器官的形态发育及生理功能都是不成熟和不完善的，五脏六腑的形和气都是相对不足的。

小儿虽发病容易，传变迅速，但因其为"纯阳之体"，生机蓬勃，脏气清灵，反应敏捷，治疗得当，也容易康复。所以，用药要量小而适当，不要伤了小儿正气，正如张景岳在《景岳全书·小儿则》中所说，小儿"脏气清灵，随拨随应，但能确得其本而撮取之，则一药可愈"。小儿用药，必须酌用轻量，中病即止。

参苓白术散出自宋代陈师文等撰写的《太平惠民和剂局方》，在临床上治疗脾胃虚弱泄泻是个好方子，虽然是时方，但疗效确切，特别是对小儿脾胃气虚夹湿的便溏泄泻、消化不良等症，疗效明显。

我们应用经方，但也不要排斥疗效确切的时方，兼收并蓄为我所用，才是正确的态度。

第十九章 《伤寒》药性源《本经》
药症加减参神农

第一节 《本经》药三品　仲景用最精

一、学好《伤寒杂病论》必须读懂《神农本草经》

《神农本草经》是我国现存最早的药学专著。

《本经》载录的药物性味功用，对后世中医药的指导与发展具有巨大的影响，被后世奉为中药本草的祖书，特别是《汤液经法》及《伤寒论》经方医学用药的重要依据。

清代医家陈修园在《神农本草经读》中说："明药性者，始自神农，而伊芳尹配合而为汤液。仲景《伤寒》《金匮》之方，即其遗书也。阐阴阳之秘，泄天地之藏，所以效如桴鼓。"

这就是说，有了《本经》独特的药物性味主治，方有《汤液经法》和《伤寒》《金匮》经方化天地之机、调阴阳和合的配伍奥妙及疗效出神入化的境界。

《本经》中三品药物的性味主治理法俱备，而如何用药组方治病呢？

经方派汤方的鼻祖应该是伊尹的《汤液经法》，这本书中很多方剂的配伍主治基本上都是按照《本经》的用药法度来制定的，只可惜这本书已经失传，淹没在了历史的变迁中。

但不要怕，好书就是好书，济世救人的真东西是会有天佑的，张仲景《伤寒杂病论》的问世，不仅使我们得以见到《汤液经法》中部分经方组方配伍的神奇，更重要的是使我们领悟了《本经》中药物在汤方中的真正用法。

《伤寒》深谙《汤液》证治之意蕴、《本经》药法之化机，并在二者基础上进行了前所未有的创新，融入了六经辨证这个经典大法，从而使《伤寒》成为中国历史上第一部理法方药俱备的医书。

为什么说是第一部呢？

中医历史上的几部重要的医学经典或医药著作都各有偏重，《内经》只说理，《难经》只说法，孙思邈的《千金要方》《千金翼方》和唐代医家王焘的《外台秘要》只说方，《本经》只说药。如果不能做到理法方药俱备，就不能整合为一个完整和完善的辨证论治大法，就不能很好地指导临证。而这些，《伤寒杂病论》一部书都做到了。

所以，徐灵胎在《医学源流论·千金方外台论》对《伤寒论》经方配伍、主治病证等源于《本经》做了非常中肯的评价："仲景之学……其药悉本于《神农本草》，无一味游移假借之处。非此方不能治此病，非此药不能成此方，精微深妙，不可思议。药味不过五六品，而功用无不周。此乃天地之化机，圣人之妙用，与天地同不朽者也。"

二、经方中的《本经》药性体现

分析一个方证，说说经方中的《本经》药性体现。

《伤寒论》第20条说："太阳病，发汗，遂漏不止，其人恶风，小便难，四肢微急，难以屈伸者，桂枝加附子汤主之。"

这一条说的是桂枝汤证误用麻黄汤等发汗剂所致过度出汗的症状和治法，就是中风表不解兼阳虚不固而汗漏的证治。

太阳病应当发汗解表治疗，而如果汗不如法，发汗太过而令如水淋漓，不仅表证不解，而且阳气随津液脱失。阳虚不能固表而恶风，不能收敛则汗漏不止而伤津亡阳更甚。汗多津液伤耗过多则小便难。阳气津液损耗而血滞，不足以荣养筋脉，所以四肢会有轻度的拘急痉挛，屈伸不利。

病证处于这个格局，已经由太阳中风证转为少阴中风证。病机为阳虚津伤，卫表不固，阴阳营卫不和。

病机的关键在于阳虚不固。因为，阳虚不固缘于津伤，津伤缘于汗泄，汗泄更伤阳气，阳气损伤不能固表，阴阳营卫不和，则汗泄复甚，又加重阳虚津伤，这是一个恶性循环。

治疗原则就是扶阳解表，温阳固表，调和阴阳营卫。

对于桂枝汤中5味药的药性和主治症，《本经》论述如下：

桂枝："味辛温，主上气咳逆，结气喉痹，吐吸，利关节，补中益气。"

芍药："味苦平。主邪气腹痛，除血痹，破坚积寒热，疝瘕，止痛，利小便，益气。"

炙甘草："味甘平。主五脏六腑寒热邪气，坚筋骨，长肌肉，倍力，金创尰，解毒。"

生姜："味辛温。主胸满，咳逆上气，温中，止血，出汗，逐风湿痹，肠澼下利。生者尤良。"

大枣："味甘平。主心腹邪气，安中养脾，助十二经，平胃气，通九窍，补少气少津，身中不足，大惊，四肢重，和百药。"

附子："味辛温。主风寒咳逆邪气，温中，金创，破癥坚积聚，血瘕，寒湿，踒躄，拘挛，膝痛，不能行步。"

桂枝汤是在扶正的大框架下，各药从调和营卫、调和阴阳出发，既主以扶正，又巧妙地以各药之性味主治配伍以祛邪，各尽其能，各司其职。

桂枝是一味以扶正为主的药物，以其甘温补中虚，温养胃气，推动人体运化功能而助营卫阴阳和调，还以其辛温的性味而宣散温通，解肌祛风以调卫气。

芍药苦酸敛津，益气除寒热，可入营阴以和营气，通营血之痹以解挛急，还可以其苦微寒之性制约桂姜的辛散，防止发汗过度。

桂枝补中益气，宣散温通，入卫阳以调卫气；芍药益气除寒热，苦酸敛津，入营阴以和营气。

桂枝发于阳入于阴，与芍药之通营敛阴功能相配，由阳和阴，调卫和营，充分体现了阴阳互化之道。

生姜辛温佐桂枝而散在卫之风邪，其"气薄则发泄"（《素问·阴阳应象大论》），故可使微汗出而表邪除。

大枣甘平，"安中养脾"，补津液，益胃气，以助桂枝、芍药扶正散邪，调和营卫。正如徐灵胎在《神农本草经百种录》中所说："大枣，味甘平，主心腹邪气，安中养脾，建立中气则邪气自除。"

炙甘草养胃气滋津液以固营卫生发之本，又主五脏六腑寒热邪气以佐芍药。在桂枝汤中作用，正如《本经疏证》所说："协土德，和众气，能无处不到，无邪不祛。"

桂枝汤的配伍之妙，完全契合古人"一阴一阳之谓道"（《周易·系辞上》）的经旨，实不愧为仲景群方之冠。

附子温中，主除寒湿，既可温阳解表、温阳固表而止汗，又能温中益胃气而促气化生津。因"附子为辛热之药，有亢奋作用，临床体会，此药还可复兴陈衰之代谢机能"。（《胡希恕讲伤寒杂病论》）在桂枝汤解肌祛风、调和营卫的基础上，加附子增强了温阳回阳之力，阳复则能化气化津液，是寓存阴于扶阳之法。正如张璐在《伤寒缵论》中所说："用桂枝汤者，和在表之营卫，加附子者，壮在表之真阳。"

三、《神农本草经》的缘起

宋代高承编撰《事物纪原·帝王世纪》中说："炎帝尝味草木，宣药疗疾，著《本草》四卷。"（明·解缙等纂修《永乐大典·卷一万一千五百九十九》）

历代多认为《本经》为炎帝神农氏尝百草而为药所作。实际上《本经》一书的作者是托名"神农"。

为什么托名神农呢？

这是因为神农氏在民间传说中是人类种植食物、认识药物的祖先。《淮南子·修务训》曾记载："古者，民茹草饮水，采树木之实，食蠃蚘之肉，时多疾病毒伤之害……神农乃始教民播种五谷，相土宜地，燥湿肥垆高下，尝百草之滋味，水泉之甘苦，令民知所避就。当此之时，一日而遇七十毒。"

这就是说，神农氏不仅传授给人类播种五谷，也敢于尝百草性味，教人们如何规避疾病和毒伤对身体的伤害。

关于《本经》的起源和作用，南宋罗泌著《路史》中说："炎帝神农氏……磨唇鞭茇，察色嗅，尝草木而正名之。审其平毒，旌其燥寒，察其畏恶，辨其臣使。厘而三之，以养其性命而治病。一日之间而七十毒，极含气也。病正四百，药正三百六十有五，著其本草，过数乃乱。乃立方书。命俅贷季理色脉，对察和齐，摩踵沌告，以利天下，而人得以缮其生。"

这段话将神农氏发现药物的过程记述得非常详尽。

这就是说，神农氏用嘴尝、眼看和鼻子闻等各种方法，审定药物的性味是平和的还是有毒的，标明药物是燥热的还是寒凉的，考察药物互相之间的相畏和相恶，分辨药物宜为君药还是宜为臣使之药。将药定为三等，以养其性命而治病。

在辨识药物的过程中，一日就可遇到很多毒药，可以说达到了人的生理极限。并考察病情，筛选确有疗效的药物三百六十五味，著本草方书，察色脉而加以归纳分类，论药法，定五味及调配药剂，以利天下的黎民，救护生命。

从这些论述中可以看出，古代先民发现药物的过程是靠自己亲身体验的，是非常艰难和危险的，也是相当严谨的。发现并验证之后就将其总结出来，以济世救人，这是何等高尚的品德。

远古人类处于茹毛饮血的时代，生存环境异常严酷。从那时起，人类就在劳动实践中不断地探索治疗疾病和保护健康的方法，这些方法虽然是直观的，但也是在一定程度上顺应天地自然规律的。

因为，神农氏尝百草，所口尝身受的就是药物气和味，从而辨别出药物的主药辅药、阴阳配伍、四气和五味等，如《本经》中早就记载："药有君臣佐使，以相宣摄合和……药有阴阳配合……药有酸、咸、甘、苦、辛五味，又有寒、热、温、凉四气，及有毒无毒。"

这些论述都是相当有智慧的，直至现代，领悟中药的性味，也还没有任何一本医药书籍可以与《本经》相匹敌的。

《本经》将药物分为三品："上药一百二十种，为君，主养命以应天，无毒，多服久服不伤人……中药一百二十种，为臣，主养性以应人，无毒有毒，斟酌其宜……下药一百二十五种，为佐使，主治病以应地，多毒，不可久服。"这种分类方法，既能帮助医者简要快捷地认识和掌握药物的性能主治，又能警示医者安全用药。仅这一个思路，就可断言它的价值在后世任何本草类书籍之上。

第二节 《本经》传承难 后世影响深

一、《神农本草经》的智慧

《本经》的传承历程是非常坎坷的，在历史中曾多次佚失，而又多次现身。

为什么这么说呢？

因为《本经》成书以后，由于这本书的临床价值较高，所以，历代有不少医家传抄收藏或分散录入在其他的书籍中，有时能被人们再次发现。而每一次的发现，有可能不是原貌，也有可能错简或少了章节，但它的基本架构和主要内容还是保持了原汁原味的。

《本经》到底收录了多少味药呢？虽然一些医家对此有争议，但 365 味药这个数字还是符合中华传统文化的。

中华传统文化讲究天人相应，大自然一年有 365 天，即地球围绕着太阳旋转一周是 365 天，人体有重点穴位 365 个，人的生理节律变化周期也是 365 天一轮，而重要的中药经典所收录的药物不可能不合于这个天地人之数的。

古人非常聪明，经过长期而反复地验证，《本经》这 365 味药，对人身所患的绝大多数病证来说已经完全能够涵盖了，可见《本经》收录药物的科学性和实用性。

正如陈修园在《神农本草经读》中所说："《神农本草》药止三百六十品，字字精确，遵法用之，其效如神。自陶弘景以后，药味日多，而圣经日晦矣。"

二、《神农本草经》与《本草纲目》

说到此，很多人可能会想起药学巨著《本草纲目》。

这部书是由明代医药学家李时珍花费 27 心血撰写的，全书共 52 卷，190 多万字，收录药物 1892 种，方剂 11096 个，刊印于 1590 年。

有人认为，《本草纲目》如此又大又全，还那么受人推崇，不是比只有 365 味药的《神农本草经》强多了吗？

其实不然。《本草纲目》之所以这么红火，与部分西方学者比较了解这么一本书，也很好奇中国的天然药物有如此众多，并且给予了大量的好评有关。

这本书出版后，很快就传到日本，以后又流传到欧美各国，先后被译成日、法、德、英、拉丁、俄、朝鲜等十余种文字在国外出版，传遍五大洲，被誉为"东方医药巨典"。

1951 年，在维也纳举行的世界和平理事会上，李时珍被列为古代世界名人，他的大理石雕像曾屹立在莫斯科大学的长廊上，引起了各国学者的关注。

英国著名生物学家达尔文曾称《本草纲目》为"中国古代百科全书"。英国著名中国科技史专家李约瑟在《中国科学技术史》中写道："16 世纪中国有两大天然药物学著作，一是世纪初（1505 年）的《本草品汇精要》，一是世纪末（1595 年）的《本草纲目》，两者都非常伟大。"

《本草纲目》是一部百科全书式的中药学，收录的天然药物可以说是世界之最，要是搁到现在，大抵也能收入"吉尼斯世界纪录大全"了，也难怪达尔文、李约瑟会给予这么高的评价。

况且，从中国人的思维习惯来说，外国人越喜欢的东西我们也就越感到自豪，越是民族的越是世界的，能给咱中国人长脸嘛。

《本草纲目》在世界上火了，而相比之下，《神农本草经》这么好的一部实用性极强的药书，却默默无闻。这也可以反衬出自唐宋以降，经方的命运就是不及时方。人们不用经方了，所以经方的鼻祖也就不被重视了。

实际上，《本草纲目》记载药物的功能主治、性味等，多是后世的总结，倾向于宋元之后的医经医学，大多与《本经》用药的基本思路不同，只能用于时方组方药物的依归，而多与经方医学用药思路不太相符，不是中医的根。

说实话，一个医生的水平高低跟他会用多少味药是无关的，并不是说你知道的药多，治病的技术就高。而相当一部分中医，甚至是很有名气的中医一生用药都不会超过三百味。

更有说服力的是，《伤寒杂病论》虽然有二百多个经方，而实际上用《本经》上的药物还不到一百味，就能做到"六经钤百病"了。方子好，不在乎药多，而在乎药物配伍的精当。

从《伤寒》组方如此经典来看，《本经》上的药已经足够了，而《本草纲目》上所记载的药物远远大于365味这个数字，实在是没有多少必要。人的一生精力有限，根本也学不完或用不到这么多的方和药。

对此，陈修园早就有看法："药性始于神农。用药者不读《本草经》，如士子进场作制艺，不知题目出于四子书也。渠辈亦云药性，大抵系《珍珠囊药性赋》《本草备要》及李时珍《本草纲目》之类，杂收众说，经旨反为其所掩，尚可云本草耶？"（《神农本草经读》）

但平心而论，李时珍作为一位有着复兴传统医学信念和责任的医家，穷数十年的精力和心血，广征博采，将中华民族博大精深的天然药物及众多方剂汇聚在《本草纲目》中，展现在世人面前，为中华传统医学添了光彩，也是功不可没的。

综上所述，《本经》这部经典至今都是指导我们临床用药的重要指南，特别是用经方，更是不离《本经》药症和配伍法度。

三、《神农本草经》对后世药学的影响

《本经》对我国药学的发展影响很大，原书虽然已经失传，但其中的内容基本上被一些独具慧眼的医家和医药学家辑录于几本著名的本草书中了。如齐梁间医家

及道教思想家陶弘景的《本草经集注》、唐代药学家苏敬的《新修本草》、宋代医家刘翰、马志等的《开宝本草》及北宋医药学家掌禹锡的《嘉祐补注本草》。

这几部书，又全部保存在北宋医家唐慎微的《证类本草》中。可以说，唐慎微为《本经》的流传作出了很大的贡献。

而现今流传较广的通行本《神农本草经》3卷，是三国魏医药学家吴普等所述的《本经》内容，又经清代文史学家孙星衍和他的侄子孙冯翼于嘉庆四年（1799年）依据《证类本草》合辑的版本。

《本经》对于药物的定性定位、功能主治、如何相互配合应用、相反、相畏、相使、相杀，以及简单的制剂等，都描述得十分准确、精当。

如全书收载的365种药物中，植物药252种，动物药67种，矿物药46种，并按药物的功效和主治，将药物分为上中下三品。

无毒的称上品为君，多属补养药，可以多服或久服。

有的有毒但毒性小，有的无毒的称中品为臣，多为祛邪治病兼有补养的作用。

毒性较强的称下品为佐使，多属攻邪治病之药，适用于寒热、积聚、癥瘕等病证。

《本经》文字古朴简练，主治简约直观，多以病证为特点描述，而且药症的针对性很强，没有玄奥，极为切合临床实用。

如：麻黄："味苦温。主中风，伤寒头痛，温疟，发表出汗，去邪热气，止咳逆上气，除寒热，破癥坚积聚。"

葛根："味甘平。主消渴，身大热，呕吐，诸痹，起阴气，解诸毒。"

黄连："味苦寒。主热气，目痛，眦伤，泣出，明目，肠澼腹痛下利，妇人阴中肿痛。久服，令人不忘。"

柴胡："味苦，平。主心腹，去肠胃中结气、饮食积聚、寒热邪气，推陈致新。久服轻身，明目益精。"

人参："味甘微寒。主补五藏，安精神，定魂魄，止惊悸，除邪气，明目，开心益智。"

石膏："味辛微寒。主中风寒热，心下逆气，惊喘，口干，舌焦，不能息，腹中坚痛，产乳，金创。"

大黄："味苦寒。主下瘀血，血闭，寒热，破癥瘕积聚，留饮，宿食，荡涤肠胃，推陈致新，通利水谷（御览，此下有道字），调中化食，安和五藏。"

附子："味辛温。主风寒咳逆邪气，温中，金创，破癥坚积聚，血瘕，寒湿，跷躄拘挛，膝痛，不能行步。"

丹参："味苦微寒。主心腹邪气，肠鸣幽幽如走水，寒热积聚，破癥除瘕，止烦满，益气。"

五味子："味酸温。主益气，咳逆上气，劳伤羸瘦，补不足，强阴，益男子精。"

《本经》全书药物主治的病证约170余种，其中有：

内科病证，如中风、伤寒、寒热、温疟、惊悸、心下结痛、咳逆、头脑痛、惊邪、癫痫、霍乱、风湿、痹痛、痿、瘿瘤、水肿、肠澼下利、血证、坚积癥瘕等。

外科病证，如痈疽、恶疮、金创、痔痕疮痂、痔瘘等。

妇科病证，如带下、崩中、血闭阴蚀、漏下、乳难、月闭、无子等。

五官科病证，如目赤肿痛、青盲、目翳、衄血、鼻息肉、耳中流脓、耳鸣、耳聋等。

口腔咽喉病证，如喉痹、口疮等。

寄生虫病如三虫、疥虫等。

《本经》中规定的大部分药物学理论和配伍规则，直到今天，也仍然是中医药学的重要理论基础。对今天的中医临床用药，特别是经方用药，仍然具有权威性和指导性。

第三节　相反皆相成　用药依《本经》

一、"十八反""十九畏"的源流

"十八反""十九畏"流传甚广，现追根溯源，寻其产生之由来，并对相反、相畏中药合用提出一些见解与思考。

中药是中医辨治病证的重要手段，中药一般都是以多味药物相配伍而治疗疾病的，如果配伍得宜，可以增强疗效，如果配伍不当或者配伍禁忌，不仅会降低药效，而且会产生毒副作用。

所以，中医治病，也非常重视药物的合理配伍。

中药的配伍禁忌，有"相反"和"相畏"。

两种药物同用，能产生毒性或副作用，就谓之"相反"；两种药物同用，药物之间能产生互相抑制作用，就谓之"相畏"。

对于中药的配伍禁忌，自古流传有"十八反"和"十九畏"之说，这两种说法源于《神农本草经》。《本经》在所附诸药制使篇中，对中药的玉、石、草药、木药、兽、虫、鱼、果、菜、米分为上、中、下三部详尽阐述了其相使、相反、相杀、相畏、相恶等原则。

五代后蜀之主孟昶命翰林学士韩保升修订《蜀本草》时，首先统计七情数目，说："《本经》载药365种，有单行者71种，相须者12种，相使者90种，相畏者78种，相恶者60种，相反者18种，相杀者36种。"

现在的所谓"十八反"之名，就源于此。

《新修本草》承袭了18种反药的数目。《证类本草》载反药24种。

历代关于配伍禁忌的认识和发展是不尽一致的。直到金元时期才正式将相反药概括为"十八反"，并编成歌诀流传。

"十八反"歌诀最早见于金代医家张从正所著的《儒门事亲》中，元代医家李东垣所撰写的《珍珠囊补遗药性赋》中也载有这首歌诀："本草明言十八反，半蒌贝蔹及攻乌，藻戟遂芫俱战草，诸参辛芍叛藜芦。"即：乌头反半夏、瓜蒌、贝母、白蔹、白及；甘草反海藻、大戟、甘遂、芫花；藜芦反人参、丹参、玄参、沙参、细辛、芍药。

"十九畏"歌诀，则首见于明初医家刘纯所撰写的《医经小学》："硫黄原是火中精，朴硝一见便相争；水银莫与砒霜见，狼毒最怕密陀僧；巴豆性烈最为上，偏与牵牛不顺情；丁香莫与郁金见，牙硝难合京三棱；川乌草乌不顺犀，人参最怕五灵脂；官桂喜能调冷气，若逢石脂便相欺，大凡修合看顺逆，炮监炙煿莫相依。"即：硫黄畏朴硝（芒硝、元明粉）；水银畏砒霜；狼毒畏密陀僧；巴豆畏牵牛；丁香畏郁金；牙硝（芒硝、元明粉）畏三棱；川乌、草乌（附子）畏犀角（广角）；人参畏五灵脂；官桂（肉桂、桂枝）畏赤石脂。

"十八反"和"十九畏"对后世影响较大，历代大多中医遣方用药基本上都是准此而不越雷池一步。

二、关于"十八反""十九畏"的思考

相反相畏药在临床上是否就绝对不能合用呢？

对此，历来众说纷纭，莫衷一是。

有人认为，这些相反相畏药是古代医家几千年来临床经验教训的总结，中药之间只有合理配伍，才能产生疗效，如触犯配伍禁忌，轻则误病，重则害命，须慎之又慎。

但也有人认为，古人只说"十八反"，并没有大量的病例来论证是否正确，"十八反"中，除甘草反海藻一组外，其余配伍皆为有毒中药之间相配，其产生的毒性到底是有毒中药本身所致，还是二者配伍后的毒性增加所致，并没有详细的定论，不足为凭。

所以，历代的一些医家，对相反相畏药并没有生搬硬套，而是正视病证复杂多变的现实，勇于实践，勇于探索，敢于创新，敢于打破禁律，经临证实践验证后，认为"十八反"和"十九畏"并非绝对的配伍禁忌，不少人据证联用相反相畏药辨治疑难重症，多获奇效。

张仲景就是临证善用相反相畏药的圣手，《金匮要略·痰饮咳嗽病脉证并治》中治疗留饮欲去证的甘遂半夏汤，将甘遂与甘草同用，因势利导攻逐祛饮。

《金匮要略·腹满寒疝宿食病脉证》中治疗寒饮腹痛证的赤丸方，乌头与半夏合用，以除沉寒痼冷，化饮降逆。

唐代医家孙思邈《千金要方》中的"大八风散"，乌头与白蔹同用，主治诸缓风湿痹脚弱。

明代外科学家陈实功《外科正宗》中的海藻玉壶汤，清热消瘿，化痰软坚，理气散结。方中海藻与甘草同用，相反相激，使"激之以溃其坚"。

清代医家徐大椿《兰台轨范》中的"大活络丹"，乌头与犀角同用，主治中风瘫痪、痿痹、痰厥、阴疽、流注。

清代医家孟文瑞《春脚集》中的"十香返魂丹"，丁香与郁金同用，主治痰厥中风，口眼㖞斜，牙关紧闭，昏晕欲死，等等。

对于相反相畏之药合用能产生奇效，不少医家也都有精辟的见解，如日本江户时代的汉方医学家丹波元简所撰《药治通义》中曾引清代医家张志聪语："考《伤寒》《金匮》《千金》诸方，相畏相反者多并用。"

明代医药学家李时珍在《本草纲目》中分析得更为独到："古方多有用相恶相反者。盖相须相使用同者，帝道也；相畏相杀同用者，王道也；相恶相反同用者，霸道也。有经有权，在用者识悟耳。"

当代临床家李可老中医临证也最善用相反相畏药，其创制的"三畏汤"（红参、灵脂、公丁香、郁金、肉桂、赤石脂），三对相畏之药相合，相反相激相成，功能益气活血，启脾进食，温肾，止久泻、久带，消寒胀，宽胸利气，定痛散结消癥。

李老曾深有体会地说："三对畏药，见一症用一对，三症悉俱则全用。余使用本方42年，以平均日用3次以上，则已达4万次以上，未见相畏相害，且有相得益彰之效。对难症、痼疾，一经投用，便入佳境。"（《李可老中医急危重症疑难病经验专辑》）

当代国医大师朱良春教授辨治病证从来都是有是证则用是药，从不受"十八反""十九畏"之类成说的约束。

他临床60年来，以海藻与甘草同用治疗颈淋巴结核，单纯性及地方性甲状腺肿大，肿瘤；以人参（党参）与五灵脂同用治疗慢性萎缩性胃炎、胃及十二指肠溃疡；以海藻、甘遂与甘草同用治疗胸水、渗出性胸膜炎等，皆获佳效，且未见任何毒副作用，堪称善用相反相畏药的高手。

我受上述医家的启发，也常据证应用相畏药治疗重症。

如一位患头部带状疱疹的男性患者，73岁，年高体弱，剧烈疼痛，夜不能寐，痛苦万分，中西药应用数天疗效不显。据其有气虚津亏血瘀的见证，在对证的经方中加味人参与五灵脂相伍，一补一通，益气生津化瘀定痛，一剂药即疼痛大见减轻，夜可安睡，患者称奇。由此可知，只要辨证准确，方药配伍合理，相反相畏药往往能够出奇制胜。

三、我对相反相畏药的体会

综上所述，我的体会有两点：

一是方证病机相符合。对于"十八反""十九畏"之说，不能不遵，又不可拘泥，应当有是证用是方，有是症用是药。善用相反相畏能生奇效，但关键是对证，对病机。

实际上，中药不良反应的发生大多与辨证不准确，治疗不对证有关。再则，也与剂量过大，服用时间过久，或炮制不当有一定的关系。

二是胆大心细。临证用药，应做到胆愈大而心愈细，智欲圆而行欲方。既要大胆应用，又要细致观察小心谨慎。古人既然有"十八反""十九畏"之说，我们用药时采取审慎的态度是必要的。

因为，中医治病是以偏纠偏，即利用药物的阴阳寒热的偏性来纠正人体生病时所出现的阴阳寒热不协调、不平衡的状态，使之趋于"阴平阳秘"，平衡和谐，所有的药物都具有治疗作用与毒副作用，是集疗效与毒性二者于一体的双刃剑，用好了可救人，用之不当则可伤人。

用药一定要谨遵《本经》。《本经》将中药分为上中下三品，上药养生，中药养性，下药除病。"十八反""十九畏"中的药物一般都在下品中，毒副作用较大，用之必须高度注意，要辨证准确，用量适宜，一般中病即止，不宜长期服用。

对于其中的一些相反相畏的药物，若没有充分的证候病机依据和比较丰富的临床经验，仍须避免盲目配合应用。

第四节　附子半夏合　仲景法可依

一、附子与乌头的区别

《伤寒论》六经辨治，临床上合病比较多，所以，附子与半夏同用的机会也比较多。我在临证辨治时，常常据证将半夏与附子同用，不仅疗效较好，也从未出现过任何毒副作用。

这就引出了一个"十八反"中有关相反药不能同用的问题。

半夏与附子配伍，似乎违反了中药所谓"十八反"中的"乌头反半夏"之说，开出的处方也确实遭遇药师的质疑，须签字才能调配。

我们应当从古经典中深入考察这个问题。先说说附子与乌头的不同之处。

附子并不等同于乌头，附子是乌头块根上所附生的子根，虽然同体，但二者却是两味药，药性与毒性都有一定的差别，这也是经过古人长期临证体验过的。

《本经》说附子："味辛温。主风寒咳逆邪气，温中，金创，破癥坚积聚，血瘕，寒湿，踒躄拘挛，膝痛，不能行步。"

《本经》说乌头："味辛温，有毒。主中风恶风，洗洗出汗，除寒湿痹，咳逆上气，破积聚寒热。……又云：乌喙，神农雷公桐君黄帝有毒。"

在《本经》所叙述的这两味药中，乌头注明有毒而附子没有这么注明。

显然，这两味药的毒性和配伍是有一定区别的。《本经》是一部非常严谨的经典，不经过长期的临床考证和验证是不会乱说的。

附子功能为回阳救逆，益火助阳，驱逐里寒之力为胜；乌头功能为除风寒湿，通经活络止痛，祛风通痹之力为强。乌头是主根（母根），又分为川乌和草乌两种，川乌系栽培品，草乌为野生品，二者功效相似，但草乌毒性大于川乌。

乌头祛风通痹之力较附子为胜，但补火祛寒之力不及附子，故古有"附子逐寒，乌头祛风"之说，而乌头的毒性较附子为大，应用时其用量及配伍皆须谨慎。

二、附子与半夏配伍自古有之

《本经》是将附子与乌头分别阐释的，并在所附诸药制使中提到了乌头反半夏，说"乌头，乌喙，莽草为使，反半夏"，"半夏……反乌头"。但并没有说附子反半夏，只是说："附子，地坦为使，畏防风、甘草、黄芪、人参、乌韭、大豆。"这也说明附子与半夏同用并不相反。

从现代中医教科书中也可以证实没有将附子与乌头等同看待。如《本经》中规定栝蒌是反乌头的，而根据教科书中的记载，栝蒌与附子是可以同用的。

如《中医内科学》五版、七版教材中的胸痹（心痛）阴寒凝滞证，在治疗方药中有栝楼薤白白酒汤加枳实、桂枝、附子、丹参、檀香。这里就是栝蒌与附子可以同方。

张仲景并不认为附子与半夏同用有什么不可以的。

如《金匮要略·腹满寒疝宿食病脉证》中有一个治疗寒饮逆满证的条文："腹中寒气，雷鸣切痛，胸胁逆满，呕吐，附子粳米汤主之。"这是说的中焦虚寒夹饮所致之腹满腹痛，以附子粳米汤温中散寒，化饮降逆。而这个附子粳米汤的药物组成为："附子一枚（炮），半夏半升，甘草一两，大枣十枚，粳米半升。"

方中附子助下焦真阳而益火，祛寒化饮止痛；半夏燥湿化浊，降逆止呕除满，二者相伍既温中祛寒，又蒸化寒饮、降逆和中。治疗真阳不足，寒邪内阻，阴寒饮邪上犯之证相得益彰，如此用法，并未认为附子与半夏是相反的。

张仲景甚至还将乌头与半夏合用治疗寒饮并发厥逆的胸腹部大寒痛证。

如《金匮要略·腹满寒疝宿食病脉证》中说："寒气厥逆，赤丸主之。赤丸方：茯苓四两，半夏四两（洗），乌头二两（炮），细辛一两。"

这说的是寒饮厥逆，腹中沉寒痼冷夹水饮上逆之胸腹疼痛重症，故以赤丸祛寒除饮，止痛救逆。方中乌头伍半夏，是以乌头大辛大热而力除沉寒痼冷，温通经脉，缓急止痛；以半夏化饮降逆以治疗呕逆。二者配伍，相反相激，力大效宏。

由此可见，张仲景就是有是证则用是方，有是症则配伍是药，一切以经方方证为准则，根本不拘泥于药物相反的一定之规。

在《本草纲目》中，附子与乌头虽然在同一条目下论述，但也没有提到过附子反半夏，况且在其附方中还有附子与半夏同用以治疗胃冷有痰的小方。

如在论述附子条的附方中载："胃冷有痰，脾弱呕吐。生附子、半夏各两钱，姜十片，水两盏，煎七分，空心温服。一方：并炮热，加木香五分。"这说明李时珍也不认同附子反半夏。

自古至今，历代医家据证制方时以附子与半夏相配的医家还有不少。

如唐代医家孙思邈在《千金要方》中治疗饮酒后及伤寒饮冷水过多所致五饮的"大五饮丸"，方中附子助阳，半夏涤痰。

宋代《太平惠民和剂局方》中治疗脾肾久虚，营卫不足，形体羸瘦，短气嗜卧，咳嗽喘促，吐呕痰沫的"十四味建中汤"，方中附子引火归元，半夏和胃健脾化痰。

宋代朱肱《类证活人书》中治疗阴毒伤寒，唇青面黑，身背强，四肢冷，妇人血室痼冷沉寒的"附子散"，附子温阳祛寒，半夏化痰散结。

当代中医临床家李可老中医也是最善于以附子配伍半夏治疗疑难重症的，《李可老中医急危重症疑难病经验专辑》中常以破格救心汤与小青龙汤合方治疗肺心病心衰、呼吸衰竭等急危重症。其中还多是以生半夏与大剂量附子同用，回阳涤痰，力大效彰。

三、附子与半夏配要以临证病机为准则

综上所述，古经典及历代医家并没有将附子与半夏配伍作为相反之药来看待。

我认为，只要临证辨证准确，把握好病机，病情需要附子与半夏同用时，就不能囿于"乌头反半夏"之说而株连到附子，该相伍时就相伍。

但是，我们必须注意，在《本经》中，半夏与附子皆属于下经（下品）之药，"主治病多应地，有毒，不可久服"。即使临证需要相伍，应用时也要小心谨慎，密切观察病情，中病即止，不能长期大量服用。

第五节　临证用细辛　当法张仲景

一、"细辛不过钱"说法的由来

《本经》说细辛："味辛温。主咳逆，头痛，脑动，百节拘挛，风湿痹痛，死肌。久服明目，利九窍，轻身长年。"

细辛是一味很好的药，这个药，味辛香窜，性温而烈，入少阴和太阴。既能外散风寒，又能内化寒饮而降逆，并能开窍，通达表里内外，贯通周身，善治百节疼痛，为外感风寒、头痛身痛、痰多咳喘、风湿痹痛等症的要药。

细辛有一个最重要的功能就是能破伏寒凝结，入阴搜邪，凡风寒、痰饮等邪气依附胶着于人体内的精、血、津液、便溺、涕唾等处时，细辛可将这些病邪搜寻分离并透出体外，也就是说，细辛有使病理产物与正常机体分离的作用。

细辛辨证加入复方中，能治很多大病、怪病、奇症及疑难杂症。

但因"细辛不过钱"这句古训，流传很久、很广，影响很大，严重影响了细辛功效的正常发挥，致使不少中医不敢据证大量应用，时常因用量不够而使疗效大打折扣。不少中药司药者遇到细辛过钱的处方时，不是拒不调配，就是要医生签字。问其然，答曰："细辛不过钱，过钱命相连。"

为何这么说呢？也是有一定原因的。

《本草纲目》曾引北宋医家陈承的《本草别说》中记载，细辛用量"若单用药末，不可过一钱，多则气闭塞不通者死"。须注意，这里的"不可过一钱"是指细辛"单用药末"，并没有包括细辛入煎。自此说以来，大多数方药书均不敢逾越雷池一步，后世不少医家对细辛的应用，不论煎剂、散剂都心怀恐惧，不敢重用。

现代的《药典》亦规定细辛剂量为 1~3g。

而细辛用如此小量，对一些适应病证，特别是顽症基本是无效的，极大制约了细辛的临床应用。

二、张仲景最擅长应用细辛

张仲景最善于应用细辛，在《伤寒论》《金匮要略》中有 18 个含细辛的经方，用细辛的量都比较大，多在二两或三两。

如麻黄细辛附子汤中细辛用二两；小青龙汤和当归四逆汤中细辛用三两。以东汉 1 两合现代的 15.625g 来测算，细辛的用量就是 30～45g 之多。而且方中细辛的用量与麻黄、芍药、干姜、甘草、桂枝、当归等药相同，皆都过钱，可见，张仲景用药并未认为细辛过钱有毒。

在《神农本草经》中是将细辛列为上品的，《本经》一般对常用而相对安全的药物皆列为上品。《本经》是中药的真正经典，其所载药物功效应用是几千年来的历代医者从临证实践中验证过的，用量和功效都是可靠的。

河北名医刘沛然老先生是运用细辛的高手，在其著作《细辛与临床》中说："为了探讨细辛用量，有一次竟喝下 120g 生药药汁，体验服后与饮前无何不适之感。各种检验亦无何变化。"据书中介绍，刘老一生用细辛，最大量一次曾用至220g，治好过不少疑难杂症和危重病症。

李可老中医也是运用细辛的高手，在《李可老中医急危重症疑难病经验专辑》中用"麻黄附子细辛汤"时，细辛常大量使用，屡起沉疴大症。

三、合理应用细辛的思考

现代临床上有大量的报道，应用含有较大剂量细辛的汤方，确可治疗不少重症和疑难杂症。

应用细辛，当按照《伤寒论》《金匮要略》的法度用药，必须以复方入药，必须煎汤使用，这样才是安全的。

关于用量，用细辛治上焦，可以从小剂量 6g 或 9g 开始，逐渐加量；当和干姜为伍时，温中焦，化寒饮，去中焦之饮逆，即使用 15g 或者量再大一些都可以；如治疗风寒湿痹，顽痰痼疾，疑难杂症时，细辛用量一般须在 30g 以上，疗效方显。总之，一切据证据病机并考虑个体差异而用。

俗话说"是药三分毒"，细辛也不例外，虽然《本经》将细辛列为无毒的上品，但《本草纲目》中细辛"若单用药末，不可过一钱"之说也非空穴来风，不能忽视。

现代药理实验表明：细辛的有效成分为甲基丁香酚，有毒成分为挥发油黄樟醚，因为在煎剂中黄樟醚比甲基丁香酚容易挥发，所以在汤剂中煎煮时，随着煎煮时间的延长，黄樟醚的含量很快降低。一般煎煮30分钟后，黄樟醚就挥发得仅有原药材的2%，此浓度已不足以产生毒性了。

所以，细辛散剂不经煎煮不可多服，如服用过钱，可出现头晕欲呕，四肢抽搐等不良反应。细辛过钱并加入复方汤剂中，并煎煮30分钟以上，是安全而有效的。同时，细辛入煎剂与其他药配伍，既能互相制约又能互相佐使，煮沸一定的时间后，已经无毒性了。

但必须注意：煎煮含有细辛的药剂时，药锅不可盖盖子，以利于细辛的有毒成分挥发。

综上所述，经临床实践，我认为，使用细辛，当以病情定量，定量标准应当师法《伤寒论》《金匮要略》及《神农本草经》的用方用药法度，并参照病人个体差异。"细辛不过钱"之说仅适用于单味和散剂，而煎剂可据证适当增加用量。

即使是应用复方煎汤，也要密切观察病情，中病即止，不能长期大量服用。

第六节　临证用方药　法《伤寒》《神农》

一、医案解析

（75）喘证，咳嗽（慢阻肺），胸痹（心力衰竭）

简某，男，81岁，2012年6月25日初诊。

主诉：间断胸闷喘息咳嗽咳痰5年，再发伴发热1月余。

病史：因重感冒诱发宿疾，以"间断胸闷喘息咳嗽咳痰5年，再发伴发热2周"为主诉，在某大医院诊为慢性阻塞性肺疾病，肺部感染，肺心病心力衰竭，住院20余天，曾用头孢类第四代如头孢吡肟，以及喹诺酮类第四代莫西沙星等抗生素治疗，症状缓解不明显，且发热不退，又用了几天异烟肼等抗结核药试验性治疗，不仅无效而且胃肠道反应严重。医生对此病已经束手无策，嘱其转院治疗。其家人想用中药一试，求治。

刻诊：精神萎靡，困顿嗜睡，全身极度乏力，半卧位，吸氧，呼吸困难，胸闷喘息气短，心慌，夜间较重，不时咳嗽，咳白色黏痰，腹胀满，食欲极差。每天中午 12 点左右开始发热，最高至 38℃左右，有时早晨和夜晚也发热，靠肛塞双氯芬酸钠栓，大汗淋漓后退热。无恶寒，口干不欲饮，口不渴，口不苦，大便 4 日未解，小便频数，双踝部轻度水肿。舌体胖大，边有齿痕，舌质暗无苔，脉整体无力而数，寸浮弱，关尺沉细。

六经脉证解析：精神萎靡，困顿嗜睡，全身极度乏力，心慌，咳喘，发热，出汗，小便频数，脉沉细，为少阴病，少阴真阳不足，少阴中风。

胸闷喘息气短，心慌，咳嗽，咳痰，口干不欲饮，腹胀满，纳差，双踝部水肿，舌体胖大，边有齿痕，舌无苔，为太阴病，胃气虚弱，寒饮内停上逆。

光剥舌为病邪入里，胃气大伤。

六经辨证：少阴太阴合病，兼夹证：饮、瘀。

证候病机：真阳虚衰，中焦虚寒，寒饮上逆，营卫不和。

治疗：真武汤、理中汤、桂枝加附子汤、桂枝加厚朴杏子汤、桂枝甘草龙骨牡蛎汤加味：炮附子 20g，桂枝 30g，白芍 30g，炙甘草 20g，厚朴 20g，杏仁 15g，生白术 20g，茯苓 30g，山萸肉 90g，干姜 30g，党参 30g，生龙骨、生牡蛎各 30g，灵磁石 60g，红枣 7 枚（切开），生姜 30g（切片）。3 剂。每日 1 剂，水煎 1 小时，只煎 1 次，取汁 450mL，每天 3 次，1 次 150mL。

二诊：服 1 剂药后，热即渐退，3 剂药服完，热已不再起，汗出明显减轻，精神好转。胸闷喘息气短、心慌、腹部胀满、小便频数皆明显减轻。已经能够平卧睡觉，想吃饭了。大便解出一次，溏便，因多日没有吃饭而便量不大。仍不时喘息。咳嗽，咳白色黏痰，困顿乏力。要求出院服中药。

治疗：真武汤、理中汤、桂枝加附子汤、苓甘五味加姜辛半夏杏仁汤、桂枝甘草龙骨牡蛎汤加味：炮附子 30g，茯苓 40g，生白术 20g，白芍 30g，炙甘草 20g，杏仁 15g，旱半夏 30g，干姜 30g，五味子 15g，细辛 20g，山萸肉 90g，党参 20g，桂枝 30g，生龙骨、生牡蛎各 30g，灵磁石 60g，红枣 7 枚（切开），生姜 30g（切片）。此方又服 12 剂，诸症基本消失，病情稳定，已经可以下楼散步。

六经方证病机辨析思路

该案病情危重，加之过度应用抗生素及抗结核药等，三焦皆病：上焦伏饮，营卫不和；中焦虚寒，寒饮内生，寒生膜胀。《素问·异法方宜论》中说："藏寒生满病。"《素问·阴阳应象大论》中说:"浊气在上,则生䐜胀。"

《内经》中这些说法都提示虚寒则中气虚弱,必会生胀满。

《伤寒论》太阴病提纲证说:"太阴之为病,腹满而吐,食不下,自利益甚,时腹自痛。若下之,必胸下结硬。"太阴病病机为里阳虚衰,阴寒内盛,脏腑气血虚寒而致使气血无法正常和合,气寒则气溢出而腹部满闷䐜胀。

该案为气血水饮与阴寒互结于中下焦而腹胀满。下焦真阳虚衰,寒饮逆行于上焦胸中心肺,上焦伏饮被内外之邪引动而胸闷喘息气短,心慌。

《金匮要略·痰饮咳嗽病脉证并治》中说:"脉沉者,有留饮。""膈上病痰,满喘咳吐,发则寒热,背痛腰疼,目泣自出,其人振振身瞤剧,必有伏饮。"

该案病机关键为少阴真阳、太阴中阳皆衰,中、下焦虚寒水饮上逆。

《伤寒论》第282条说:"少阴病,欲吐不吐,心烦,但欲寐,五六日自利而渴者,属少阴也,虚故引水自救。若小便色白者,少阴病形悉具。小便白者,以下焦虚有寒,不能制水,故令色白也。"由此小便频数,可视为"小便色白",即小便清长,辨为少阴病。

时发热、汗出为桂枝汤证。《伤寒论》第54条说:"病人脏无他病,时发热、自汗出而不愈者,此卫气不和也,先其时发汗则愈,宜桂枝汤。"这可以辨为太阴中风证,也可以辨为少阴中风证,三阴可以互含。

《伤寒论》第276条说:"太阴病,脉浮者,可发汗,宜桂枝汤。"太阴病内有中焦虚寒证,外有太阴外证,也就是太阳中风证。《伤寒论》247条有"太阴中风,四肢烦痛,脉阳微阴涩而长者,为欲愈"之说。本病虚寒水饮不仅在里,也在表。病机为:真阳虚衰,中焦虚寒,寒饮上逆,营卫不和。

《伤寒论》第82条说:"太阳病发汗,汗出不解,其人仍发热,心下悸,头眩,身瞤动,振振欲擗地者,真武汤主之。"真武汤方证病机为真阳虚损,水饮停聚泛滥。

《伤寒论》第43条说:"太阳病,下之微喘者,表未解故也,桂枝加厚朴杏子汤主之。"《本经》说厚朴苦温,主"惊悸气",温药都可去饮,惊悸多有水饮上逆。杏仁祛痰止咳下气。桂枝加厚朴杏子汤方证病机为营卫不和,痰饮上逆。

该案证候病机为真阳虚衰,中焦虚寒,寒饮上逆,营卫不和,与所选各方方证病机相合,所以用真武汤温真阳而制水饮上逆;合理中汤有附子理中汤方义,温中焦,益胃气,化水饮;合桂枝加附子汤温阳化气,调和营卫;合桂枝加厚朴杏子汤,温上焦降逆气化痰饮;桂枝甘草龙骨牡蛎汤温通心阳,安神定悸。诸方共奏三焦并治，两本兼顾，营卫调和，化饮降逆之功。

方子看似较多，但合在一起，涵盖全面，药味并不多。

《本经》说：山萸肉"味酸平，主心下邪气，寒热，温中。"张锡纯在《医学衷中参西录》中说："萸肉救脱之功，较参、术更胜。盖萸肉之性，不独补肝也，凡人身之阴阳气血将散者，皆能敛之。故救脱之药，当以萸肉为第一。""大能收敛元气，固涩滑脱。收涩之中，兼条畅之性，故又通利九窍，流通血脉，敛正气而不敛邪气。"

因患者有喘脱之势，故加山萸肉并重用，助附子加强温中扶正固脱之力。加灵磁石维系阴阳，纳气定喘，镇悸安神。加生龙骨、生牡蛎镇心安神，收敛元气。

患者病情较危重，加上述药后，方中内含李可老中医所创"破格救心汤"方意，以加强救阳固脱、调和营卫、降逆化饮之力。"破格救心汤"中主方就是《伤寒论》中回阳救逆的著名经方"四逆汤"。

二、医案解析

（76）痹证（肩周炎）

杨某，女，47岁。2013年8月19日初诊。

主诉：右肩部疼痛3个月余。

病史：3个月前，患者感到右肩部疼痛，并逐渐加重，右肩关节活动受限，外展、外旋、后伸障碍，不能背后梳头，脱上衣困难。尤其是夜间疼痛较重，右臂放哪儿都不舒服，疼痛严重时难以安睡，非常痛苦。去某医院诊为肩周炎，经过理疗及服药等多方治疗，效果不好。而口服西药只能暂时缓解疼痛，但因刺激胃而不能常服。经人介绍来求服中药治疗。

刻诊：右肩部疼痛，肩关节功能障碍，前臂外展只能抬起30°，外旋、后伸障碍，夜间疼痛较重，有时呈刺痛状，影响睡眠。肩关节怕凉，不敢吹空调和电扇，见凉气或凉风，疼痛就加重。正常出汗，口干，纳可，无口苦咽干，无发热，二便可，舌暗红，舌体胖大边有齿痕，苔薄白水滑，脉细，寸紧，关尺沉。

六经脉证解析：肩部疼痛并活动障碍，时刺痛，影响睡眠，局部畏风怕冷怕凉气，舌暗，脉细寸微紧，为少阴病，寒瘀互凝于关节筋脉经络。

舌体胖大边有齿痕，苔薄白水滑，脉沉，为太阴病，湿饮内停。

口干，舌红，为阳明微热。

六经辨证： 少阴太阴合病，兼阳明微热，夹瘀。

病机： 寒瘀湿饮互凝，痹阻筋脉关节，营卫气血不通。

治疗： 麻黄细辛附子汤合桂枝芍药知母汤、泽泻汤：炮附子 15g，生麻黄 15g，桂枝 30g，白芍 20g，知母 30g，炙甘草 15g，细辛 15g，防风 40g，生白术 30g，泽泻 40g，生姜 30g（切片）。6 剂，日 1 剂，水煎分 3 次服。

二诊： 患者说，肩关节疼痛好转了，夜间疼痛难受减轻，已经可以侧卧了。效不更方，上方将炮附子加至 30g（先煎 1 小时），麻黄、细辛各加至 20g，又服 6 剂。

三诊： 前臂外展能抬起 70°，已经能往后背了，仍然疼痛，肩关节活动时有掣痛感，但减轻了，晨起口干、口苦，舌体胖大边有齿痕，苔白水滑，脉细弦，关尺沉。

六经辨证： 少阴太阴合病，夹瘀。

病机： 寒湿瘀互凝痹阻，营卫气血不通。

治疗： 麻黄细辛附子汤合甘草附子汤、泽泻汤加味：炮附子 30g（先煎 1 小时），生麻黄 30g，细辛 30g，桂枝 30g，炙甘草 15g，生白术 20g，泽泻 50g，羌活 30g，威灵仙 30g。6 剂，日 1 剂，水煎分 3 次服。

四诊： 2013 年 10 月 19 日患者来说，上次服药后已经基本痊愈了，能背后梳头及扣胸罩了，夜间也不疼痛了。本来不想再吃药了，而这几天气候变冷了，又有点儿疼痛，时出汗，舌体胖大边有齿痕，苔薄白水滑，脉沉细弦。

治疗： 甘草附子汤合泽泻汤：炮附子 30g，桂枝 30g，炙甘草 20g，生白术 30g，泽泻 50g。6 剂，日 1 剂，水煎分 3 次服。

后来让人捎信告知，患者右肩部疼痛消除，活动自如。

六经方证病机辨治思路

肩周炎，即肩关节周围炎，是肩关节周围肌肉、韧带、肌腱、滑囊、关节囊等软组织损伤、退变而引起的关节囊和关节周围软组织的一种慢性无菌性炎症。病变特点有三个广泛，即疼痛广泛、功能受限广泛、局部压痛广泛。发病年龄大多在 50 岁左右，女性发病率略高。

肩周炎起病缓慢，病程一般在 1 年以内，较长者可达到 1～2 年。病情进展期间，肩关节疼痛和功能活动不便较重，治疗起效也较慢，患者常感非常痛苦。

肩周炎属于中医"漏肩风""冻结肩"及"五十肩"等范畴。中医治疗原则通常是活血化瘀，舒筋活络。而用六经辨证，以经方治疗这个病证，是有一定优势的。

该案患者患肩周炎 3 个多月，已经影响到肩关节的功能了，说明病情进展还是比较快的。依据患者证候，用六经来辨，患者既有少阴伤寒夹瘀血证，寒瘀互凝于表位关节筋脉经络；又有太阴寒湿内停及阳明微热，为少阴太阴合病，兼阳明微热。证候病机为寒瘀湿饮互凝，痹阻筋脉关节，营卫气血不通。而寒湿为病机关键。

主方就选麻黄细辛附子汤祛寒逐湿化饮，温通经络筋脉。

《伤寒论》第 301 条说："少阴病，始得之，反发热，脉沉者，麻黄细辛附子汤主之。"

脉沉是说明里有寒饮。《金匮要略》说："脉得诸沉，当责有水。"所以说，这个脉沉就是里有寒水的脉象。麻黄细辛附子汤证是外有伤寒表证，内有里虚寒饮的少阴伤寒证。麻黄细辛附子汤的方证病机为表虚寒夹内寒饮（湿）。有这个指征，就可用麻黄细辛附子汤扶阳解表，祛寒温通，逐湿化饮。

麻黄细辛附子汤只有三味药，但配伍严谨，药简效宏。

《本经》谓附子："味辛温。主风寒咳逆邪气，温中，金创，破癥坚积聚，血瘕，寒湿，踒躄拘挛，膝痛，不能行步。"

附子外固卫阳以祛寒，既能资助不足之真阳，又能逐表里之寒湿，为温里、扶阳、祛寒的要药。

《本经》说麻黄："味苦温。主中风，伤寒，头痛，温疟，发表，出汗，去邪热气，止咳逆上气，除寒热，破癥坚积聚。"麻黄既可开腠理，透达营卫，发汗祛邪外出，又能凭借它破癥坚积聚之力，以通经脉，除寒饮（湿）。

《本经》说细辛："味辛温。主咳逆，头痛，脑动，百节拘挛，风湿，痹痛，死肌。久服明目，利九窍，轻身长年。"细辛既能外散风寒，宣通腠理，交通表里，散寒祛风；又能入阴搜邪，破除寒饮伏邪凝结，通达内外上下，温通经络筋脉，善于止痛。

我临床上治疗颈肩腰腿痛，常据证主方选用麻黄细辛附子汤。

《金匮要略·中风历节病脉证并治》中说："诸肢节疼痛，身体魁羸，脚肿如脱，头眩短气，温温欲吐，桂枝芍药知母汤主之。"

桂枝芍药知母汤方证病机为正气亏损，营卫气血不通，湿瘀热互凝痹阻筋脉。这个方子是治疗痹证的良方。

陆渊雷《金匮要略今释》中，在释这个方证时旁征博引，说得非常简明扼要："此条证候，正合急性关节风湿病。""丹波氏云：历节，即痹论所谓行痹痹痛之类，盖风寒湿三气杂至，合而所发，痛久则邪盛正弱，身体即魁羸也。""丹波氏云：桂麻防风，发表行痹。甘草、生姜，和胃调中。芍药、知母，和阴清热。而附子用知母之半，行阳除寒。白术合于桂麻，则能祛表里之湿。而生姜多用，以其辛温，又能使诸药易行也。"

这个方子，对颈肩腰腿痛，四肢关节疼痛等痹证都有良好的疗效。目前，痛症已经引起了全世界医生的重视，现在已经将痛症视为一个病，而不仅仅视为是其他病所伴随的症状。所以，在辨治痛症时，我们应当善于应用这个经方。

为什么合用泽泻汤呢？

《金匮要略·痰饮咳嗽病脉证并治》中说："心下有支饮，其人苦冒眩，泽泻汤主之。"

泽泻汤证为水热上逆，主要辨治饮停于中，升降受阻而上逆所致的眩晕等症。但从泽泻汤组成各药《本经》药症上来看，泽泻汤还可以除湿痹。

《本经》说泽泻："味甘寒。主风寒湿痹，乳难，消水，养五脏，益气力，肥健。久服耳目聪明，不饥，延年轻身，面生光，能行水上。"

《本经》说白术："味苦温。主风寒湿痹，死肌，痉，疸，止汗，除热，消食，作煎饵。久服轻身，延年不饥。"

"水饮之邪，上乘清阳之位，则为冒眩"（陆渊雷《金匮要略今释》），而下注于筋肉关节，则为湿痹。由《本经》论述可知，泽泻、白术皆有益气消水渗湿之功，所以能有效祛除风寒湿痹。

不要认为条文不治这个病就不能用这个方，关键是要悟透条文理法后，深入探求经方方证病机及药症而活用经方。

三诊合甘草附子汤，是方证病机相应。

《伤寒论》第175条说："风湿相搏，骨节痛烦，掣痛不得屈伸，近之则痛剧，汗出短气，小便不利，恶风不欲去衣，或身微肿者，甘草附子汤主之。"

甘草附子汤方证病机为虚寒湿瘀互凝痹阻。这个方子治疗关节掣痛屈伸不利疗效极好。该案肩关节疼痛，功能障碍合用此方是正对病机。